Personal Core TRAINER

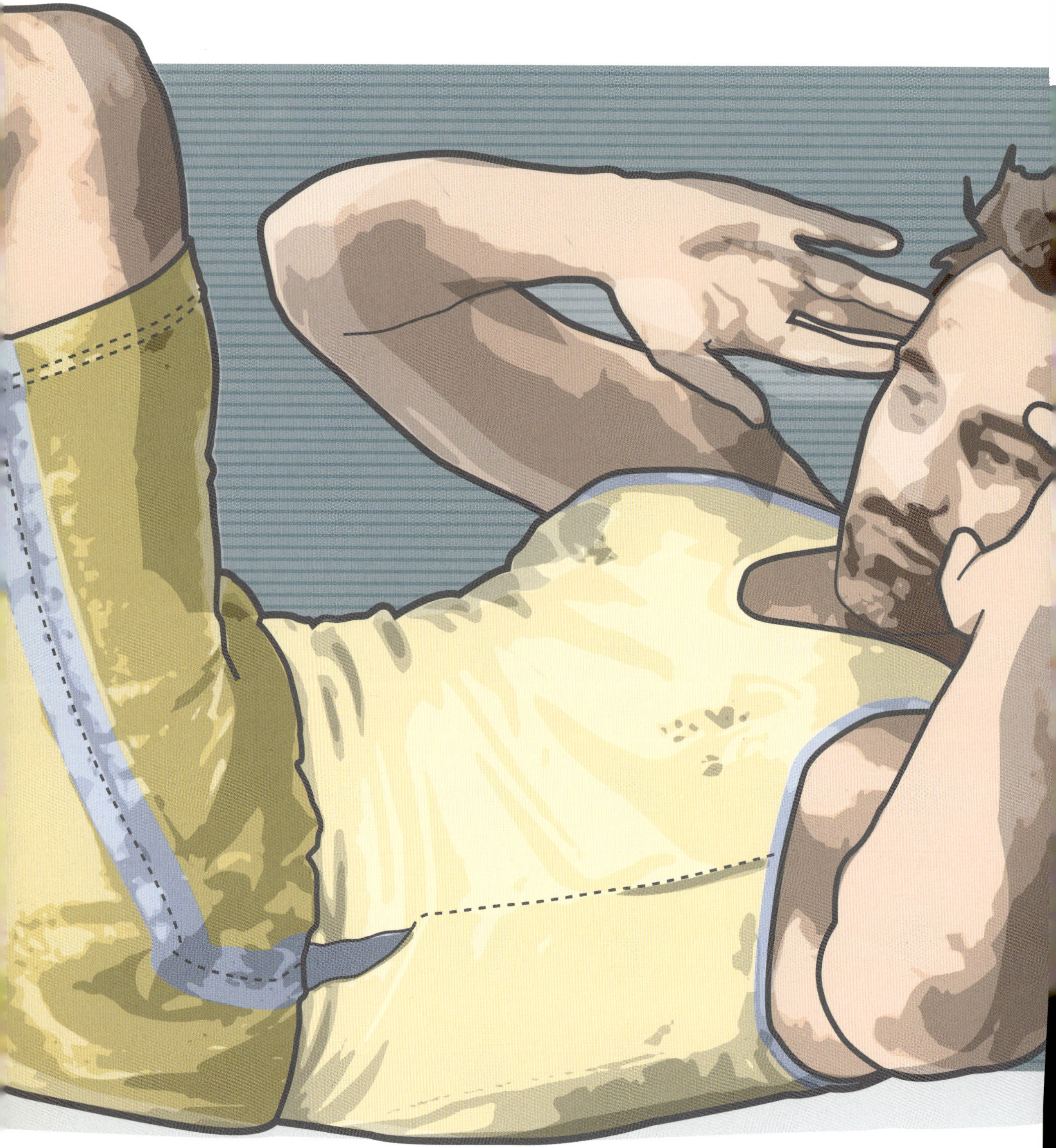

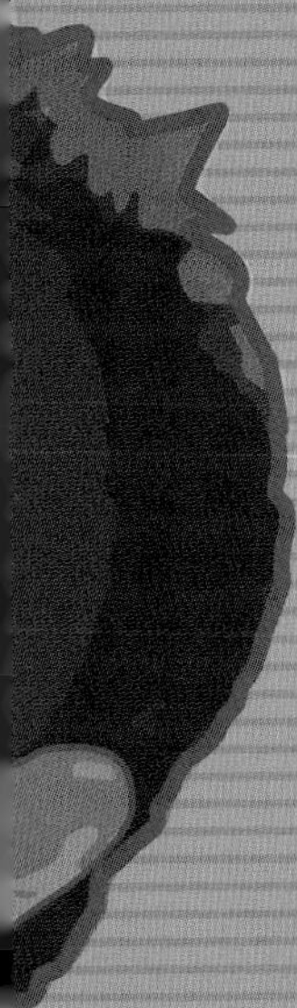

Personal Core TRAINER

GEZIELTER MUSKELAUFBAU FÜR DIE KÖRPERMITTE

Dorling Kindersley

DORLING KINDERSLEY
London, New York, Melbourne, München und Delhi

Cheflektorat Stephanie Farrow
Lektorat Gareth Jones
Redaktion Andy Szudek, Hugo Wilkinson, Kajal Mistry, Peter Preston, Chris Stone, Satu Fox

Bildredaktion Lee Griffiths, Katie Cavanagh
Gestaltung und Satz Keith Davis, Sharon Spencer, Phil Gamble, Michael Duffy, Joanne Clark
Illustrationen Mike Garland, Mark Walker, Darren R. Awuah, Debajyoti Dutta, Richard Tibbits, Phil Gamble, Peter Bull, Phil Wilson, Debbie Maizels
Herstellung Nikoleta Parasaki, Mandy Inness
Umschlaggestaltung Mark Cavanagh

DK Delhi
Cheflektorat Pakshalika Jayaprakash
Lektorat Neha Gupta
Redaktion Antara Moitra
Bildredaktion Arunesh Talapatra, Anis Sayyed, Pooja Pipil, Supriya Mahajan, Swati Katyal
Assistenz der Bildredaktion Aanchal Singal, Astha Singh, Namita, Niyati Gosain, Payal Rosalind Malik
DTP Leitung Balwant Singh
DTP Design Bimlesh Tiwary

Für die deutsche Ausgabe:
Programmleitung Monika Schlitzer
Projektbetreuung Manuela Stern
Herstellungsleitung Dorothee Whittaker
Herstellung Kim Weghorn

Bibliografische Information der Deutschen Bibliothek
Die Deutsche Bibliothek verzeichnet diese Publikation in der Deutschen Nationalbibliografie; detaillierte bibliografische Daten sind im Internet über **http://dnb.ddb.de** abrufbar.

Titel der englischen Originalausgabe:
Core Strength Training

Übersetzung Anke Wellner-Kempf
Lektorat Janette Schroeder

ISBN 978-3-8310-2447-6

Printed and bound in China

Besuchen Sie uns im Internet
www.dorlingkindersley.de

INHALT

ÜBUNGEN FÜR FORTGESCHRITTENE

ÜBUNGEN FÜR KÖNNER

STATISCHE DEHNUNGEN

3 CORE-TRAINING: PROGRAMME

4 ANHANG

SO BENUTZEN SIE DIESES BUCH

In ihrer Gesamtheit bieten die drei Kapitel dieses Buches eine vollständige, benutzerfreundliche Anleitung zum Core-Training. Die Einleitung liefert ein ausgezeichnetes Fundament für den Übungsteil, der Dehnungen und Übungen zum Core-Training umfasst. Die anschließenden Übungsfolgen zeigen Ihnen, wie Sie diese Kenntnisse in den einzelnen Workouts anwenden.

EINFÜHRUNG

Der Einführungsteil liefert eine leicht verständliche Grundlage für Ihr Core-Training. Nach der Definition des Core-Bereichs wird erklärt, wie er arbeitet. Sie erfahren, wie Sie von einer kräftigen Core-Muskulatur bei Alltagsaktivitäten, Ihrer Körperhaltung, beim Sport und in der Schwangerschaft profitieren. Sie lernen, die Kraft Ihrer Core-Muskeln zu bewerten und aufzubauen und erhalten Tipps, wie Sie die wichtigsten Core-Muskeln aktivieren. Außerdem schlagen wir Ihnen eine Vielzahl von Übungen vor, die spezielle Aktivitäten unterstützen.

ANATOMISCHE ZEICHNUNGEN
Detaillierte anatomische Darstellungen zeigen die Lage und Funktion der einzelnen Muskeln und erklären, wie sie bei den Bewegungen zusammenarbeiten.

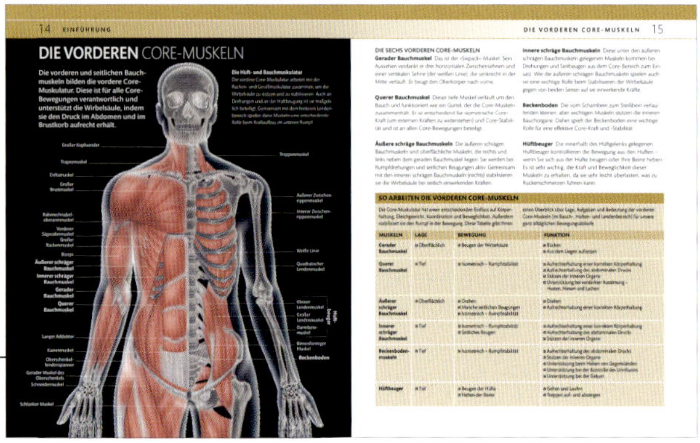

CORE-TRAINING: ÜBUNGEN

Dieser Abschnitt enthält mehr als 150 Übungen inklusive Varianten und Steigerungen, die zeigen, wie einige Übungen, je nach Fitnessniveau, intensiviert werden können. Die vier Hauptteile des Kapitels (**››S. 56–165**) steigen im Schwierigkeitsgrad an und werden jeweils mit dynamischen und statischen Dehnungen abgeschlossen (**››S. 44–55; 166–171**). Ein Überblick (**››S. 36–39**) zu Beginn des Kapitels unterstützt Sie dabei, die einzelnen Übungen auf einen Blick zu finden, während die Tabelle der Core-Zielbewegungen (**››S. 40–43**) die Übungen nach Bewegung und Schwierigkeitsgrad gruppiert, um Ihnen die Zusammenstellung Ihrer eigenen Workouts möglichst leicht zu machen (**››S. 186–189**). Sämtliche Übungen zur Kräftigung der Core-Muskeln werden eingeleitet durch eine Übersichtstafel mit Angaben zu Zielmuskeln, Zielbewegung und Schwierigkeitsgrad. Eine anatomische Darstellung zeigt Ihnen, wo die betreffenden Muskeln liegen.

ZIELMUSKELN
Listenpunkte auf der Tafel zeigen übersichtlich, welche Core-Muskeln die Übung trainiert. Details über die zwölf Core-Muskeln und ihre Funktionen erfahren Sie in der Einführung (**››S. 14–17**).

SCHWIERIGKEITSGRAD
Die Leiste am unteren Rand der Tafel zeigt auf einer Skala von 1–10 den Schwierigkeitsgrad der Übung an. Ausführliche Angaben zu diesem Einstufungssystem finden Sie in der Einführung (**››S. 31**).

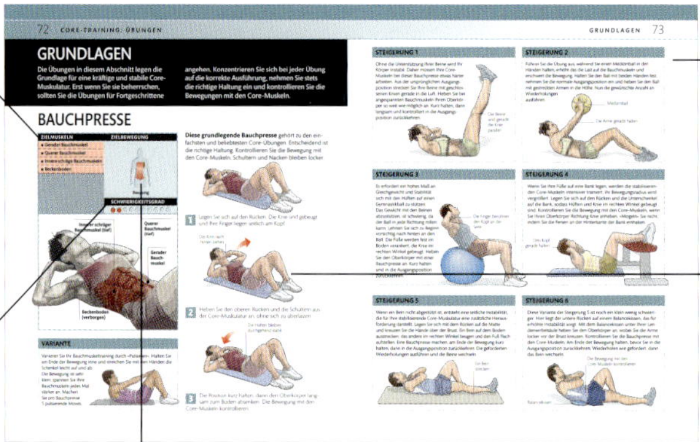

STEIGERUNGEN
Wichtige Übungen werden in anspruchsvolleren Varianten dargestellt, damit Sie Ihre Core-Muskulatur auch dann weiterentwickeln können, wenn Ihre Kraft, Stabilität und Beweglichkeit bereits fortgeschritten sind.

SCHRITT-FÜR-SCHRITT-SEQUENZEN
Leicht verständliche Texte und Illustrationen leiten Sie präzise und klar durch die Übungen. Nützliche Hinweise helfen Ihnen dabei, Ihre Körperhaltung zu korrigieren.

ZIELBEWEGUNG
Piktogramme zeigen an, auf welche der sechs Core-Bewegungen die jeweilige Übung zielt – isometrische Übung, Beugung, Streckung, seitliche Beugung, Drehung oder komplexe Bewegung (**Kasten Seite 7**).

PFEILE ZUR DARSTELLUNG DER ZIELBEWEGUNGEN

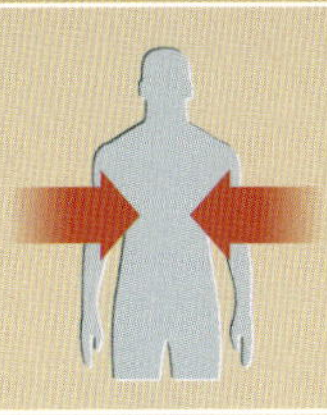

ISOMETRISCHE BEWEGUNG
Isometrische Kraft ermöglicht Ihnen, Ihren Körper in einer stabilen Position zu halten oder einer Krafteinwirkung von außen Widerstand zu leisten, z. B. wenn Sie ein schweres Gewicht tragen.

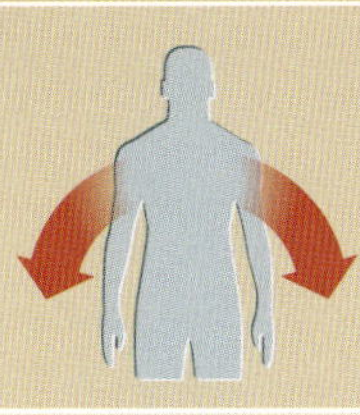

SEITLICHE BEUGUNG
Bei dieser Bewegung neigen Sie sich aus der Taille zur Seite oder strecken einen Arm über den Kopf, entweder nach rechts oder nach links.

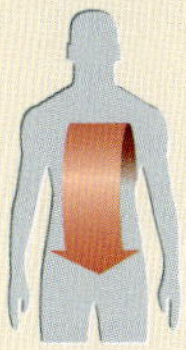

BEUGUNG
Die Beugung ist eine Bewegung nach vorne - z. B. wenn Sie etwas vom Boden aufheben oder wenn Sie sich aus einer liegenden Position aufsetzen oder aufstehen.

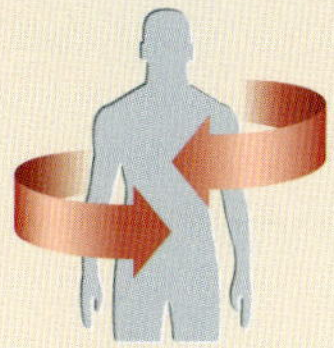

DREHUNG
Bei der Drehung erfolgt eine Drehbewegung aus der Taille, z. B. wenn Sie über Ihre Schulter nach hinten blicken.

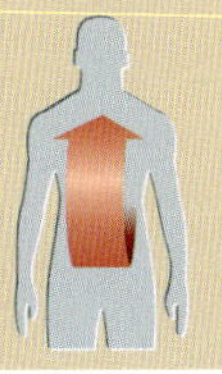

STRECKUNG
Beim Strecken richten Sie Ihren Rücken aus einer vorgebeugten Haltung auf oder Sie führen eine Bewegung aus, um sich in die Höhe zu strecken.

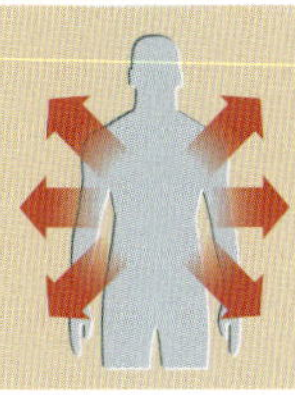

KOMPLEXE BEWEGUNG
Komplexe Bewegungen kombinieren mindestens zwei der anderen fünf in dieser Tabelle aufgeführten Bewegungen.

CORE-WORKOUTS

Dieses Kapitel stellt fünf übersichtliche, dreiteilige Trainingsprogramme vor, die Ihnen helfen, optimal von Ihrem Core-Training zu profitieren (»S. 174–185). Zwei praktische Tabellen unterstützen Sie beim Zusammenstellen Ihrer persönlichen Workouts (»S. 186–189), und mit dem abschließenden Trainingsprogramm können Sie Ihren Forschritt testen und sich herausfordern.

Die fünf Trainingsprogramme gehen auf unterschiedliche Bedürfnisse ein, ob Sie nun grundlegend Ihre Core-Muskeln kräftigen, speziell Ihre Haltung verbessern oder Ihr Gewicht kontrollieren möchten. Zwei Programme helfen Frauen, fit durch die Schwangerschaft zu kommen und danach schnell wieder zu regenerieren, indem insbesondere der Beckenboden und der untere Rücken angesprochen werden.

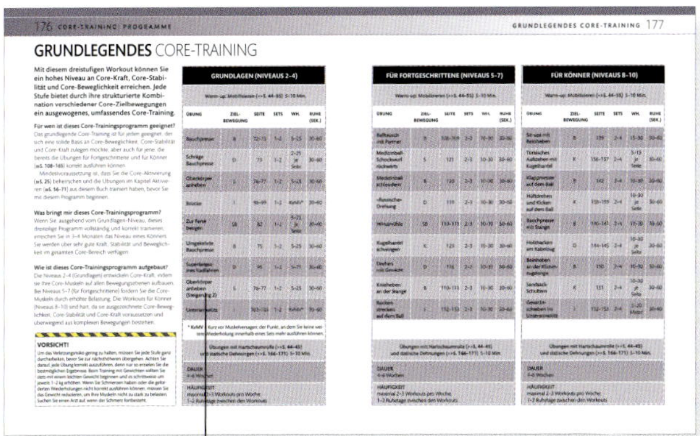

176 CORE-TRAINING: PROGRAMME — GRUNDLEGENDES CORE-TRAINING 177

GRUNDLEGENDES CORE-TRAINING

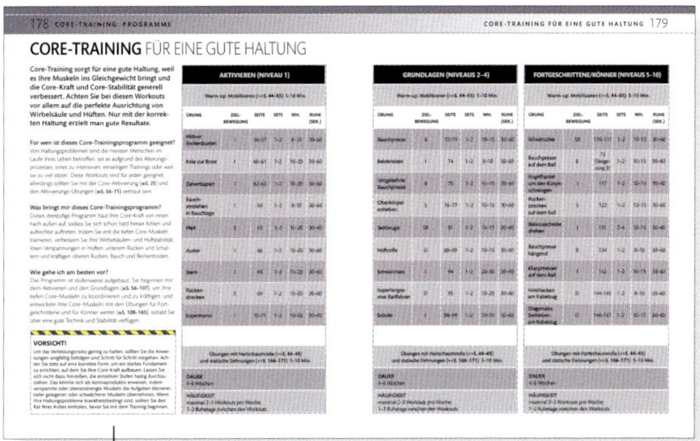

178 CORE-TRAINING: PROGRAMME — CORE-TRAINING FÜR EINE GUTE HALTUNG 179

CORE-TRAINING FÜR EINE GUTE HALTUNG

DREISTUFIGE WORKOUTS
Jedes der leicht umsetzbaren Trainingsprogramme verfügt über drei Schwierigkeitsgrade. Schritt für Schritt wird damit gewährleistet, dass Sie Fortschritte machen, ohne sich zu überfordern.

AN IHRE BEDÜRFNISSE ANGEPASST
Wählen Sie das Trainingsprogramm, das Ihren Bedürfnissen am besten entspricht. Sorgen Sie mit dem Grundlagentraining für eine solide Basis, bevor Sie sich die anspruchsvolleren Übungen vornehmen.

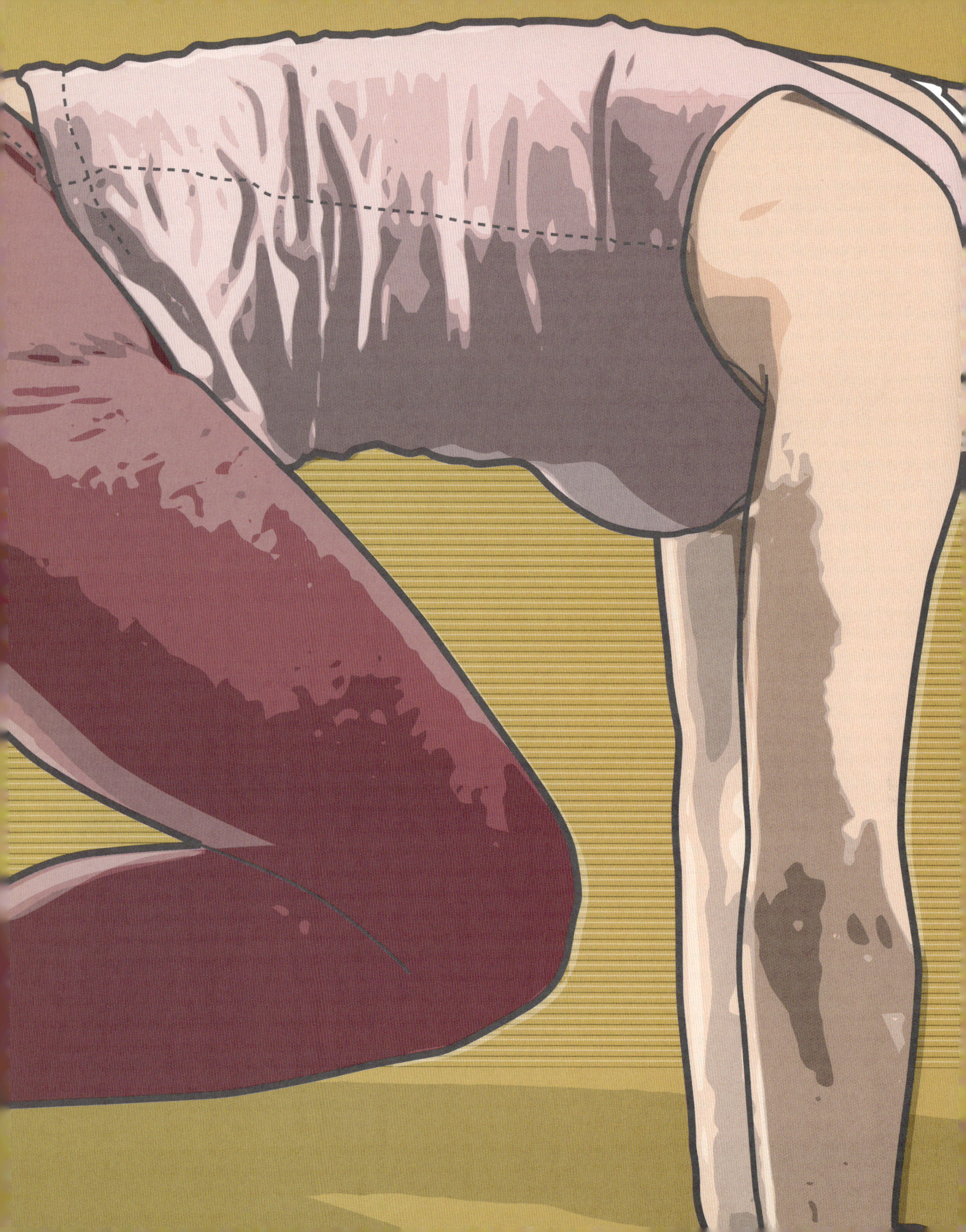

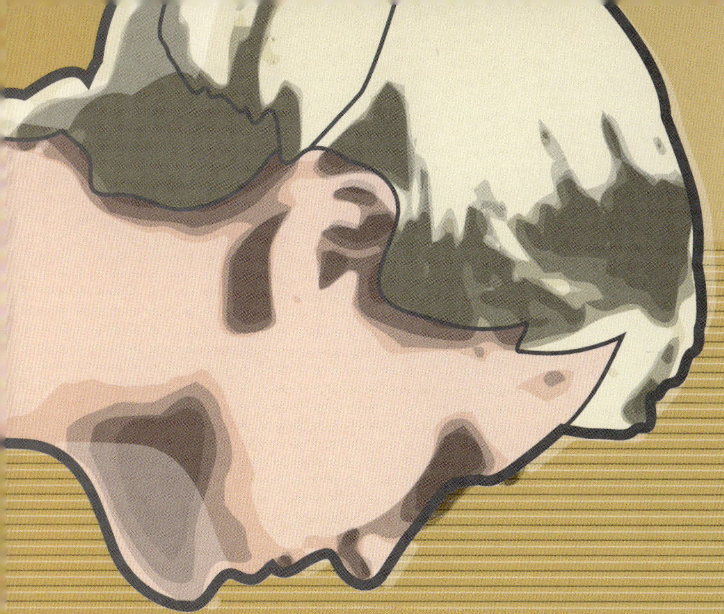

1 EINFÜHRUNG

WAS IST CORE-MUSKULATUR?

Die Core-Muskulatur schafft die Voraussetzung für Ihre Beweglichkeit und sorgt für Mobilität von Ober- und Unterkörper. Sie überträgt die Kraft effizient auf die Glieder und stabilisiert Wirbelsäule, Brustkorb und Becken gegen Belastungen durch Bewegung oder Kräfte von außen.

Die Core-Muskeln sind an vielen körperlichen Funktionen wesentlich beteiligt. Sie halten die inneren Organe in der Bauchhöhle an ihrem Platz und unterstützen die Ausatmung und die Ausscheidung von Abfallstoffen. Der quere Bauchmuskel und der Beckenboden (**»S. 15**) sind z. B. während der Austreibungsphase beim Geburtsvorgang aktiv.

INAKTIVE CORE-MUSKELN

Viele von uns verbringen die meiste Zeit des Tages im Sitzen. Infolgedessen werden manche Core-Muskeln inaktiv. Ohne regelmäßiges Training verlieren wir etwa die Fähigkeit, die Core-Muskeln beim Bücken oder Heben instinktiv einzusetzen. Dann übernehmen andere Muskeln ihre Aufgaben. Dadurch entstehen muskuläre Dysbalancen, weil ein Muskel kräftiger ist als sein Gegenspieler, was schließlich zu Verletzungen führen kann. Ein häufiges Beispiel hierfür ist eine schlechte Körperhaltung (**»S. 32–33**), die Dysbalancen in Hüft- und Gesäßmuskulatur und Schmerzen im unteren Rücken zur Folge haben kann. Das Core-Training verbessert die Kraft, Stabilität und Beweglichkeit der Core-Muskulatur und beugt Dysbalancen vor.

DIE BEWEGUNGSKETTE

Unter Bewegungskette versteht man das Zusammenspiel aus Muskeln, Gelenken und Neuronen (Motorik). Jedes Elemente dieser Kette kann nur im Verbund mit den anderen Einheiten des Systems optimal funktionieren, ob in Bewegung oder im statischen Zustand.

Das zentrale Merkmal der Bewegungskette ist, dass alle Teile des Körpers, einschließlich Muskeln, Gelenken und Nerven, zusammenarbeiten müssen, um Bewegungen zu erzeugen (siehe Illustration rechts). Besonders beim Bücken, Heben und beim Sport sollte man sich dessen bewusst sein, um die richtigen Muskeln in der richtigen Weise zu benutzen und so die Gefahr muskulärer Dysbalancen und Verletzungen zu senken.

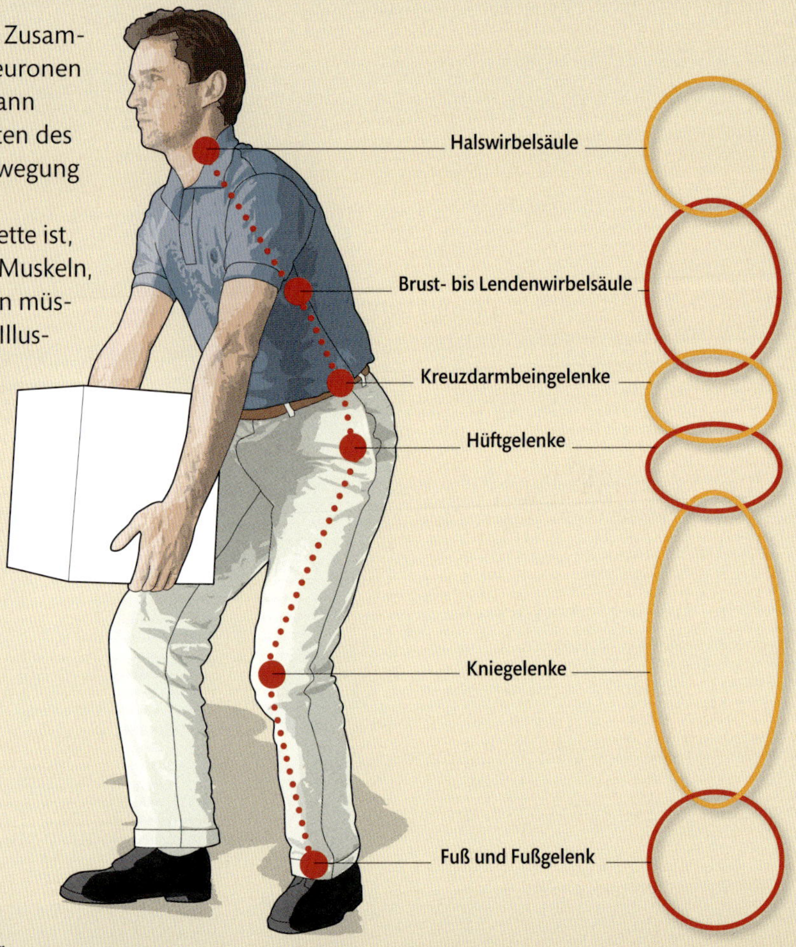

Alltagsaktivitäten
Eine solch einfache Bewegung wie das Anheben einer Kiste löst eine Kette von Bewegungen aus, die durch den ganzen Körper verlaufen. Eine von einem Gelenk in der Bewegungskette ausgehende Bewegung beeinflusst die Gelenke darüber und darunter.

SO WICHTIG SIND DIE CORE-MUSKELN

Ihre Core-Muskulatur bildet eine Achse, an der die Muskeln von Hüften, Bauch und Rücken kooperieren, um die Wirbelsäule zu stützen und zu stabilisieren sowie ein solides Fundament für die Bewegungen von Beinen und Armen zu bilden. Sie ist ein wichtiger Teil der stützenden Körperstruktur: Würde man die Wirbelsäule all ihrer Muskeln entledigen und nur Knochen und Bänder übrig lassen, bräche sie unter ihrem Gewicht (9 kg) zusammen. Kräftige Core-Muskeln erzeugen die Kraft, Stabilität und Beweglichkeit, die man im Alltag braucht, um z. B. Einkäufe zu tragen, Treppen zu steigen oder ins Auto zu steigen. Auch bei anspruchsvollen dynamischen Sportarten spielen sie eine wichtige Rolle, indem sie größere Kraft, Stabilität und Leistung übertragen und das Risiko schwerer Verletzungen senken. Daher gehört Core-Training in den Trainingsplan jedes Leistungssportlers.

FUNKTIONEN DER CORE-MUSKULATUR

Die Core-Muskulatur sorgt nicht nur für einen festen Bauch, sondern hat noch viele andere wichtige Funktionen:

- Sie stabilisiert Brustkorb und Becken in der Bewegung.
- Sie erzeugt inneren Druck für die Organfunktionen.
- Sie sorgt für Kraft, Stabilität und Mobilität der Wirbelsäule.
- Sie bildet in der Bewegungskette eine Kraftachse.

VORTEILE DES CORE-TRAININGS

Ein ausgewogenes, zielgerichtetes Core-Training kann positive Auswirkungen auf Ihr körperliches Wohlbefinden als Ganzes haben. Zu den Vorteilen des Core-Trainings gehören:

- Eine verbesserte Körperhaltung
- Kräftigung der Muskulatur rund um die Wirbelsäule
- Verbessertes Gleichgewicht und bessere Koordination
- Mehr Kraft und Schnelligkeit

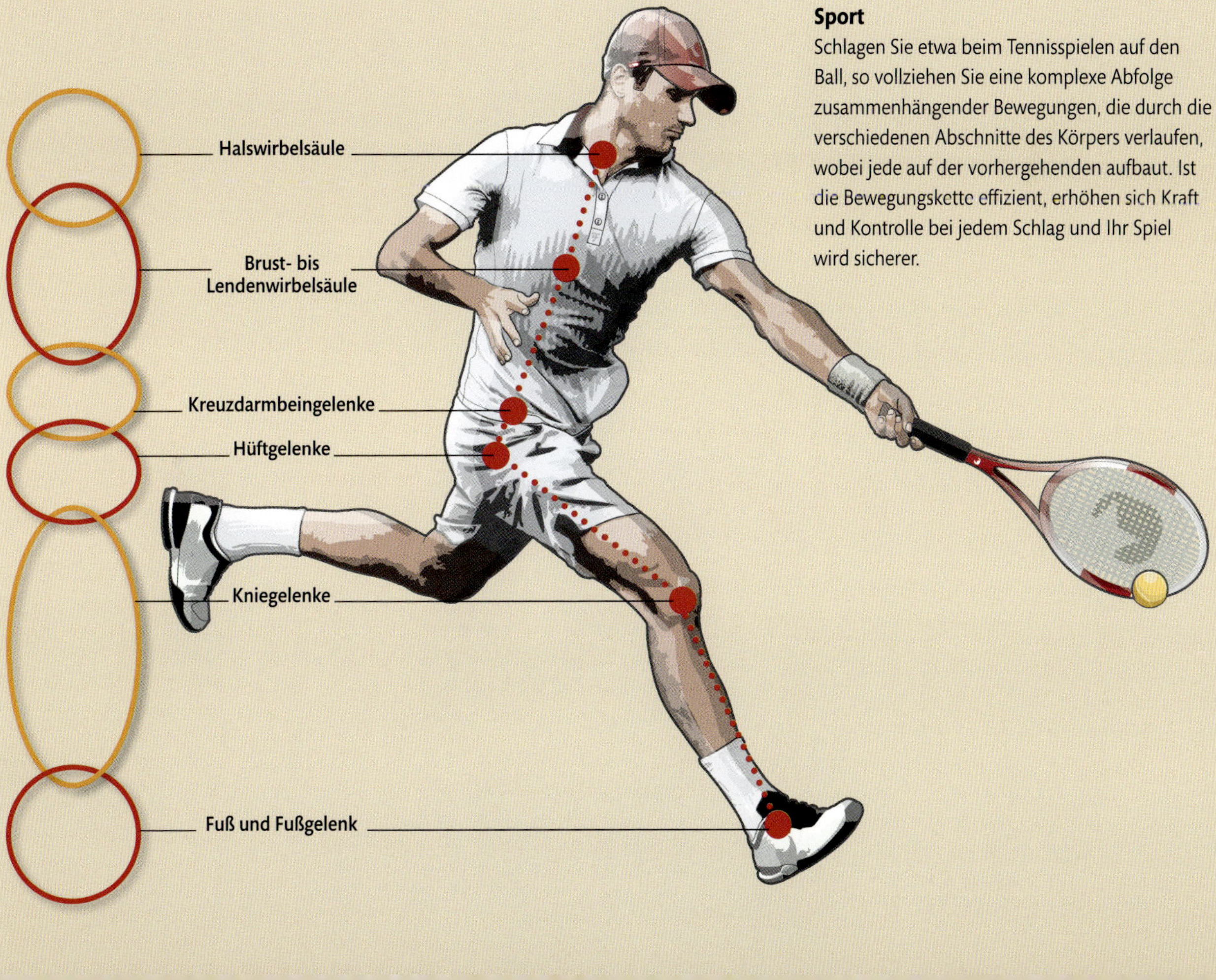

Sport

Schlagen Sie etwa beim Tennisspielen auf den Ball, so vollziehen Sie eine komplexe Abfolge zusammenhängender Bewegungen, die durch die verschiedenen Abschnitte des Körpers verlaufen, wobei jede auf der vorhergehenden aufbaut. Ist die Bewegungskette effizient, erhöhen sich Kraft und Kontrolle bei jedem Schlag und Ihr Spiel wird sicherer.

DIE WIRBELSÄULE

Bei der Wirbelsäule handelt es sich um ist die zentrale Stützachse Ihres Körpers. Sie ist an fast allen Bewegungen beteiligt, schützt das Rückenmark und muss so stabil sein, dass sie das Körpergewicht im Stehen trägt. Es ist wichtig, dass sie flexibel und kräftig ist, um den Körper zu verankern, wenn Arme und Beine sich bewegen.

Die beweglichen Abschnitte der Wirbelsäule
Die Wirbelsäule besteht aus bis zu 33 Knochen, den Wirbeln. Mit Ausnahme von neun sind alle Wirbel beweglich. Man unterscheidet vier Abschnitte: die Halswirbelsäule, die Brustwirbelsäule (mittlerer Rücken), die Lendenwirbelsäule (unterer Rücken) und das Kreuzbein mit dem Steißbein.

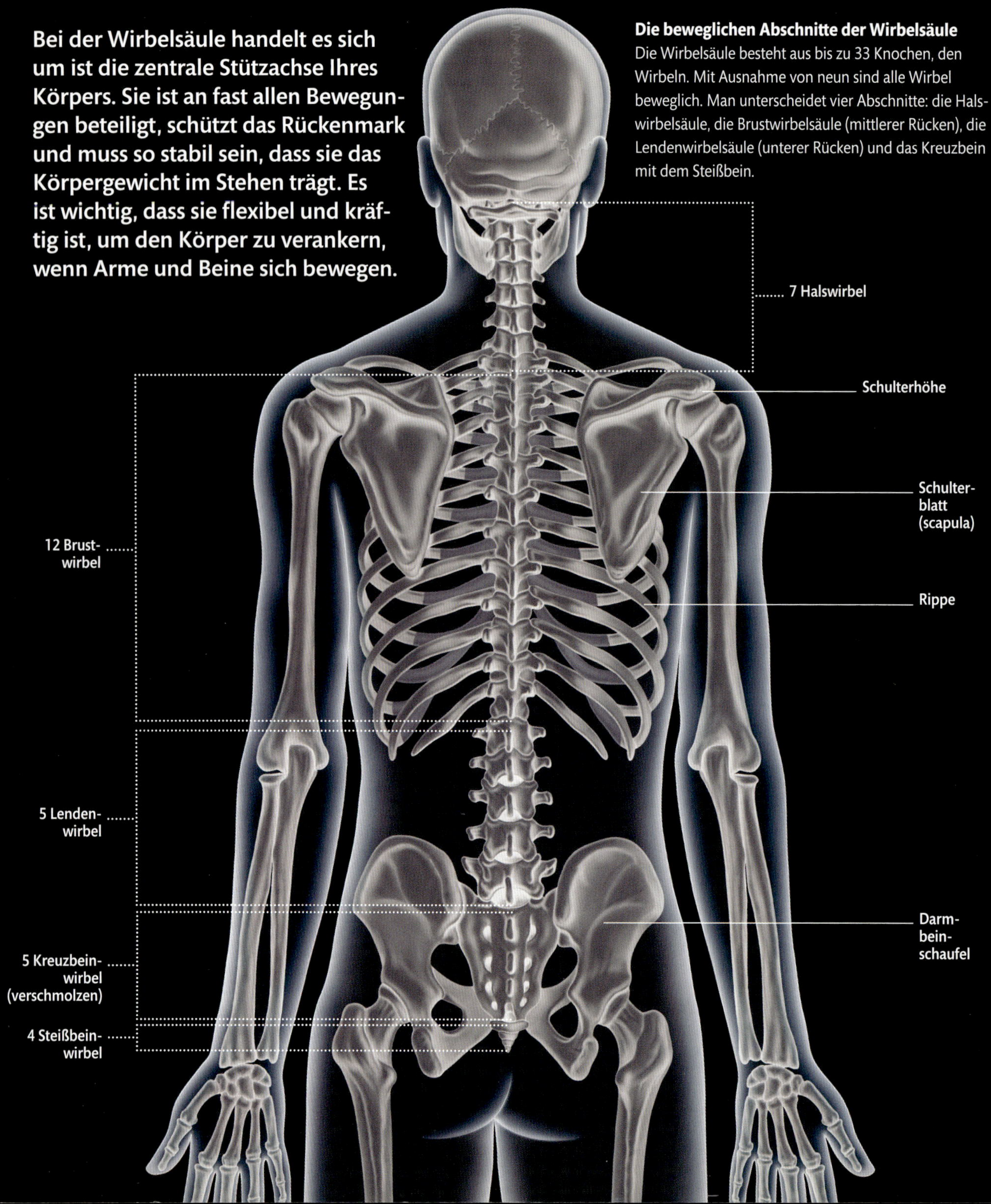

SO FUNKTIONIERT DIE WIRBELSÄULE

Um zu verstehen, wie die Wirbelsäule den Körper stützt und die Bewegungen kontrolliert, teil man sie am besten in vier Abschnitte ein – in Hals, mittleren Rücken (Brustwirbelsäule), unteren Rücken (Lendenwirbelsäule) und Hüftkomplex (Kreuzbein). Jeder Abschnitt erfüllt bestimmte Hauptfunktionen, wie z. B. die Kontrolle des Kopfes; gemeinsam sorgen sie für die Beweglichkeit des ganzen Körpers.

Die Beweglichkeit der Wirbelsäule
Zwischen benachbarten Wirbeln ist nur sehr wenig Spielraum für Bewegung. Die kombinierte Beweglichkeit aller Wirbel über die Gesamtlänge der Wirbelsäule hinweg ermöglicht dem Körper jedoch hohe Beweglichkeit.

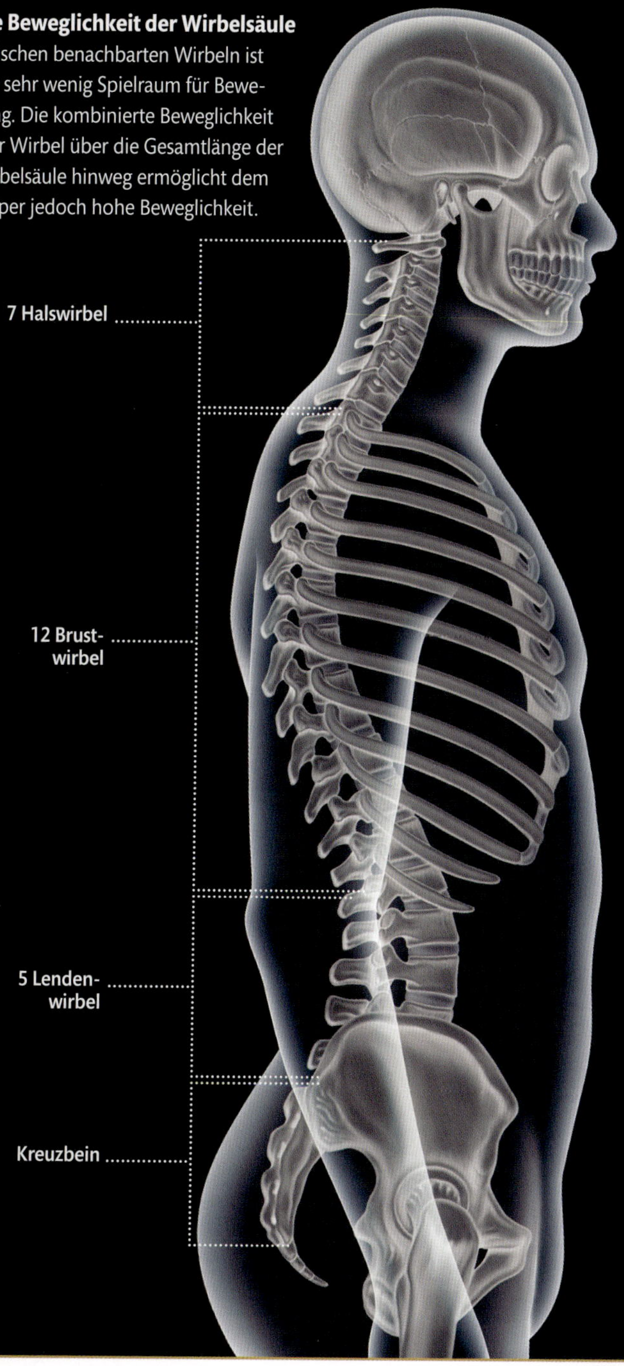

■ **Die Halswirbelsäule** besteht aus den ersten sieben Wirbeln. Dieser Abschnitt, der beweglichste der Wirbelsäule, kontrolliert die Bewegung von Kopf und Hals. Er ist kräftig genug, den Kopf zu tragen bzw. zu stützen, der immerhin ein Gewicht von 6–9 kg auf die Waage bringt. Gleichzeitig ist die Halswirbelsäule sehr beweglich, damit wir den Kopf drehen können. Dennoch muss der Hals so stabil sein, dass er den Gleichgewichtssinn im Innenohr nicht aus der Balance bringt.

■ **Die Brustwirbelsäule** macht den längsten Abschnitt der Wirbelsäule aus und besteht aus den mittleren zwölf Wirbeln. Ihre Hauptfunktion ist der Schutz der Organe im Brustkorb, indem sie den Rippen als Aufhängung dient. Der große Brustkorb bietet zwar Schutz, reduziert aber auch die Beweglichkeit des Brustraums. Infolgedessen ist die Bewegung des mittleren Rückens in erster Linie auf Drehungen beschränkt – wenn Sie Ihren Oberkörper drehen, rotiert er um die Brustwirbelsäule. Beugungen und Streckungen sind nur eingeschränkt möglich.

■ **Die Lendenwirbelsäule** ist ein beweglicherer Abschnitt der Wirbelsäule. Sie besteht aus fünf Wirbeln und befindet sich direkt unterhalb der Brustwirbelsäule. Sie kommt bei vielen körperlichen Aktivitäten zum Einsatz, etwa beim Vorbeugen, Gehen und Laufen. Dieser Bereich ist mit dem relativ unbeweglichen Becken verbunden und spielt eine zentrale Rolle beim Erzeugen der Kraft für Bewegungen im unteren Rumpf. Wenn der Körper aufgerichtet ist, trägt die Lendenwirbelsäule das meiste Gewicht.

■ **Das Kreuzbein** besteht aus den fünf miteinander verschmolzenen – und daher relativ unbeweglichen – Kreuzbeinwirbeln, die eine wichtige Rolle bei der Stabilisierung der Knochen und Muskeln von Becken und Hüfte spielen. Das Kreuzbein unterscheidet sich bei Männern und Frauen deutlich: Bei Männern ist es schmaler und länger als bei Frauen. An das Kreuzbein schließt sich das Steißbein an, das aus den drei bis fünf untersten Wirbeln der Wirbelsäule besteht. Den Übergang bildet eine knorpelige Verbindung, Symphyse genannt.

DIE VORDEREN CORE-MUSKELN

Die vorderen und seitlichen Bauchmuskeln bilden die vordere Core-Muskulatur. Diese ist für alle Core-Bewegungen verantwortlich und unterstützt die Wirbelsäule, indem sie den Druck im Abdomen und im Brustkorb aufrecht erhält.

Die Hüft- und Bauchmuskulatur

Die vordere Core-Muskulatur arbeitet mit der Rücken- und Gesäßmuskulatur zusammen, um die Wirbelsäule zu stützen und zu stabilisieren. Auch an Drehungen und an der Hüftbeugung ist sie maßgeblich beteiligt. Gemeinsam mit dem hinteren Lendenbereich spielen diese Muskeln eine entscheidende Rolle beim Kraftaufbau im unteren Rumpf.

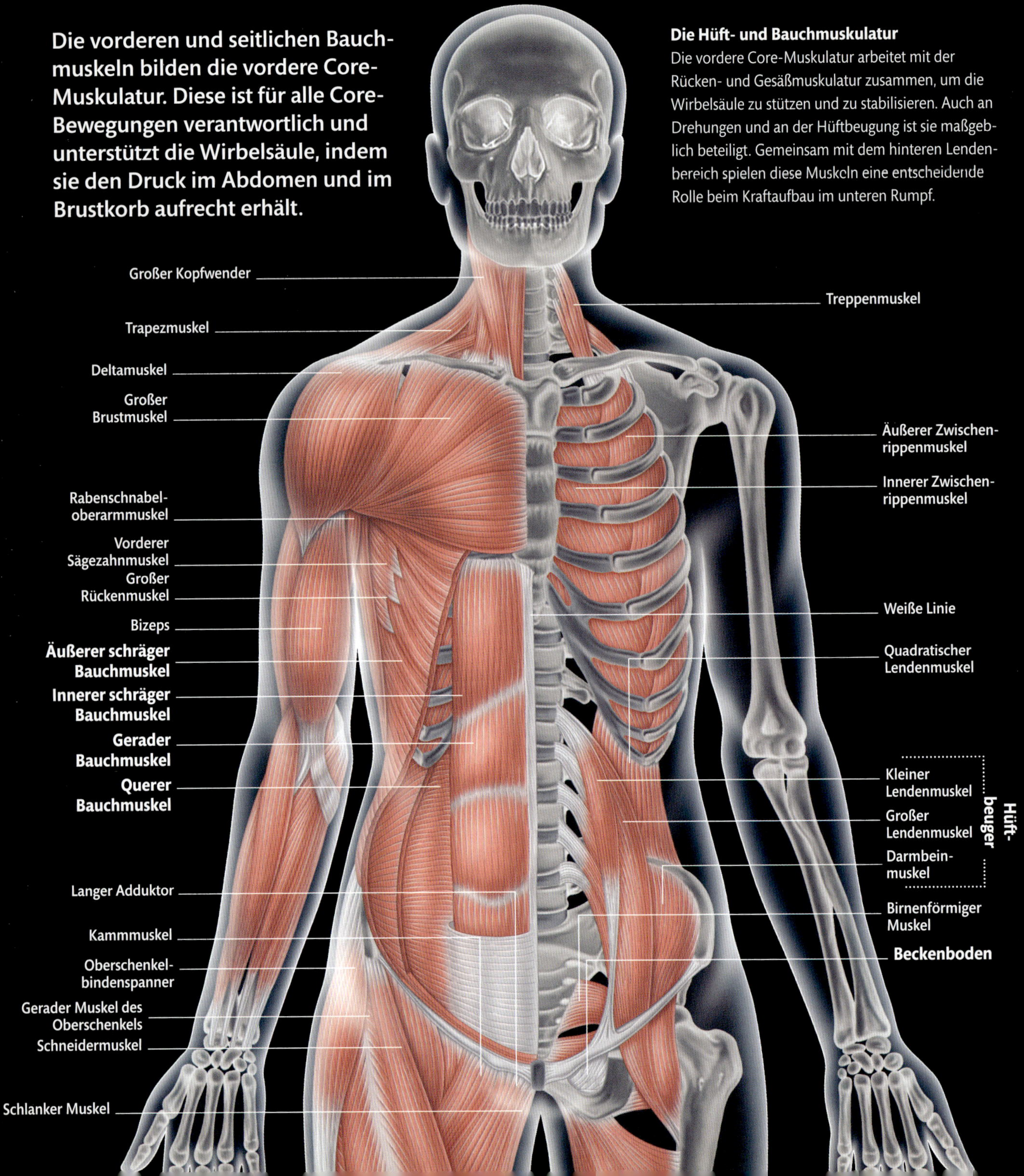

DIE SECHS VORDEREN CORE-MUSKELN

Gerader Bauchmuskel Das ist der »Sixpack«-Muskel. Sein Aussehen verdankt er drei horizontalen Zwischensehnen und einer vertikalen Sehne (der weißen Linie), die senkrecht in der Mitte verläuft. Er beugt den Oberkörper nach vorne.

Querer Bauchmuskel Dieser tiefe Muskel verläuft um den Bauch und funktioniert wie ein Gürtel, der die Core-Muskeln zusammenhält. Er ist entscheidend für isometrische Core-Kraft (um externen Kräften zu widerstehen) und Core-Stabilität und ist an allen Core-Bewegungen beteiligt.

Äußere schräge Bauchmuskeln Die äußeren schrägen Bauchmuskeln sind oberflächliche Muskeln, die rechts und links neben dem geraden Bauchmuskel liegen. Sie werden bei Rumpfdrehungen und seitlichen Beugungen aktiv. Gemeinsam mit den inneren schrägen Bauchmuskeln (rechts) stabilisieren sie die Wirbelsäule bei seitlich einwirkenden Kräften.

Innere schräge Bauchmuskeln Diese unter den äußeren schrägen Bauchmuskeln gelegenen Muskeln kommen bei Drehungen und Seitbeugen aus dem Core-Bereich zum Einsatz. Wie die äußeren schrägen Bauchmuskeln spielen auch sie eine wichtige Rolle beim Stabilisieren der Wirbelsäule gegen von beiden Seiten auf sie einwirkende Kräfte.

Beckenboden Die vom Schambein zum Steißbein verlaufenden kleinen, aber wichtigen Muskeln stützen die inneren Bauchorgane. Daher spielt der Beckenboden eine wichtige Rolle für eine effektive Core-Kraft und -Stabilität.

Hüftbeuger Die innerhalb des Hüftgelenks gelegenen Hüftbeuger kontrollieren die Bewegung aus den Hüften – wenn Sie sich aus der Hüfte beugen oder Ihre Beine heben. Es ist sehr wichtig, die Kraft und Beweglichkeit dieser Muskeln zu erhalten, da sie sehr leicht überlasten, was zu Rückenschmerzen führen kann.

SO ARBEITEN DIE VORDEREN CORE-MUSKELN

Die Core-Muskulatur hat einen entscheidenden Einfluss auf Körperhaltung, Gleichgewicht, Koordination und Beweglichkeit. Außerdem stabilisiert sie den Rumpf in der Bewegung. Diese Tabelle gibt Ihnen einen Überblick über Lage, Aufgaben und Bedeutung der vorderen Core-Muskeln (im Bauch-, Hüften- und Lendenbereich) für unsere ganz alltäglichen Bewegungsabläufe.

MUSKELN	LAGE	BEWEGUNG	FUNKTION
Gerader Bauchmuskel	■ Oberflächlich	■ Beugen der Wirbelsäule	■ Bücken ■ Aus dem Liegen aufsetzen
Querer Bauchmuskel	■ Tief	■ Isometrisch – Rumpfstabilität	■ Aufrechterhaltung einer korrekten Körperhaltung ■ Aufrechterhaltung des abdominalen Drucks ■ Stützen der inneren Organe ■ Unterstützung bei verstärkter Ausatmung – Husten, Niesen und Lachen
Äußerer schräger Bauchmuskel	■ Oberflächlich	■ Drehen ■ Manche seitlichen Beugungen ■ Isometrisch – Rumpfstabilität	■ Drehen ■ Aufrechterhaltung einer korrekten Körperhaltung
Innerer schräger Bauchmuskel	■ Tief	■ Isometrisch – Rumpfstabilität ■ Seitliches Beugen	■ Aufrechterhaltung einer korrekten Körperhaltung ■ Aufrechterhaltung des abdominalen Drucks ■ Stützen der inneren Organe
Beckenboden-muskeln	■ Tief	■ Isometrisch – Rumpfstabilität	■ Aufrechterhaltung des abdominalen Drucks ■ Stützen der inneren Organe ■ Unterstützung beim Heben von Gegenständen ■ Unterstützung bei der Kontrolle des Urinflusses ■ Unterstützung bei der Geburt
Hüftbeuger	■ Tief	■ Beugen der Hüfte ■ Heben der Beine	■ Gehen und Laufen ■ Treppen auf- und absteigen

DIE HINTEREN CORE-MUSKELN

Die hinteren Core-Muskeln umhüllen das Skelett in Schichten. Diese Muskeln kräftigen, stützen und stabilisieren die Wirbelsäule und lenken die Bewegung der Hüften.

Die Rücken- und Gesäßmuskeln
Die hinteren Core-Muskeln arbeiten mit der vorderen Bauch- und Hüftmuskulatur zusammen, indem sie die Wirbelsäule gegen von außen einwirkende Kräfte stabilisieren, und kontrollieren einen Großteil der Bewegungen des Hüftgelenks.

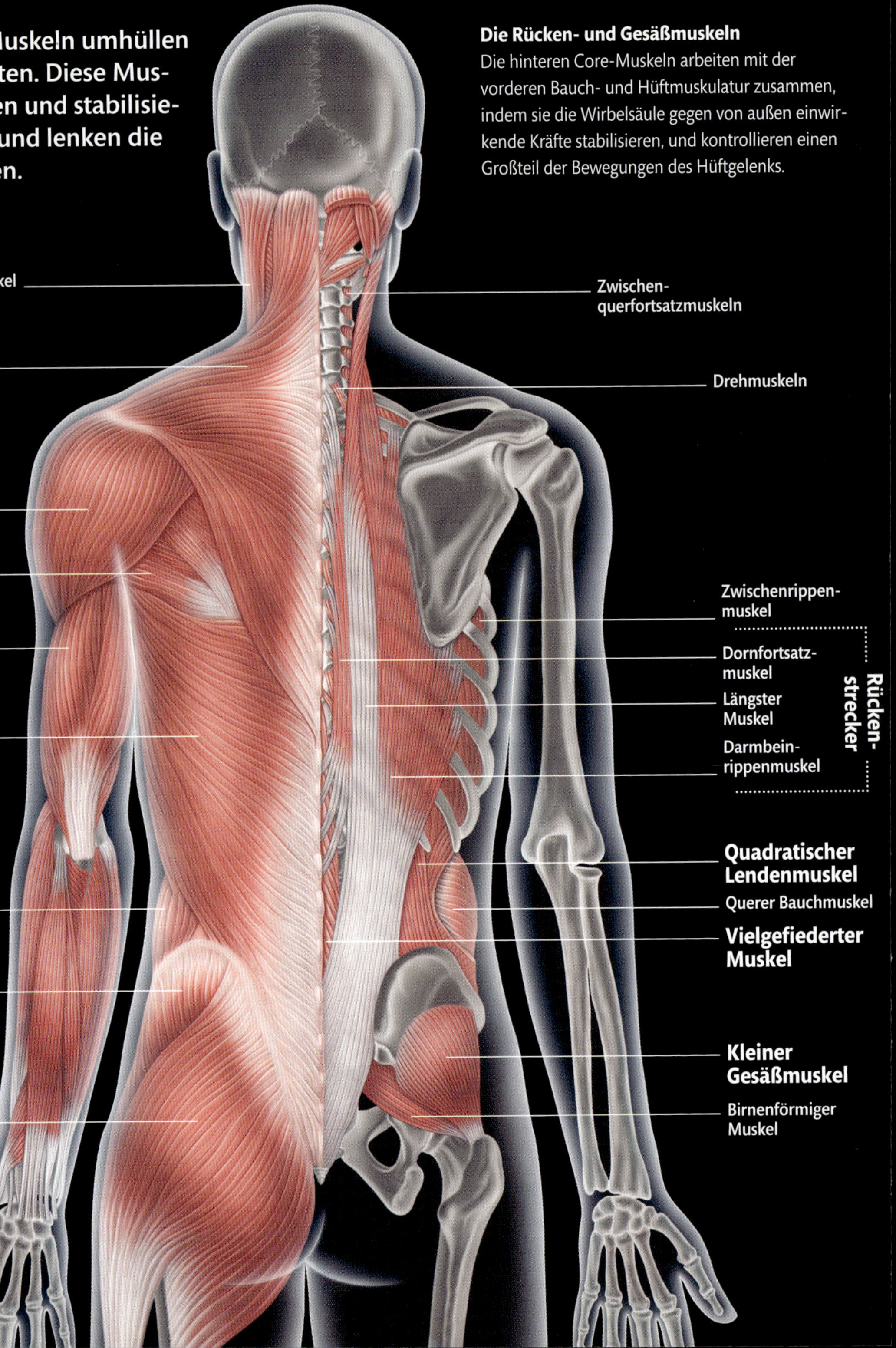

DIE SECHS HINTEREN CORE-MUSKELN

Rückenstrecker Als Rückenstrecker bezeichnet man eine Gruppe langer Muskeln, die entlang der Wirbelsäule verlaufen. Sie stützen die Wirbelsäule beim Vorbeugen und strecken sie beim Aufrichten. Außerdem sind sie an der seitlichen Stabilisierung der Wirbelsäule beteiligt.

Vielgefiederter Muskel Die Bezeichnung für Muskeln, die mit der Wirbelsäule verbunden sind, diese gerade und stabil halten und dazu beitragen, das Körpergewicht über ihre ganze Länge zu verteilen. Insgesamt stabilisieren sie die Wirbelsäule und schützen sie gegen Kräfte, die sie krümmen würden.

Quadratischer Lendenmuskel Der Innenbereich des quadratischen Lendenmuskels ist der Wirbelsäule benachbart und widersteht seitlich wirkenden Kräften, z. B. wenn man einen Koffer oder eine Einkaufstasche trägt.

Kleiner Gesäßmuskel Der kleinste Muskel im Po liegt unter dem mittleren Gesäßmuskel, mit dem er zusammenarbeitet, um den Schenkel abzuwinkeln (nach außen anzuheben). Er ist auch daran beteiligt, die Hüfte zu drehen und das Becken in einer stabilen Position zu halten.

Mittlerer Gesäßmuskel Der zweitgrößte Muskel im Po liegt zwischen dem kleinen und dem mittleren Gesäßmuskel. Er ist an Hüftabduktion (dem Abspreizen des Beins) und Hüftdrehung beteiligt sowie an der Stabilisierung des Beckenbereichs.

Großer Gesäßmuskel Der größte und oberflächlichste der drei Gesäßmuskeln verleiht dem Po seine Form und sein Aussehen. Er ist an Hüftabduktion, Hüftdrehung und Hüftstreckung beteiligt, während er außerdem den gesamten Beckenbereich stabilisiert.

SO ARBEITEN DIE HINTEREN CORE-MUSKELN

Die Rücken- und Gesäßmuskeln spielen eine zentrale Rolle für die Core-Kraft. Die Rückenmuskeln sind wichtig für Haltung, Gleichgewicht, Koordination und Beweglichkeit und stabilisieren den Rumpf in der Bewegung. Hier finden Sie eine Übersicht über die Lage und die Aufgaben der hinteren Core-Muskeln im unteren Rücken und im Gesäß und ihre Funktion bei alltäglichen Verrichtungen.

MUSKELN	LAGE	BEWEGUNG	FUNKTION
Rückenstrecker	■ Tief	■ Strecken ■ Stützt beim Beugen ■ Stützt die Wirbelsäule und richtet sie auf	■ Nach vorne und hinten beugen ■ Erhalten einer guten Körperhaltung
Vielgefiederter Muskel	■ Tief	■ Strecken ■ Seitbeugen ■ Isometrisch – Rumpfstabilität	■ Erhalten einer guten Körperhaltung ■ Die Wirbelsäule gegen Biegekräfte stärken
Quadratischer Lendenmuskel	■ Tief	■ Seitbeugen	■ Stabilisieren der Wirbelsäule gegen seitliche Kräfte ■ Heben schwerer Gegenstände ■ Tragen eines Koffers
Kleiner Gesäßmuskel	■ Tief	■ Hüftabduktion ■ Diagonale Hüftabduktion ■ Hüftdrehung nach innen	■ Aus dem Auto aussteigen
Mittlerer Gesäßmuskel	■ Tief	■ Hüftabduktion ■ Diagonale Hüftabduktion ■ Hüftdrehung nach innen ■ Hüftdrehung nach außen (bei der Hüftabduktion)	■ Seitliches Gehen
Großer Gesäßmuskel	■ Oberflächlich	■ Hüftabduktion ■ Strecken der Hüfte ■ Hüftdrehung nach außen	■ Gehen ■ Laufen ■ Springen ■ Radfahren ■ Treppen auf- und absteigen

WAS IST CORE-TRAINING?

Beim Core-Training geht es im Wesentlichen um Beweglichkeit, Stabilität und Kraft. Alle drei Faktoren sind wichtig für Gesundheit und Statik Ihres Körpers. Ihre Ausgewogenheit ist lebensnotwendig. Lernen Sie zu Beginn, wie Sie Ihre Beckenbodenmuskeln aktivieren, kräftigen und kontrollieren können.

WAS BEDEUTET CORE-BEWEGLICHKEIT?

Core-Beweglichkeit bezeichnet die Beweglichkeit von Wirbelsäule und Hüften, insbesondere im Hinblick auf die fünf Bewegungsrichtungen: isometrische Bewegung, Beugung, Streckung, seitlich Beugung und Drehung. Zunächst sollten Sie die Beweglichkeit Ihrer Wirbelsäule und Hüften verbessern, um verspannte Muskeln zu lockern und die korrekten Bewegungsabläufe schwacher, da selten benutzter Muskeln einzuüben. Das korrigiert das Verhältnis zwischen Muskellänge und Bewegungsmuster und aktiviert die tiefere Muskulatur, wodurch sich Core-Stabilität und Core-Kraft verbessern. Sie unterstützen Ihre körperliche Gesundheit optimal, wenn Sie sich ein vollständiges, natürliches Bewegungsspektrum erhalten. Gelenke, die hypomobil (steif) oder hypermobil (übermäßig beweglich) sind, erzeugen unweigerlich Dysbalancen, da eine Körperzone die fehlende oder zu starke Beweglichkeit einer anderen kompensieren muss – was die Verletzungsgefahr erhöht.

WAS IST CORE-STABILITÄT?

Core-Stabilität bezeichnet die Fähigkeit, Position und Bewegung des Rumpfes so zu kontrollieren, dass sich die Körperhaltung und die Effizienz der Motorik verbessern. Das Training der Core-Stabilität zielt auf die tiefe Muskulatur von Bauch, Hüften und Wirbelsäule, um eine stützende Basis zu schaffen. Am wichtigsten sind hier der vielgefiederte Muskel (Körperrückseite), der quere Bauchmuskel (Körpervorderseite) und der Beckenboden (an der Basis), die gemeinsam einen »Zylinder« rund um den Unterleib bilden. Bei vielen körperlichen Aktivitäten – Heben, Bücken, Sitzen, Drehen, Gehen, Laufen und Springen – stabilisieren diese drei Muskelgruppen die Lendenwirbelsäule; die Gesäßmuskeln und der quadratische Lendenmuskel stabilisieren das Becken. Wie stabil der Rücken ist, hängt von einer kraftvollen und effektiven Zusammenarbeit dieser Muskeln ab. Da Muskeln und Faszien (Bindegewebe) ein komplexes Netzwerk bilden, ist das Aktivieren der Core-Muskeln einen wichtiges Trainingselement. Als Anfänger mag es Ihnen zunächst schwerfallen, die tieferen Core-Muskeln anzusprechen. Beginnen Sie daher mit den Grundübungen im Abschnitt »Aktivieren der Core-Muskeln« (**»S. 25**). Anschließend folgen die Übungen im Abschnitt »Aktivieren« des Kapitels »Core-Training: Übungen« (**»S. 56–71**).

WIE DEFINIEREN SICH KRÄFTIGE CORE-MUSKELN?

Wie kräftig Ihre Core-Muskeln sind, zeigt sich daran, ob sie anspruchsvolle Leistungen, die eine gute Körperhaltung und -kontrolle voraussetzen, erbringen können. Da alle Core-Muskeln Kraft benötigen – die tiefen ebenso wie die oberflächlichen – ist Kraft ein weiteres wichtiges Element des Core-Trainings. Doch sollte man berücksichtigen, dass Core-Kraft große Core-Stabilität voraussetzt. Beim Core-Krafttraining strengen Sie Ihre Core-Muskeln über die normalen Anforderungen hinaus an oder arbeiten statisch, um ihre Kraftausdauer zu erhöhen. Je stärker die Kräfte sind, die auf den Körper einwirken, desto intensiver werden die Core-Muskeln aktiviert und desto mehr müssen sie sich anstrengen. In dem Maße, wie Ihre Core-Kraft zunimmt, passen sich Ihre Bewegungen an ein höheres Niveau von Können und Leistung an.

CORE-TRAINING UND DER BECKENBODEN

Der Beckenboden bildet als eine Gruppe von Muskeln und Bindegewebe die Basis des Zylinders rund um den Bauch. Er hat mehrere Funktionen: Er hält das Becken zusammen; er hält die Beckenorgane an Ort und Stelle und stützt sie gegen die Schwerkraft; und er trägt zur Kontrolle des Urinflusses aus der Blase und des Stuhls aus dem Rektum bei. Infolge von mangelhafter körperlicher Fitness, Schwangerschaft, Alter und Verletzungen können diese Muskeln geschwächt sein. Um dem vorzubeugen, sollte man sie unbedingt trainieren.

Diese Muskeln spielen auch eine entscheidende Rolle für die Core-Kraft, weil sie gemeinsam mit den anderen stabilisierenden Core-Muskeln den queren Bauchmuskel aktivieren. Daher sollten Sie lernen, die Beckenbodenmuskulatur zu kontrollieren und zu aktivieren (**»S. 25**) – eventuell mit Kegel-Übungen (zur bewussten Aktivierung und Kontraktion der Beckenbodenmuskeln) –, bevor Sie mit dem Training beginnen (**»S. 34–171**).

CORE-TRAINING – DIE WICHTIGSTEN KÖRPERBEREICHE

Beim Core-Workout stehen drei Elemente im Mittelpunkt: Beweglichkeit, Stabilität und Kraft. Kombinieren Sie bei Ihrem Training diese Elemente möglichst mit allen fünf Bewegungsarten, zu denen die Core-Muskeln einen wesentlichen Beitrag leisten: isometrische Bewegung, Beugung, Streckung, seitliche Beugung und Drehung – siehe Core-Trainingsprogramme (**»S. 172-191**).

BEWEGLICHKEIT

- Schöpft das natürliche Bewegungsspektrum aus und erhöht die Elastizität
- Gleicht die Muskellängen von Gegenspielern aus
- Fördert Entspannung und lockert steife Muskeln
- Unterstützt eine symmetrische Körperhaltung und eine bessere Haltung
- Erhöht die Effizienz von Muskelaktivierung und -reaktion
- Verbessert Stabilität und Kraft
- Verringert das Risiko von Schmerzen und Verletzungen
- Gute Übungen zur Steigerung der Core-Beweglichkeit sind etwa:

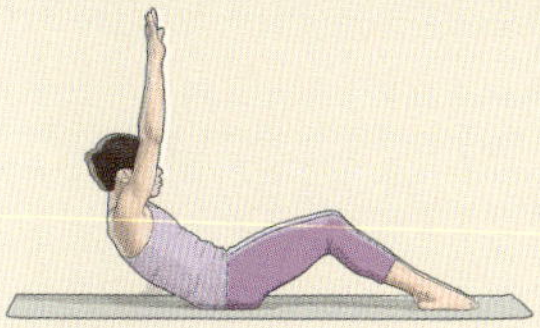

Zurückrollen
■ (**»S.** 90)

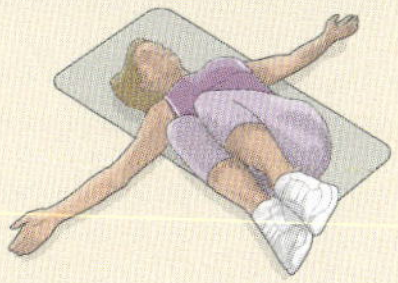

Hüftrolle
■ (**»S.** 88-89)

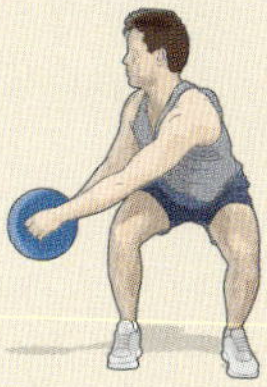

Holzhacken mit Medizinball
■ (**»S.** 136)

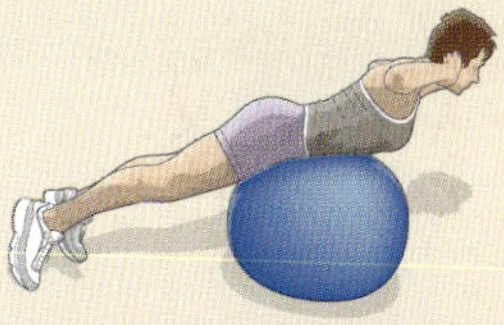

Oberkörperheben auf dem Ball
■ (**»S.** 122)

STABILITÄT

- Verbessert die Haltung und die Symmetrie des Skeletts
- Beugt gegen Schmerzen und Verletzungen vor
- Verbessert Körpergefühl, Körperkontrolle und Gleichgewicht
- Verhindert ungewollte Bewegungen der Wirbelsäule
- Liefert die Stabilität und Stütze für alltägliche Aufgaben
- Trägt zum Muskelaufbau bei und verbessert die Bewegung der Glieder
- Verbessert die Leistung bei sportlichen Aktivitäten
- Gute Übungen zur Steigerung der Core-Stabilität sind etwa:

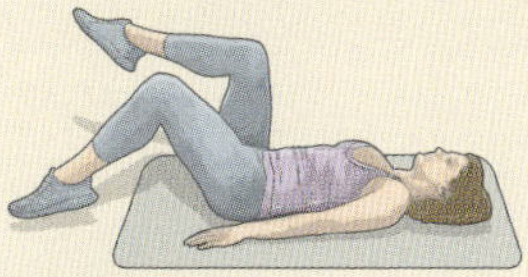

Zehentippen
■ (**»S.** 62-63)

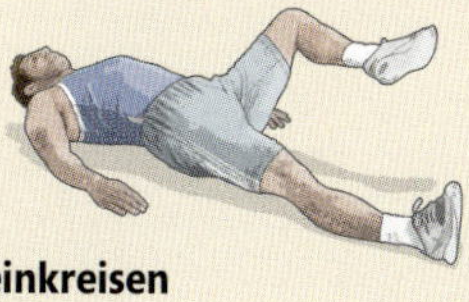

Beinkreisen
■ (**»S.** 74)

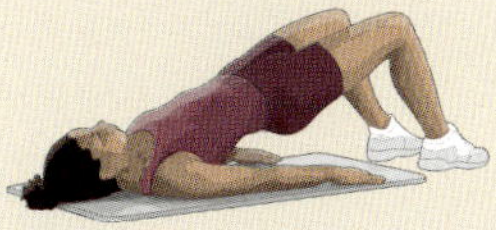

Brücke
■ (**»S.** 98-99)

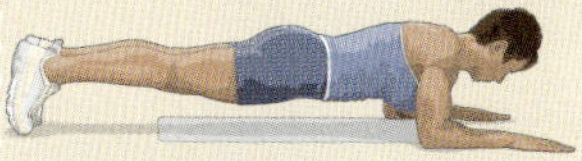

Unterarmstütz
■ (**»S.** 102-103)

KRAFT

- Verbessert die Kraft und Funktion des Körpers rundum
- Erleichtert die Ausführung vieler Alltagsaufgaben
- Verbessert Gleichgewicht und Körperkontrolle
- Steigert Tempo und Geschicklichkeit
- Steigert die Kraft der Bewegungen
- Verbessert die Leistung bei sportlichen Aktivitäten
- Fördert schlanke Muskeln und hohen Muskeltonus
- Gute Übungen zur Steigerung der Core-Kraft sind etwa:

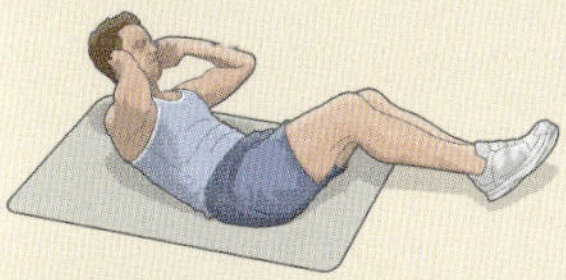

V-Beinheben
■ (**»S.** 92)

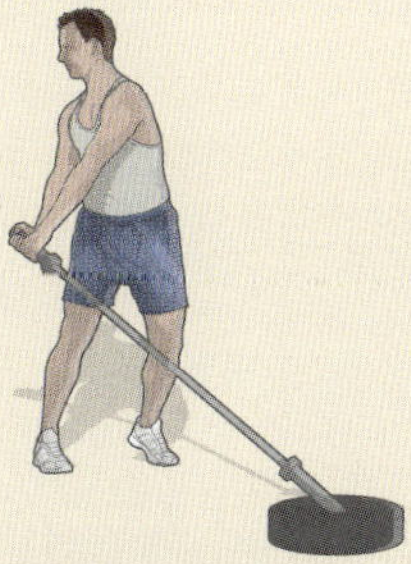

Hantelstange drehen
■ (**»S.** 114-115)

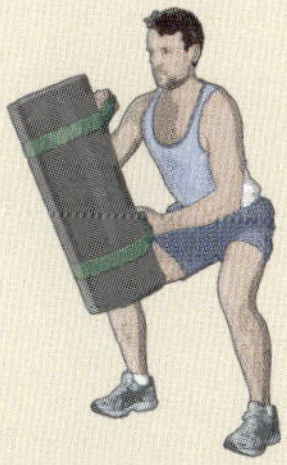

Sandsack-Schultern
■ (**»S.** 151)

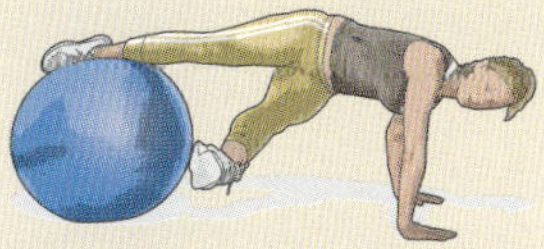

Hüftdrehen und Kicken auf dem Ball
■ (**»S.** 158-159)

CORE-TRAINING FÜR DEN ALLTAG

Jeden Tag führen Sie Bewegungen aus, an denen Ihre Core-Muskeln beteiligt sind – nicht nur beim Sport, sondern auch, wenn Sie am Schreibtisch sitzen oder Ihre Einkaufstaschen tragen. Aufbau und Erhalt einer kräftigen Core-Muskulatur sind daher von zentraler Bedeutung für Ihre körperliche Gesundheit.

Wenn Sie sich eine korrekte Körperhaltung antrainieren und lernen, Ihre Wirbelsäule zu stabilisieren, werden Sie Schmerzen und Verletzungen vorbeugen und sich stärker und selbstbewusster fühlen. Ob Sie nun im Garten arbeiten, schwere Gegenstände heben oder Ihr Kind tragen, es ist die Kraft aus der tiefen, zentrierenden Muskulatur in Bauch und unterem Rücken (Lendenwirbelsäule), die Ihnen diese Belastungen ermöglicht.

DAS »KRAFTZENTRUM« IHRES KÖRPERS

Die Core-Muskeln gelten als das Kraftzentrum des Körpers, da sie aufgrund ihrer zentralen Lage wie ein Kraftgürtel wirken, indem sie den Bauch mit dem unteren Rücken und den Hüften verbinden. Bauch- und Rückenmuskeln bilden eine stabile Basis, die für alle Bewegungen Kraft und Unterstützung liefert.

Es ist wichtig, sich das theoretische Wissen rund um das Core-Training anzueignen, um richtig zu trainieren. Beanspruchen Sie Ihren Körper nämlich zu schnell zu stark, also ohne über stützende Core-Muskeln zu verfügen, werden die falschen Muskeln eingesetzt und es schleichen sich schädliche Bewegungsmuster ein. Muskuläre Dysbalancen, Kraftverlust und möglicherweise sogar Verletzungen können langfristig die Folge sein. Während Sie das Aktivieren der Core-Muskeln also unbedingt trainieren sollten, kann ihre permanente Anspannung die pumpenartige Bewegung des Zwerchfells behindern und die Effizienz der Atmung senken. Aktivieren Sie deshalb Ihre Core-Muskeln möglichst im Rahmen eines Core-Trainings oder bevor Sie eine Last heben – und nicht willkürlich.

Viele Menschen haben keine Übung darin, die tiefen Core-Muskeln zu aktivieren. Oft konzentrieren wir uns auf die sichtbaren oberflächlichen Rumpfmuskeln wie den geraden Bauchmuskel. Die große Muskulatur, auch Hauptbewegungsmuskulatur genannt, ist bei Alltagsaktivitäten und im Fitnesstraining gut zu spüren. Aufgrund ihrer Größe und Kraft übernimmt sie die Arbeit der stabilisierenden Muskeln oft mit. Doch der Körper ist dann weniger gut gestützt und wird verletzungsanfällig. Ein ausgewogenes und umfassendes Core-Training ist also unerlässlich.

CORE-KRAFT IM ALLTAG

Am Schreibtisch

■ **Vorteile kräftiger Core-Muskeln**
▸ Stabilität in der Lendenwirbelsäule
▸ Beweglichkeit in Rücken, Schultern und Hüften ▸ Kraftvolle Sitzhaltung ▸ Weniger Verspannungen im unteren Rücken, hängende Schultern und steife Hüftbeuger ▸ Geringeres Risiko von Rückenschmerzen und Verletzungen

■ **Core-Übungen, die helfen**
▸ Rückenstrecken (**»S. 69**) ▸ Auster (**»S. 66**)
▸ Beinkreisen (**»S. 74**)

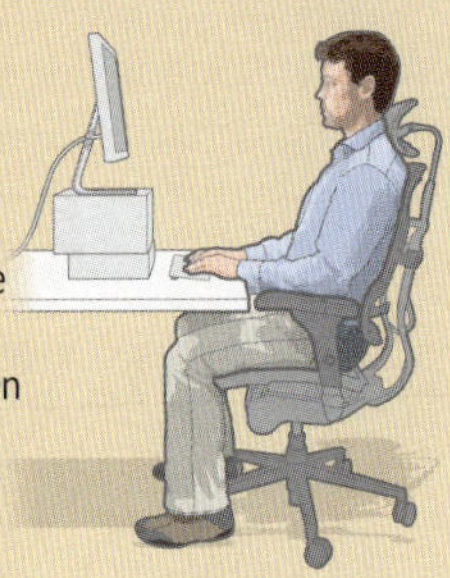

Am Telefon

■ **Vorteile kräftiger Core-Muskeln**
▸ Beweglichkeit in Hals und Schultern
▸ Stabilität in Oberkörper und Schultern
▸ Kräftige Haltungsmuskeln ▸ Gute Sitzhaltung
▸ Geringeres Risiko von Schmerzen und Verletzungen in Hals und Rücken

■ **Core-Übungen, die helfen**
▸ Pfeil (**»S. 65**)
▸ Oberkörper anheben (**»S. 76–77**)
▸ Superman (**»S. 70–71**)

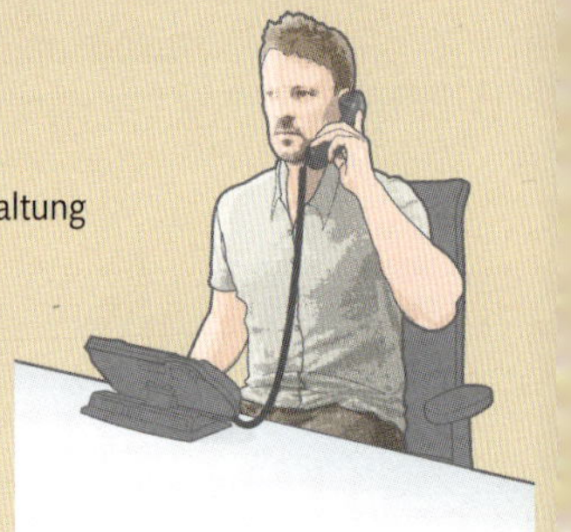

Beim Heben

■ **Vorteile kräftiger Core-Muskeln**
▸ Beweglichkeit in Hals und Schultern ▸ Stabilität in oberem Rücken und Schultern ▸ Kräftige Haltungsmuskeln ▸ Isometrische Kraft ▸ Gute Hebetechnik ▸ Geringeres Risiko von Rückenschmerzen und -verletzungen

■ **Core-Übungen, die helfen**
▸ Superman (**»S. 70–71**)
▸ Oberkörper anheben (**»S. 76–77**)
▸ Beide Beine heben und senken (**»S. 100–101**)

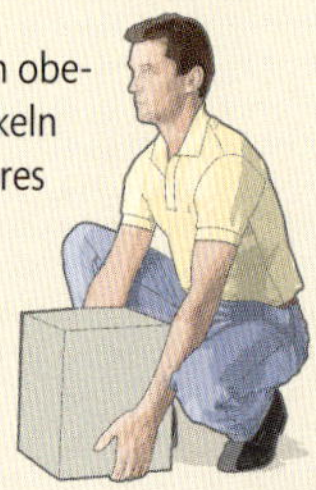

Beim Tragen von Taschen

■ **Vorteile kräftiger Core-Muskeln**
▸ Isometrische Kraft ▸ Stabilität der Wirbelsäule gegen seitlich einwirkende Kräfte ▸ Kräftige Haltungsmuskeln ▸ Kräftige, ausgewogene Haltung ▸ Keine verspannten Schultern ▸ Geringeres Verletzungsrisiko

■ **Core-Übungen, die helfen**
▸ Schwimmen (**»S. 94**)
▸ Hüftrolle (**»S. 88–89**)
▸ Seitbeuge (**»S. 81**)

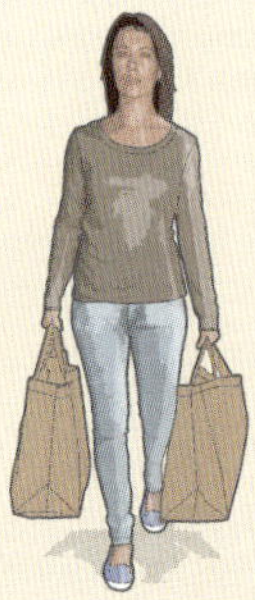

CORE-ÜBUNGEN FÜR DEN ALLTAG

Mit den folgenden Übungen stärken, stabilisieren und mobilisieren Sie Ihre Core-Muskulatur und sind den alltäglichen körperlichen Anforderungen gewachsen. Regelmäßiges, korrektes Core-Training bewahrt Ihnen Ihre Beweglichkeit und senkt das Risiko von Verletzungen.

ÜBUNG	NUTZEN	ÜBUNG	NUTZEN
Aktiver Beckenboden (»S. 56–57)	■ Aktivieren der tiefen Bauchmuskeln. Bessert Haltung. Hilft beim Heben und Tragen.	**Beinkreisen (»S. 74)**	■ Hüft- und Lendenwirbelsäulenstabilität. Bewegungen zur Seite, Heben ungleicher Lasten.
Balldrücken (»S. 58)	■ Hüftstabilität. Unterstützt Bewegungen zur Seite wie Ein- und Aussteigen aus dem Auto.	**Oberkörper anheben (»S. 76–77)**	■ Mobilität und Kraft im Brustkorb. Ausrichtung der Schultern. Bessert Haltung.
Auster (»S. 66)	■ Hüftstabilität. Unterstützt Bewegungen zur Seite wie Ein- und Aussteigen aus dem Auto.	**Beinheben in Seitlage (»S. 84–85)**	■ Ausrichtung der Wirbelsäule. Stabilität und Kraft in Hüfte und Lende. Heben und Tragen.
Pfeil (»S. 65)	■ Richtet Wirbelsäule und Schultern aus. Bessert Haltung. Heben und Tragen.	**Hüftrolle (»S. 88–89)**	■ Drehung, Beweglichkeit, Stabilität und Kraft der Lende. Bessert Sitzhaltung.
Zehentippen (»S. 62–63)	■ Stabilisiert Lendenwirbelsäule und Brustkorb. Hilft beim Heben. Bessert Haltung.	**Zurückrollen (»S. 90)**	■ Beweglichkeit, Kraft von Wirbelsäulen-, Core-Muskeln und Hüftbeugern. Bessert Haltung.
Beinheben in Bauchlage (»S. 67)	■ Kräftigt Muskeln in Po und Oberschenkeln. Bessere Haltung. Lindert Rückenschmerzen.	**Schwimmen (»S. 94)**	■ Stabilität und Kraft der Wirbelsäule. Hilft beim Heben und Tragen ungleicher Lasten.
Stern (»S. 68)	■ Wirbelsäulenstabilität. Richtet Hüften und Schultern aus. Bessert Haltung, Heben,Tragen.	**Brücke (»S. 98–99)**	■ Beweglichkeit und Kraft von Wirbelsäule und Hüften, Bewegungen zur Seite, Heben, Tragen.
Bauchpresse (»S. 72)	■ Beweglichkeit und Kraft in Halswirbelsäule und Brustkorb. Unterstützt Beugen und Treppensteigen.	**Unterarmstütz (»S. 102–103)**	Ausrichtung und Kraft der Wirbelsäule. Bessert Haltung. Heben und Tragen.

Beim Hochheben des Babys

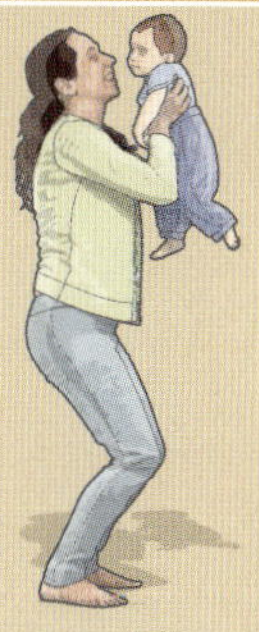

■ Vorteile kräftiger Core-Muskeln

▸ Kräftige Haltungsmuskeln ▸ Stabile Lendenwirbelsäule bei seitlichen Kräften und Rotationskräften ▸ Kraft bei seitlichen, isometrischen und Rotationskräften ▸ Gute Haltung ▸ Weniger Verspannungen im unteren Rücken, weniger Verletzungsrisiko

■ Core-Übungen, die helfen

▸ Stern (**»S. 68**)
▸ Superlangsames Radfahren (**»S. 95**)
▸ Brücke (**»S. 98**)

Bei der Hausarbeit

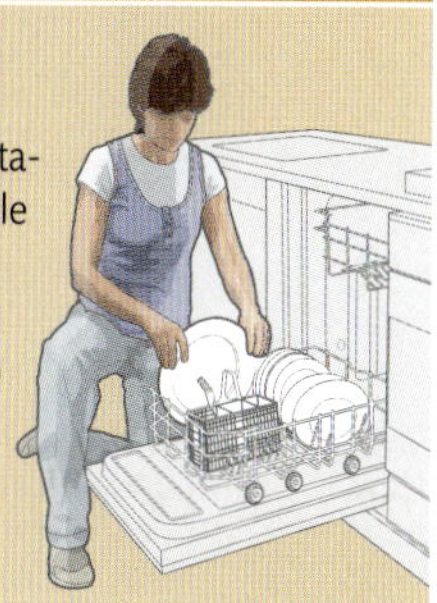

■ Vorteile kräftiger Core-Muskeln

▸ Stabilität und Kraft bei allen Bewegungen ▸ Stabilität in oberem Rücken und Lendenwirbelsäule bei seitlichen und Rotationskräften ▸ Weniger Schmerzen im unteren Rücken, weniger verspannte Schultern, geringeres Verletzungsrisiko

■ Core-Übungen, die helfen

▸ Schräge Bauchpresse mit Armen (**»S. 86–87**)
▸ Pfeil (**»S. 65**)
▸ Beinheben in Seitlage (**»S. 84–85**)

Bei der Gartenarbeit

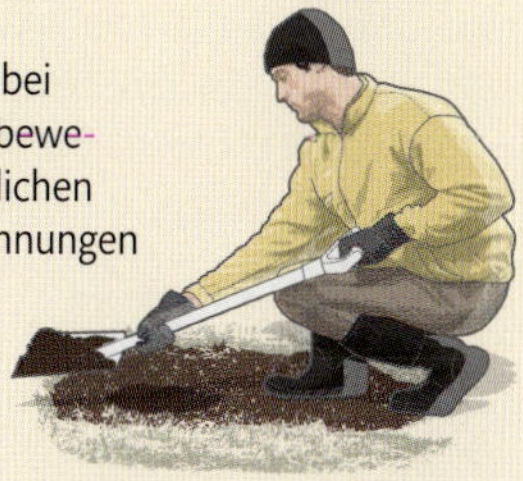

■ Vorteile kräftiger Core-Muskeln

▸ Beweglichkeit der Wirbelsäule ▸ Kraft bei isometrischen, seitlichen und Rotationsbewegungen ▸ Wirbelsäulenstabilität bei seitlichen und Rotationskräften ▸ Weniger Verspannungen in unterem Rücken und Schultern

■ Core-Übungen, die helfen

▸ Schräge Bauchpresse (**»S. 79**)
▸ Rückenstrecken (**»S. 69**)
▸ Unterarmstütz (**»S. 102–103**)

Beim Autofahren

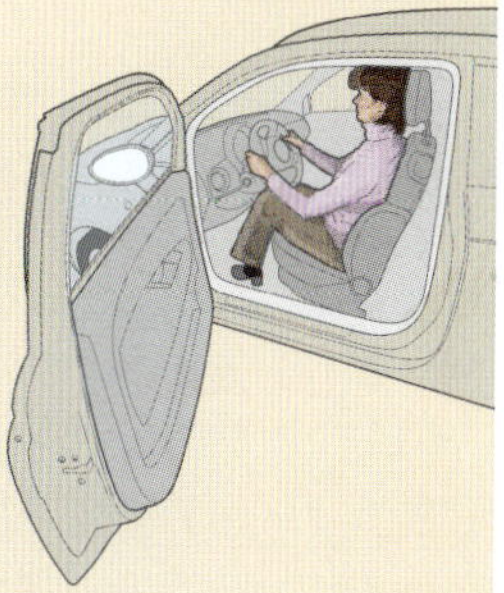

■ Vorteile kräftiger Core-Muskeln

▸ Beweglichkeit in Hals, Schultern, Lendenwirbelsäule ▸ Kraft und Stabilität der Lendenwirbelsäule ▸ isometrische und Streckkraft ▸ Kräftige Haltung ▸ Weniger Schmerzen in unterem Rücken, Schultern und Hüftbeugern

■ Core-Übungen, die helfen

▸ Oberkörper anheben (**»S. 76–77**)
▸ Auster (**»S. 66**) ▸ Waage (**»S. 97**)

CORE-TRAINING UND KÖRPERHALTUNG

Der Bereich der Lendenwirbelsäule hat einen entscheidenden Anteil an der Ausbildung kräftiger Core-Muskeln. Daher ist es wichtig, den unteren Rücken durch eine gute Körperhaltung gesund zu erhalten. Die beste Haltung ist die, die Ihren Rücken am wenigsten belastet. Im Stehen und im Sitzen sollten Ihre Rückenmuskeln entspannt, jedoch nicht schlaff sein, und Ihre Wirbelsäule sollte eine sanfte S-Kurve bilden.

GUTE KÖRPERHALTUNG

Die Art und Weise, wie Sie stehen und sich halten, beeinflusst Ihr Erscheinungsbild, und wie Sie sich fühlen. Bei einer »guten« stehenden Haltung ist der ganze Körper symmetrisch – dies betrifft beide Körperseiten sowie Vorder- und Rückseite (**rechts und ganz rechts**). Ihre Wirbelsäule wird kaum belastet, der Verschleiß ist minimal und die Verletzungsgefahr gering.

Entscheidend für eine gute und gesunde Körperhaltung ist neben der Core-Kraft die Aufrechterhaltung der allgemeinen Fitness. Core-Krafttraining verleiht Ihnen ein Gespür dafür, wie Ihr Körper funktioniert und wie die natürlichen Bewegungsmuster ablaufen. Allgemeine Fitness sorgt für ein gesundes Gewicht, das die tragenden Muskeln und Gelenke möglichst wenig belastet. Außerdem trägt sie zum mentalen und emotionalen Gleichgewicht und damit zu einer entspannten Muskulatur bei, was wiederum Ihrer Körperhaltung zugutekommt.

SCHLECHTE KÖRPERHALTUNG

Bei dem Ausdruck »schlechte Haltung« denkt man oft an hängende Schultern, doch eine stramme Haltung ist ebenso ungesund (**Mitte rechts**). Die Haltung ist immer dann schlecht, wenn die Wirbelsäule unnötig belastet wird, sodass sich der Rücken verspannt und Muskeln, Bänder, Bandscheiben und Wirbelgelenke übermäßig strapaziert werden.

GRÜNDE FÜR EINE SCHLECHTE HALTUNG

Egal, ob Sie stehen, sitzen oder Bewegungen jeglicher Art ausführen, immer ist Ihre Muskulatur bestrebt, in Bezug auf die Haltung den Weg des geringsten Widerstands zu gehen. Wenn Sie fit sind und Ihr Körper korrekt und effizient funktioniert, ist das problemlos. Eine schlechte Körperhaltung stellt sich dann ein, wenn bestimmte Muskeln oder Muskelgruppen zu stark, zu wenig oder unausgewogen arbeiten. Ursachen dafür sind Bewegungsmangel, eine schlechte Technik bei der Ausübung von Alltagsaktivitäten und mit der Zeit auch die Wirkung der Schwerkraft auf Ihre Wirbelsäule.

Wenn die natürliche Bewegung von Hüften und Wirbelsäule eingeschränkt ist – z. B. bei einer sitzenden Tätigkeit – können muskuläre Dysbalancen entstehen. Die Folge: eine schlechte Haltung, Rückenschmerzen und Verletzungen. Beugen Sie dem vor, indem Sie regelmäßig vom Schreibtisch aufstehen und Ihre Muskeln und Gelenke durch Dehnübungen beweglich erhalten. Auch wenn Sie Hausarbeiten falsch ausführen, kann das einer schlechten Haltung Vorschub leisten, da die falschen Muskeln auf Kosten der richtigen aktiviert werden. Bewegen Sie sich bewusster, steigt die Chance, dass Sie Ihre Muskeln

DIE KÖRPERHALTUNG

Ihre Körperhaltung wirkt sich unmittelbar auf Gelenke und Muskeln aus. Bemühen Sie sich um eine aufrechte, symmetrische Haltung, bei der Ihr Körpergewicht gleichmäßig auf die Körpervorderseite und -rückseite verteilt ist.

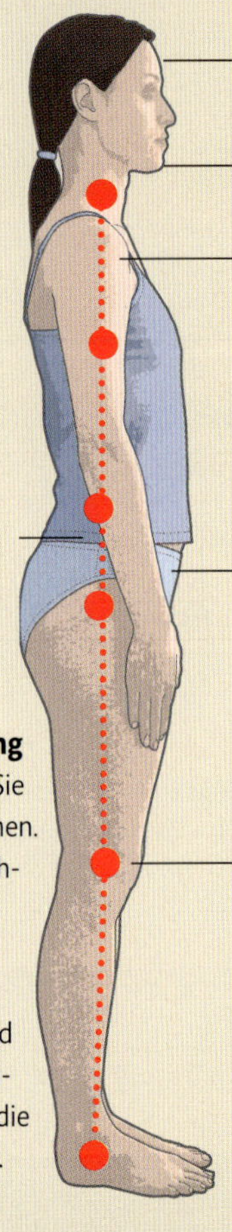

Korrekte Beckenstellung
Es mag etwas dauern, bis Sie diese Haltung richtig hinbekommen. Der Trick ist, das Becken aufzurichten, indem Sie es bewusst leicht nach hinten in die neutrale Position kippen. Ihr unterer Rücken darf nur leicht gekrümmt sein und kein unnatürliches Hohlkreuz einnehmen. Ein Hohlkreuz belastet die Lendenwirbelsäule nämlich stark.

korrekt nutzen und die Quelle auftretender Probleme identifizieren können. Nicht zuletzt kann auch der ständige Kompressionsdruck der Schwerkraft auf die Wirbelsäule langfristig Ihrer Haltung schaden. Daher ist es wichtig, dass Sie Ihre Core-Muskulatur einsetzen, um aufrecht zu stehen und gerade zu sitzen.

GUTE SITZHALTUNG

Langes Sitzen kann Schmerzen im unteren Rücken verursachen, weil Sitzen die Wirbelsäule stärker belastet als Stehen oder Gehen. Sich eine gute Sitzhaltung anzugewöhnen, ist nicht schwierig und verringert die Belastung der Wirbelsäule.

Dazu gehört nicht, dass Sie lange Zeit gerade sitzen – Ihre Muskeln müssten entspannt sein, um nicht übermäßig strapaziert zu werden. Versucht man, stocksteif zu sitzen, gleitet der Körper nach und nach in eine schlaffe Haltung. Haltungslehren wie etwa die Alexander-Technik zeigen, wie die Wirbelsäule im Sitzen genau die richtige Krümmung in Hals, mittlerem und unterem Rücken hat. Wenn Sie lange am Schreibtisch sitzen, sollten Sie einen guten Stuhl haben, Ihren Arbeitsplatz so einrichten, dass Ihre Muskeln nicht gestreckt oder angespannt sind, und regelmäßig Pausen einlegen. Setzen Sie sich zuhause zum Lesen oder Fernsehen in einen bequemen Sessel, der Ihnen so viel Platz bietet, dass Sie Ihre Haltung öfter verändern und sich bewegen können. So könnten Sie zum Beispiel Ihre Lendenwirbelsäule mit Kissen stützen.

SCHLECHTE SITZHALTUNG

Ein gekrümmter Rücken - mit hängenden Schultern und nach vorne geschobenem Becken - ist eine der häufigsten Formen von schlechter Sitzhaltung. Sie schafft im gesamten Körper Probleme, von Rückenschmerzen über Muskel-Skelett-Schmerzen und Gelenkschmerzen bis zu Verspannungskopfschmerz. Ein runder Rücken zwängt auch das Zwerchfell ein und hat eine flache Atmung zur Folge.

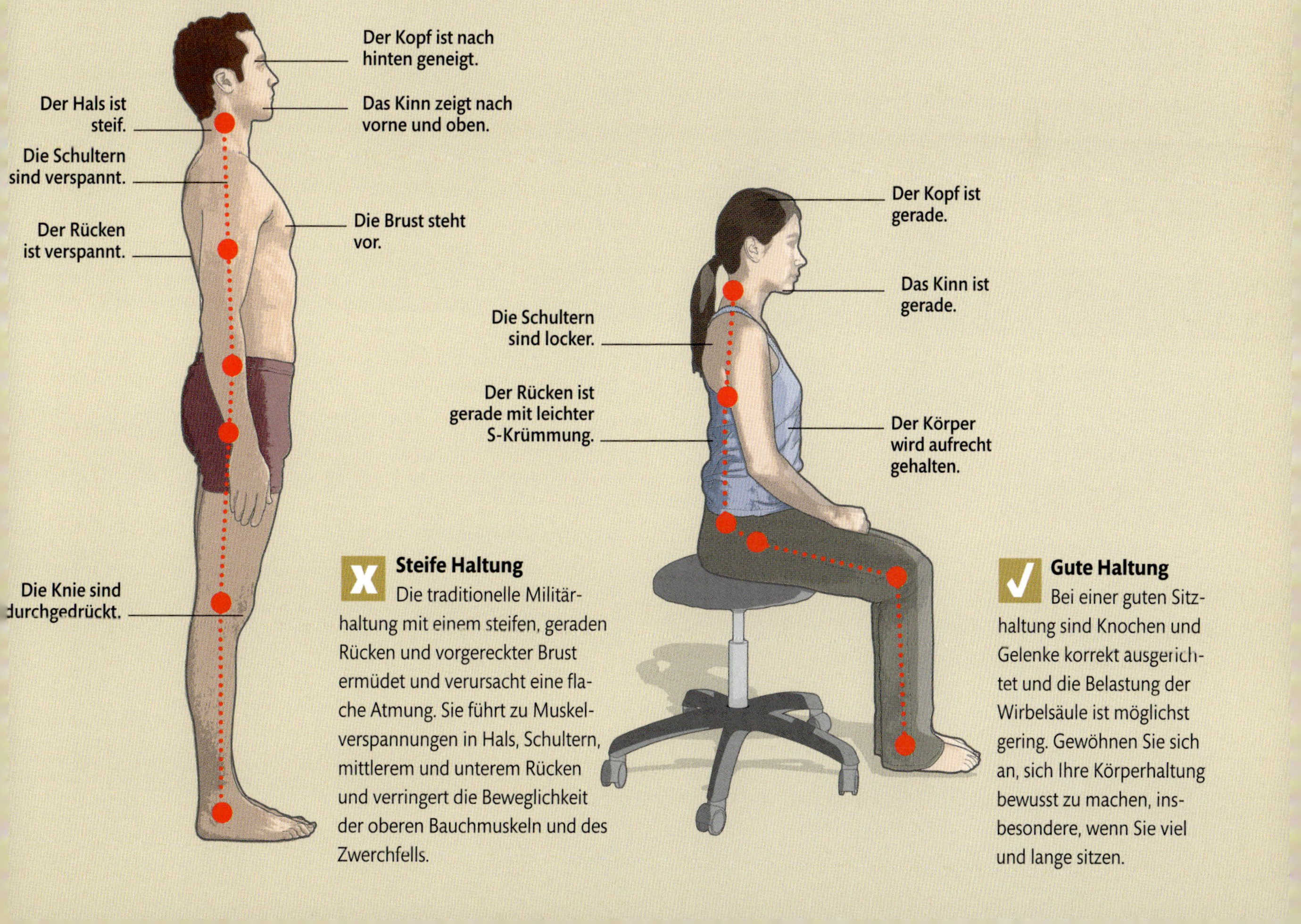

Steife Haltung Die traditionelle Militärhaltung mit einem steifen, geraden Rücken und vorgereckter Brust ermüdet und verursacht eine flache Atmung. Sie führt zu Muskelverspannungen in Hals, Schultern, mittlerem und unterem Rücken und verringert die Beweglichkeit der oberen Bauchmuskeln und des Zwerchfells.

Gute Haltung Bei einer guten Sitzhaltung sind Knochen und Gelenke korrekt ausgerichtet und die Belastung der Wirbelsäule ist möglichst gering. Gewöhnen Sie sich an, sich Ihre Körperhaltung bewusst zu machen, insbesondere, wenn Sie viel und lange sitzen.

WARUM DIE KORREKTE HÜFTSTELLUNG WICHTIG IST

Das Becken ist das wichtigste Element der das Körpergewicht tragenden Körpermitte. Es stützt Wirbelsäule und Kopf und ist das entscheidende Bindeglied zwischen Oberkörper und Beinen. Alle Bewegungen des Beckens wirken sich auf die Wirbelsäule aus: Kippen Sie Ihr Becken vor und zurück, beugt und streckt sich die Wirbelsäule. Bewegen Sie es von einer Seite zur anderen oder drehen es, beugt oder dreht sich die Wirbelsäule. Die korrekte Hüftposition zu finden und zu erhalten, spielt daher für die Ausrichtung der Wirbelsäule eine ebenso wichtige Rolle wie für die Kraft der Core-Muskeln. Die meisten Alltagsaktivitäten und Sportarten erfordern eine Kombination von Bewegungen im ganzen Körper. Mit einer korrekten Hüftstellung führen Sie diese richtig aus und senken damit den Druck auf die Wirbelsäule und das Verletzungsrisiko.

NEURALE HÜFT- UND WIRBELSÄULENHALTUNG

Wenn das Becken eine »neutrale« Position einnimmt, liegen die Hüftknochen vorne horizontal auf einer Linie und vertikal in einer Linie mit dem Schambein, sodass das Becken nicht nach vorne oder hinten geneigt oder gedreht ist. Dies ist die ausgeglichenste Beckenposition im Verhältnis zu Wirbelsäule und Oberschenkelknochen und eine stabile Basis für die Bewegungen des Körpers. Daher ist sie auch die ideale Ausgangsposition für Übungen, die an der Wirbelsäulenausrichtung arbeiten und die sie stützenden Gelenke und Muskeln ausgleichen.

HALTUNGSPROBLEME

Erworbene und genetische Erkrankungen können die Form der Wirbelsäule verändern, damit ihre Beweglichkeit beeinträchtigen und Schmerzen verursachen. Kräftige Core-Muskeln wirken hier vorbeugend oder lindernd, indem sie das Gleichgewicht und die Haltung verbessern.

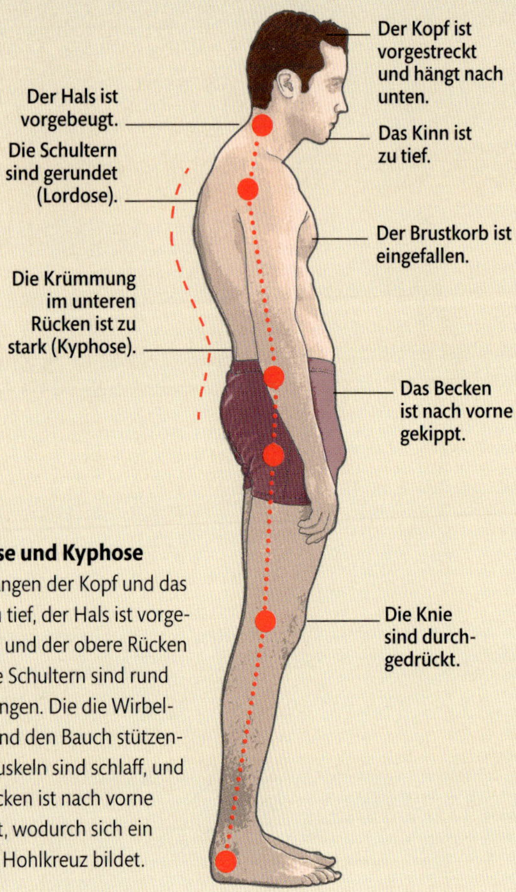

Lordose und Kyphose
Hier hängen der Kopf und das Kinn zu tief, der Hals ist vorgestreckt, und der obere Rücken und die Schultern sind rund und hängen. Die die Wirbelsäule und den Bauch stützenden Muskeln sind schlaff, und das Becken ist nach vorne gekippt, wodurch sich ein starkes Hohlkreuz bildet.

■ **Lordose** (Krümmung nach vorne) ist ein verbreitetes Haltungsproblem, bei dem der Rücken übermäßig nach vorne gekrümmt ist. Von der Seite gesehen stehen der Bauch und der Po hervor. Eine Lordose tritt oft gemeinsam mit einer Kyphose (unten) auf. Ursachen sind instabile Core-Muskeln oder verspannte Hüftbeuger und schwache Rückenmuskeln. Korrigierende Übungen können eine Lordose beheben; unbehandelt kann sie Schmerzen im unteren Rücken und Bandscheibenprobleme zur Folge haben.

■ **Kyphose** bezeichnet eine übermäßige Wirbelsäulenkrümmung nach hinten. Sie tritt of gemeinsam mit einer Lordose (oben) auf und kann durch stark verkürzte Brustmuskeln entstehen, die am Schultergürtel ziehen. Leichte Fälle gleichen einer schlaffen Körperhaltung. Schwere Fälle können einen starken Buckel ausprägen. Eine Kyphose ist in der Regel leicht zu behandeln. Schwere Formen jedoch senken die Lebensqualität oder sind sogar lebensbedrohlich, weil innere Organe gequetscht werden.

■ **Skoliose** (rechts) bezeichnet eine seitliche Krümmung der Wirbelsäule. Die Erkrankung beginnt oft in der Kindheit und verursacht bei schwacher Ausprägung kaum Beschwerden. In schweren Fällen entstehen Probleme mit der Haltung, der Atmung und dem Gehen. Sichtbare Anzeichen sind ungleiche Schultern, eine seitliche Körperneigung oder ein vorstehendes Schulterblatt.

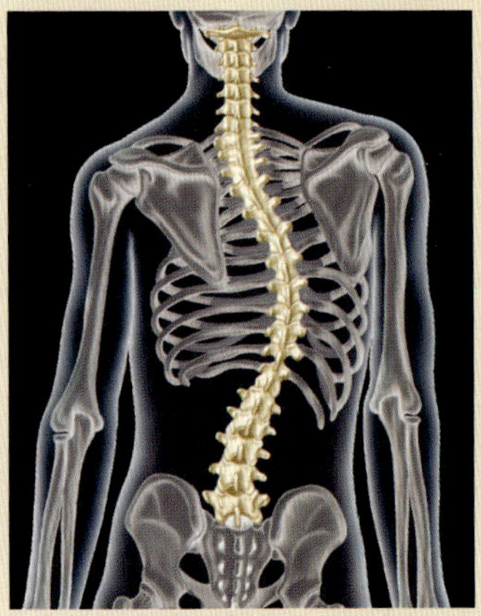

AKTIVIEREN DER CORE-MUSKELN

Zu wissen, wie man eine neutrale Hüft- und Wirbelsäulenposition einnimmt und die Core-Muskeln aktiviert, sind entscheidende erste Schritte zur Entwicklung eines starken und stabilen Fundaments für Ihr Core-Training. Wenn Sie Ihre Core-Muskeln effektiv aktivieren, können Sie die Muskeln des »Zylinders« um Ihren Bauch kontrollieren. Vor allem der Beckenboden und der quere Bauchmuskel sind wichtig.

BECKEN UND WIRBELSÄULE NEUTRAL POSITIONIEREN

Das Becken ist die stützende Basis Ihres Körpers und Ihrer Wirbelsäule. Idealerweise befindet sich das Becken immer in »neutraler« Position – also in der optimal ausgewogenen Position. Ein neutrales Becken unterstützt die korrekte Ausrichtung der Wirbelsäule, verbessert die Haltung und ist eine stabile Plattform für alle Bewegungen des Körpers.

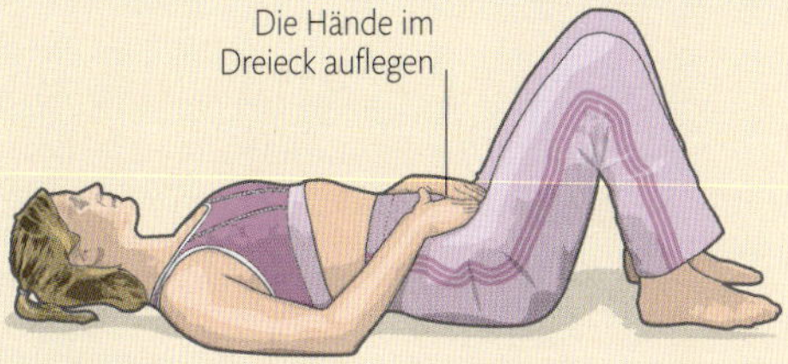

Legen Sie in Rückenlage die Hände auf den unteren Bauch, sodass Daumen und Zeigefinger ein Dreieck bilden. Ihr Gewicht darf auf das Steißbein drücken. Wenn Ihr Becken neutral ist, sind Ihre Hände parallel zum Boden und die Lendenwirbelsäule ist neutral gekrümmt.

DIE BECKENBODENMUSKELN AKTIVIEREN

Ihre Beckenbodenmuskeln bilden die Basis des Zylinders um Ihren Bauch. Ihre Hauptfunktion ist die Kontrolle der Urin- und Stuhlausscheidung. Außerdem tragen sie zur Aktivierung des queren Bauchmuskels und anderer stabilisierender Core-Muskeln bei. Den Beckenboden zu kontrollieren ist daher entscheidend für kräftige Core-Muskeln.

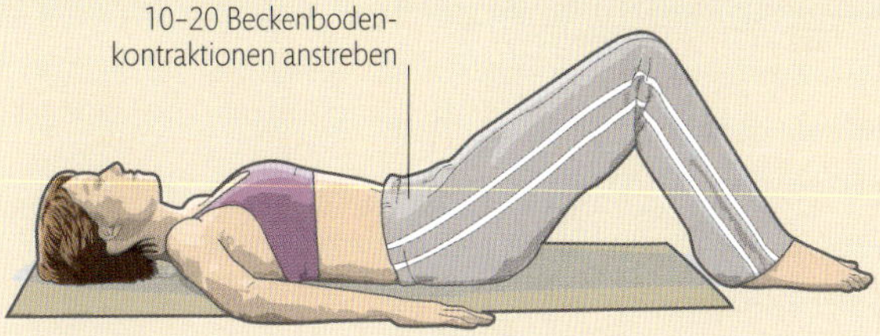

Legen Sie sich mit einer neutralen Wirbelsäulenposition auf den Rücken. Drücken Sie den unteren Rücken sanft in den Boden und kippen Sie das Schambein nach oben. Kontrahieren Sie die Muskeln, die den Urinfluss kontrollieren. 10–20-mal an- und entspannen, dann locker lassen.

DEN QUEREN BAUCHMUSKEL SPÜREN

Der quere Bauchmuskel bildet die tiefste Schicht Ihrer Bauchmuskeln. Er windet sich wie ein Korsett um Ihre Körpermitte und bildet die Vorderseite des muskulären Zylinders. Er stabilisiert Ihren unteren Rücken und zieht die untere Bauchdecke ein. Den queren Bauchmuskel kontrollieren zu können ist entscheidend für die Kräftigung der Core-Muskulatur. Lernen Sie zunächst, wie man ihn lokalisiert bzw. spürt, wo er liegt.

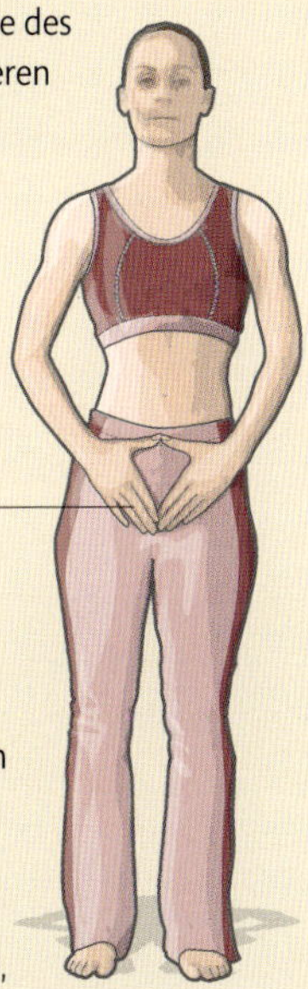

Stellen Sie sich mit neutraler Wirbelsäule aufrecht hin und formen Sie mit Ihren Händen ein Dreieck auf Ihrem Unterbauch. Husten Sie kräftig. Sie werden spüren, wie sich Ihr querer Bauchmuskel unter Ihren Fingern bewegt. Atmen Sie dann ein und aus. Dabei spüren Sie, wie sich der Muskel kontrahiert.

DEN QUEREN BAUCHMUSKEL AKTIVIEREN

Sobald Sie Ihren queren Bauchmuskel lokalisiert haben (**links**), lernen Sie im nächsten Schritt, ihn zu aktivieren und zu kontrollieren, sodass Sie über eine gute Basis für alle weiteren Core-Kraftübungen verfügen. Ziehen Sie dazu Ihren Nabel Richtung Wirbelsäule. Dabei ziehen Sie den Bauch ein und spannen die Taille an. Kontrahieren Sie den Muskel so, dass er sich solide und stabil anfühlt, aber nicht übertrieben stark angespannt ist.

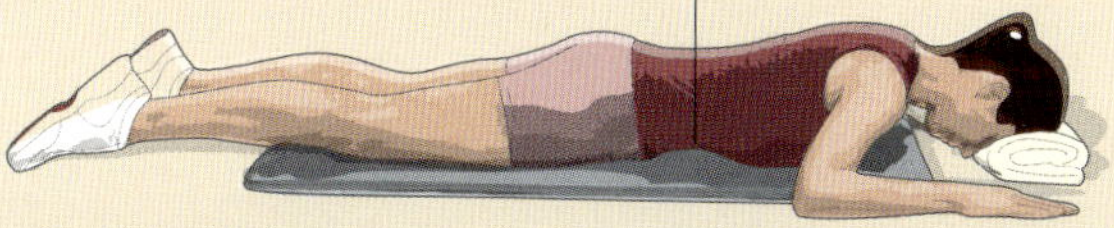

Legen Sie sich in Bauchlage auf eine Matte und stützen Sie Ihre Stirn auf eine Handtuchrolle. Die Arme liegen mit rechtwinklig gebeugten Ellbogen neben dem Körper, die Finger zeigen nach vorne, die Handflächen nach unten. Ziehen Sie die Bauchmuskeln langsam und kontrolliert zur Wirbelsäule, sodass Ihre Mitte schmal wird. Hüften und Beine bleiben locker. Ziehen Sie den queren Bauchmuskel so weit ein, bis er sich stark und stabil anfühlt.

CORE-TRAINING UND SPORT

Core-Training ist wichtig für Sportler, da bei allen Sportarten irgendeine Form von Bewegung aus der Core-Muskulatur erfolgt. Da Core-Training Ihre Beweglichkeit, Stabilität und Kraft steigert (»S. 18–19), erhöht es auch die Kraft, Effizienz und Konstanz Ihrer Bewegungen, verbessert gleichzeitig Ihr Gleichgewicht und senkt die Verletzungsgefahr.

Die Kräftigung Ihrer Core-Muskeln trägt zur Stabilisierung von Wirbelsäule und Becken bei. So entstehen eine starke Basis für alle Bewegungen und mehr Effizienz bei der Übertragung von Kraft auf die Glieder. Beim Joggen verhindern kräftige Core-Muskeln beispielsweise ein Vor- und Zurückdrehen des Beckens. Das ist wichtig, weil ein ineffizienter Laufstil Tempo kostet und das Verletzungsrisiko erhöht.

BEWEGUNGSEBENEN

Alle Bewegungen des Körpers spielen sich auf drei Ebenen ab – sagittal (vertikal vorwärts und rückwärts), frontal (vertikal von einer Seite zur anderen) und transversal (horizontal) – durch Stabilisierung wird eine stationäre Haltung eingenommen.

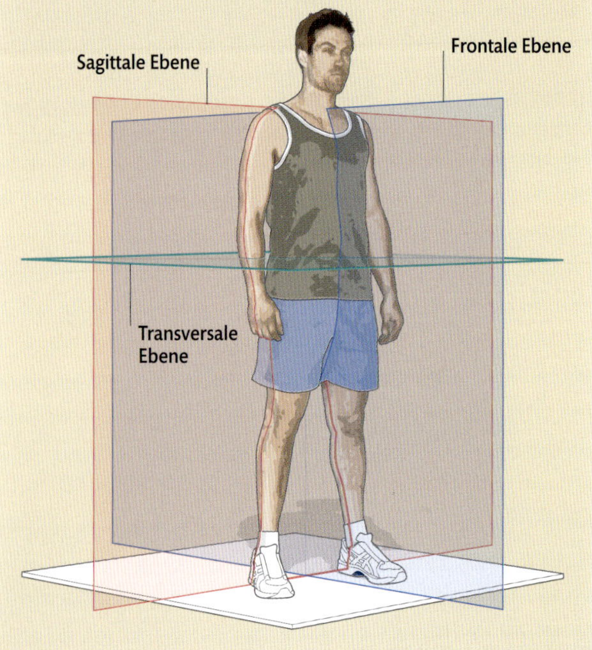

Bei Wurfsportarten wie Hammerwerfen, Diskus- und Speerwerfen, aber auch bei Spielsportarten wie Handball hat die effiziente Kraftübertragung auf den Wurfarm eine herausragende Bedeutung. Eine kräftige Core-Muskulatur wirkt sich positiv auf einen harmonischen Bewegungsablauf aus, weil sie den Gliedern eine stabile Basis verschafft. Eine besondere Rolle spielt das bei Sportarten wie Golf und Tennis, bei denen die Fähigkeit, eine Bewegung im Laufe eines Spiels häufig zu wiederholen, einen direkten Einfluss auf das Spielergebnis hat.

KRAFT UND GLEICHGEWICHT DER CORE-MUSKELN

Core-Training verbessert auch Ihr Gleichgewicht. Bei den meisten Sportarten – vor allem, wenn man sie auf Rasen, Sand oder unebenem Untergrund ausübt – kann es zu plötzlichen, unausgewogen Bewegungen kommen. Trainer wappnen ihre Sportler dagegen mit Übungen, die unerwartete und unterschiedlich schwierige Widerstände mit verschiedenen Richtungsbewegungen – vorwärts, rückwärts, seitlich und vertikal – kombinieren. Gelegentlich trainiert man auch mit instabilen Geräten wie Balancekissen oder Schlingen (**»S. 32–33**).

CORE-KRAFT UND VERLETZUNGEN

Indem Sie für eine gut entwickelte und ausgewogene Core-Muskulatur sorgen, stärken Sie auch Ihre Bewegungskette (**»S. 10–11**). Infolgedessen arbeiten alle Körperteile harmonisch zusammen und steigern Ihre Leistung, sodass Sie Ihre Ziele wie gewünscht erreichen. Gleichzeitig senken Sie die Gefahr muskulärer Dysbalancen, die kleine Unpässlichkeiten, aber auch größere Verletzungen verursachen können.

WELCHE CORE-ÜBUNGEN SIND FÜR WELCHE SPORTART AM BESTEN GEEIGNET?

Jede Sportart ist anders. Analysieren Sie, welche Bewegungen in Ihrer Sportart auftreten, bevor Sie Ihr Core-Workout ausarbeiten, um Ihre Muskeln entsprechend zu trainieren. Für Sportarten, die hohe Beweglichkeit erfordern, wie Fußball, Gymnastik oder Snowboard fahren, eignen sich Core-Übungen auf mehreren Ebenen, im Gegensatz zu Sportarten wie Rad-, Kajak- oder Bobfahren. Doch die meisten Sportler profitieren in der einen oder anderen Weise von Core-Training auf allen Bewegungsebenen, da es Becken und Wirbelsäule stabilisiert. Wie intensiv Sie diese Ebenen trainieren, hängt auch davon ab, wie viel Zeit Sie für Ihr Training aufwenden können.

CORE-BEWEGUNGEN UND SPORT

Dieses Buch teilt die Core-Bewegungen in fünf Kategorien ein: isometrische Bewegung, Beugung, Streckung, seitliche Beugung und Drehung. Die sechste Kategorie, die komplexe Bewegung, beinhaltet zwei oder mehrere der vorgenannten Bewegungsrichtungen. Die Bewegungsabläufe der meisten Sportarten sind als komplex zu bezeichnen. Einige der häufigsten Sportarten sind unten aufgeführt.

BEWEGUNGSRICHTUNG	EIGENSCHAFTEN	SPORTARTEN WIE ...
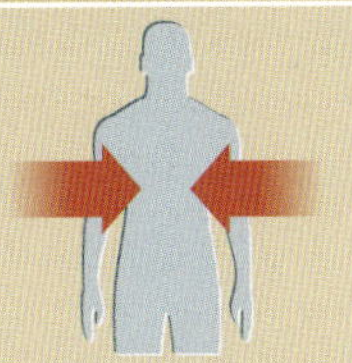 Isometrische Bewegung	■ **Bewegungsebene:** Stabilisierung ■ **Typische Übungen:** Halten einer festen Position; einer externen Kraft wie einem Gewicht oder einem Widerstand entgegenarbeiten ■ **Beispielübungen:** Unterarmstütz (**»S. 102–103**) und Varianten ■ **Nutzen der Übungen:** Kräftigt und stabilisiert alle Core-Muskeln	■ Boxen ■ Fußball ■ Ringen ■ Turnen ■ Eishockey ■ Rudern ■ Rugby
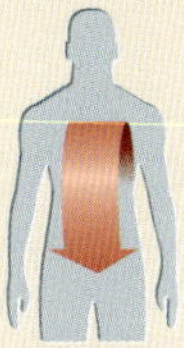 Beugung	■ **Bewegungsebene:** Sagittal ■ **Typische Übungen:** Aufrichten oder Vorbeugen; aus einer liegenden in eine sitzende oder stehende Position kommen ■ **Beispielübungen:** Sit-ups (**»S. 78**) und Bauchpresse (**»S. 72–73**) ■ **Nutzen der Übungen:** Kräftigt und stabilisiert Brustkorb und Becken	■ Judo ■ Fußball ■ Radfahren ■ Volleyball ■ American Football ■ Korbball
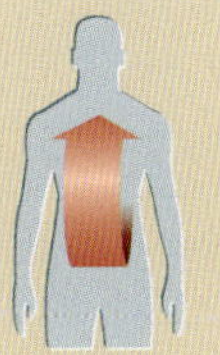 Streckung	■ **Bewegungsebene:** Sagittal ■ **Typische Übungen:** Rückbeugen, um den Körper aus einer Vorbeuge zu strecken; den Rücken wölben ■ **Beispielübungen:** Pfeil (**»S. 65**); Rückenstrecken (**»S. 69**) ■ **Nutzen der Übungen:** Kräftigt und stabilisiert den Rücken	■ Hochsprung ■ Turnen ■ Schwimmen ■ Gewichtheben ■ Basketball ■ Stabhochsprung ■ Ringen
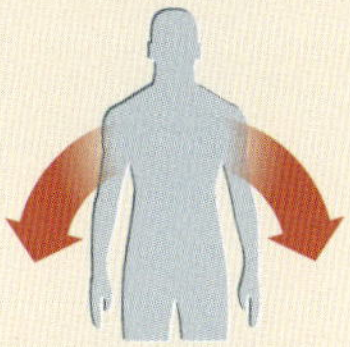 Seitliche Beugung	■ **Bewegungsebene:** Frontal ■ **Typische Übungen:** Aus der Taille von einer Seite zur anderen neigen; über Kopf zu einer Seite strecken ■ **Beispielübungen:** Seitbeuge (**»S. 81**); Windmühle (**»S. 110–111**) ■ **Nutzen der Übungen:** Stabilisiert das Becken und verbessert die Haltung	■ Klettern ■ Skifahren ■ Snowboardfahren ■ Kampfkunst ■ Squash
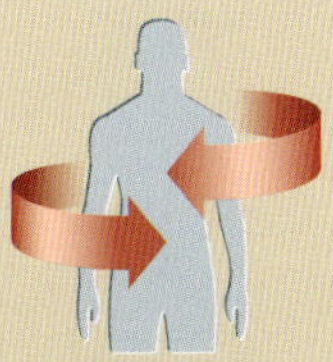 Drehung	■ **Bewegungsebene:** Transversal ■ **Typische Übungen:** Drehbewegungen; Drehen aus der Taille ■ **Beispielübungen:** Holzhacken (**»S. 144–145**) und diagonales Seitheben am Kabelzug (**»S. 146–147**); superlangsames Radfahren (**»S. 95**) ■ **Nutzen der Übungen:** Kräftigere Drehungen und verbesserte Fähigkeit, externen Drehkräften Widerstand zu leisten	■ Golf ■ Kugelstoßen ■ Badminton ■ Hammerwerfen ■ Kanusport ■ Baseball
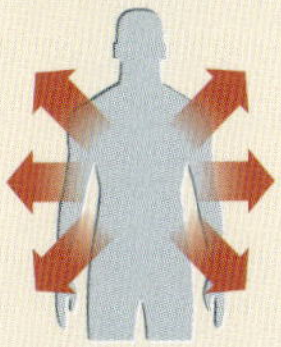 Komplexe Bewegung	■ **Bewegungsebene:** Auf mehreren Ebenen ■ **Typische Übungen:** Kombinationsübungen mit zwei oder mehr der oben aufgeführten Bewegungsebenen ■ **Beispielübungen:** Holzhacken mit Medizinball (**»S. 136**); türkisches Aufstehen (**»S. 156–157**) ■ **Nutzen der Übungen:** Kombinierter Nutzen aller Bewegungen	■ Basketball ■ Tennis ■ Skifahren ■ Fußball ■ Kampfkunst ■ American Football

CORE-TRAINING UND SCHWANGERSCHAFT

Core-Training in der Schwangerschaft wirkt kräftigend und stabilisierend und verbessert die Beweglichkeit und das Gleichgewicht. So leistet es einen Beitrag zum Wohlbefinden der werdenden Mutter. Außerdem lindert es Rückenschmerzen und fördert die Regeneration der Bauchmuskeln nach der Geburt.

Eine Schwangerschaft verändert den Körper stark. Da Wirbelsäule, Schultern und Beckenstabilität betroffen sind, wirkt sich das auf Körperhaltung und Core-Kraft aus. Besonders in der ersten Schwangerschaft ist man anfällig für Rückenschmerzen, und wenn der Bauch wächst, verändert sich das Gleichgewicht. Hormonveränderungen erhöhen die Elastizität des Bindegewebes und destabilisieren die Gelenke. Arbeiten Sie also in erster Linie an der Kräftigung Ihrer Haltemuskulatur und überdeh-

CORE-KRAFTTRAINING WÄHREND UND NACH DER SCHWANGERSCHAFT

STADIUM	WOMIT SIE RECHNEN MÜSSEN	WORAUF SIE ACHTEN MÜSSEN
Erstes Schwangerschaftsdrittel (1.–12. Woche)	■ Dieses Stadium gilt als das kritischste der Schwangerschaft und ist die Zeit, in der sich der Körper am stärksten verändert. ■ Zu den übergreifenden Veränderungen gehören ein erhöhter Stoffwechsel, eine Veränderung des Hormonhaushalts, Stimmungsschwankungen, Übelkeit, Müdigkeit oder Neigung zu Schwerfälligkeit, niedrigerer Blutdruck, Veränderungen des Beckenbodens, leichte Gewichtszunahme.	■ Erhöhter Stoffwechsel, verursacht durch anstrengedes Training, kann die Körperkerntemperatur stark ansteigen lassen. In extremen Fällen kann der Fötus dabei überhitzen. ■ Isometrische Übungen wie der Unterarmstütz erhöhen die Körperkerntemperatur. Sie können Varianten der Übung ausführen, bleiben Sie dabei aber entspannt und atmen Sie gleichmäßig.
Zweites Schwangerschaftsdrittel (13.–26. Woche)	■ In dem Maße, wie die Gebärmutter mit dem Baby wächst, vergrößert sich der Bauch und steht zunehmend hervor. ■ Das führt zu einer geringeren Beweglichkeit und Biegsamkeit der Wirbelsäule. Flach auf dem Rücken zu liegen kann als unangenehm empfunden werden. ■ Zu den übergreifenden Veränderungen können ein erhöhtes Energieniveau, Beschwerden durch den größeren Bauchumfang, Verstopfung, Sodbrennen und Rückenschmerzen gehören.	■ Durch einen Anstieg von Östrogen, Progesteron und Relaxin im Blut werden Bänder und Bindegewebe weicher und die Gelenke instabiler. ■ Die Lendenwirbelsäule wird unbeweglicher, je stärker der Bauch wächst. Vermeiden Sie möglichst, sich aus dem unteren Rücken zu beugen. ■ Vermeiden Sie Übungen, die auf die Stabilität der Lendenwirbelsäule in der Drehung zielen, sowie Seitbeugen, die die Wirbelsäule überstrecken.
Drittes Schwangerschaftsdrittel (27.–40. Woche)	■ Im letzten Schwangerschaftsdrittel übt das zunehmende Gewicht des Ungeborenen Druck auf den unteren Bauch aus und verlagert den Körperschwerpunkt, sodass sich das durch die Core-Muskeln unterstützte Gleichgewicht und die Körperhaltung verändern. Alltägliche Verrichtungen werden durch die Größe des Bauchs erschwert. ■ Jetzt können etwa Rückenschmerzen, verspannte Schultern, Müdigkeit, Kurzatmigkeit, Ischiasschmerzen, Hämorrhoiden und Braxton-Hicks-Kontraktionen (Vorwehen) auftreten.	■ Übungen, die den Druck auf den unteren Bauch erhöhen, können zu Inkontinenz führen. (Aktivieren des Beckenbodens (**››S. 56–57**) kann diesem Effekt entgegenwirken.) ■ Vermeiden Sie es, länger auf dem Rücken zu liegen. Die Kompression der *Vena cava* kann den Blutzufluss zur Plazenta verringern und zu Schwindel, Übelkeit bis hin zum Kreislaufkollaps führen.
Nach der Geburt (6+ Wochen nach der Geburt)	■ Monate der Inaktivität und Überdehnung haben die Bauchmuskeln geschwächt, sodass junge Mütter zu Rückenschmerzen neigen, vor allem bei Rektusdiastase (**Warnhinweis, Kasten oben rechts**). ■ Kraft und Gleichgewicht im Core-Bereich nehmen ab. Durch Übungen zur Verbesserung der Stabilität werden Sie wieder genauso kräftig wie vor der Schwangerschaft. ■ Nach einem Kaiserschnitt muss Ihr Arzt zustimmen, dass Sie Core-Training machen, da Ihre Bauchmuskeln durchtrennt wurden.	■ Muskeltraining direkt nach der Geburt. In der Regel können Sie sechs Wochen nach der Geburt mit dem Core-Training beginnen. Fragen Sie zuvor jedoch Ihren Arzt oder Ihre Hebamme. Der Zustand Ihrer Bauchmuskulatur ist entscheidend dafür, ob ein Training für Sie schon in Frage kommt. ■ Vermeiden Sie bei Rektusdiastase Beugungen wie Bauchpressen (**Warnhinweis, Kasten oben rechts**).

nen Sie keinesfalls die Gelenke von Wirbelsäule und Hüften. Pilates oder ein spezielles Core-Training (**»S. 182–185**) wirken unterstützend. Lassen Sie sich jedoch von Ihrem Arzt oder Ihrer Hebamme beraten, bevor Sie trainieren. Zu den Vorteilen von Core-Krafttraining in der Schwangerschaft gehören:

- Kräftigung von Beckenboden, querem Bauchmuskel, Hüften und unterem Rücken, um die Geburt zu unterstützen
- verbesserte Hüft- und Wirbelsäulenstabilität
- Linderung von Rückenschmerzen und -verspannungen
- Lockerung verspannter Nacken- und Schultermuskeln
- schnellere Erholung der Core-Muskeln nach der Geburt

VORSICHT!

Bei einer Rektusdiastase stehen die geraden Bauchmuskeln an der Mittellinie, der weißen Linie, auseinander. Ein bis zwei Finger breit sind normal, doch bei einer größeren Öffnung sollten Sie vorsichtig sein. Bauchmuskelübungen (Beugungen) bei vergrößerter Rektusdiastase können den geraden Bauchmuskel in der geöffneten Position kräftigen und verkürzen. Das schwächt den Bauchbereich, verursacht Schmerzen oder Verletzungen im unteren Rücken und kann zum Bruch führen. Wenn Sie glauben, davon betroffen zu sein, konsultieren Sie Ihren Arzt.

IM FOKUS	WICHTIGSTE ÜBUNG	ZUSÄTZLICHE ÜBUNGEN
■ Das Training des Beckenbodens ist in der Schwangerschaft ausgesprochen ratsam. Es ist wichtig, den Beckenboden möglichst früh zu aktivieren. ■ Stabilität der tiefen Bauchmuskeln, um den Rücken zu kräftigen und das Gleichgewicht zu verbessern. ■ Übungen wie z. B. der Pfeil (**»S. 65**) fördern die Stabilität und Haltung der Schultern.	■ **Aktiver Beckenboden** (**»S. 56–57**) Verbessert Core- und Hüftstabilität während der gesamten Schwangerschaft. Verbessert auch die Urin- und Stuhlkontrolle in späteren Schwangerschaftsstadien und unterstützt die Geburtsvorbereitung. 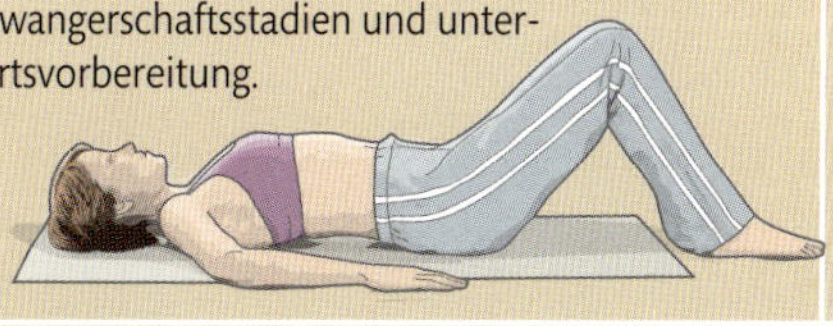	■ **Knie zur Brust** (**»S. 60–61**) ■ **Pfeil** (**»S. 65**) ■ **Stern** (**»S. 68**)
■ Core-Stabilität, insbesondere von Hüften und Lendenwirbelsäule. Das Balldrücken (**»S. 58**) und die Brücke (**»S. 98–99**) sind hierfür besonders geeignete Übungen. ■ Die Aktivierung des Beckenbodens unterstützt die Position des ungeborenen Kindes.	■ **Brücke** (**»S. 98–99**) Aktiviert und kräftigt die Muskeln von unterem Rücken und Hüften, trägt zur Stabilisierung des Beckens bei, verbessert die Haltung in der Schwangerschaft und lindert Rückenschmerzen. 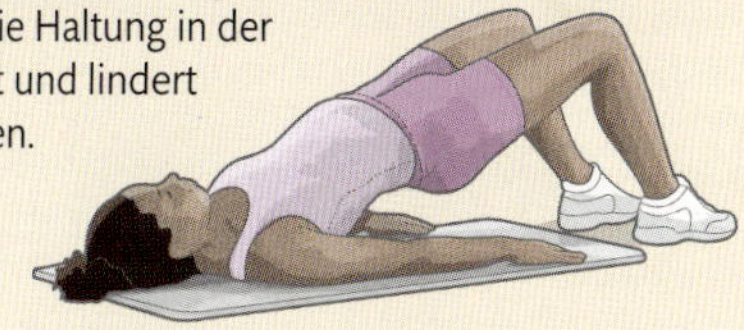	■ **Kindstellung** (**»S. 52**) ■ **Balldrücken** (**»S. 58**) ■ **Ferse zum Knie** (**»S. 59**)
■ Core-Übungen, die auf die Geburt vorbereiten ■ Stärkung der Core- und Hüftstabilität. Vierfüßerstand, bei dem die Hände vor dem Körper aufgestellt sind. Das begünstigt die korrekte Lage des Babys. Die Supermann-Übung (**»S. 70–71**) wirkt unterstützend.	■ **Superman** (**»S. 70–71**) Verbessert das Gleichgewicht, kräftigt die Verbindung von Beckenboden und Rückenmuskeln, stabilisiert die Hüften und begünstigt die korrekte Lage des Babys. 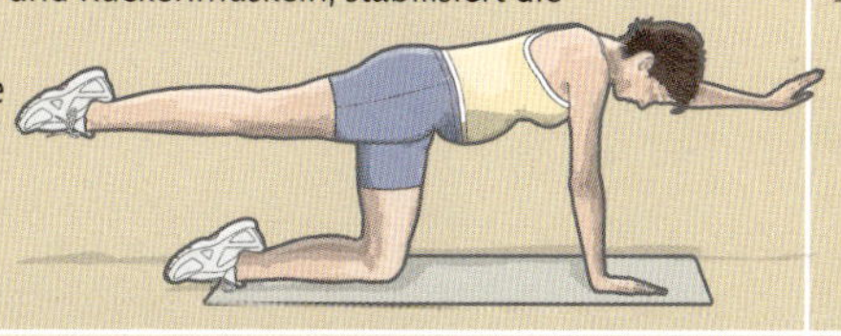	■ **Schulterkreisen** (**»S. 47**) ■ **Auster** (**»S. 66**) ■ **Katzenbuckel** (**»S. 168**)
■ Kräftigung des Beckenbodens und der Bauchmuskeln, Verbesserung der Haltung. ■ Stabilisierungsübungen, da Sie noch mehrere Monate nach der Geburt erhöhte Relaxin-Werte haben werden. ■ Aktivierungs- und Grundlagenübungen, bevor Sie allmählich über neun Monate Core-Kraft aufbauen.	■ **Baucheinziehen in Bauchlage** (**»S. 64**) Kräftigt die tiefe Bauchmuskulatur. Verbessert die Unterstützung durch den unteren Rücken und kann die Rückbildung einer Rektusdiastase positiv beeinflussen (**siehe Warnhinweis, Kasten oben rechts**). 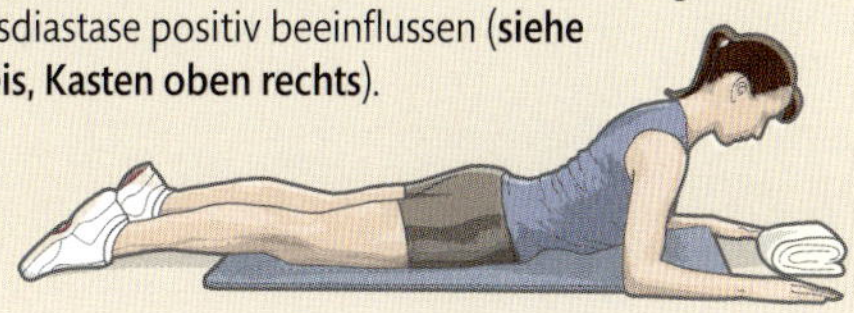	■ **Zehentippen** (**»S. 62–63**) ■ **Oberkörper anheben** (**»S. 76–77**) ■ **Unterarmstütz** (**»S. 102–103**)

WIE STARK SIND IHRE CORE-MUSKELN

Ganz gleich, welches Ziel Sie mit Ihrem Core-Training verfolgen: Sie erreichen mehr, wenn Sie strategisch vorgehen und sich ein ausgewogenes Trainingsprogramm zusammenstellen.

Der erste Schritt Ihres Trainings sollte die Einschätzung Ihrer Core-Muskulatur sein. So können Sie jene Bereiche identifizieren, die verbessert werden müssen, und Ihr Training so aufbauen, dass Sie Ihre Schwächen gezielt bearbeiten.

STUFEN SIE IHRE CORE-KRAFT EIN

Die Übungen unten stellen unterschiedliche Anforderungen an Ihre Core-Muskeln und können zur Einstufung ihrer Kraft dienen. Bitten Sie einen Partner, Sie zu beobachten und Ihre allgemeine Form zu bewerten. Identifizieren Sie so alle Bewegungen, die Ihnen Mühe bereiten. Kräftigen Sie die schwachen Bereiche mit den empfohlenen Übungen und wiederholen Sie den Test regelmäßig, um Ihre Fortschritte zu messen.

Zehentippen (**»S. 62–63**)
■ Das sollten Sie können: ▶ Die Übung ohne Überstreckung im unteren Rücken ausführen.
■ Ansonsten sollten Sie: ▶ Die Bauch- und Rückenmuskeln kräftigen, um die Lendenwirbelsäule mit Übungen wie Knie zur Brust (**»S. 60–61**), Pfeil (**»S. 65**) und Superman (**»S. 70–71**) zu stabilisieren.

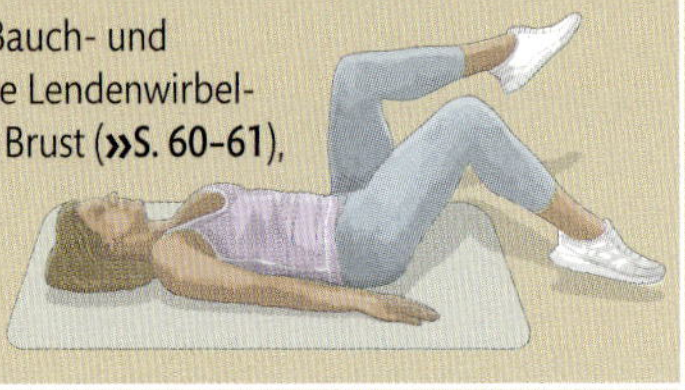

Unterarmstütz (**»S. 102–103**)
■ Das sollten Sie können: ▶ Die Übung ausführen, ohne dass Wirbelsäule oder Hüften durchhängen oder sich der untere Rücken dreht.
■ Ansonsten sollten Sie: ▶ Gesäßmuskeln, Lendenwirbelsäule und tiefe Bauchmuskeln mit Übungen wie Pfeil (**»S. 65**), Superman (**»S. 70–71**) und Brücke (**»S. 98–99**) kräftigen.

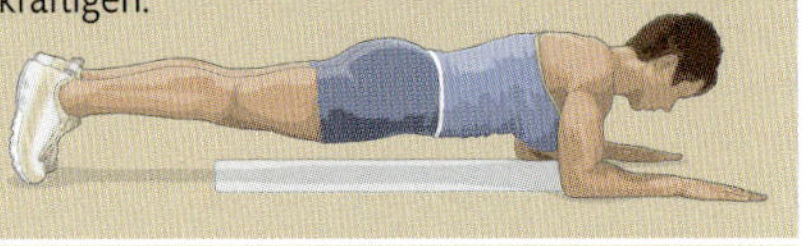

Bauchpresse (**»S. 72–73**)
■ Das sollten Sie können: ▶ Bei der Übung nicht den Rücken flach machen und die Hüften einrollen.
■ Ansonsten sollten Sie: ▶ Die Hüftstellung korrigieren und die Wirbelsäule stabilisieren mit Übungen wie Ferse zum Knie (**»S. 59**), umgekehrte Bauchpresse (**»S. 75**) und Stern (**»S. 68**).

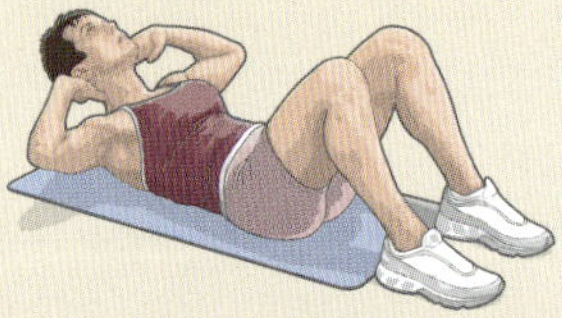

Hüftrolle (**»S. 88–89**)
■ Das sollten Sie können: ▶ Die Übung ausführen, ohne Ihren Oberkörper zu drehen.
■ Ansonsten sollten Sie: ▶ Die Lendenwirbelsäule stabilisieren und die Bauchmuskeln kräftigen mit Superman (**»S. 70–71**), schräger Bauchpresse (**»S. 86–87**) und superlangsamem Radfahren (**»S. 95**).

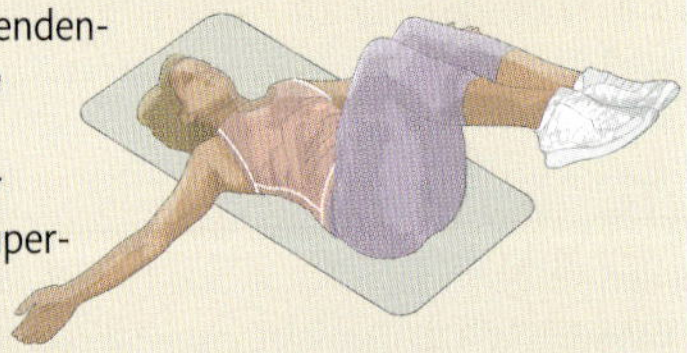

Beinheben in Seitlage (**»S. 84–85**)
■ Das sollten Sie können: ▶ Die Wirbelsäule nicht bewegen und korrekt ausgerichtet lassen.
■ Ansonsten sollten Sie: ▶ Ihre Lendenwirbelsäule und die Gesäßmuskeln gegen seitliche Beugung und Drehkräfte mit Übungen wie Superman (**»S. 70–71**), Seitbeuge (**»S. 81**) und zur Ferse beugen (**»S. 82**) kräftigen.

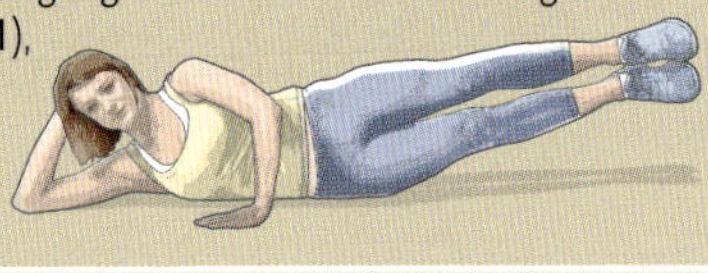

Beinkreisen (**»S. 74**)
■ Das sollten Sie können: ▶ Wirbelsäule und Hüften während der Bewegung korrekt ausgerichtet lassen.
■ Ansonsten sollten Sie: ▶ Ihre tiefen Bauchmuskeln, die inneren schrägen Bauchmuskeln und die tiefen Gesäßmuskeln mit Übungen wie Auster (**»S. 66**), Stern (**»S. 68**) und Waage (**»S. 97**) kräftigen.

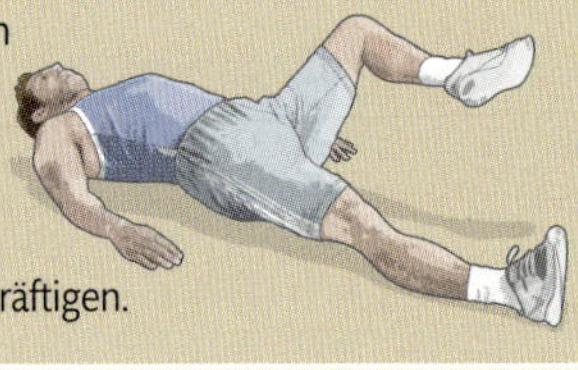

Brücke mit Knieheben (**»S. 99**)
■ Das sollten Sie können: ▶ Die Wirbelsäule korrekt ausgerichtet lassen, ohne die Hüfte zu drehen oder fallen zu lassen.
■ Ansonsten sollten Sie: ▶ Gesäßmuskeln, unteren Rücken und tiefe Bauchmuskeln mit Übungen wie Auster (**»S. 66**), Beinheben in Bauchlage (**»S. 67**) und Unterarmstütz (**»S. 102–103**) kräftigen.

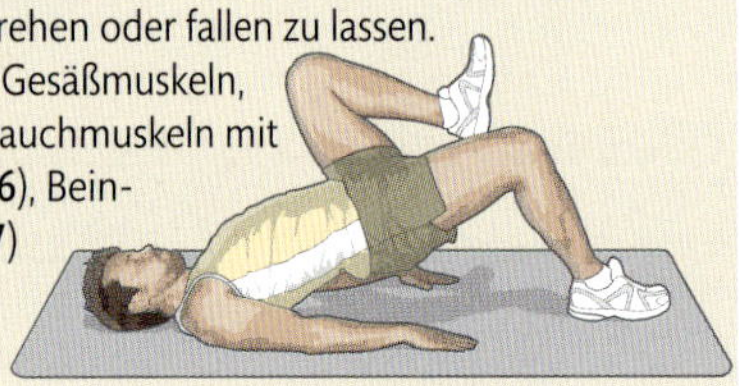

Schwimmen (**»S. 94**)
■ Das sollten Sie können: ▶ Wirbelsäule und Hüften korrekt ausrichten, ohne den Körper zu drehen, während Sie Arme und Beine bewegen.
■ Ansonsten sollten Sie: ▶ Die Muskeln im unteren Rücken, sowie die tiefen Bauch- und Gesäßmuskeln mit dem Stern (**»S. 68**), dem Superman (**»S. 70–71**) und dem Unterarmstütz (**»S. 102–103**) kräftigen und stabilisieren.

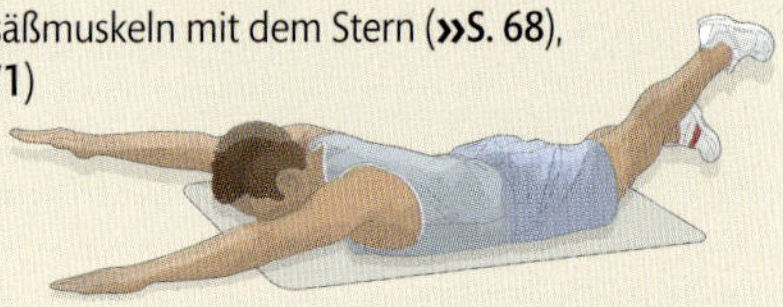

ENTWICKELN SIE IHRE CORE-MUSKELN

Die wichtigste Aufgabe der Core-Muskulatur ist es, für Beweglichkeit, Stabilität, Kraft und Gleichgewicht Ihrer Körpermitte zu sorgen. Diese bildet eine stabile und kraftvolle Grundlage für alle weiteren Bewegungsabläufe.

Kraft in der Core-Muskulatur aufzubauen ist ein schrittweiser Prozess. Alle Übungen in diesem Buch sind so aufgebaut, dass sie Ihre Kraft gleichzeitig erproben und entwicklen. Sie werden feststellen, wie sich Ihre Leistung mit fortschreitendem Training steigert. Geduld ist hier gefragt: Schaffen Sie zunächst eine solide Kraftgrundlage in Ihren Core-Muskeln, bevor Sie anspruchsvollere Übungen ausprobieren.

DIE CORE-MUSKELN AKTIVIEREN

In der ersten Phase Ihres Core-Trainings lernen Sie, wie Sie Ihre wichtigsten Core-Muskeln anspannen und eine neutrale Beckenposition einnehmen, kurz: wie Sie Ihre Core-Muskeln aktivieren (**»S. 25**). Anschließend konzentrieren Sie sich darauf, Ihre Core-Muskeln mithilfe der Übungen im Kapitel Aktivieren einzusetzen (**»S. 56–71**). Trainieren Sie die Core-Muskeln zunächst isoliert, bevor Sie Schritt für Schritt schwierigere Übungen ausführen. In diesem Stadium sollten Sie Ihr Training einfach halten – nehmen Sie sich Zeit und fordern Sie nicht zu viel von sich.

GRUNDLAGEN SCHAFFEN

Sobald Sie Ihre Core-Muskeln aktivieren können, nehmen Sie sich Übungen vor, die mit Ihrem Körpergewicht arbeiten. Die Bewegung erfolgt dabei nur auf einer Ebene, z. B. zur Seite, nach vorne oder nach hinten. Dies sind die Übungen, die man traditionell mit Core-Training verbindet, wie Sit-ups oder Liegestütze. Auch hier gilt wieder, dass die unspektakulärsten Übungen meist die besten sind.

ÜBUNGEN FÜR FORTGESCHRITTENE UND KÖNNER

Wenn Ihre Core-Muskeln solide Stabilität und Kraft besitzen, können Sie zu komplexeren Übungen auf einer oder mehreren Bewegungsebenen übergehen. Mit destabilisierenden Trainingsgeräten und Gewichten können Sie den Schwierigkeitsgrad einer Übung erhöhen. Beim Medizinball schleudern, Kugelhantel schwingen und bei hängenden Bauchpressen werden Ihre Core-Muskeln maximal gefordert.

TESTEN SIE IHRE CORE-MUSKELN

Damit Sie die richtigen Core-Muskeln trainieren, sollten Sie wissen, welche Bewegungen Sie regelmäßig ausführen und welche Muskeln dabei aktiv sind. So können Sie sich ein individuelles und ausgewogenes Trainingsprogramm erarbeiten, das alle Core-Muskeln und Bewegungsarten umfasst und dafür sorgt, dass Ihr Core-Bereich im Gleichgewicht bleibt.

DEFINITION DER SCHWIERIGKEITSGRADE

Die Übungen in diesem Buch sind nach den Schwierigkeitsgraden 1–10 klassifiziert, entsprechend den unten genannten Definitionen. Trainieren Sie erst die Übungen der Niveaus 1–4 (Aktivieren und Grundlagen), bevor Sie sich die Niveaus 5–10 vornehmen. Eine gute allgemeine Core-Kraft ist für die komplexen Core-Übungen unbedingt erforderlich.

Aktivieren	
Niveau 1	Einfache Übungen, die Ihre Core-Muskeln aus Ihrem »Dornröschenschlaf« erwecken
Grundlagen	
Niveau 2	Übungen, die nur mit dem Körpergewicht arbeiten
Niveau 3	Körpergewichtsübungen mit Gliederbewegungen und/oder unterschiedlich schnellen Bewegungen
Niveau 4	Isometrische Übungen
Übungen für Fortgeschrittene	
Niveau 5	Belastungsübungen und isometrische Übungen mit Gliederbewegungen
Niveau 6	Kraftübungen und Schlingentraining
Niveau 7	Isometrische und komplexe Übungen, die gute Core-Kraft voraussetzen
Übungen für Könner	
Niveau 8	Übungen mit externen Gewichten und Streckung des gesamten Körpers
Niveau 9	Übungen mit Kabelzug und zusätzlicher Instabilität
Niveau 10	Schwierige Übungen mit allen Bewegungsarten (Sie setzen große Core- und Ganzkörperkraft voraus und sind für Anfänger nicht geeignet).

GEEIGNETE TRAININGSGERÄTE

Es gibt viele Hilfsmittel, mit denen Sie das Niveau Ihrer Core-Übungen steigern können. Diese basieren entweder auf dem Prinzip von Gewicht oder Instabilität. Bevor Sie diese Sportgeräte in Ihr Core-Training aufnehmen, müssen Sie jedoch die Grundübungen beherrschen, damit Sie bei Belastung auch ganz sicher die richtigen Core-Muskeln aktivieren.

STEIGERUNGEN DURCH GEWICHTE

Sie können das Niveau einer Übung steigern, indem Sie die Bewegungen mit Gewichten ausführen, z. B. einem Medizinball, einer Kugelhantel oder einer Kurzhantel. Zusätzliches Gewicht erhöhte die Kraft, die der aktive oder »arbeitende« Muskel erzeugen muss – mit anderen Worten, je schwerer das Gewicht, desto anspruchsvoller die Übung. Erhöhen Sie das Gewicht aber niemals auf Kosten der Form oder der Technik, da dies nur die Verletzungsgefahr erhöht. Verwenden Sie Gewichte erst, wenn Sie die Übung mit Ihrem eigenen Körpergewicht auch bei mehreren Wiederholungen und Sets korrekt ausführen können. Erhöhen Sie die Last grundsätzlich nur schrittweise um 1–2 kg, damit sich Ihr Körper anpassen kann. Wenn Sie etwa von einer 2 kg schweren Kugelhantel direkt auf 10 kg umsteigen, würde das Ihre Muskeln und Gelenke über ihr Leistungsvermögen hinaus belasten.

STEIGERUNGEN DURCH INSTABILITÄT

In den meisten Fällen wird die Grundform einer Übung auf dem Boden oder auf einer stabilen Unterlage wie einer Bank ausgeführt. Wenn Sie eine Übung beherrschen, können Sie ihr Niveau steigern, indem Sie den Grad der Instabilität nach und nach erhöhen. Das kann durch Veränderung der Körperhaltung erfolgen, z. B. indem Sie die Stütze eines Arms oder Beins entfernen oder indem Sie die Stabilität der Unterlage verringern und z. B. auf einem Balancekissen oder einem Gymnastikball trainieren. Aufgrund der instabilen Unterlage muss Ihre Core-Muskulatur härter oder anders arbeiten, um Ihren Körper im Gleichgewicht zu halten. Auf Seite 33 finden Sie eine Übersicht über die gängigsten Trainingsgeräte, die für Instabilität sorgen. Übrigens: Es ist es besonders beim Core-Training in den meisten Fällen effektiver, die Instabilität bei einer Übung zu erhöhen, als mit größeren Gewichten zu arbeiten.

»FUNKTIONALES« CORE-TRAINING

Instabilitätstraining wird auch »funktionales Training« genannt. Dem liegt die Idee zugrunde, dass bei Bewegungen auf einer instabilen Unterlage nicht nur die primären Zielmuskeln stärker aktiviert werden, sondern zusätzlich zahlreiche weitere Muskeln ins Spiel kommen, die zur Kontrolle und Stabilisierung beitragen. Diese sogenannte stabilisierende Muskulatur umfasst sowohl die Core-Muskeln als auch die kleineren Muskeln der Gliedmaßen.

Dabei sollte man berücksichtigen, dass diese kleineren, stabilisierenden Muskelgruppen schneller ermüden als die primär aktiven Muskeln, weshalb man weniger Kraft auf sie ausüben kann und sie weniger Arbeit verrichten. Instabilitätstraining eignet sich aus diesem Grund nicht dazu, eine einzelne Muskelgruppe maximal zu kräftigen. Das würde zu einer verminderten Leistung und zu reduziertem Kraftzuwachs führen. Stattdessen trainiert es den Körper insgesamt, maximiert die Leistung der Bewegungskette (**»S. 10–11**) und senkt das Verletzungsrisiko. Ihre Core-Muskeln tragen auf diese Weise zur Stabilisierung der Wirbelsäule bei und sorgen für eine effiziente Übertragung von Kraft und Stabilität auf Ihre Glieder in der Bewegung. So verfügen Sie über die Kombination aus Kraft, Stabilität und Mobilität, die Sie für einige schwierigere Core-Übungen in diesem Buch benötigen, wie Beinheben an der Klimmzugstange (**»S. 150**), Türkisches Aufstehen (**»S. 156–157**) und den Wandlauf (**»S. 164–165**).

CORE-TRAINING UND INSTABILITÄT

Wenn eine Übung durch Instabilität anspruchsvoller werden soll (wie bei vielen Steigerungen in diesem Buch), denkt man am besten in relativen Begriffen – z. B. ob ein Trainingsgerät mehr oder weniger Instabilität oder Bewegungsfreiheit ermöglicht als ein anderes. Die folgende Liste stellt eine Rangfolge zunehmender Instabilität auf (mit der stabilsten Variante an erster Stelle). So können Sie besser einschätzen, welches Übungsgerät und welche Übung zu Ihrem Trainingsniveau passt.

- **1** Körpergewicht fixiert
- **2** Arm oder Bein fixiert
- **3** Balancekissen
- **4** Balancetrainer
- **5** Balancescheibe
- **6** Gymnastikball
- **7** Schlingen

TRAININGSGERÄTE DIE IHR CORE-TRAINING INTENSIVIEREN

TRAININGSGERÄTE, DIE FÜR INSTABILITÄT SORGEN

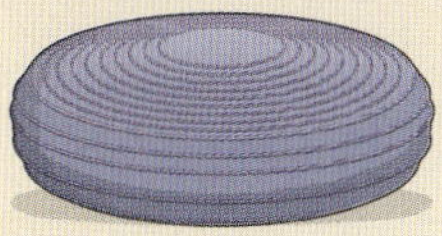

Balancekissen
■ Eine kissenförmige, aufblasbare Scheibe, die mehr oder weniger mit Luft gefüllt werden kann, um als instabile Unterlage für einfache Instabilitätsübungen zu dienen.

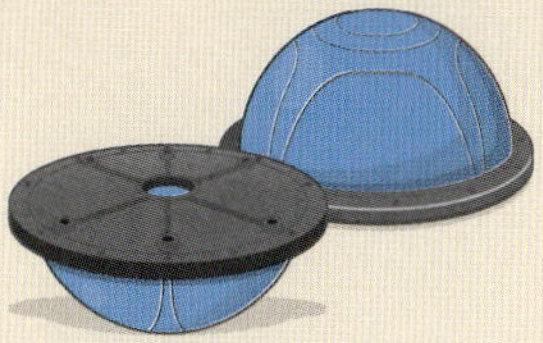

■ Balancetrainer: halber Gymnastikball
Eine Kombination aus harter Scheibe und halbem Gymnastikball. Sie können dieses Hilfsmittel von beiden Seiten nutzen.

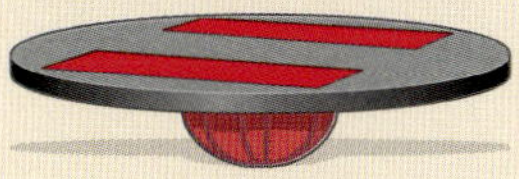

Balancescheibe
■ Eine Scheibe, die sich in jede Richtung neigt. Sie ist instabiler als ein Balancetrainer, weil der Ball-Sockel auf der Unterseite kleiner ist und aus hartem Material besteht.

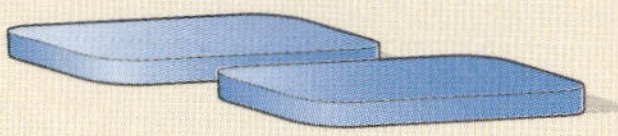

Slideboards
■ Slideboards werden meist paarweise genutzt, um seitliche Instabilität zu erzeugen. Sie gleiten in alle Richtungen über den Boden, wenn man das Gewicht verlagert.

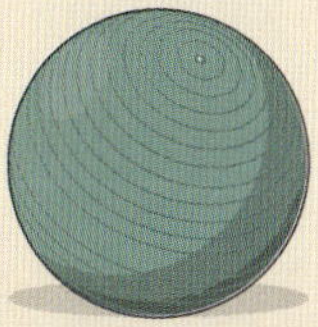

Gymnastikball
■ Ein großer aufblasbarer Ball, der in alle Richtungen rollt und somit wenig Stabilität bietet. Der Durchmesser Ihres Balls sollte ungefähr Ihrer Armlänge entsprechen.

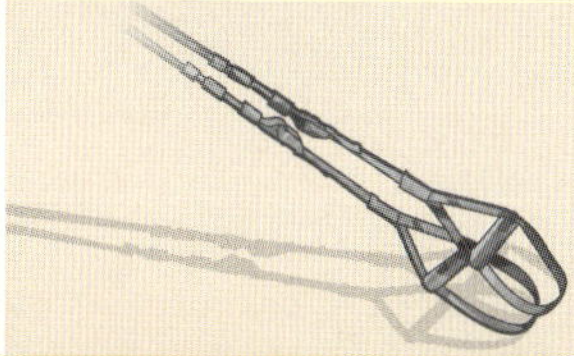

Schlingen
■ In die an einem Holm oder der Decke befestigten Schlingen werden Arme oder Beine eingehängt. Da sie als Stütze entfallen, erhöht sich die Instabilität einer Übung.

TRAININGSGERÄTE, DIE GEWICHT HINZUFÜGEN

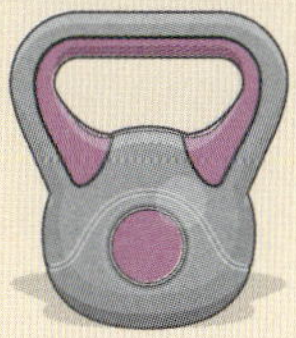

Kugelhantel
■ Ein kanonenkugelförmiges Gewicht mit anderem Schwerpunkt als bei der Hantel: Es wird mit einer oder zwei Händen gehalten oder über den Boden geschoben.

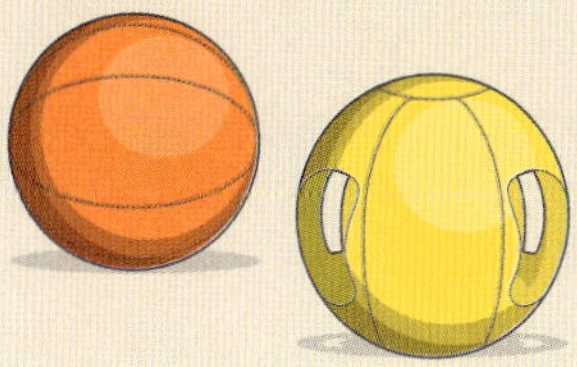

Medizinball
■ Ein schwerer Vollball (bis zu 10 kg) mit einem Durchmesser von 30 bis 35 cm. Er wird vor allem für Übungen benutzt, die dynamische Kraft aufbauen.

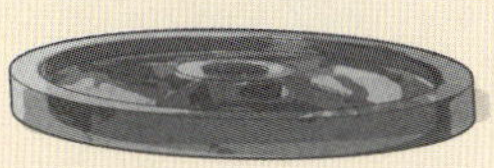

Hantelscheibe
■ Diese werden in der Regel paarweise auf Lang- oder Kurzhanteln gesetzt, können aber auch als Handgewichte dienen oder über den Boden geschoben werden.

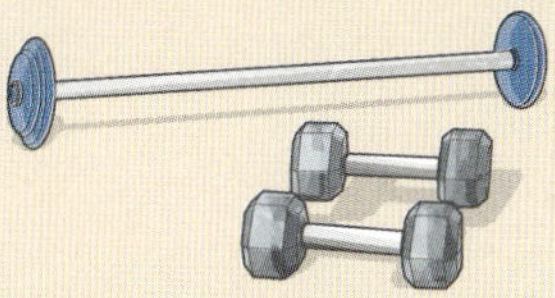

Lang- und Kurzhantel
■ Die gebräuchliste Art von Gewichten für das Krafttraining: Langhanteln werden mit beiden Händen, Kurzhanteln nur mit einer Hand gehoben.

WEITERE TRAININGSGERÄTE

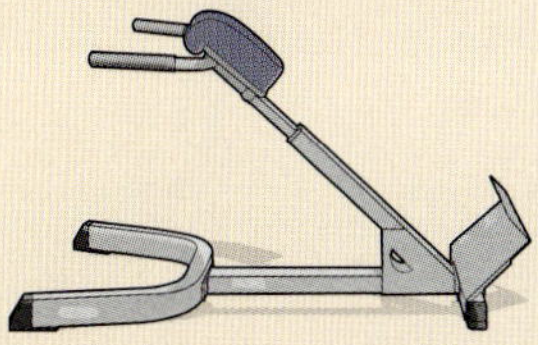

Römische Liege
■ Ein Fitnessgerät, das Füße und Beine in Position hält, damit man die Muskatur im unteren Rücken und die Gesäßmuskeln isoliert trainieren kann.

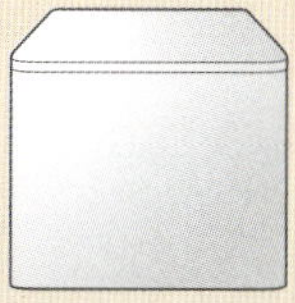

Kasten/Hocker
■ Eine einfache stabile Unterlage in verschiedenen Größen. Sie sorgt für eine erhöhte Position und kann, je nach Übung, auch Instabilität herstellen.

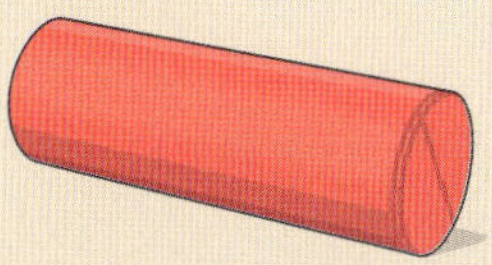

Hartschaumrolle
■ Eine Rolle aus aus dichtem Schaumstoff, die zur Eigenmassage von verspannter Muskulatur dienen kann aber auch als instabile Unterlage beim Vor- und Zurückrollen.

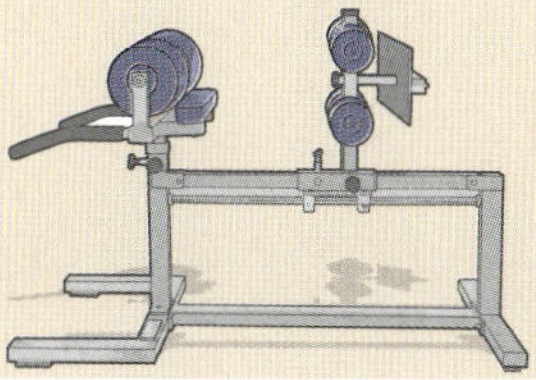

GHD-Trainer
■ Wie die römische Liege fixiert der GHD-Trainer Füße und Schenkel, um die Muskeln in unterem Rücken, Gesäß und Oberschenkeln gezielt zu trainieren.

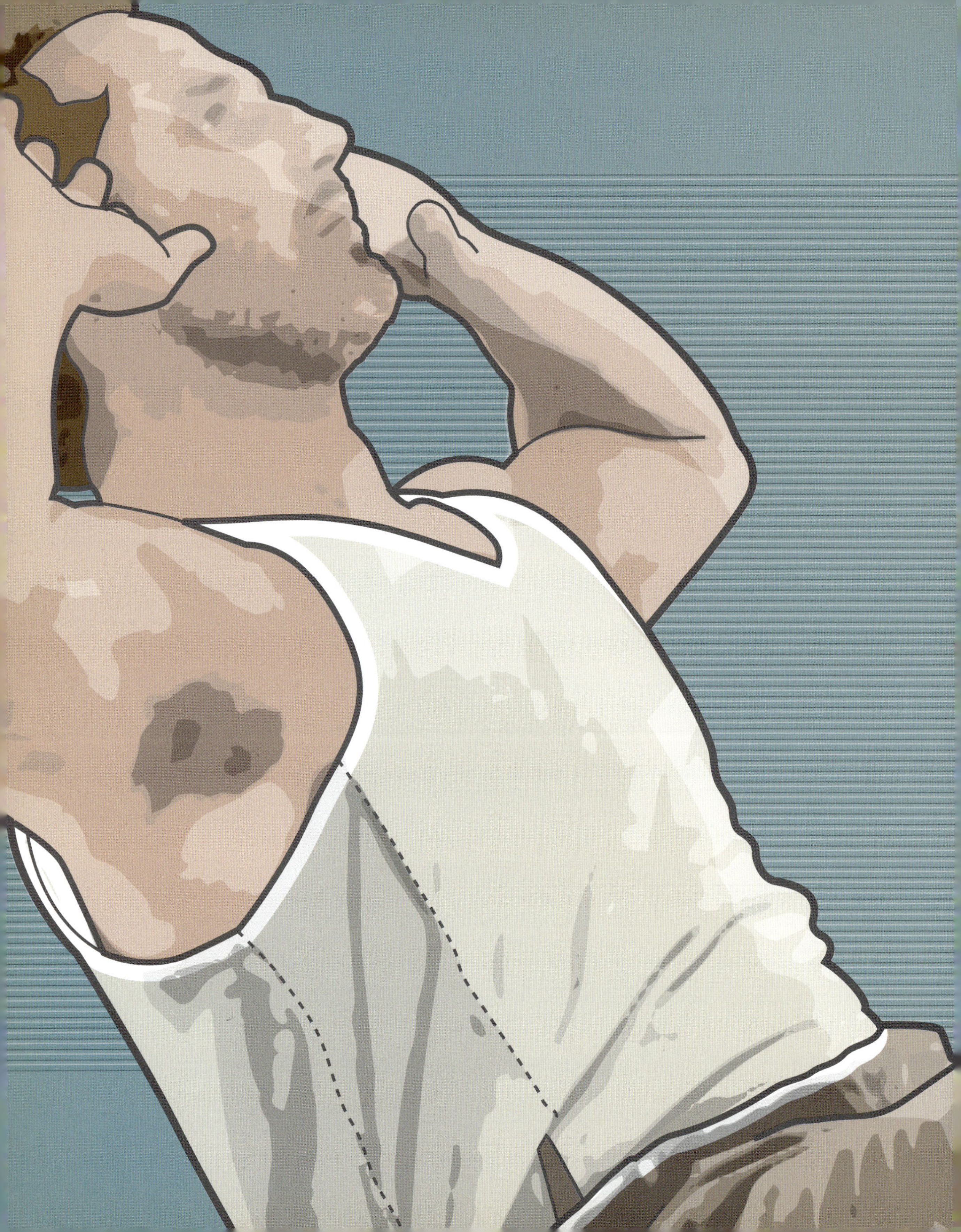

2

CORE-TRAINING: ÜBUNGEN

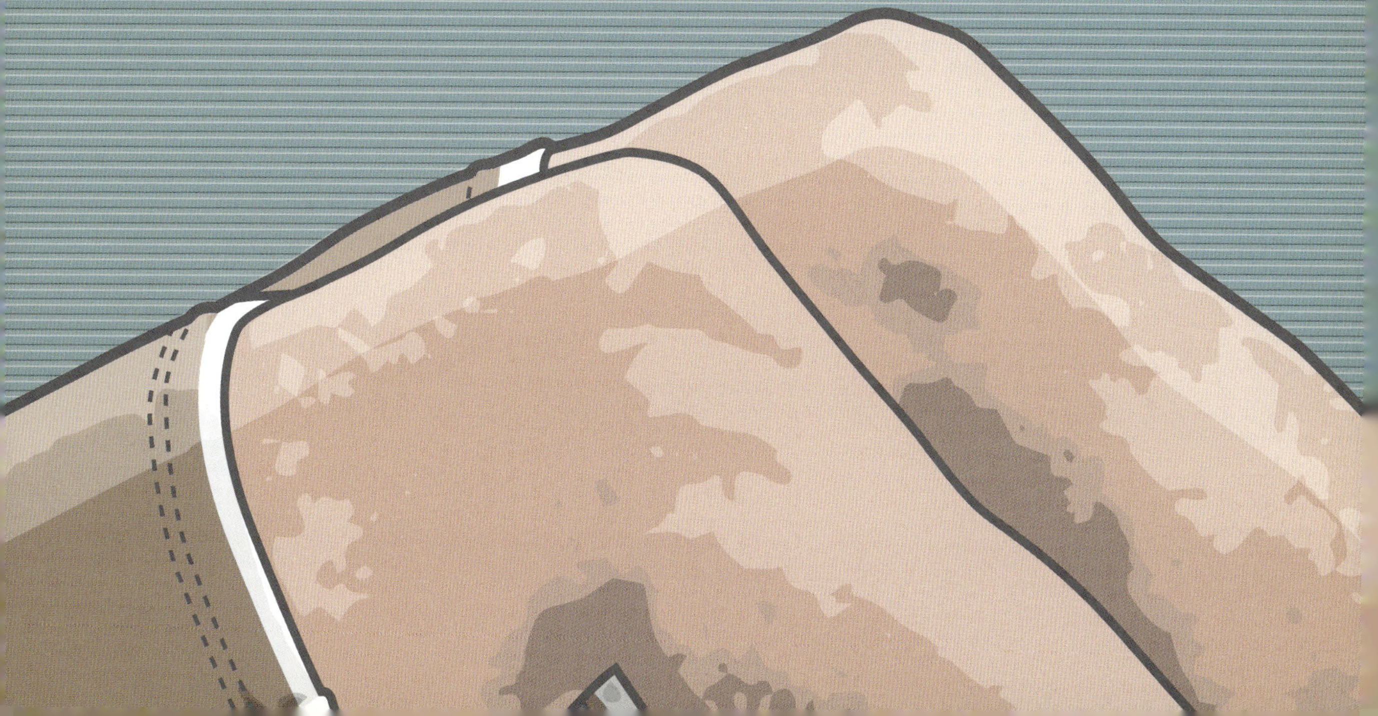

ALLE ÜBUNGEN IM ÜBERBLICK

CORE-MUSKELN AKTIVIEREN

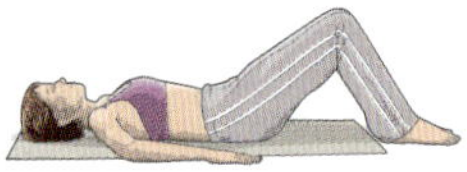

Aktiver Beckenboden
»S. 56–57

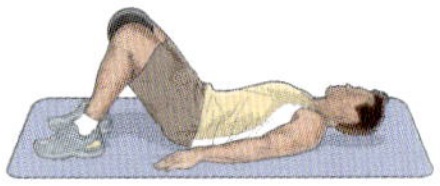

Balldrücken
»S. 58

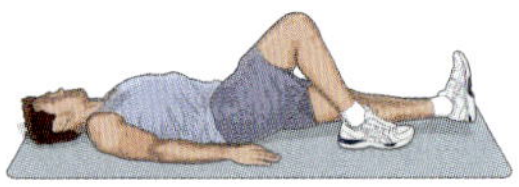

Ferse zum Knie
»S. 59

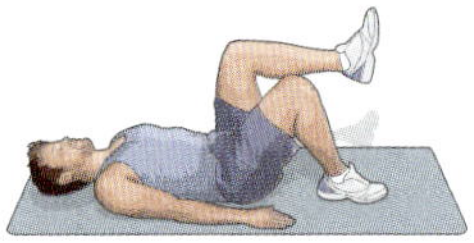

Knie zur Brust
»S. 60–61

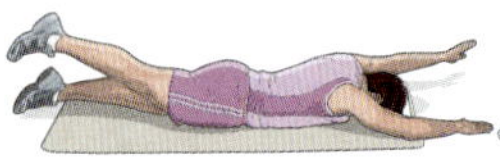

Stern
»S. 68

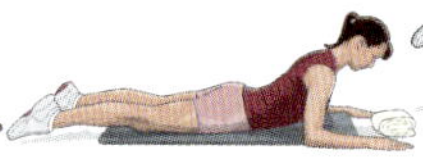

Rückenstrecken
»S. 69

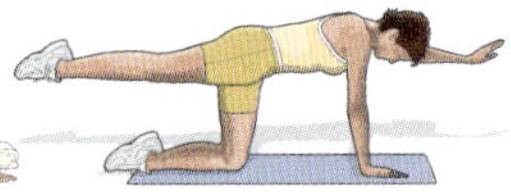

Superman
»S. 70–71

CORE-TRAINING GRUNDLAGEN

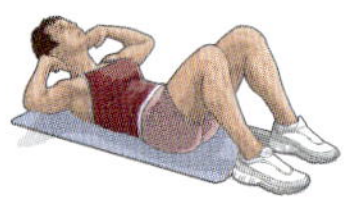

Bauchpresse
»S. 72–73

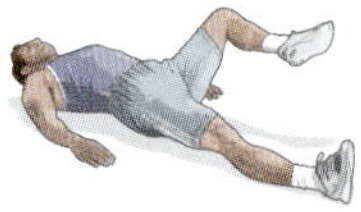

Beinkreisen
»S. 74

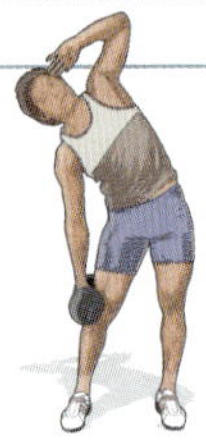

Seitbeuge
»S. 81

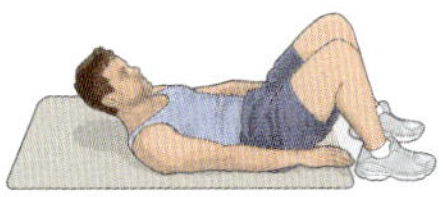

Zur Ferse beugen
»S. 82

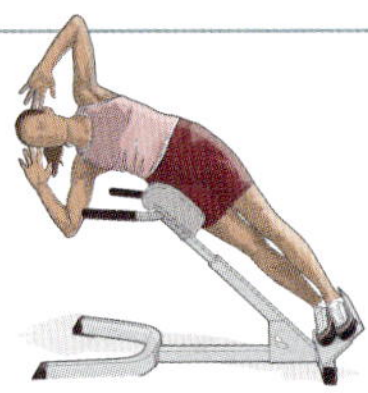

»Römische« Seitbeuge
»S. 83

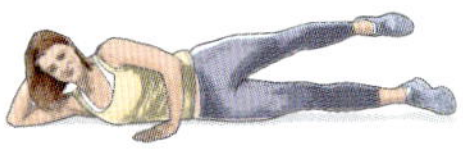

Beinheben in Seitlage
»S. 84–85

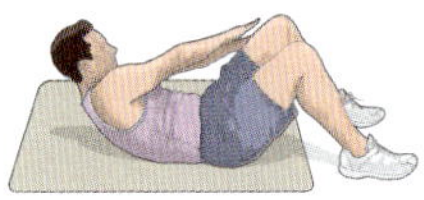

Schräge Bauchpresse mit Armen »S. 86–87

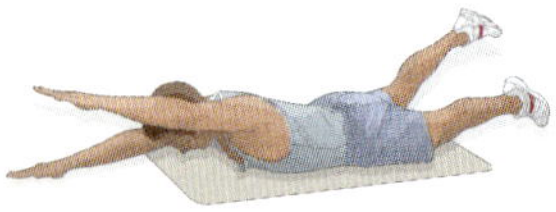

Schwimmen
»S. 94

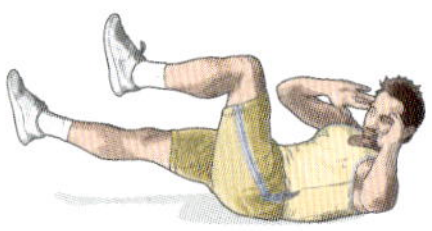

Superlangsames Radfahren »S. 95

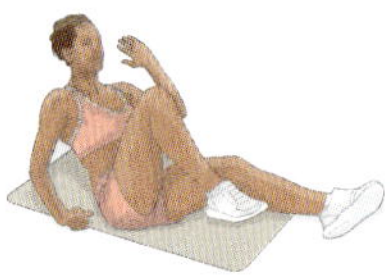

Sprinter-Sit-ups
»S. 96

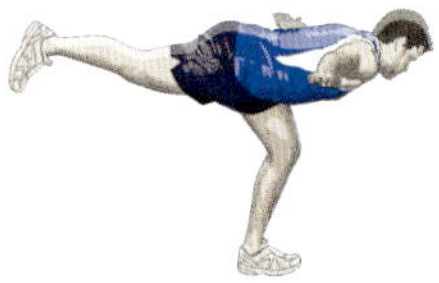

Waage
»S. 97

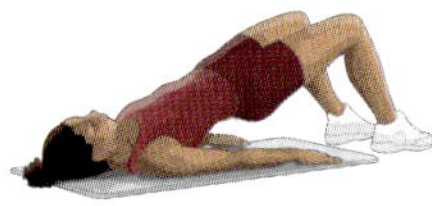

Brücke
»S. 98–99

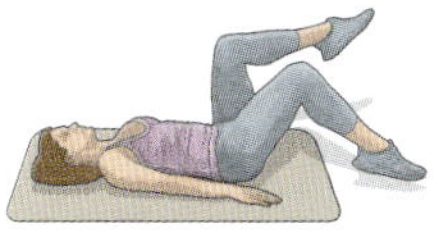

Zehentippen
»S. 62–63
●○○○○○○○○○

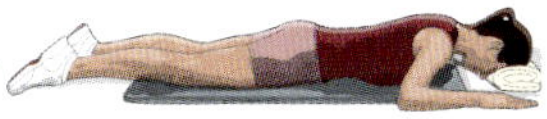

Baucheinziehen in Bauchlage »S. 64
●○○○○○○○○○

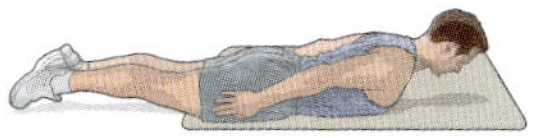

Pfeil
»S. 65
●○○○○○○○○○

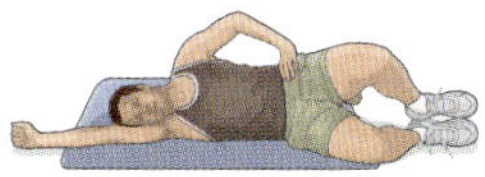

Auster
»S. 66
●○○○○○○○○○

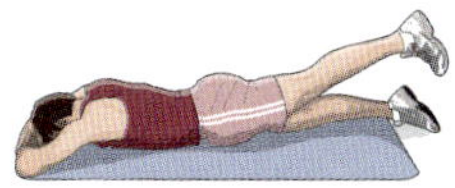

Beinheben in Bauchlage
»S. 67
●○○○○○○○○○

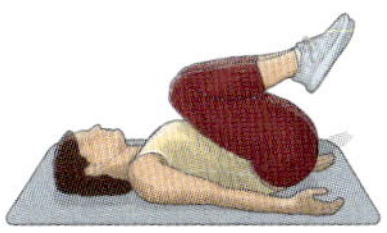

Umgekehrte Bauchpresse
»S. 75
●●○○○○○○○○

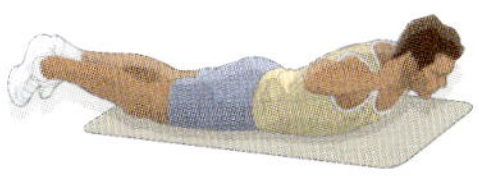

Oberkörper anheben
»S. 76–77
●●○○○○○○○○

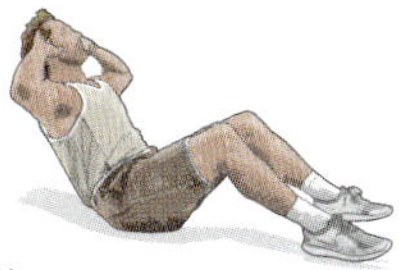

Sit-ups
»S. 78
●●○○○○○○○○

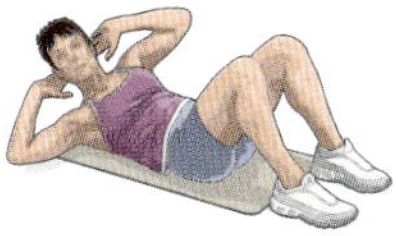

Schräge Bauchpresse
»S. 79
●●○○○○○○○○

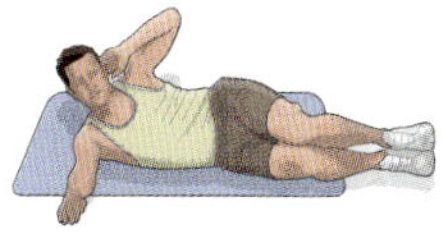

Bauchpresse in Seitlage »S. 80
●●○○○○○○○○

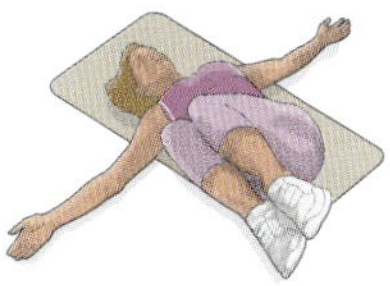

Hüftrolle
»S. 88–89
●●○○○○○○○○

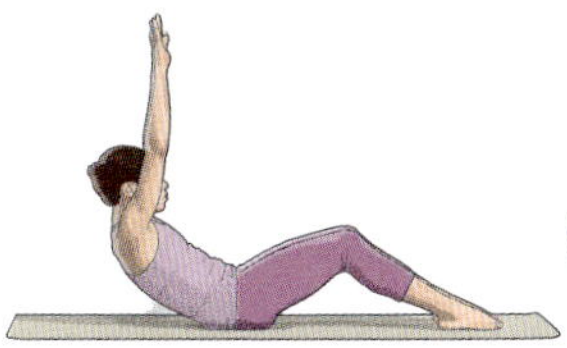

Zurückrollen
»S. 90
●●●○○○○○○○

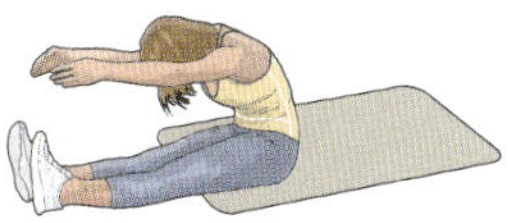

Aufrollen
»S. 91
●●●○○○○○○○

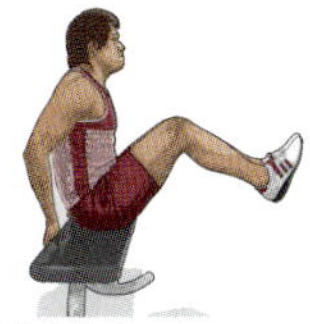

V-Beinheben
»S. 92
●●●○○○○○○○

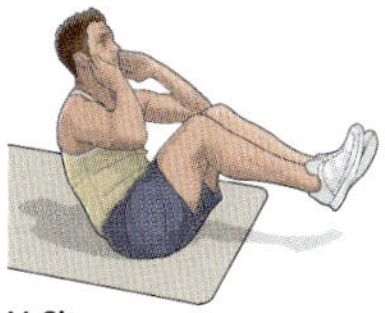

V-Sit-ups
»S. 93
●●●○○○○○○○

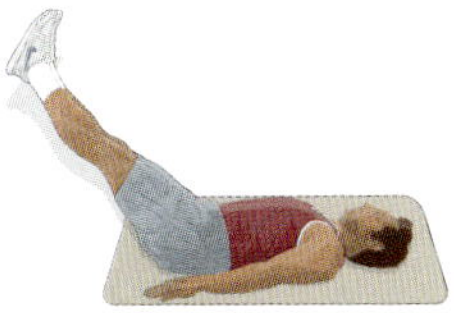

Beide Beine heben und senken »S. 100–101
●●●●○○○○○○

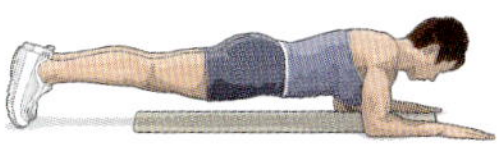

Unterarmstütz
»S. 102–103
●●●●○○○○○○

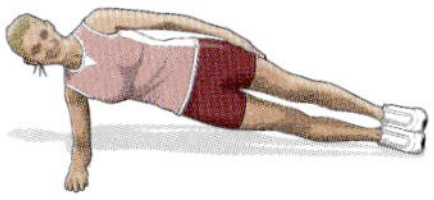

Seitstütz
»S. 104–105
●●●●○○○○○○

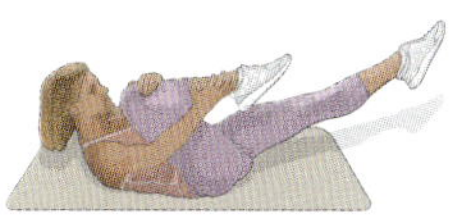

Ein Bein strecken und dehnen »S. 106
●●●●○○○○○○

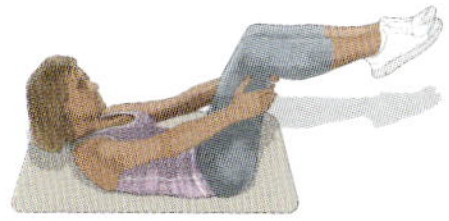

Beide Beine strecken und dehnen »S. 107
●●●●○○○○○○

ÜBUNGEN FÜR FORTGESCHRITTENE

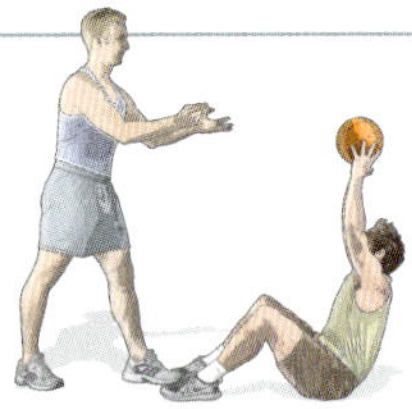
Balltausch mit Partner
»S. 108–109

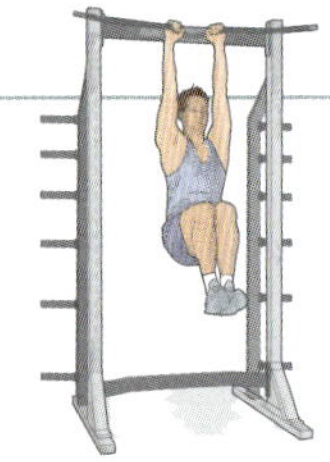
Knieheben an der Stange
»S. 110–111

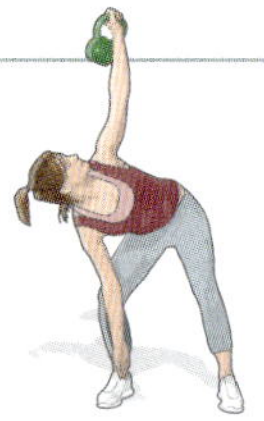
Windmühle
»S. 110–111

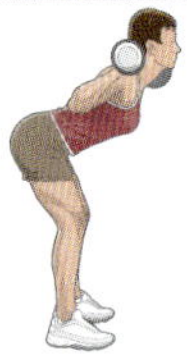
Rumpfbeuge mit Langhantel »S. 112–113

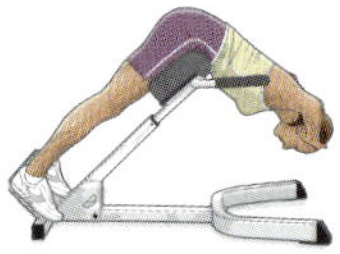
Rückenstrecken auf der Liege »S. 112–113

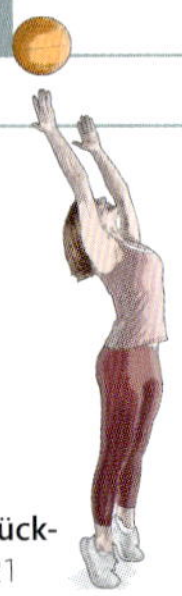
Medizinball-Schockwurf rückwärts »S. 121

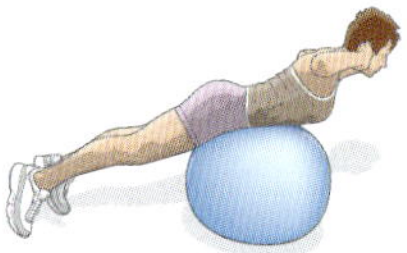
Oberkörperheben auf dem Ball »S. 122

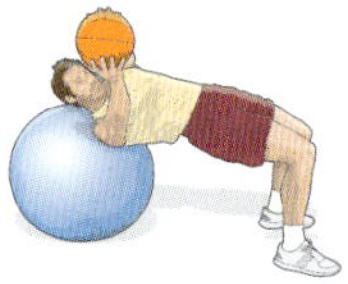
Ball-Brücke mit Medizinball »S. 123

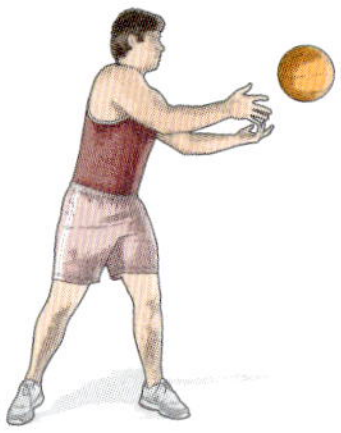
Seitlicher Wurf an die Wand
»S. 124–125

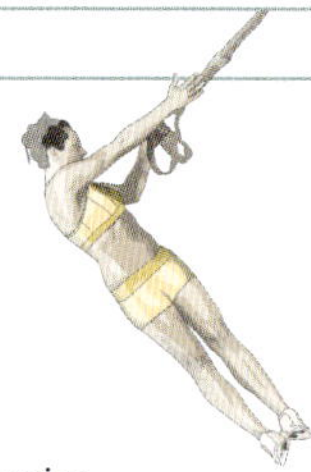
Einarmige Core-Drehung »S. 126

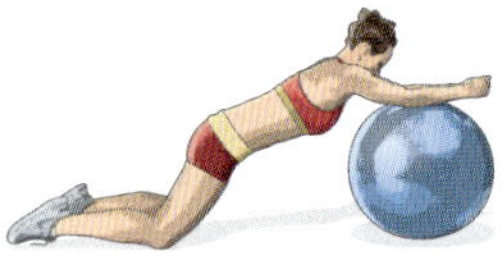
Rückenstrecken auf dem Ball »S. 132–133

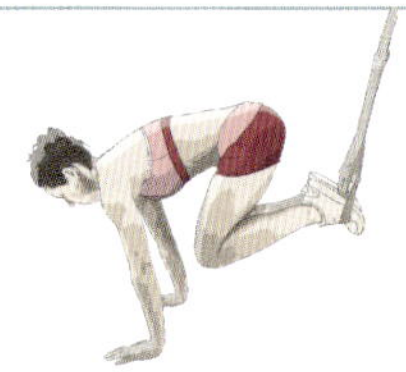
Bauchpresse hängend
»S. 134

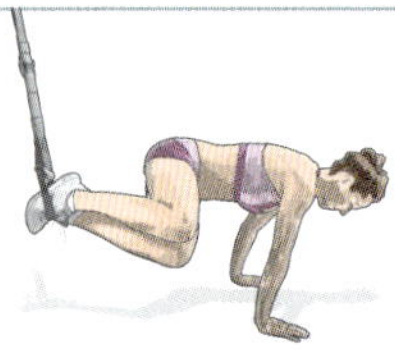
Schräge Bauchpresse hängend »S. 135

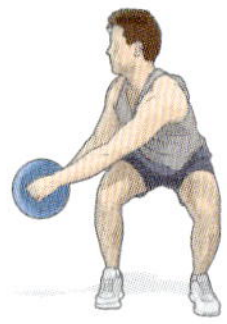
Holzhacken mit Medizinball »S. 136

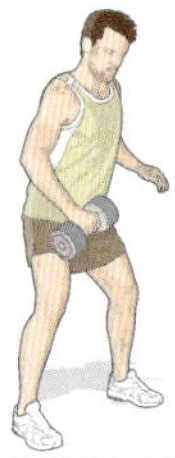
Diagonales Kurzhantel-schwingen
»S. 137

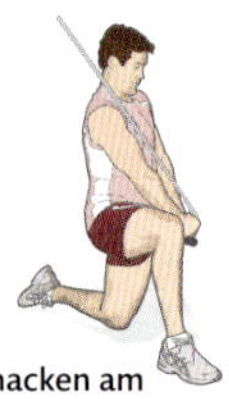
Holzhacken am Kabelzug »S. 144–145

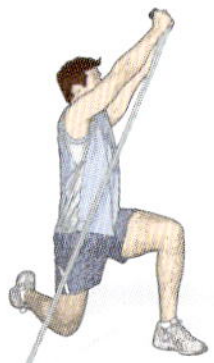
Diagonales Seitheben am Kabelzug »S. 146–147

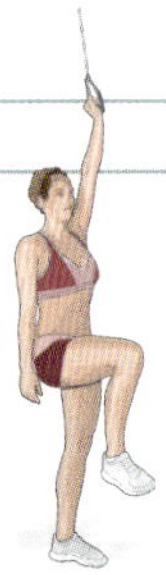
Einarmig Kabelziehen auf einem Bein »S. 148–149

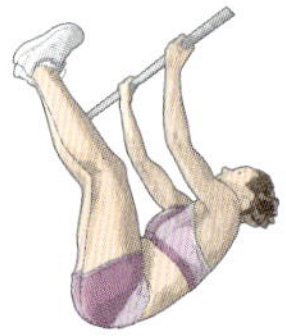
Beinheben an der Klimmzugstange »S. 150

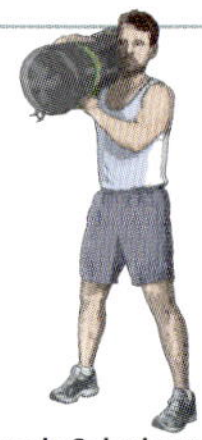
Sandsack-Schultern
»S. 151

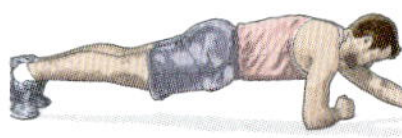
Gewichtschieben im Unterarmstütz »S. 152–153

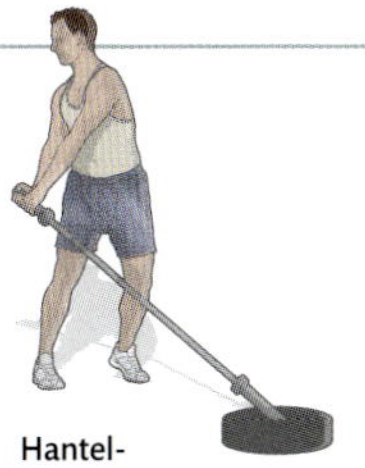

Hantel-
stange drehen »S. 114–115

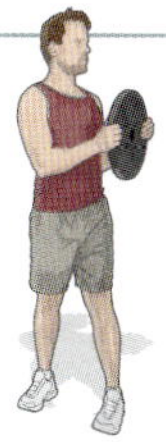

Drehen
mit Gewicht »S. 116

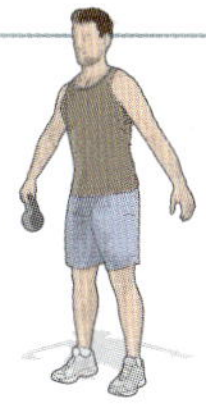

Kugelhantel um den Kör-
per schwingen »S. 117

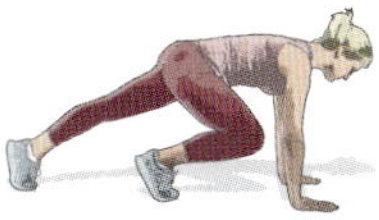

Bergsteiger
»S. 118

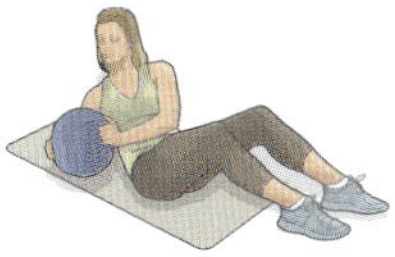

»Russische« Drehung
»S. 119

Medizinball
werfen
»S. 120

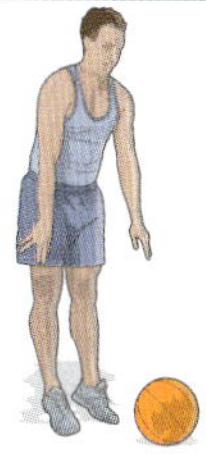

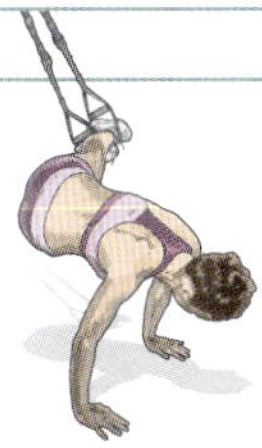

Pendel
»S. 127

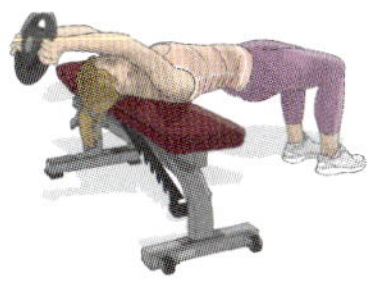

Überzug
»S. 128

Kugelhantel
schwingen
»S. 129

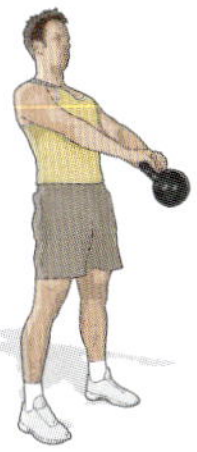

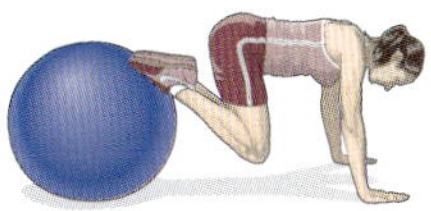

Knie zur Brust
auf dem Ball »S. 130

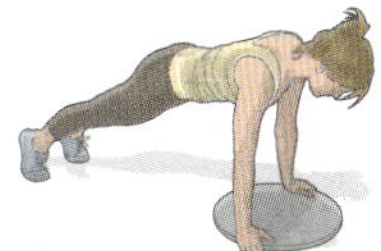

Balance-
scheibe drehen »S. 131

ÜBUNGEN FÜR KÖNNER

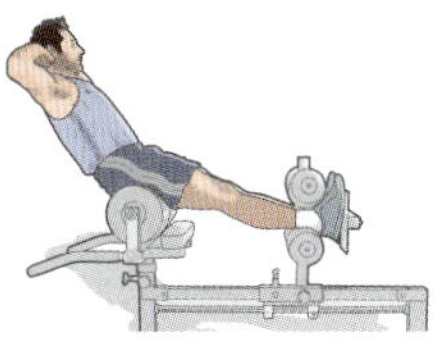

Sit-ups auf dem GHD
»S. 138

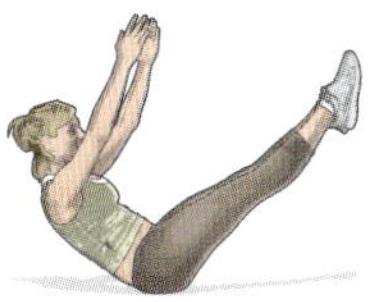

Sit-ups mit Beinheben
»S. 139

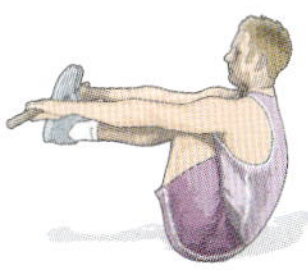

Bauchpresse mit Stange
»S. 140–141

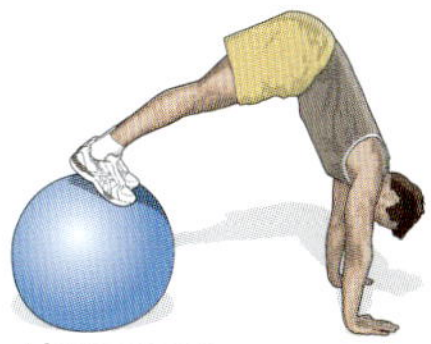

Klappmesser
auf dem Ball »S. 142

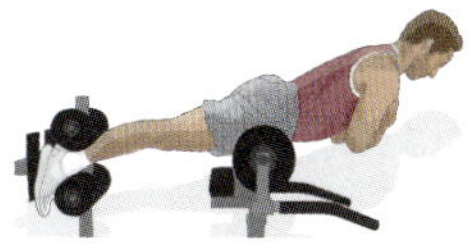

Rückenstrecken
auf dem GHD »S. 143

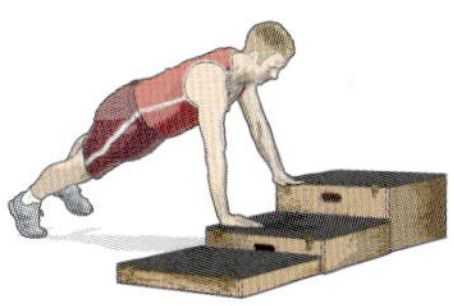

Liegestütz-
Treppensteigen
»S. 154–155

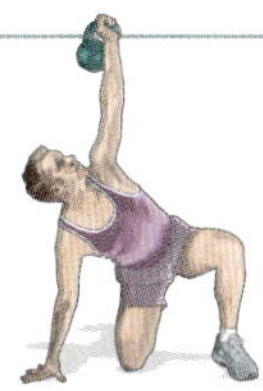

Türkisches Aufstehen
mit Kugelhantel
»S. 156–157

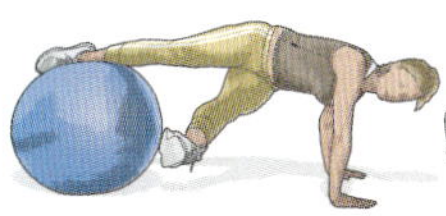

Hüftdrehen und Kicken
auf dem Ball
»S. 158–159

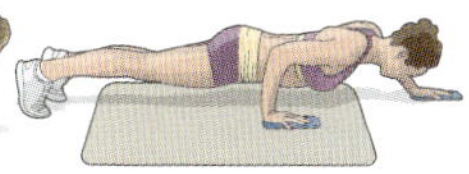

Slideboard-Wischen
»S. 160–161

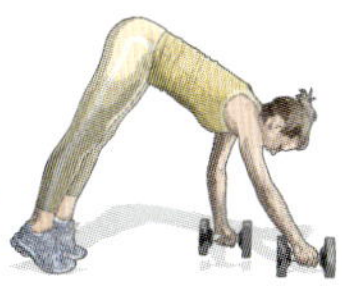

In Vorbeuge auf Hanteln
laufen »S. 162–163

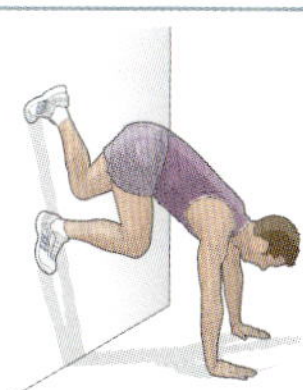

Wandlauf
»S. 164–165

CORE-ZIELBEWEGUNGEN IM ÜBERBLICK

Wenn Sie beginnen, Ihre Core-Muskeln mit den Übungen in diesem Abschnitt zu trainieren, sollten Sie jede Übung in Hinblick auf ihre Core-Zielbewegung und ihr Niveau bewerten. Diese beiden Aspekte sind entscheidend, um zu verstehen, wie Ihre Core-Muskeln zusammenarbeiten und wie Sie die besten Trainingsergebnisse erzielen. Mit der ausgewogenen Kombination von Zielbewegungen steigern Sie Kraft, Stabilität und Mobilität im ganzen Körper und senken zudem das Risiko muskulärer Dysbalancen und Verletzungen.

Die Übersichtstabellen über die Core-Übungen auf den folgenden Seiten geben Ihnen die Möglichkeit, die Übungen in diesem Buch schnell und unkompliziert entsprechend ihrer Core-Zielbewegungen aufzufinden. Zu jeder Übung erhalten Sie Angaben über die Anzahl der vorhandenen Aufbaustufen.

Die sechs Core-Zielbewegungen werden in derselben Reihenfolge aufgeführt, in der sie in den Erklärungen am Anfang des Buches (**»S. 7**) genannt werden: isometrische Bewegung, Beugung, Streckung, seitliche Beugung, Drehung und komplexe Bewegung. Innerhalb dieser Abschnitte werden die Übungen nach Schwierigkeitsgrad und nach Seitenzahl sortiert. Bitte beachten Sie, dass die isometrischen Übungen zwar als erste aufgeführt werden und auch häufiger vorkommen als die anderen Zielbewegungen, dies jedoch nicht bedeutet, dass sie wichtiger sind. Ausgewogenheit ist der Schlüssel für ein erfolgreiches Core-Training. Bemühen Sie sich daher stets, möglichst viele Core-Zielbewegungen miteinander zu kombinieren.

SO ARBEITEN SIE MIT DEN TABELLEN

Bei den Tabellen auf den folgenden Seiten werden die Übungen aus dem Hauptabschnitt dieses Kapitels (**»S. 56–165**) entsprechend ihrer Zielbewegung aufgeführt, aufsteigend nach ihrem Schwierigkeitsgrad. Außerdem wird angegeben, wie viele Steigerungen es zu jeder Übung gibt. Sie können diese Information in Verbindung mit dem Abschnitt »Erstellen Sie Ihr Workout« (**»S. 186–189**) verwenden, wenn Sie Übungen für eine bestimmte Zielbewegung und oder ein bestimmtes Niveau suchen. Die Übungsübersicht eignet sich aber auch ganz allgemein als Unterstützung für Ihr Training. Denken Sie immer daran, Ihren Workout aus Bewegungen zusammenzustellen, die Ihre Core-Muskulatur ausgewogen trainieren.

CORE-ZIELBEWEGUNGEN IM ÜBERBLICK

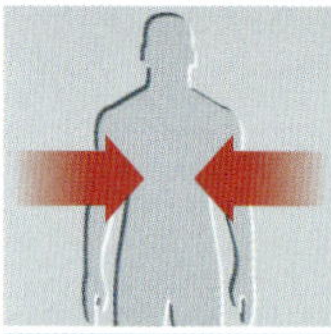

ISOMETRISCHE ÜBUNGEN

ÜBUNG	NIVEAU	STEIGERUNGEN	SEITE
Aktiver Beckenboden	1	2	56–57
Balldrücken	1	2	58
Ferse zum Knie	1	–	59
Knie zur Brust	1	1	60–61
Zehentippen	1	4	62–63
Baucheinziehen in Bauchlage	1	–	64
Auster	1	–	66
Beinheben in Bauchlage	1	–	67
Stern	1	–	68
Superman	1	4	70–71

Beinkreisen	2	1	74
Beinheben in Seitenlage	2	1	84–85
Schwimmen	3	–	94
Waage	4	1	97
Brücke	4	5	98–99
Beide Beine heben und senken	4	3	100–101
Unterarmstütz	4	6	102–103
Seitstütz	4	3	104–105
Kugelhantel um den Körper schwingen	5	–	117
Bergsteiger	5	–	118
Überzug	7	1	128
Kugelhantel schwingen	7	–	129
Knie zur Brust auf dem Ball	7	–	130
Balancescheibe drehen	7	1	131
Einarmig Kabelziehen auf einem Bein	9	–	148–149
Gewichtschieben im Unterarmstütz	10	–	152–153
Liegestütz-Treppensteigen	10	–	154–155

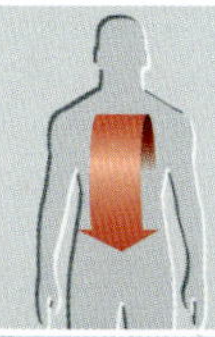

ÜBUNGEN MIT BEUGUNGEN

ÜBUNG	NIVEAU	STEIGERUNGEN	SEITE
Bauchpresse	2	6	72–73
Umgekehrte Bauchpresse	2	2	75
Sit-ups	2	1	78
Zurückrollen	2	–	90
Aufrollen	3	–	91
V-Beinheben	3	–	92
V-Sit-ups	3	–	93

Sprinter-Sit-ups	3	–	96
Ein Bein strecken und dehnen	4	–	106
Beide Beine strecken und dehnen	4	1	107
Balltausch mit Partner	5	1	108–109
Knieheben an der Stange	5	1	110–111
Medizinball werfen	6	–	120
Sit-ups auf dem GHD	8	–	138
Sit-ups mit Beinheben	8	–	139
Bauchpresse mit Stange	8	–	140–141
Klappmesser auf dem Ball	8	–	142
Beinheben an der Klimmzugstange	10	–	150

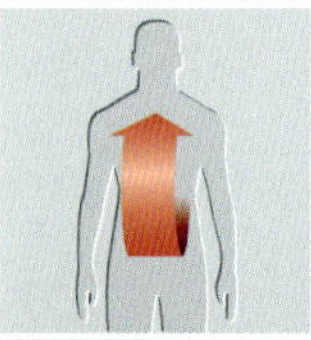

ÜBUNGEN MIT STRECKUNGEN

ÜBUNG	NIVEAU	STEIGERUNGEN	SEITE
Pfeil	1	1	65
Rückenstrecken	1	–	69
Oberkörper anheben	2	2	76–77
Rumpfbeuge mit Langhantel	5	–	112–113
Rückenstrecken auf der Liege	5	–	112–113
Medizinball-Schockwurf rückwärts	6	–	121
Oberkörperheben auf dem Ball	6	–	122
Rückenstrecken auf dem GHD	8	–	143

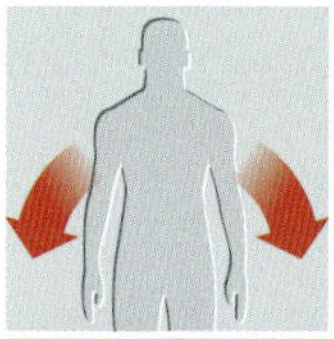

ÜBUNGEN MIT SEITBEUGEN

ÜBUNG	NIVEAU	STEIGERUNGEN	SEITE
Bauchpresse in Seitlage	2	–	80
Seitbeuge	2	–	81
Zur Ferse beugen	2	–	82
»Römische« Seitbeuge	2	–	83
Windmühle	5	–	110–111

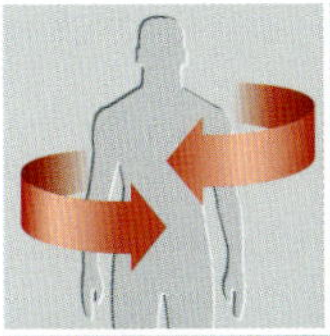

ÜBUNGEN MIT DREHUNGEN

ÜBUNG	NIVEAU	STEIGERUNGEN	SEITE
Schräge Bauchpresse	2	1	79
Schräge Bauchpresse mit Armen	2	4	86–87
Hüftrolle	2	3	88–89
Superlangsames Radfahren	3	–	95
Hantelstange drehen	5	–	114–115
Drehen mit Gewicht	5	–	116
»Russische« Drehung	6	–	119
Ball-Brücke mit Medizinball	6	–	123
Seitlicher Wurf an die Wand	6	2	124–125
Einarmige Core-Drehung	6	–	126
Holzhacken am Kabelzug	9	3	144–145
Diagonales Seitheben am Kabelzug	9	3	146–147

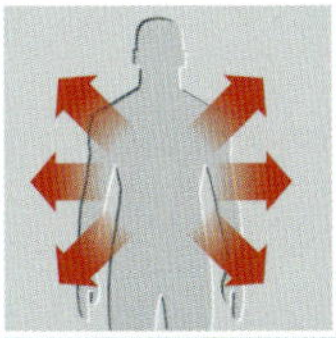

KOMPLEXE ÜBUNGEN

ÜBUNG	NIVEAU	STEIGERUNGEN	SEITE
Pendel	7	–	127
Rückenstrecken auf dem Ball	7	1	132–133
Bauchpresse hängend	7	1	134
Schräge Bauchpresse hängend	7	–	135
Holzhacken mit Medizinball	7	–	136
Diagonales Kurzhantel-schwingen	7	–	137
Sandsack-Schultern	10	–	151
Türkisches Aufstehen mit Kugelhantel	10	–	156–157
Hüftdrehen und Kicken auf dem Ball	10	2	158–159
Slideboard-Wischen	10	–	160–161
In Vorbeuge auf Hanteln laufen	10	3	162–163
Wandlauf	10	–	164–165

MOBILISIEREN

Dehnübungen sind ausgesprochen wichtig. Sie sorgen für optimale Trainingsergebnisse, senken das Verletzungsrisiko, verlängern und lockern die Muskeln, vergrößern das Bewegungsspektrum und die Biegsamkeit und verringern den Druck auf Bandscheiben, Bänder und Facettengelenke. Entspannen Sie beim Dehnen und atmen Sie tief und rhythmisch.

BRUSTKORB-ROLLEN

Bei dieser Übung wirkt die Hartschaumrolle wie ein Scharnier, das das Bewegungsspektrum im mittleren und oberen Rücken vergrößert. Die Übung mobilisiert vor allem die Muskeln des Halses und oberen Rückens.

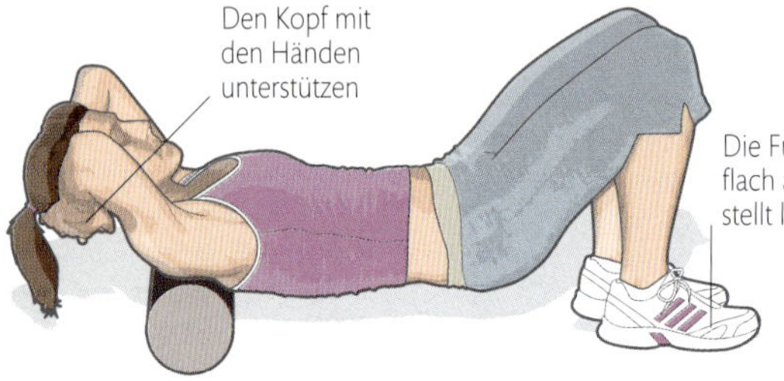

1 Setzen Sie sich auf den Boden, verankern Sie die Fersen und legen Sie die Rolle unter Ihren mittleren Rücken. Nach hinten auf die Rolle lehnen, sodass sie unter den Schulterblättern liegt. Die Hände hinter dem Kopf verschränken.

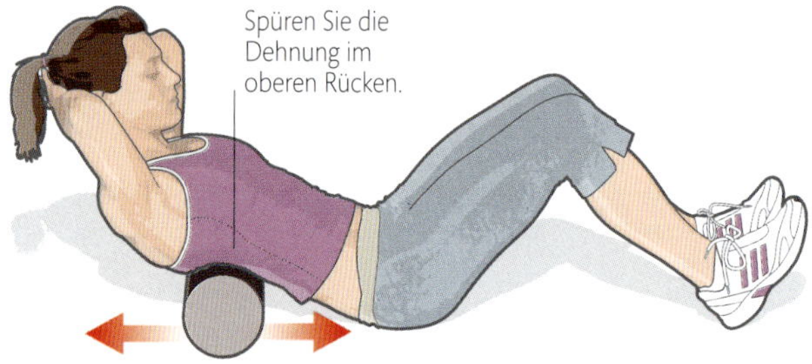

2 Das Kinn nach hinten ziehen. Bewegen Sie sich auf der Rolle vom Halsansatz bis zur tiefsten Rippe auf und ab, aber nicht zu weit die Lendenwirbelsäule hinunter. Mindestens 30 Sekunden lang fortfahren.

SEITLICHES ROLLEN

Diese Übung lockert die großen Muskeln des mittleren und oberen Rückens, verringert Steifheit und Verspannungen und lindert Muskelschmerzen.

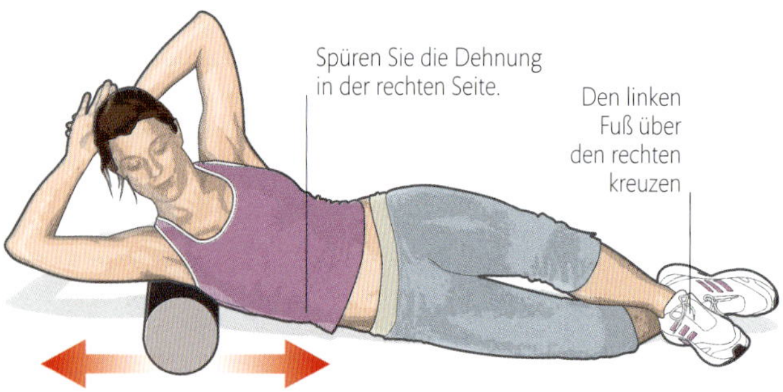

Legen Sie sich mit der Rolle unter der Achsel auf die Seite. Die Arme sind hinter dem Kopf und sorgen für Stabilität. Rollen Sie sich mithilfe Ihrer Rückenmuskeln von der Achsel bis zum Ansatz der Schulterblätter hinab und wieder zurück. 30 Sekunden lang fortfahren, dann die Seiten wechseln.

GESÄSS-ROLLEN

Diese Übung lockert die Gesäßmuskeln an der Außenseite des Gesäßes und den birnenförmigen Muskel.

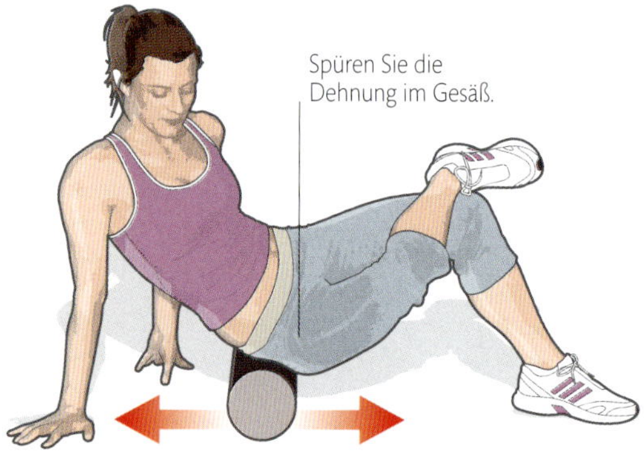

Setzen Sie sich mit der rechten Pobacke auf die Rolle und legen Sie den rechten Fuß auf das linke Knie. Massieren Sie die Außenseite Ihres Gesäßes durch Vor- und Zurückrollen. Dann das Gewicht auf die Innenseite verlagern. Mindestens 30 Sekunden lang wiederholen, dann die Seiten wechseln.

LENDENWIRBELSÄULEN-ROLLEN

Bei dieser Übung massiert die Hartschaumrolle die Muskeln Ihrer Lendenwirbelsäule, um den unteren Rücken zu mobilisieren. Ein kräftiger unterer Rücken ist eine Voraussetzung für viele Sportarten, vom Joggen bis zum Gewichtheben, und sehr wichtig für jeden, der viel Zeit am Schreibtisch verbringt.

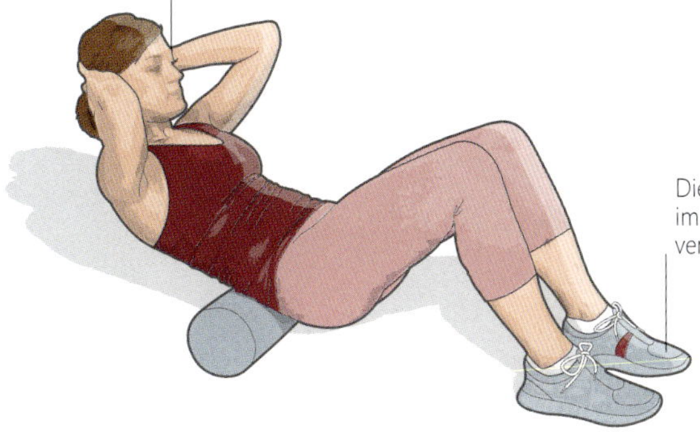
Den Kopf mit den Händen unterstützen
Die Füße fest im Boden verankern

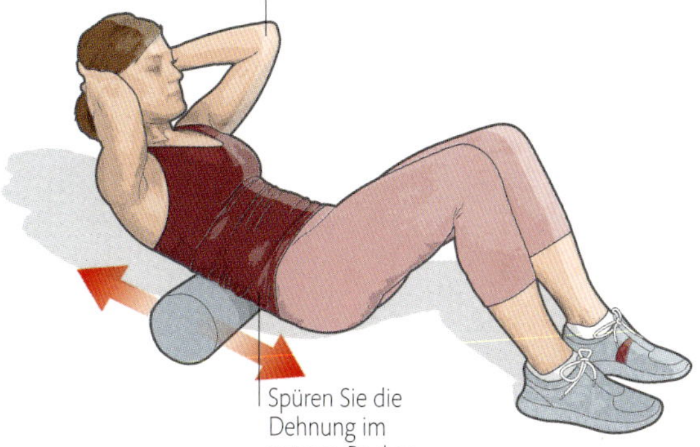

1 Setzen Sie sich auf den Boden, verankern Sie die Fersen und legen Sie die Rolle unter den unteren Rücken. Die Hände hinter dem Kopf verschränken und diesen leicht wiegen, ohne Druck auf den Nacken auszuüben.

2 Halten Sie den Kopf stabil und gleiten Sie langsam und vorsichtig die Hartschaumrolle auf und ab, vom unteren Ende des Brustkorbs bis zur Beckenoberkante. Mindestens 30 Sekunden lang wiederholen.

ILIOTIBIALBAND-ROLLEN

Diese Übung lockert Ihr Iliotibialband, das Band des Muskelgewebes an der Oberschenkel-Außenseite, und verbessert die allgemeine Beweglichkeit Ihrer Gesäß- und Hüftmuskeln. Sie lockert auch den Oberschenkelbindenspanner, einen Muskel im Schenkel, der z. B. beim Hürdenspringen und beim Reiten aktiv ist.

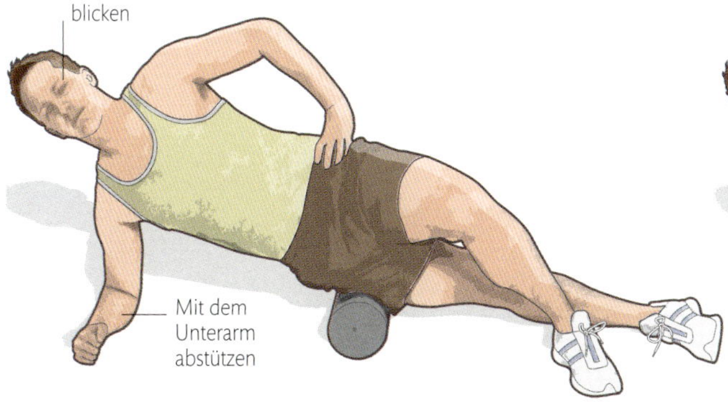

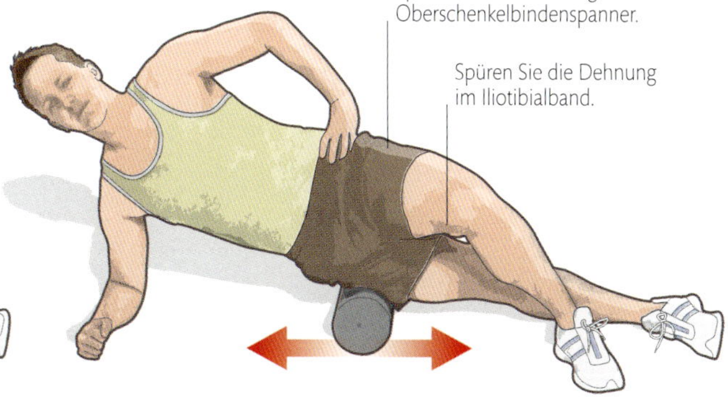

1 Die Schaumstoffrolle liegt unterhalb der rechten Hüfte unter der Oberschenkel-Außenseite. Stützen Sie sich auf den rechten Unterarm. Die linke Hand liegt auf der Hüfte. Das linke Bein vor dem rechten kreuzen und den linken Fuß zum Abstützen flach aufstellen.

2 Bewegen Sie Ihren Körper mithilfe des rechten Unterarms über die Rolle, sodass die Außenseite des rechten Schenkels bis zum Knie hinunter die Rolle auf und ab gleitet. Wieder bis zur Hüfte zurückrollen. Mindestens 30 Sekunden lang wiederholen, dann die Seiten wechseln.

NACKEN DREHEN

Diese sehr einfache Übung lockert einen schmerzenden Nacken. Mit der Zeit sollten Sie Ihren Nacken um mindestens 70 Grad zu jeder Seite drehen können, ohne ein Zerren zu spüren oder ein Knacken zu hören.

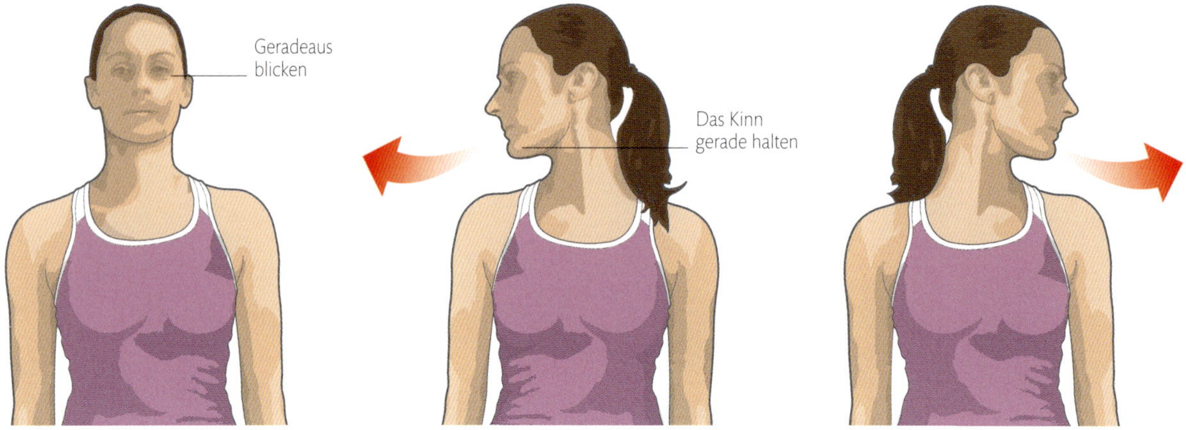

1 Blicken Sie geradeaus und halten Sie Ihre Wirbelsäule in neutraler Position. Der Oberkörper bleibt entspannt, die Arme hängen locker herab.

2 Drehen Sie Ihren Kopf langsam in Richtung der rechten Schulter. Drehen Sie ihn nur so weit, wie es angenehm ist. Mehrere Sekunden halten.

3 Drehen Sie Ihren Kopf über die Ausgangsposition in Richtung der linken Schulter, so weit es angenehm ist. Zur Ausgangsposition zurückkehren.

NACKEN STRECKEN UND BEUGEN

Diese einfache dynamische Dehnung, die im Stehen oder im Sitzen ausgeführt werden kann, beugt einem steifen Nacken vor und kann für alle Sportarten unterstützend wirken, bei denen die Haltung und Bewegung des Kopfes eine Rolle spielen.

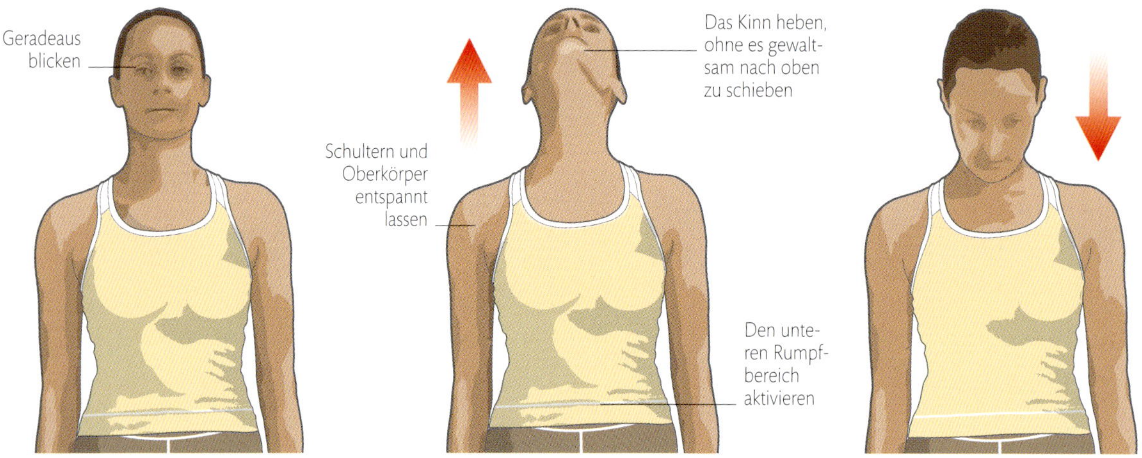

1 Stehen Sie aufrecht in entspannter Haltung, Ihre Arme hängen locker herab. Blicken Sie geradeaus und halten Sie die Wirbelsäule in neutraler Position.

2 Strecken Sie Ihren Hals so weit es angenehm ist, indem Sie langsam Ihr Kinn heben, bis Sie direkt nach oben blicken. Mehrere Sekunden halten.

3 Strecken Sie Ihren Nacken, indem Sie Ihren Kopf sanft zur Brust senken. Mehrere Sekunden halten, dann in die Ausgangsposition zurückkehren.

NACKEN SEITLICH DEHNEN

Diese intensive Dehnung erhöht die Beweglichkeit der Muskeln im Schulter- und Halsbereich, indem sie Verspannungen lockert. Außerdem verbessert sie die Beweglichkeit der Wirbelsäule und damit Ihre Haltung.

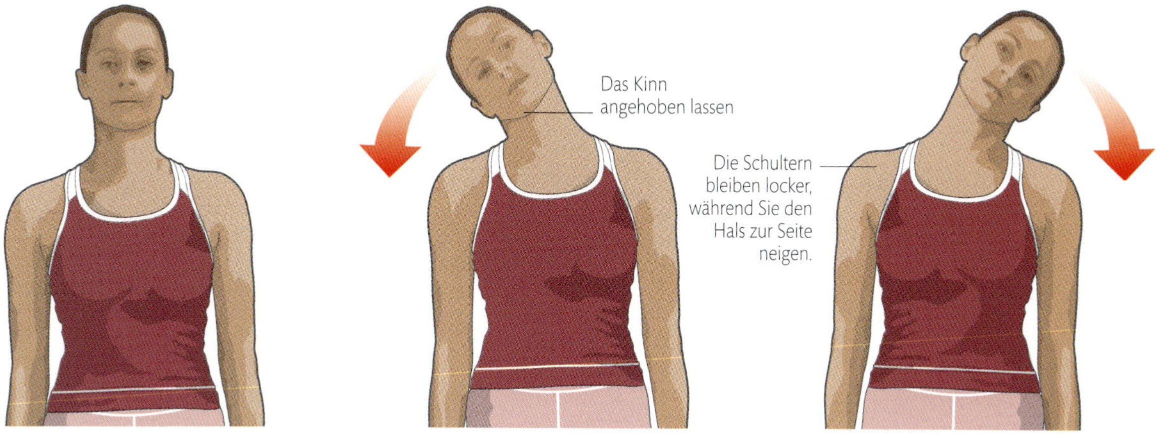

1 Stellen Sie sich aufrecht hin. Ihr Körper ist entspannt. Die Schultern sind ebenfalls entspannt, der Blick ist nach vorn gerichtet.

2 Neigen Sie Ihren Kopf zur Seite, sodass sich das rechte Ohr der rechten Schulter so weit annähert, wie es bequem möglich ist.

3 Den Kopf so weit zur anderen Seite neigen, wie es bequem möglich ist. Mehrere Sekunden halten, dann in die Ausgangsposition zurückkehren.

SCHULTERKREISEN

Dies ist eine ausgezeichnete Übung, um die Muskeln und Bänder rund um Ihre Schultergelenke zu lockern und die Trapezmuskeln aufzuwärmen. Besonders vor einem Widerstandstraining ist das wichtig.

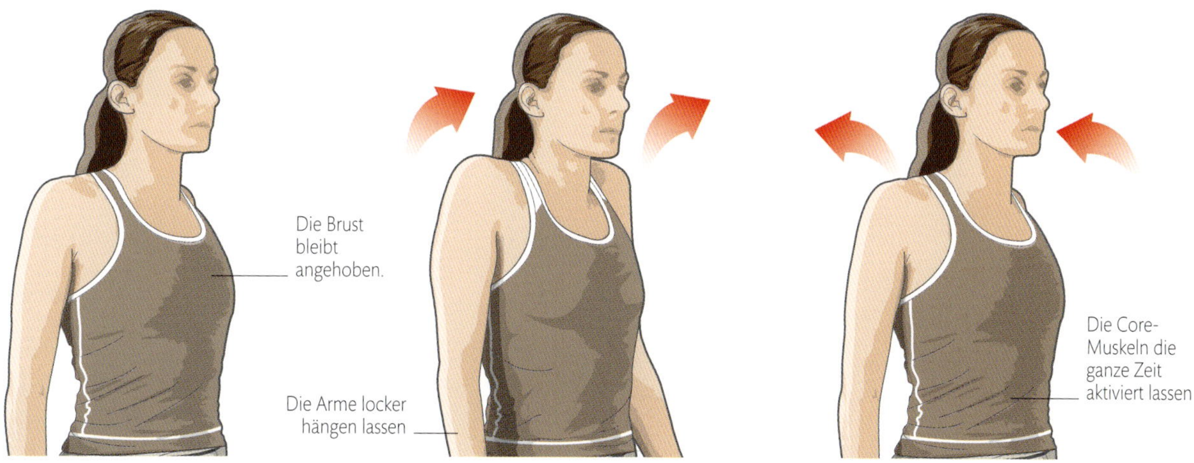

1 Lassen Sie die Arme seitlich locker hängen und entspannen Sie die Schultern. Den Kopf gerade halten, die Wirbelsäule bleibt in neutraler Position.

2 Die Schultern nach vorne und oben rollen und dabei langsam in Richtung Ohren anheben.

3 Diese Position mehrere Sekunden halten, dann die Bewegung umkehren und mit den Schultern nach hinten kreisen.

RUMPFDREHEN

Diese Übung ist ist eine wohltuende dynamische Dehnung in der Drehung, die die Beweglichkeit der Core-Muskeln verbessert. Die Hüften bleiben die ganze Zeit gerade.

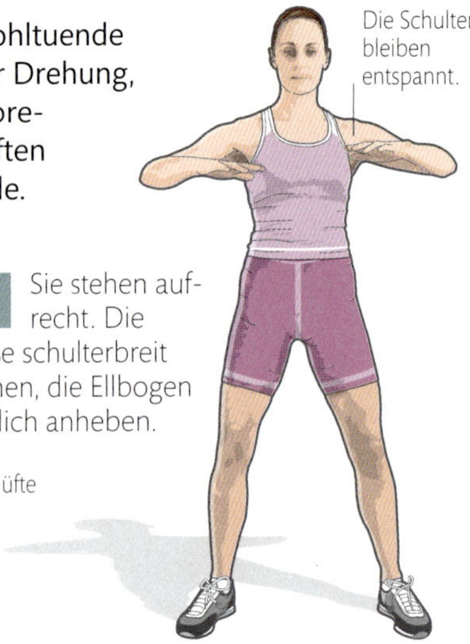
Die Schultern bleiben entspannt.

1 Sie stehen aufrecht. Die Füße schulterbreit öffnen, die Ellbogen seitlich anheben.

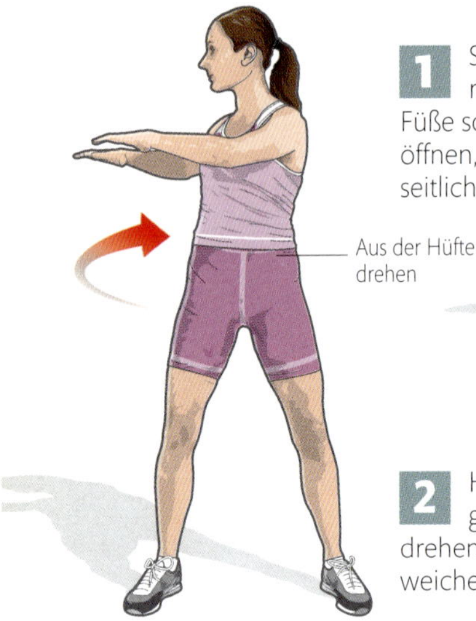
Aus der Hüfte drehen

2 Halten Sie die Hüften gerade und parallel und drehen Sie den Oberkörper in einer weichen Bewegung nach rechts.

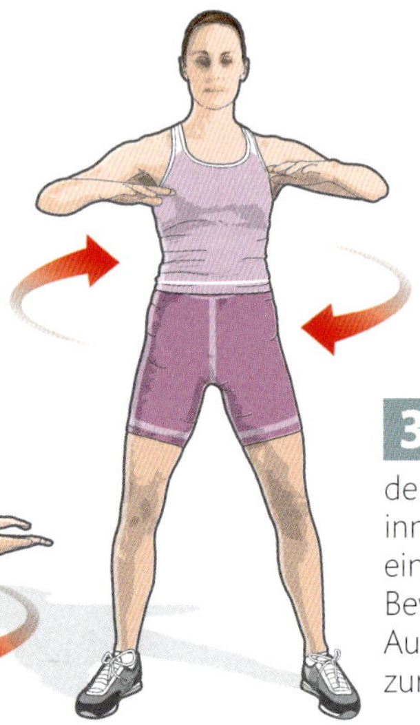

3 Halten Sie am Ende der Bewegung inne, dann in einer fließenden Bewegung in die Ausgangsposition zurückkehren.

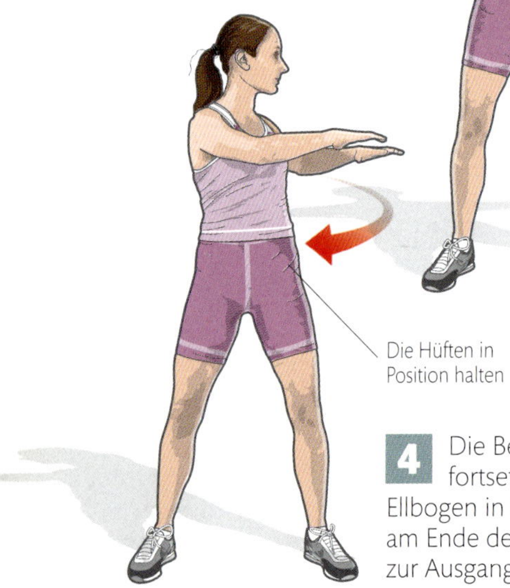
Die Hüften in Position halten

4 Die Bewegung zur linken Seite fortsetzen, dabei Hüften und Ellbogen in Position lassen. Halten Sie am Ende der Bewegung inne, dann zur Ausgangsposition zurückkehren.

SEITLICHE RUMPFBEUGE

Diese Dehnung eignet sich ausgezeichnet, um die Beweglichkeit der schrägen Bauchmuskeln und des oberen Rückens zu verbessern. Dehnen Sie Ihren Rumpf seitlich, wenn Sie Ihre Arme in die Höhe strecken, und vermeiden Sie es, sich vorzubeugen.

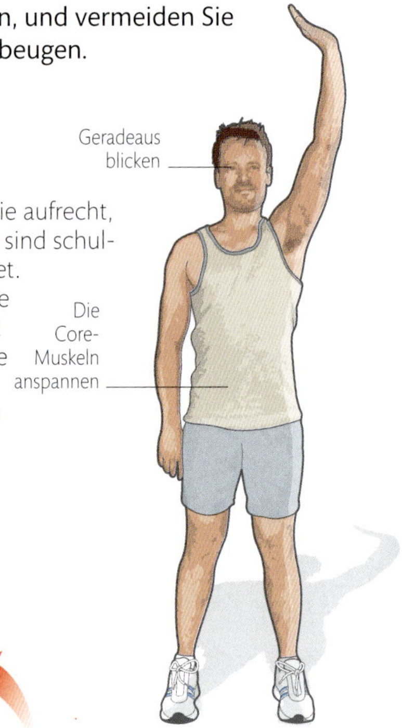
Geradeaus blicken
Die Core-Muskeln anspannen

1 Stehen Sie aufrecht, die Füße sind schulterbreit geöffnet. Strecken Sie die linke Hand mit der Handfläche nach oben in die Höhe. Den Ellbogen nicht durchdrücken.

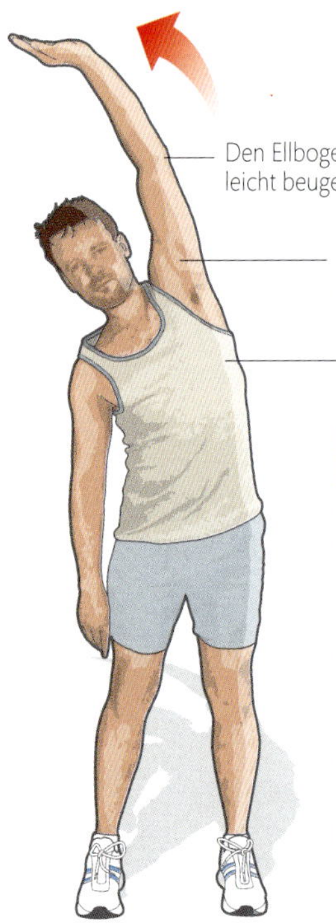
Den Ellbogen leicht beugen
Die Schultern parallel halten
Spüren Sie die Dehnung im linken Arm und in der linken Seite.

2 Halten Sie den Rücken gerade und aktivieren Sie die Core-Muskeln. Die linke Hand nach oben und überkopf ziehen, die rechte Hand nach unten zum rechten Fuß hin. Kurz halten, dann loslassen und in die Ausgangsposition zurückkehren. Wie angegeben wiederholen, dann die Seiten wechseln.

RUMPFDREHUNG IM LIEGEN

Diese Übung erhöht die horizontale Beweglichkeit der Muskulatur im oberen Rücken und der Brustwirbelsäule, während die Brustmuskulatur gedehnt wird.

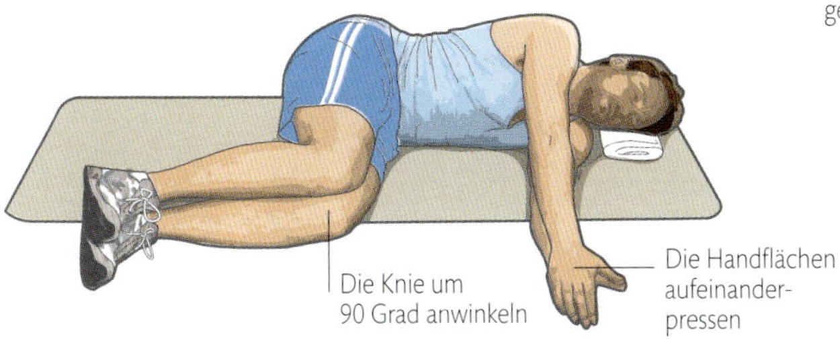

1 Legen Sie sich auf Ihre linke Seite. Hüften, Knie und Füße liegen übereinander, Ober- und Unterschenkel bilden einen 90-Grad-Winkel. Strecken Sie die Arme gerade von sich weg. Die Handflächen liegen aufeinander.

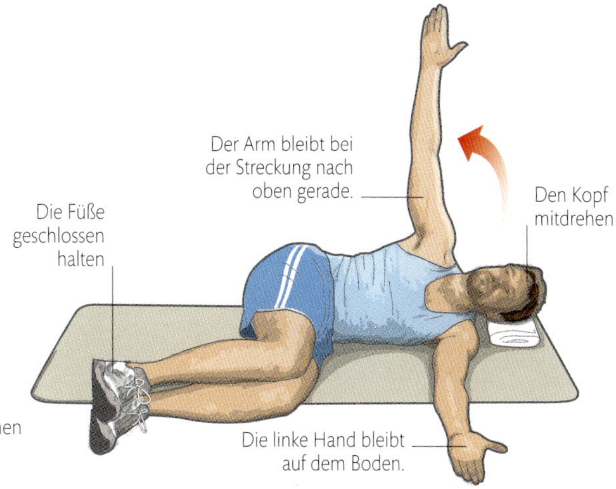

2 Knie und Füße geschlossen halten, die Hüften liegen übereinander. Einatmen, Bauchmuskeln anspannen, die rechte Hand senkrecht nach oben und nach hinten führen. Den linken Arm gestreckt auf dem Boden halten.

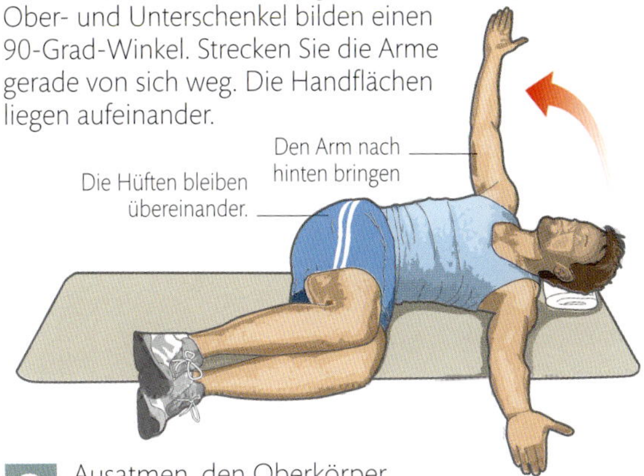
Den Arm nach hinten bringen
Die Hüften bleiben übereinander.

3 Ausatmen, den Oberkörper drehen, sodass er der Decke zugewandt ist. Die Hüften bleiben übereinander und der rechte Arm gestreckt.

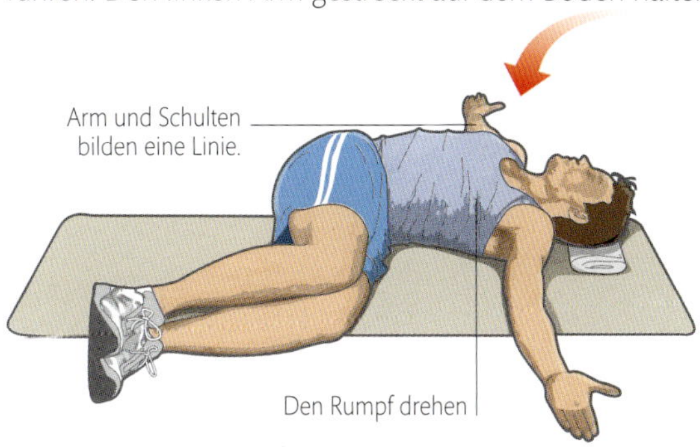

4 Die Bewegung fortsetzen, bis Ihr rechter Arm so weit wie möglich hinter ihnen liegt. Ihre Brust zeigt nach oben, die Hüften liegen weiterhin übereinander. Kurz innehalten, die Schultern sind stabil und gerade. Einatmen.

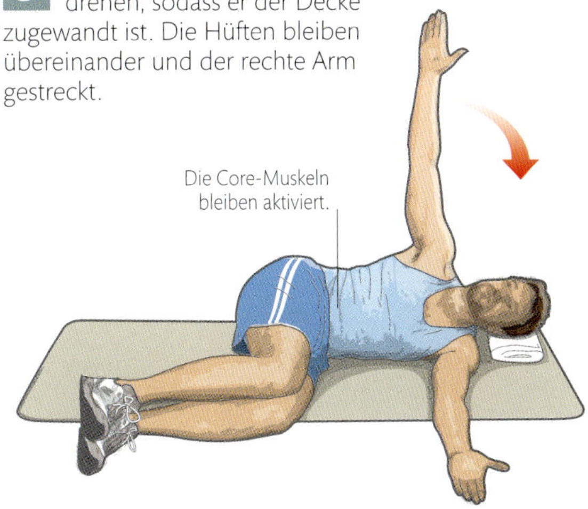
Die Core-Muskeln bleiben aktiviert.

5 Ausatmen, den rechten Arm wieder Richtung Decke führen und den Rumpf langsam und kontrolliert in die Ausgangsposition zurückdrehen.

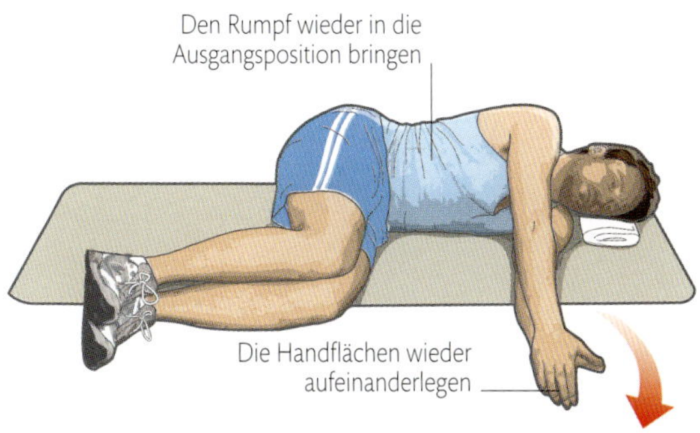

6 Die Bewegung bis zur Ausgangsposition zurückführen und die Handflächen aufeinanderlegen. Die Bewegung wie angegeben wiederholen, dann die Seite wechseln.

HÜFTDEHNUNG IM LIEGEN

Diese Übung steigert die Beweglichkeit der Gelenke und Muskeln im unteren und oberen Rücken. Führen Sie zu jeder Seite Ihres Körpers dieselbe Anzahl Wiederholungen durch.

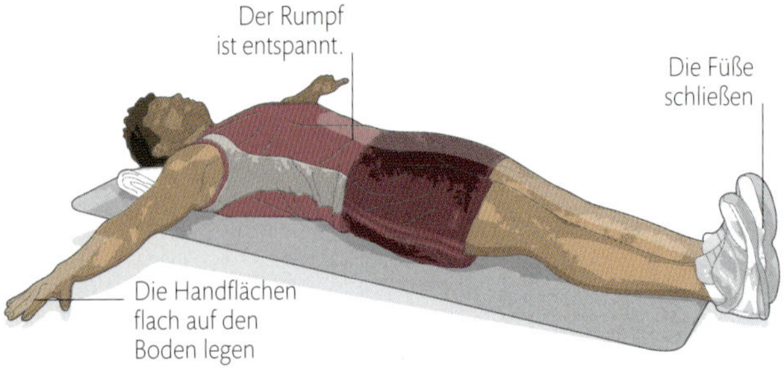

1 Legen Sie sich auf den Rücken. Lagern Sie Ihren Kopf auf einem gefalteten Handtuch. Der Rumpf ist entspannt, die Arme sind locker und auf Schulterhöhe vom Körper weggestreckt. Füße und Beine schließen.

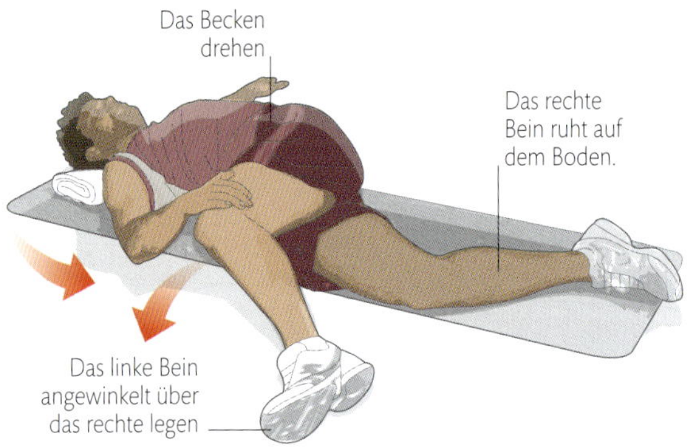

2 Lassen Sie Ihren Oberkörper flach auf der Matte liegen. Das linke Knie anwinkeln und über den Körper führen. Die Dehnung mit der linken Hand verstärken und das linke Bein in dieselbe Richtung drehen und beugen.

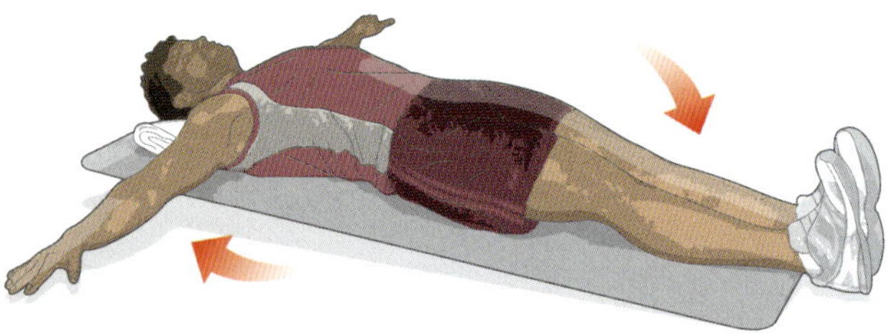

3 Die Dehnung einige Sekunden lang halten, in die Ausgangsposition zurückkehren und die Seite wechseln.

KATZENBUCKEL

Diese hervorragende Dehnung lockert die Muskeln, erhöht die Wirbelsäulenbeweglichkeit und bringt die Bandscheiben in Bewegung. Es ist eine der besten Ganzkörper-Aufwärmübungen.

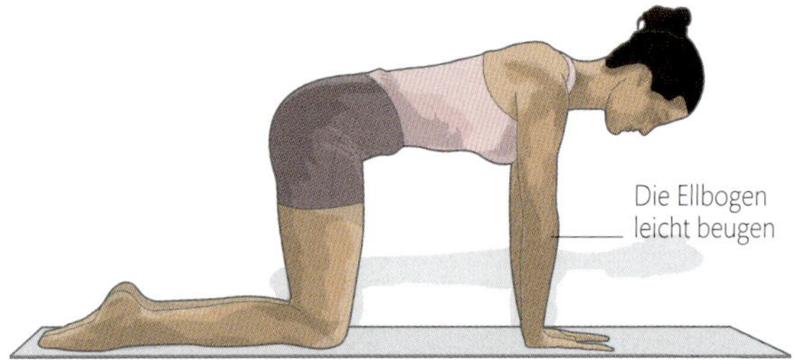
Die Ellbogen leicht beugen

1 Gehen Sie in den Vierfüßerstand. Platzieren Sie Ihre Hände senkrecht unter die Schultern, die Finger zeigen nach vorn. Ihre Knie befinden sich unter den Hüften.

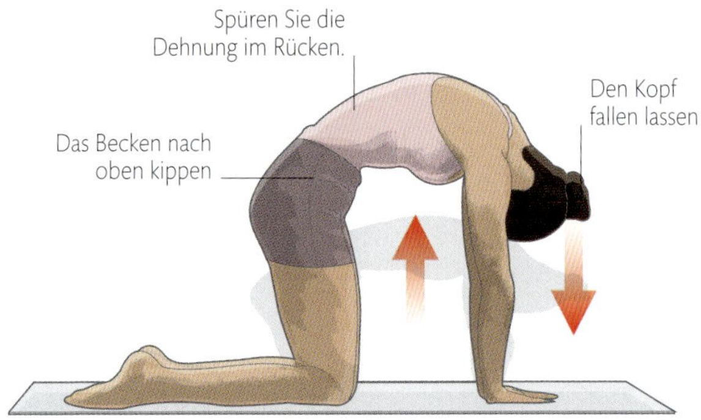
Spüren Sie die Dehnung im Rücken.
Den Kopf fallen lassen
Das Becken nach oben kippen

2 Den Rücken nach oben wölben, den Bauch einziehen und den Kopf fallen lassen. Am höchsten Punkt der Bewegung mehrere Sekunden lang innehalten.

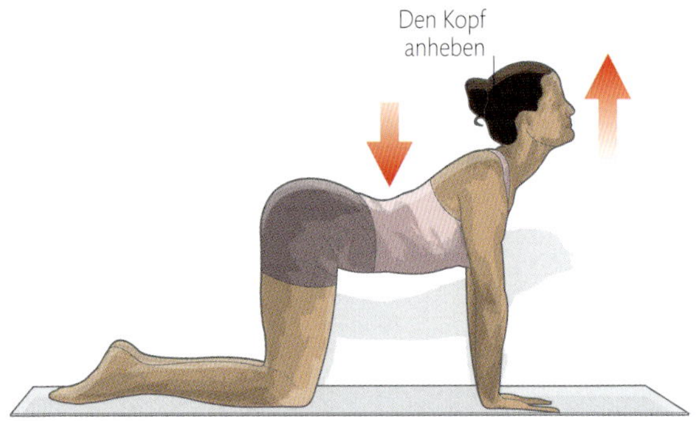
Den Kopf anheben

3 In einer fließenden Bewegung das Gesäß nach oben bringen und die Wirbelsäule nach unten durchbiegen; gleichzeitig den Kopf heben und den Blick nach vorne richten. Anschließend in die Ausgangsposition zurückkehren.

EINFÄDELN

Diese dynamische Dehnung aktiviert die Wirbelsäule und verbessert ihre Flexibilität, während sie Ihre Muskeln in Schultern und oberem Rücken aufwärmt.

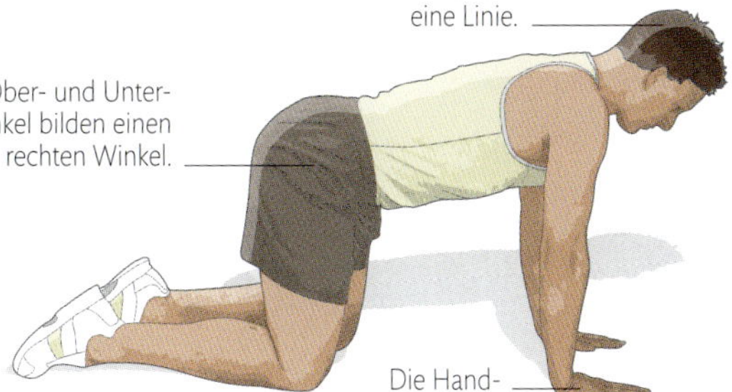
Kopf und Rücken bilden eine Linie.
Ober- und Unterschenkel bilden einen rechten Winkel.
Die Handflächen flach aufsetzen

1 Gehen Sie in den Vierfüßerstand. Ihr Rücken ist gerade und Ihre Halswirbelsäule entspannt. Platzieren Sie Ihre Hände senkrecht unter den Schultern, die Finger zeigen nach vorn. Ihre Knie befinden sich unter den Hüften.

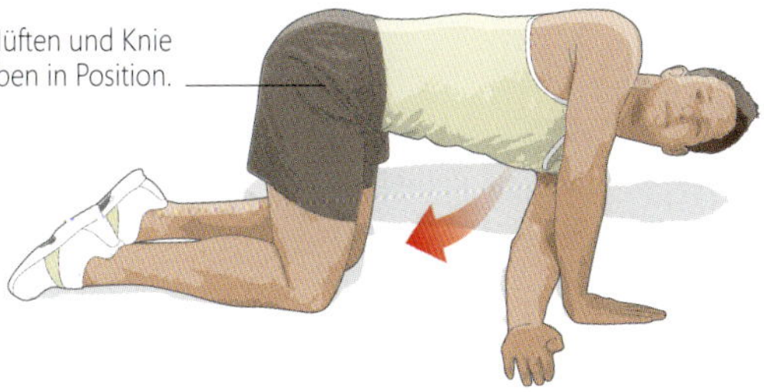

2 Stützen Sie sich mit der rechten Hand ab und führen Sie Ihre linke Hand mit gestrecktem Arm quer unter Ihrem Körper durch. Dabei dreht sich Ihr Rumpf, die linke Schulter berührt beinahe den Boden. Drehen Sie Ihren Kopf so, dass Sie nach rechts blicken.

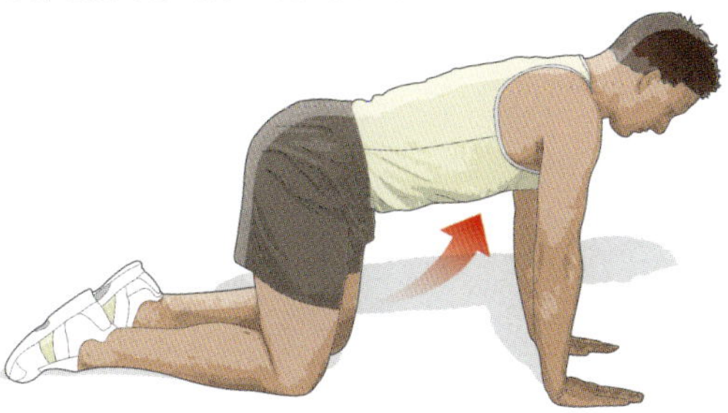

3 Die Dehnung mehrere Sekunden halten. Dann die Bewegung umkehren und in die Ausgangsposition zurückkommen. Nach den Wiederholungen Seite wechseln.

DEHNUNG DES HÜFTBEUGERS

Diese Dehnung ist ausgezeichnet für die Hüftbeuger, die oft besonders verspannt sind, wenn man viel Zeit im Sitzen verbringt. Eine gute Hüftbeweglichkeit spielt eine wichtige Rolle für Gleichgewicht und Haltung.

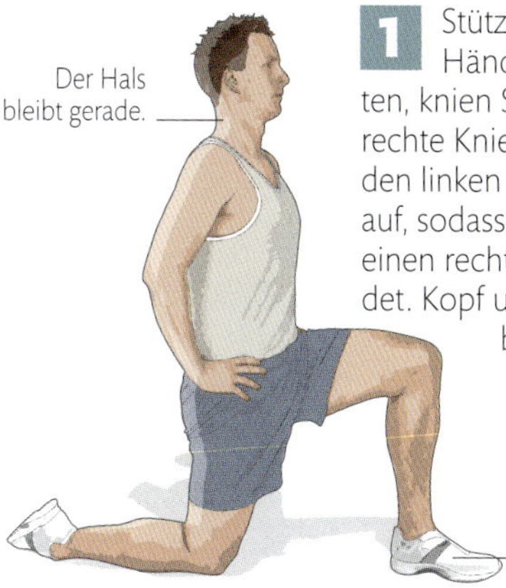
Der Hals bleibt gerade.
Den Körper mit dem linken Fuß verankern

1 Stützen Sie Ihre Hände in die Hüften, knien Sie sich auf das rechte Knie, stellen Sie den linken Fuß vor sich auf, sodass das linke Knie einen rechten Winkel bildet. Kopf und rechtes Knie bilden eine Linie.

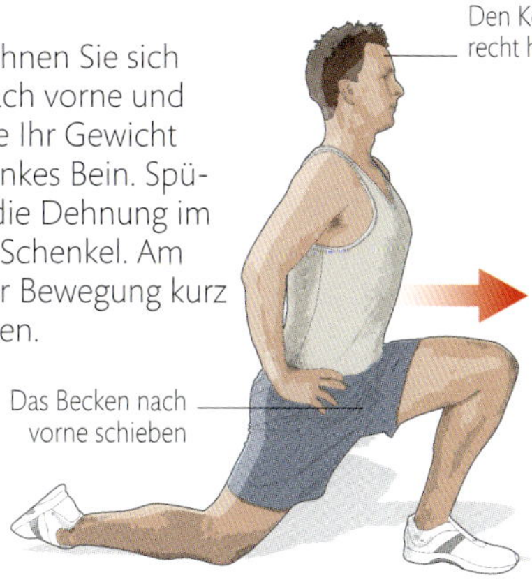
Den Kopf aufrecht halten
Das Becken nach vorne schieben

2 Lehnen Sie sich nach vorne und legen Sie Ihr Gewicht auf Ihr linkes Bein. Spüren Sie die Dehnung im rechten Schenkel. Am Ende der Bewegung kurz innehalten.

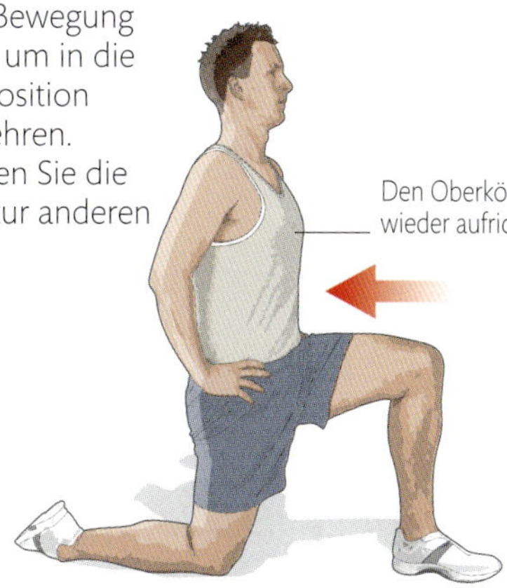
Den Oberkörper wieder aufrichten

3 Loslassen und die Bewegung umkehren, um in die Ausgangsposition zurückzukehren. Wiederholen Sie die Dehnung zur anderen Seite.

HÜFTKREISEN

Diese dynamische Dehnung in der Rotation wärmt die Core-Muskeln richtig gut auf. Anders als beim Rumpfdrehen (»S. 48) halten Sie nun Ihren Oberkörper ruhig, während Sie die Hüften kreisen lassen.

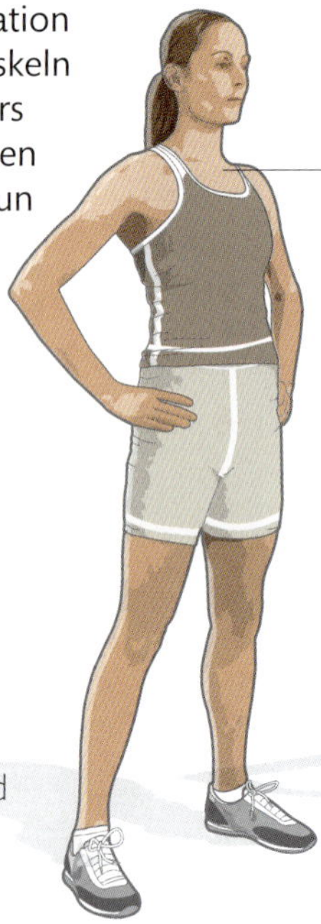
Stehen Sie aufrecht, der Rücken ist gerade.

1 Stehen Sie aufrecht. Ihre Hände liegen auf den Hüften, Ihre Beine sind gestreckt, die Füße schulterbreit geöffnet.

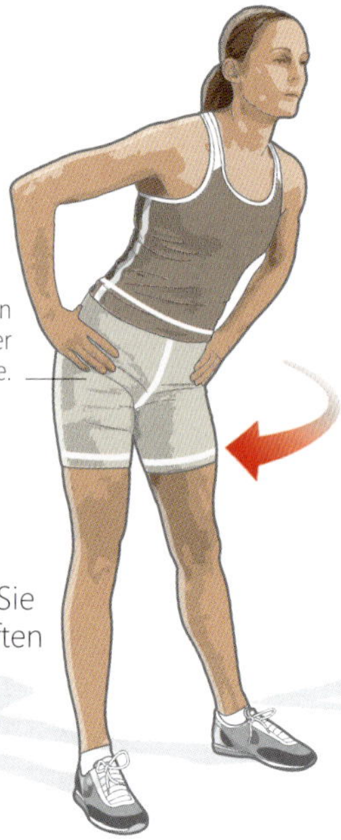

2 Kreisen Sie Ihre Hüften langsam im Uhrzeigersinn. Der Rücken bleibt gerade.

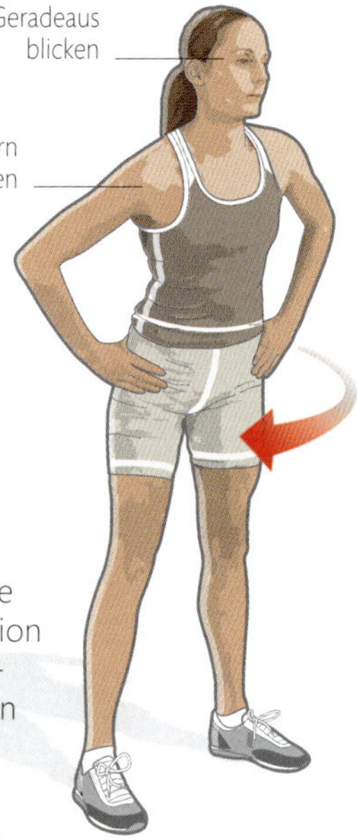

3 Setzen Sie die Rotation zurück zur Ausgangsposition in einer weichen, kontrollierten Bewegung fort.

KINDSTELLUNG

Diese Übung verbessert auf sanfte Weise die Beweglichkeit Ihrer Wirbelsäule und Hüften, während sie die Schultern und den oberen Rücken trainiert. Wenn Ihnen diese Übung schwerfällt, können Sie Ihre Oberschenkel mit einer Handtuchrolle auf den Unterschenkeln unterstützen.

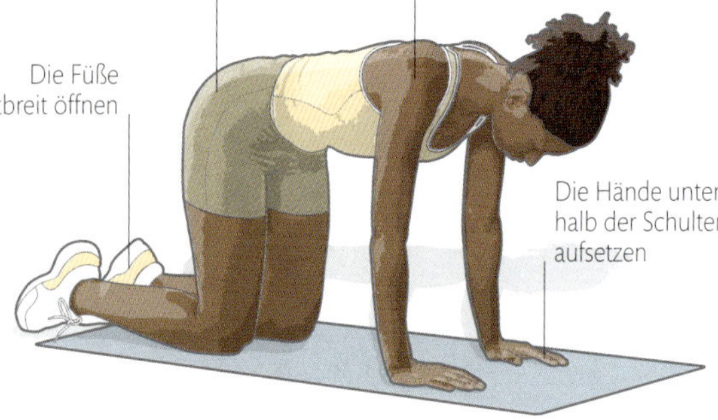
Die Hüften direkt über den Knien halten
Die Schultern entspannen
Die Füße hüftbreit öffnen
Die Hände unterhalb der Schultern aufsetzen

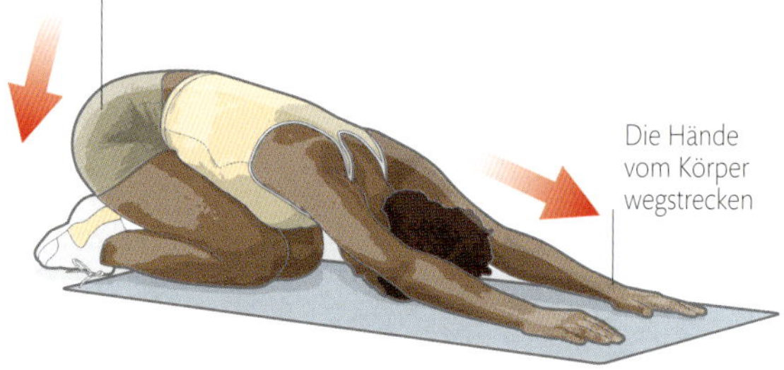
Spüren Sie der Dehnung in Hüften, Oberschenkeln und mittlerem Rücken nach.
Die Hände vom Körper wegstrecken

1 Gehen Sie in den Vierfüßerstand. Ihre Hände bilden mit den Schultern eine Linie, die Finger zeigen nach vorne und die Knie befinden sich senkrecht unter den Hüften. Rücken und Hals sind gerade.

2 Während Ihre Hände an Ort und Stelle bleiben, senken Sie Ihr Gesäß langsam auf die Fersen und die Stirn auf die Matte ab. Die Hände so weit vom Körper wegstrecken, wie es noch angenehm ist.

KOBRA

Diese einfache Übung dehnt und kräftigt die Muskeln im unteren Rücken und verbessert Ihre Wirbelsäulenbeweglichkeit. Bemühen Sie sich, die Übung in einer langsamen, fließenden Bewegung auszuführen. Hals und Schultern sollten durchgehend entspannt bleiben.

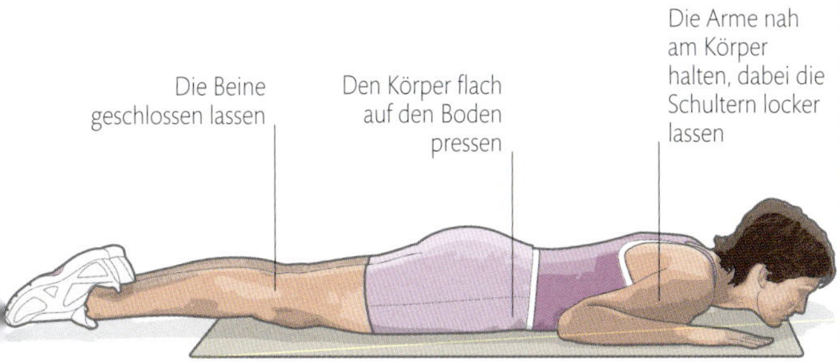

1 Legen Sie sich mit dem Gesicht nach unten auf den Boden. Ihre Hände liegen etwa auf Kinnhöhe flach auf. Die Fußspitzen strecken und die Beine schließen. Einatmen.

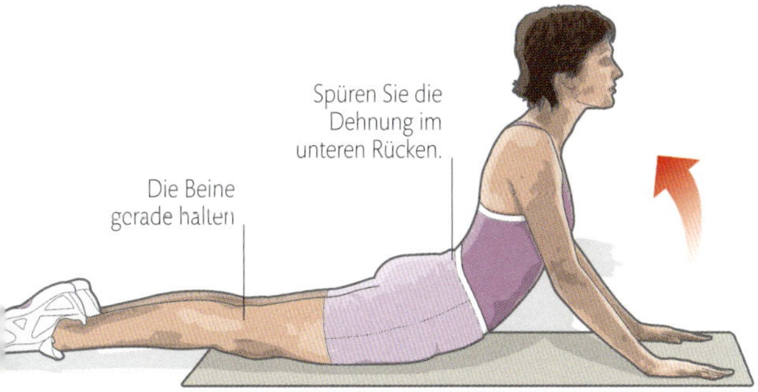

2 Pressen Sie Ihre Hüften in die Matte. Mit dem Ausatmen den Oberkörper langsam anheben und dabei mit den Armen abstützen. Kopf und Schultern so weit wie möglich heben, während der untere Rücken entspannt bleibt.

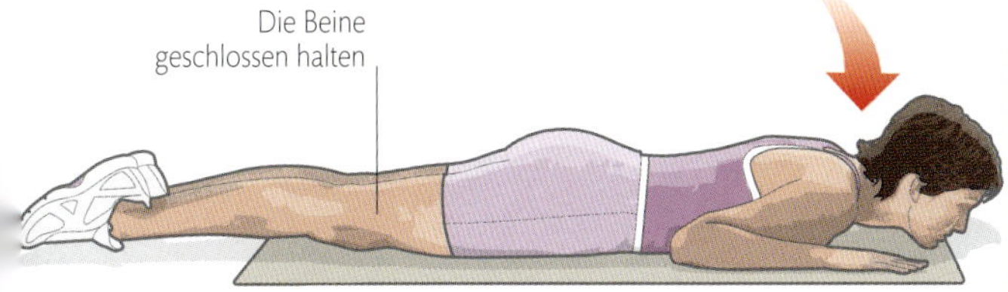

3 Die Bewegung kurz halten. Dann den Oberkörper in einer langsamen, kontrollierten Bewegung wieder in die Ausgangsposition zurückbringen.

SKORPION

Diese ausgezeichnete Dehnung für den gesamten Körper erhöht die Beweglichkeit der Wirbelsäule. Es kann etwas dauern, bis Sie die Übung beherrschen. Entscheidend ist, dass die Technik stimmt. Das ist wichtiger als die Intensität der Dehnung.

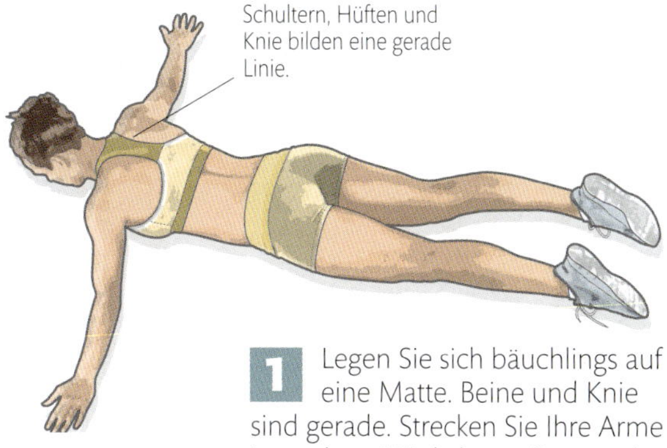

1 Legen Sie sich bäuchlings auf eine Matte. Beine und Knie sind gerade. Strecken Sie Ihre Arme im rechten Winkel vom Körper ab.

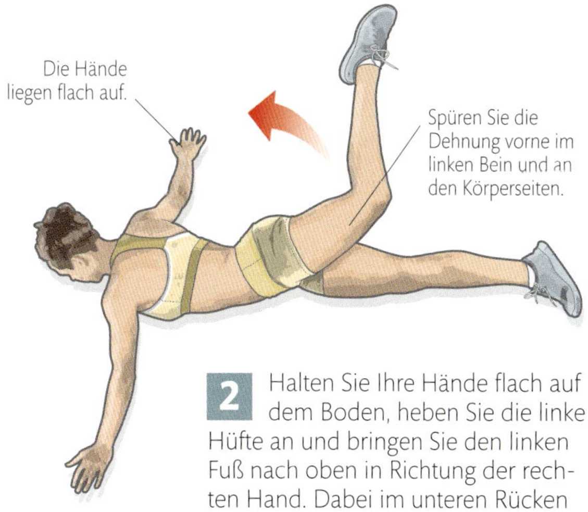
Die Hände liegen flach auf.
Spüren Sie die Dehnung vorne im linken Bein und an den Körperseiten.

2 Halten Sie Ihre Hände flach auf dem Boden, heben Sie die linke Hüfte an und bringen Sie den linken Fuß nach oben in Richtung der rechten Hand. Dabei im unteren Rücken drehen und das linke Knie beugen.

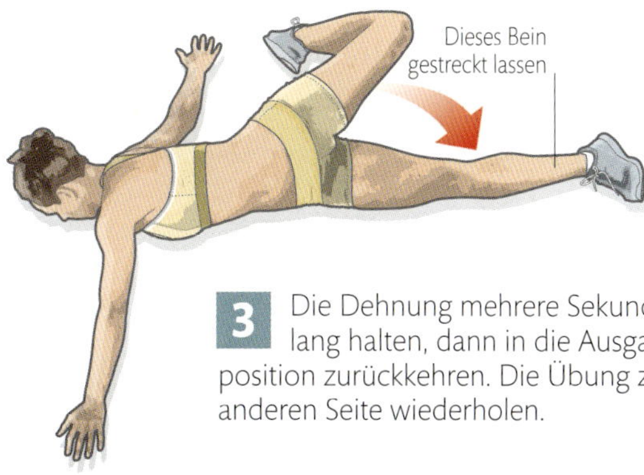
Dieses Bein gestreckt lassen

3 Die Dehnung mehrere Sekunden lang halten, dann in die Ausgangsposition zurückkehren. Die Übung zur anderen Seite wiederholen.

RÜCKWÄRTSROLLE

Diese dynamische Dehnung ist perfekt, um die Muskeln an der Wirbelsäule, im unteren Rücken und im Gesäß zu lockern. Die Übung sollte langsam und kontrolliert ausgeführt werden – am besten auf einer Matte, damit die Wirbelsäule während der Rolle abgepolstert ist. Auf den Hals darf kein Druck ausgeübt werden.

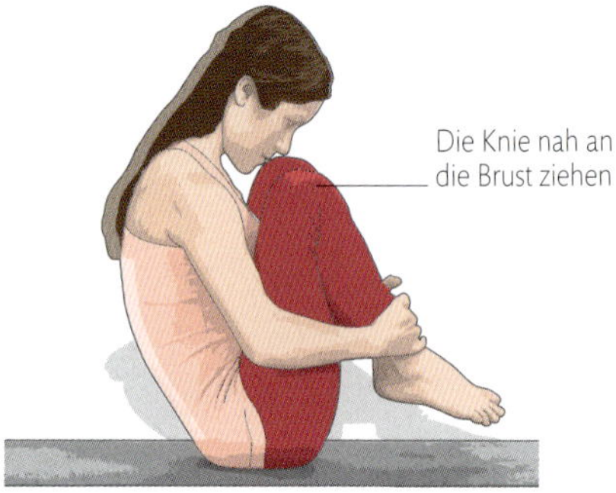

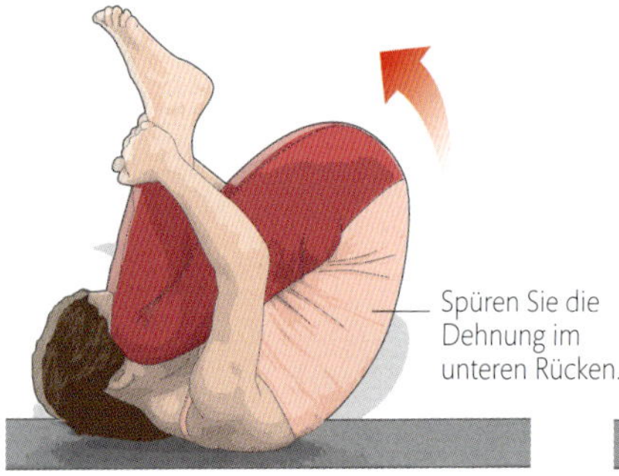

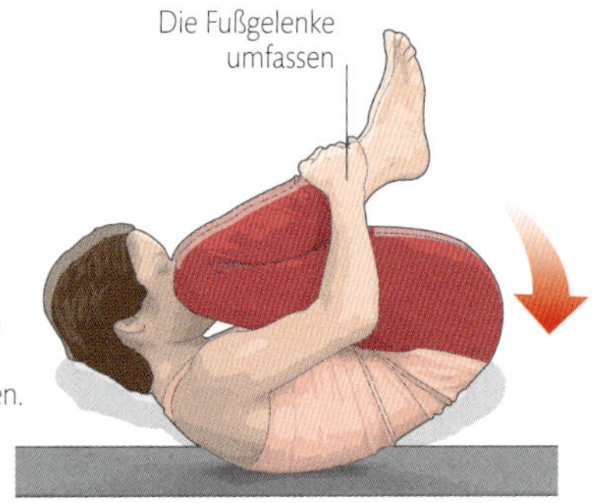

1 Setzen Sie sich aufrecht auf eine Matte und ziehen Sie die Knie an die Brust. Die Füße anheben, die Core-Muskeln aktivieren, die Fußgelenke umfassen und den Nacken entspannen. Den Kopf leicht nach vorne neigen.

2 Rollen Sie sich langsam nach hinten, bis Ihre Schulterblätter den Boden berühren. Die Knie an die Brust ziehen und die Core-Muskulatur aktiviert lassen. Achten Sie unbedingt darauf, nicht auf den Nacken zu rollen.

3 Halten Sie die Dehnung mehrere Sekunden lang. Dann in einer weichen, kontrollierten Bewegung wieder nach vorne rollen, zurück in die Ausgangsposition

SKILÄUFER

Diese ausgezeichnete Dehnung trainiert Wirbelsäule und Schultergelenke in einer fließenden Bewegung. Ober- und Unterkörper funktionieren als Einheit. Die Übung erfordert gute Koordination und einen großen Bewegungsradius. Es kann etwas dauern, bis Sie den Bewegungsablauf perfekt beherrschen.

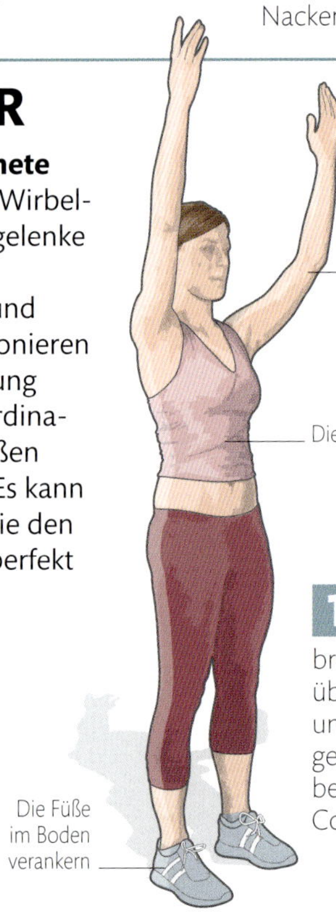

1 Stehen Sie aufrecht. Ihre Füße sind hüftbreit geöffnet, die Arme über den Kopf gestreckt und dabei schulterbreit geöffnet. Die Ellbogen leicht beugen. Aktivieren Sie Ihre Core-Muskulatur.

2 Beugen Sie Ihre Knie und senken Sie Ihr Gesäß, sodass Sie in die halbe Hocke kommen. Dabei senken Sie Ihren Oberkörper und beugen sich leicht vor. Halten Sie die Arme gestreckt, die Core-Muskeln aktiviert und den Rücken in neutraler Position.

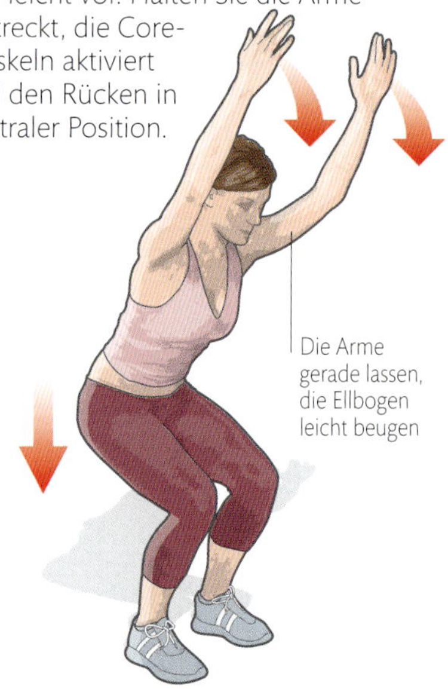

VORBEUGE IM STEHEN

Diese dynamische Dehnung verbessert die Beweglichkeit der Muskulatur im unteren Rücken und ist darüber hinaus eine Wohltat für Ihre hintere Oberschenkelmuskulatur und die Schultern. Führen Sie diese Übung in einer weichen, fließenden Bewegung aus.

1 Stehen Sie aufrecht. Die Füße sind schulterbreit geöffnet, die Knie sind locker. Aktivieren Sie Ihre Core-Muskulatur und strecken Sie Ihre Arme mit leicht gebeugten Ellbogen nach oben.

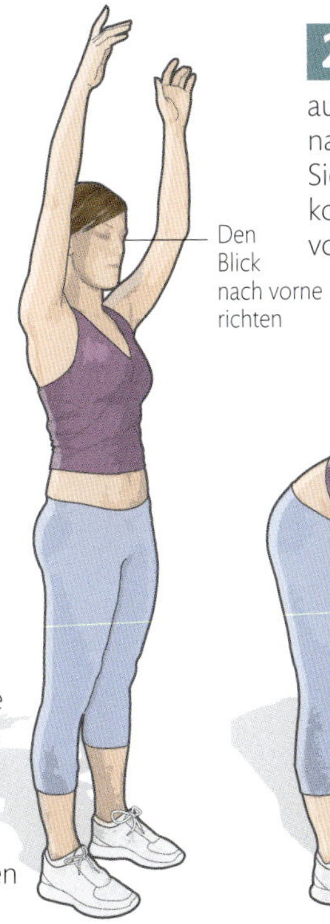

2 Beginnen Sie, vom Kopf und dem oberen Rücken ausgehend, die Wirbelsäule nach unten abzurollen. Lassen Sie Ihre Arme in einer weichen, kontrollierten Bewegung nach vorne unter die Schultern fallen.

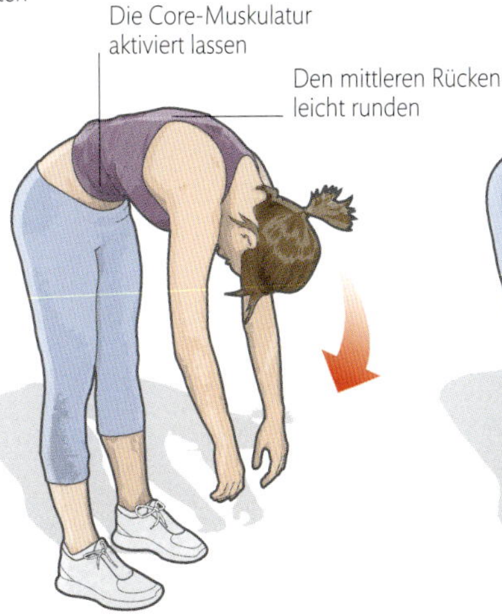

3 Setzen Sie die Bewegung fort, bis Sie in Wirbelsäule und Hüften so weit wie möglich gebeugt sind, ohne Schmerzen zu spüren. Entspannen Sie Kopf, Hals und Schultern. Kurz halten, dann in einer langsamen, fließenden Bewegung in die Ausgangsposition zurückkehren.

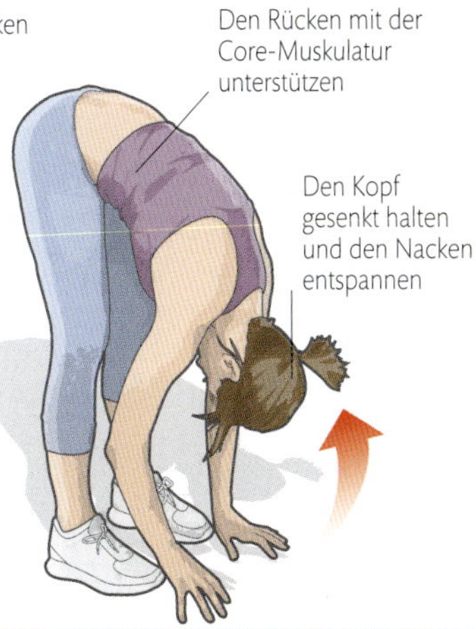

3 Setzen Sie in der halben Hocke die Schwungbewegung der Arme fort und führen Sie sie an den Beinen vorbei. Die Arme gestreckt und die Ellbogen leicht gebeugt lassen.

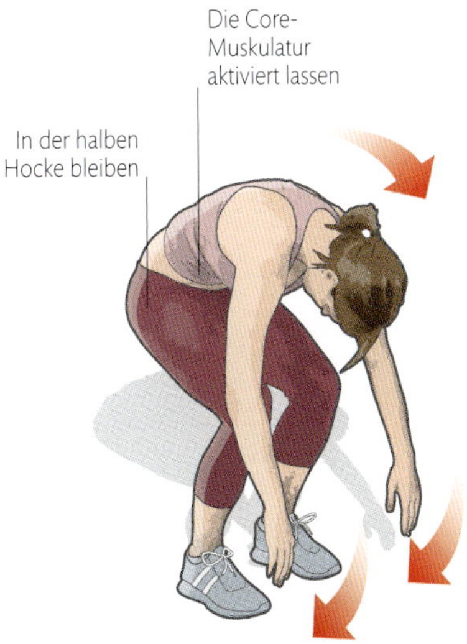

4 Schwingen Sie mit gestreckten Armen die Hände an den Knien vorbei in Richtung Hüften.

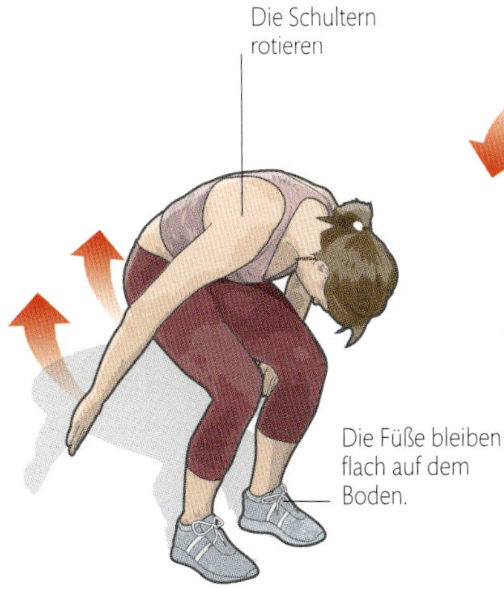

5 Schwingen Sie die Arme weiter nach hinten und oben und drehen Sie dabei die Schultergelenke, bis Ihre Arme in etwa parallel zu Ihren Schenkeln sind. Am Ende der Schwingung kurz pausieren, dann in umgekehrter Bewegungsabfolge in die Ausgangsposition zurückkehren.

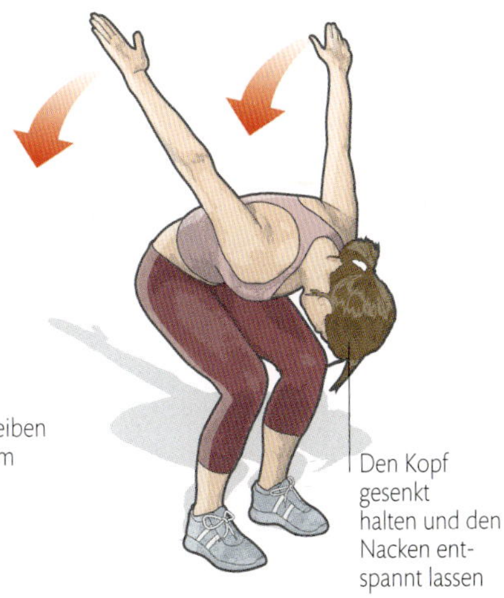

AKTIVIEREN

Das Aktivieren ist ein fundamentales Element des Core-Trainings. Es kräftigt den unteren Rumpfbereich und beugt Verletzungen vor. Die tiefe Muskulatur ist nicht so einfach zu erspüren wie die oberflächliche. Es erfordert Zeit, Fokus und Kontrolle, zu lernen sie zu aktivieren. Konzentrieren Sie sich auf Ihre Atmung und die Technik, damit Sie die Bewegungen wirklich korrekt ausführen.

AKTIVER BECKENBODEN

ZIELMUSKELN	ZIELBEWEGUNG
■ Querer Bauchmuskel	
■ Beckenboden	
■ Vielgefiederter Muskel	

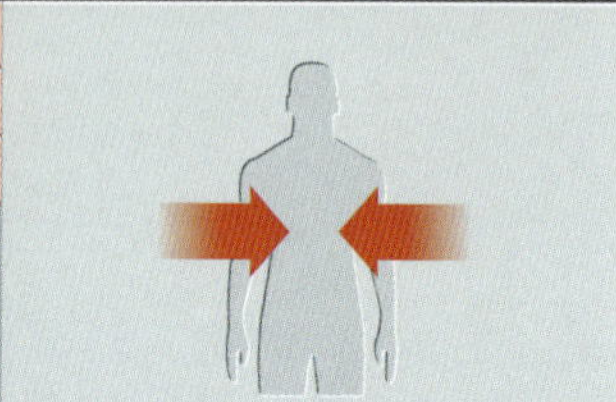

Isometrisch

SCHWIERIGKEITSGRAD

●○○○○○○○○○

Diese Übung dehnt die Muskeln und Bänder Ihres Rückens sanft, kräftigt Ihre Core-Muskulatur und verbessert Ihre Haltung; außerdem verringert sie den Druck auf die Facettengelenke. Führen Sie diese Übung zunächst im Liegen durch. Wenn Sie die Technik beherrschen, können Sie sie anschließend im Stehen ausprobieren.

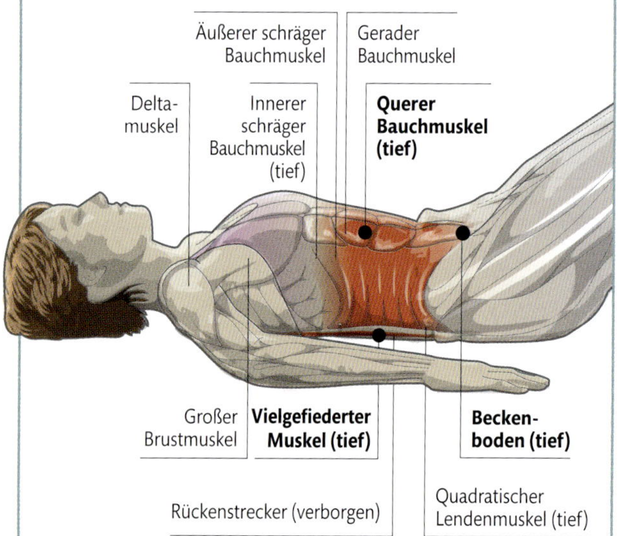

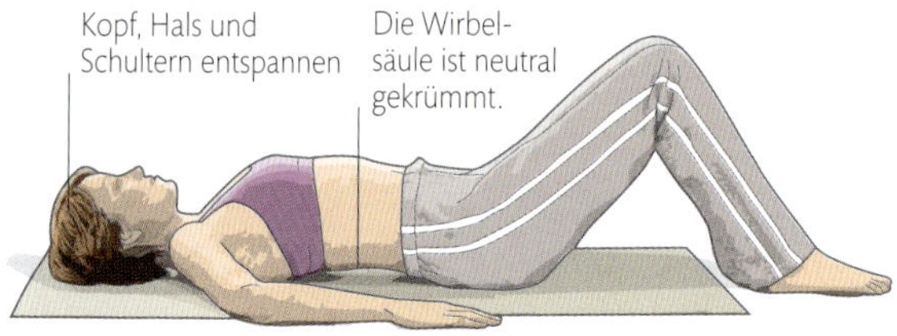

1 Legen Sie sich auf den Rücken und stellen Sie die Füße flach auf, sodass die Knie in einem bequemen Winkel gebeugt sind. Die Arme liegen neben dem Körper, der untere Rücken ist natürlich gekrümmt. Entspannen Sie in dieser Position, bevor Sie beginnen.

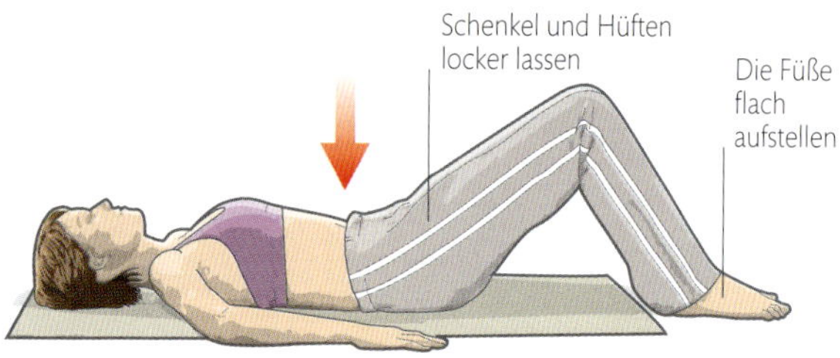

2 Pressen Sie Ihren unteren Rücken sanft gegen den Boden und kippen Sie Ihr Schambein nach oben, inden Sie Ihre Bauch- und Beckenbodenmuskeln aktivieren. Mindestens drei Sekunden halten.

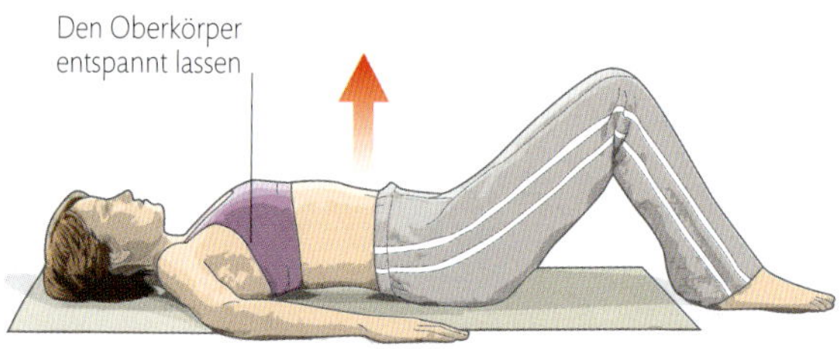

3 Lassen Sie locker und kehren Sie in die Ausgangshaltung zurück, sodass der untere Rücken wieder leicht gekrümmt ist. Wie gefordert wiederholen, dann entspannen.

STEIGERUNG 1

Diese Beckenkippe im Knien hilft bei einer schlechten Körperhaltung und bei Rückenbeschwerden. Manche Experten empfehlen diese Übung anstelle der Variante in Rückenlage (links), weil sie mehr Bewegungsspielraum bietet.

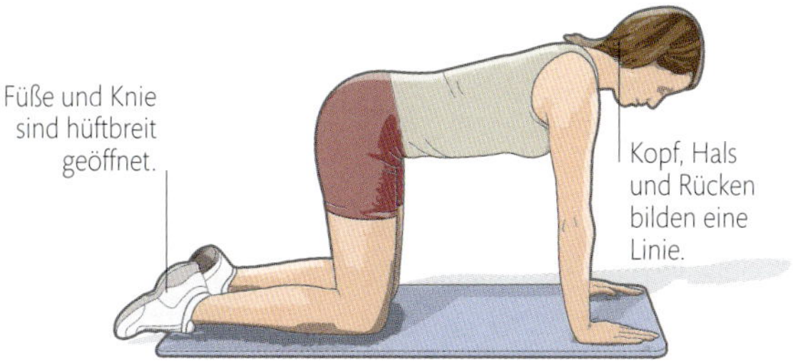

1 Knien Sie sich auf eine Matte. Positionieren Sie die Hände unter den Schultern und die Knie unter den Hüften. Der Rücken ist neutral. Tief einatmen.

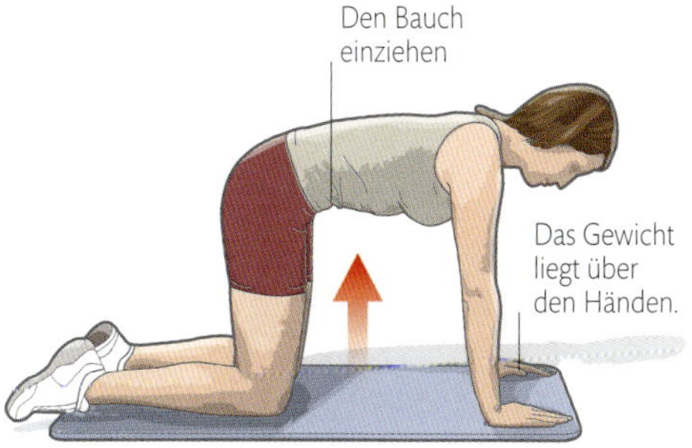
Den Bauch einziehen
Das Gewicht liegt über den Händen.

2 Ausatmen, die Bauchmuskeln kräftig einziehen und den Bauchnabel Richtung Wirbelsäule saugen. In einer fließenden Bewegung die Krümmung im unteren Rücken umkehren und das Becken kippen.

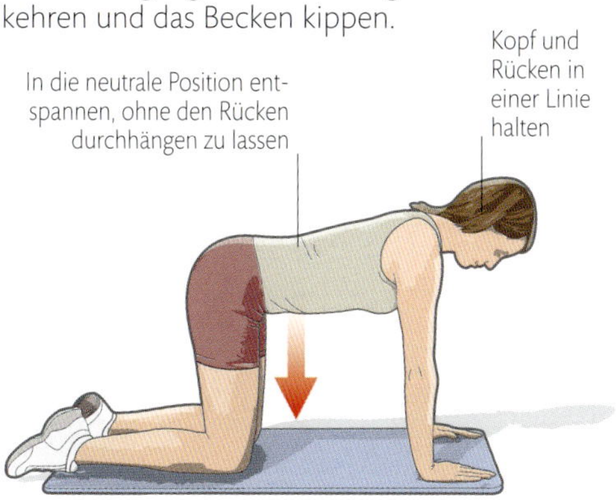
In die neutrale Position entspannen, ohne den Rücken durchhängen zu lassen
Kopf und Rücken in einer Linie halten

3 Die Wirbelsäule in eine neutrale Position entspannen, ohne dass der Rücken durchhängt. Einatmen, ausatmen und die Bauchmuskeln spüren. Wie gefordert wiederholen.

STEIGERUNG 2

Die Beckenkippe in aufrechter Haltung ist schwieriger, ob im Sitzen oder Stehen. Bei dieser Variante bietet der Ball Unterstützung, da er sich leicht nach vorne bewegt, wenn man die Bewegung richtig ausführt.

1 Setzen Sie sich aufrecht auf einen Gymnastikball, die Füße sind parallel und hüftbreit geöffnet. Die Hände ruhen auf den Knien, der Rücken ist gerade, die Wirbelsäule neutral. Tief einatmen und diese Position halten.

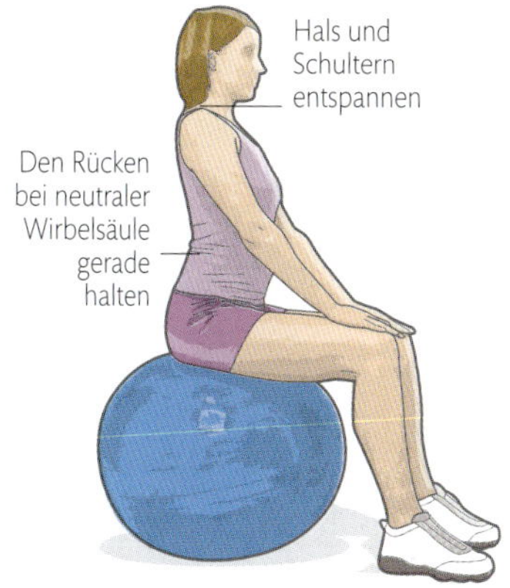
Hals und Schultern entspannen
Den Rücken bei neutraler Wirbelsäule gerade halten

2 Kraftvoll ausatmen, dabei die Bauchmuskeln kräftig Richtung Wirbelsäule einziehen. In einer fließenden Bewegung die Krümmung im unteren Rücken umkehren, indem Sie die Hüften nach hinten kippen und den Ball dabei etwas nach vorne rollen.

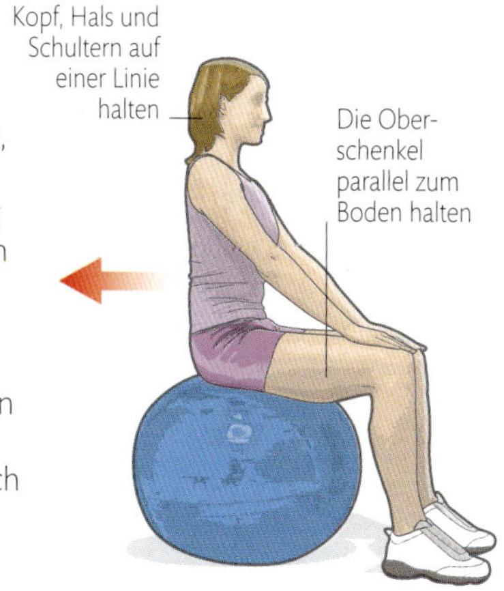

3 Die Position mehrere Sekunden halten, dann loslassen und in die neutrale Position von Schritt 1 zurückkehren. Wie gefordert wiederholen und entspannen.

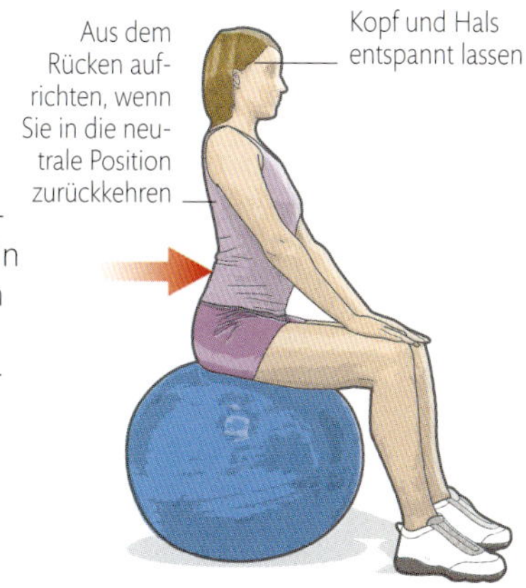
Aus dem Rücken aufrichten, wenn Sie in die neutrale Position zurückkehren
Kopf und Hals entspannt lassen

BALLDRÜCKEN

ZIELMUSKELN

- Querer Bauchmuskel
- Beckenboden
- Kleiner Gesäßmuskel
- Mittlerer Gesäßmuskel

ZIELBEWEGUNG

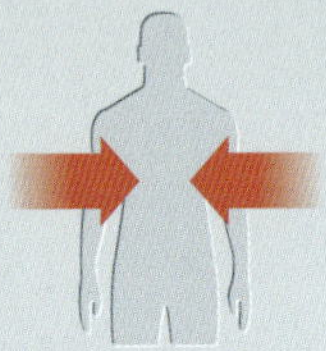

Isometrisch

SCHWIERIGKEITSGRAD

Diese sanfte Kräftigungsübung trainiert die tiefen Muskeln in Core-Bereich, Gesäß und Oberschenkelinnenseite und verbessert die Hüftstabilität.

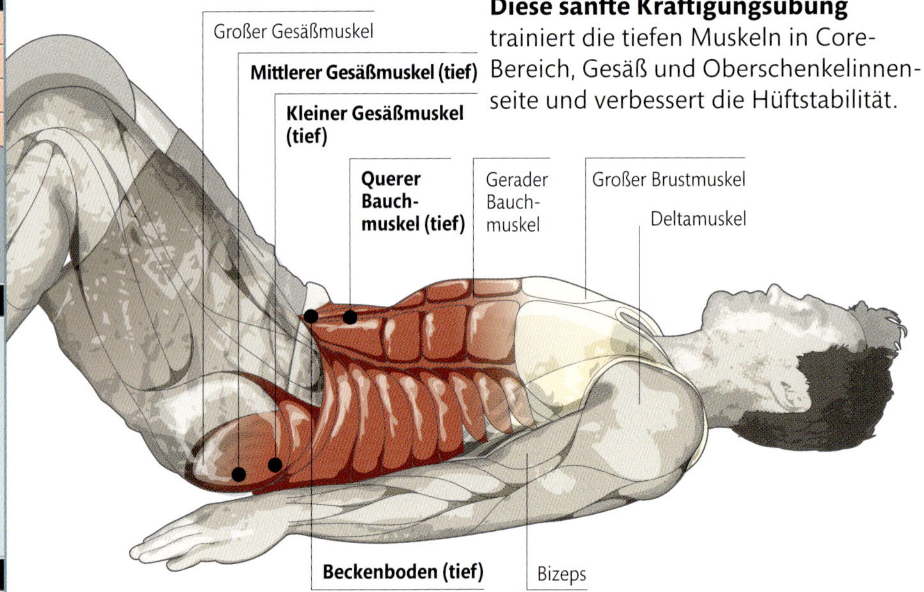

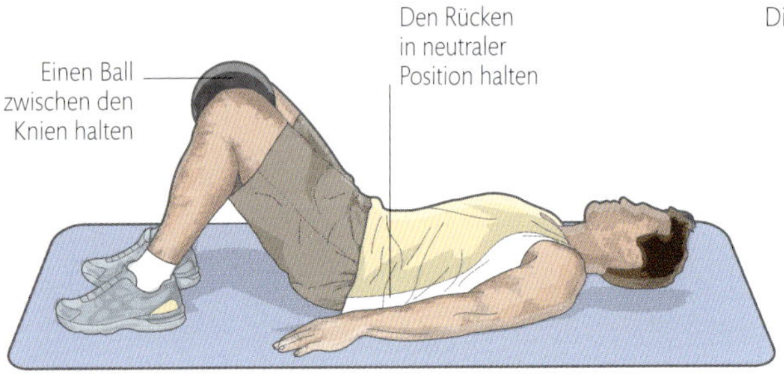
Einen Ball zwischen den Knien halten
Den Rücken in neutraler Position halten

1 Nehmen Sie in Rückenlage einen Ball zwischen die Knie. Das Becken ist in neutraler Position. Die Füße flach aufstellen und die Knie im rechten Winkel beugen.

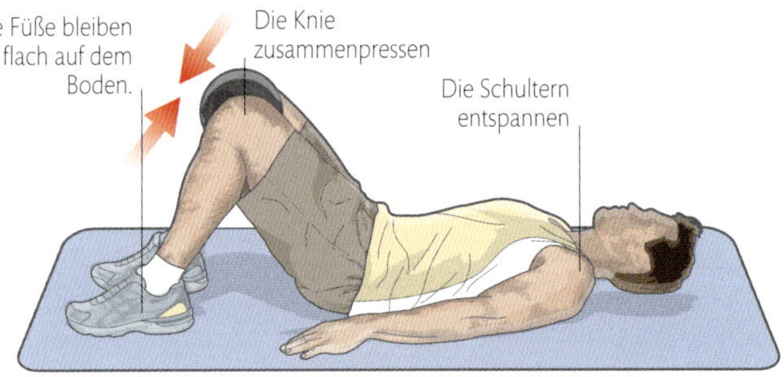

2 Pressen Sie die Knie möglichst kräftig zusammen. 5 Sekunden halten und alle Core-Muskeln aktivieren. In die Ausgangsposition zurückkehren und wie erforderlich wiederholen.

STEIGERUNG 1

Mit angehobenen Knien ist die Bewegung weniger stabil. Nehmen Sie in Rückenlage einen Ball zwischen die Knie. Das Becken ist in neutraler Position. Mit geschlossenen Füßen die Knie heben, bis Ober- und Unterschenkel einen rechten Winkel bilden. Die Position 5 Sekunden halten, dann entspannen.

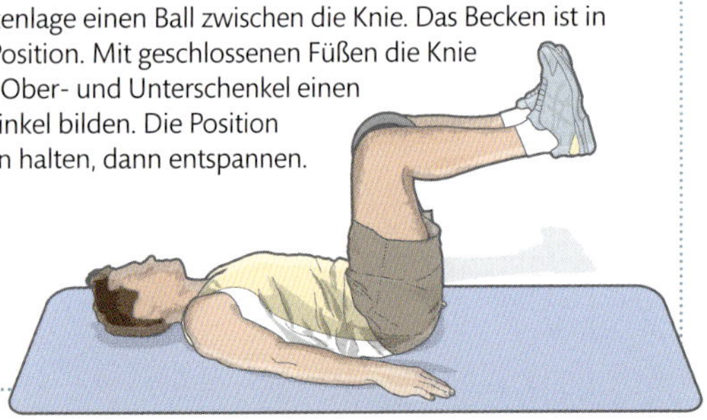

STEIGERUNG 2

Bei dieser Variante müssen Ihre Core- und Gesäßmuskeln härter arbeiten, weil das Pressen in einigem Abstand zu den Hüften stattfindet. Nehmen Sie in Bauchlage eine Handtuchrolle zwischen die Knie. Die Stirn ruht auf den Handrücken, die Beine sind gestreckt. Spannen Sie Bauch und Gesäß fest an und pressen Sie die Fußinnenseiten aneinander. 5 Sekunden halten. In die Ausgangsposition zurückkehren und entspannen.

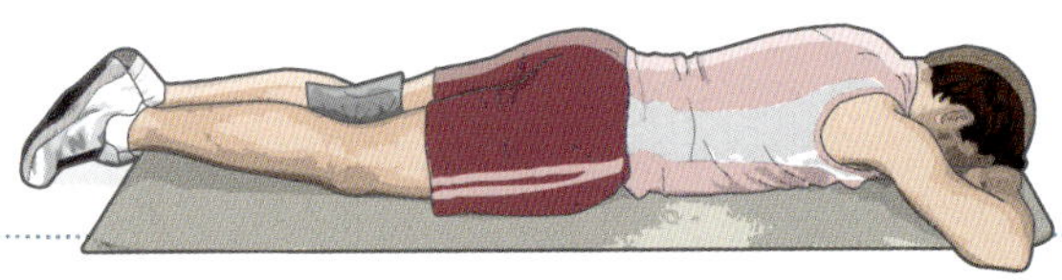

FERSE ZUM KNIE

ZIELMUSKELN

- Querer Bauchmuskel
- Innere schräge Bauchmuskeln
- Beckenboden
- Vielgefiederter Muskel
- quadratischer Lendenmuskel

ZIELBEWEGUNG

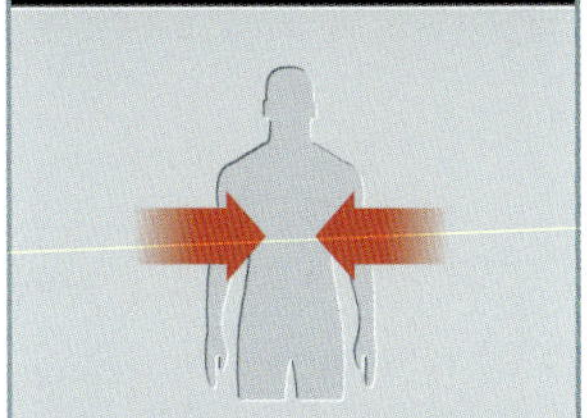

Isometrisch

SCHWIERIGKEITSGRAD

Diese Übung verbessert Ihr Gespür für die neutrale Hüftposition, fördert die Stabilität und die korrekte Ausrichtung der unteren Wirbelsäule und kräftigt die sie stützende tiefe Core-Muskulatur.

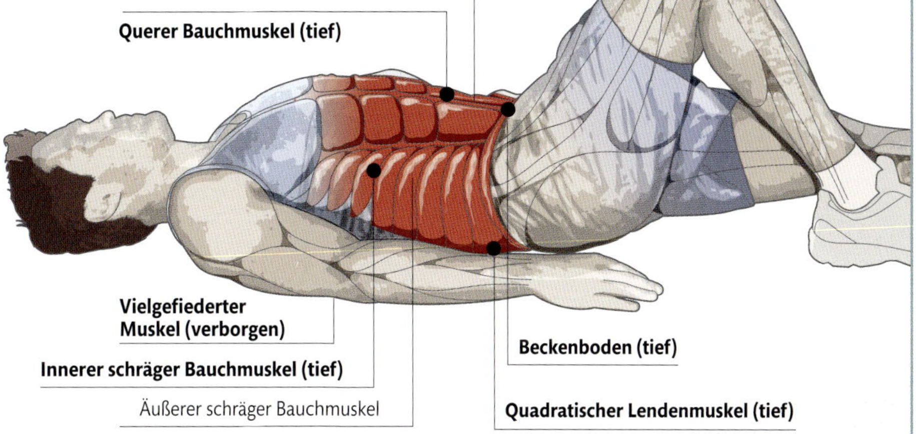

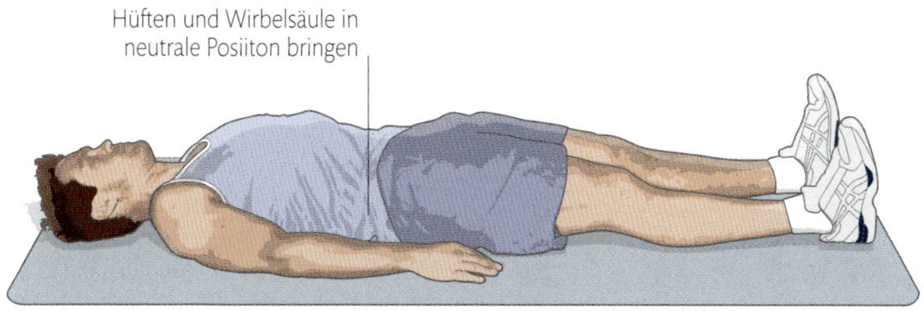

1 Legen Sie sich auf den Rücken. Die Beine sind gestreckt, Ihre Arme liegen seitlich neben dem Körper. Pressen Sie die Fersen leicht in den Boden. Finden Sie die neutrale Hüft- und Wirbelsäulenposition, bevor Sie mit dieser Übung beginnen.

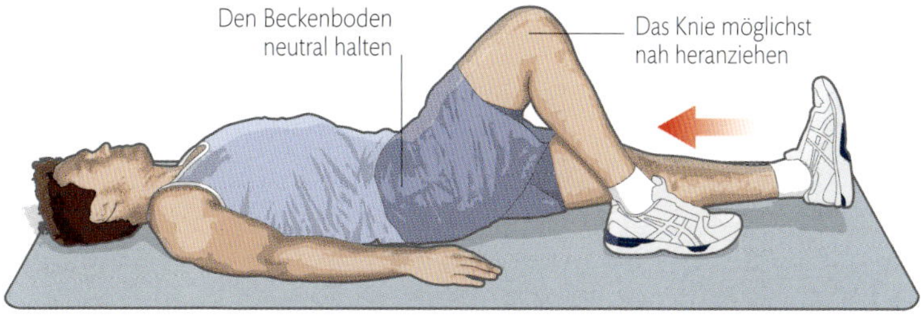

2 Bewegen Sie langsam Ihr rechtes Knie nach oben, indem Sie Ihre Ferse den Boden entlangziehen. Beugen Sie das Knie so weit wie möglich, ohne mit der Hüfte zu schaukeln, sie anzuheben oder die Lendenwirbelposition zu verändern.

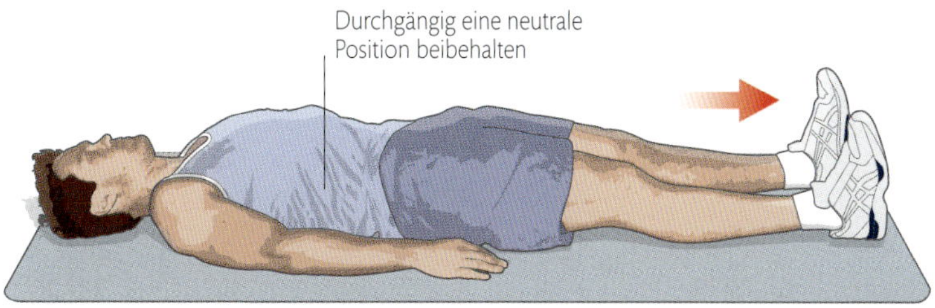

3 Gleiten Sie mit dem rechten Bein zurück in die Ausgangsposition, ohne dass die Hüfte kippt. Lassen Sie Gewicht auf dem Steißbein und die Core-Muskeln aktiviert. Mit beiden Beinen abwechselnd wie gefordert wiederholen, dann entspannen.

KNIE ZUR BRUST

ZIELMUSKELN

- Querer Bauchmuskel
- Innere schräge Bauchmuskeln
- Beckenboden
- Hüftbeuger
- Vielgefiederter Muskel

ZIELBEWEGUNG

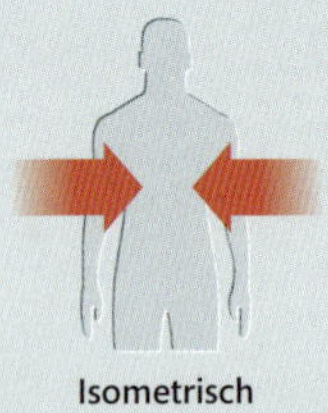

SCHWIERIGKEITSGRAD

Dies ist eine die Core-Muskeln stabilisierende Übung mit mittlerer Belastung, die die tiefen Muskeln in Bauch und unterem Rücken kräftigt. Sie wirkt auch vorbeugend gegen Rückenschmerzen im Lendenwirbelbereich. Lassen Sie Ihre Core-Muskeln durchgehend aktiviert, um optimal von dieser Übung zu profitieren.

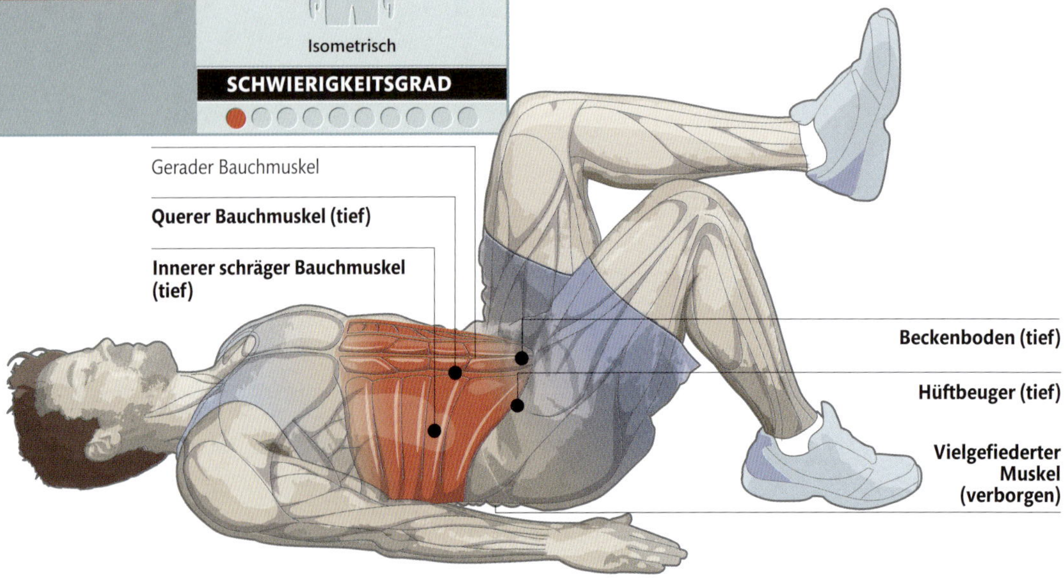

VARIANTE

Bei dieser einfachen Variante der Bewegung bleibt ein Fuß die ganze Zeit auf dem Boden verankert – sie eignet sich als sanfte Aufwärmübung oder als leichtere Version der Übung. Lassen Sie Ihre Core-Muskeln durchgängig aktiviert und konzentrieren Sie sich auf die korrekte Haltung.

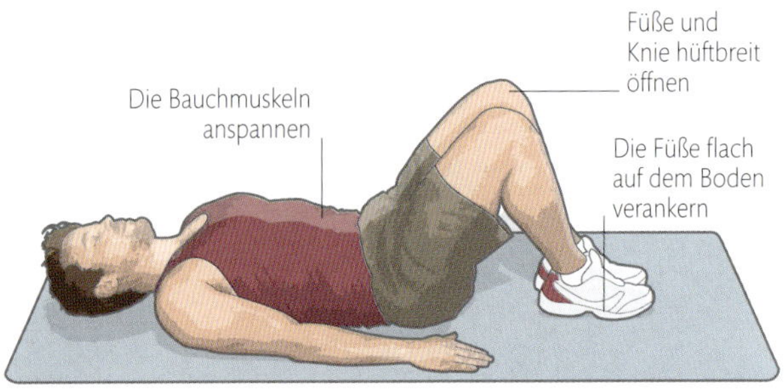
Die Bauchmuskeln anspannen
Füße und Knie hüftbreit öffnen
Die Füße flach auf dem Boden verankern

1 Legen Sie sich auf den Rücken, sodass Wirbelsäule und Hüften in neutraler Position sind. Entspannen Sie den oberen Rücken und die Schultern, beugen Sie die Knie und aktivieren Sie Ihre Core-Muskeln.

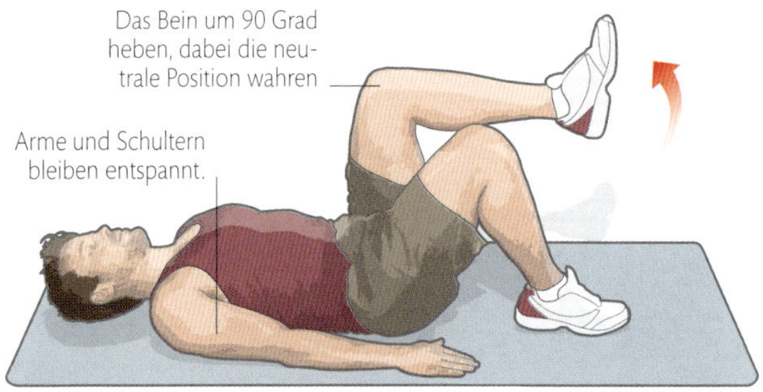
Das Bein um 90 Grad heben, dabei die neutrale Position wahren
Arme und Schultern bleiben entspannt.

2 Heben Sie das linke Bein, bis es einen rechten Winkel bildet. Hüfte und unterer Rücken bleiben unverändert. Mehrere Sekunden halten, dann langsam das Bein wieder absetzen. Wie gefordert wiederholen, dann das Bein wechseln.

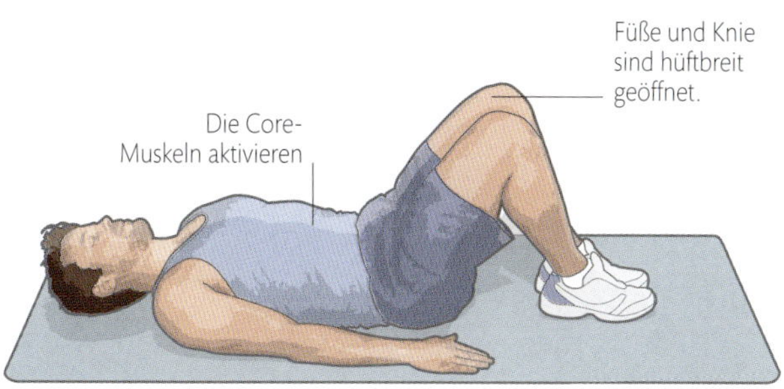
Füße und Knie
sind hüftbreit
geöffnet.
Die Core-
Muskeln aktivieren

1 Legen Sie sich auf den Rücken und beugen Sie die Knie, die Füße bleiben flach auf dem Boden. Schultern und oberen Rücken entspannen und die Bauchmuskeln aktivieren. Wirbelsäule und Hüften sind neutral.

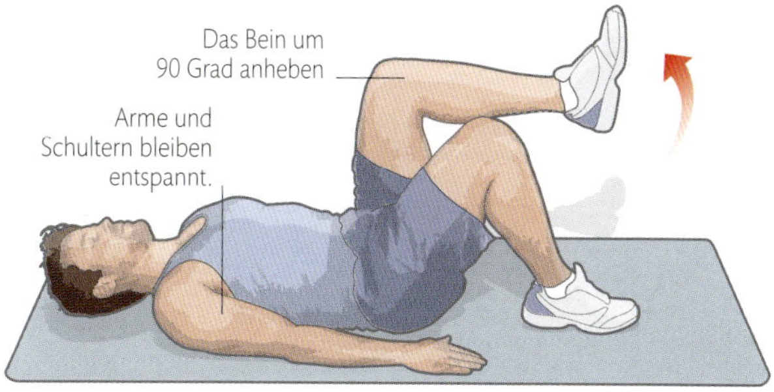
Das Bein um
90 Grad anheben
Arme und
Schultern bleiben
entspannt.

2 Mit aktivierten Bauchmuskeln das linke Knie anheben, sodass Ober- und Unterschenkel einen rechten Winkel bilden. Der rechte Fuß steht fest auf dem Boden. Behalten Sie die neutrale Position bei.

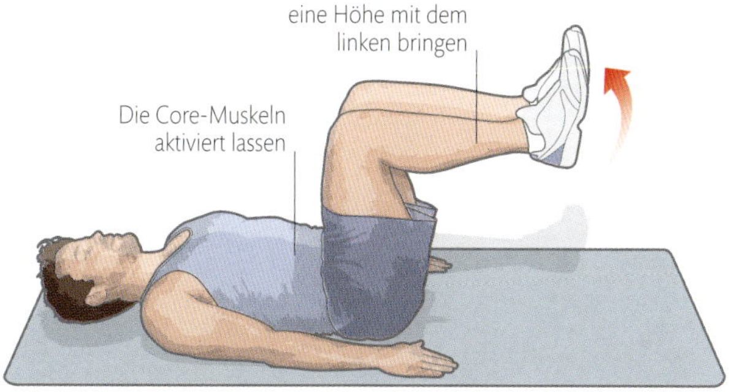

3 Mit aktivierten Bauchmuskeln das rechte Bein neben das linke bringen. Mehrere Sekunden halten. Dabei nicht die Hüften kippen oder den Rücken durchhängen lassen.

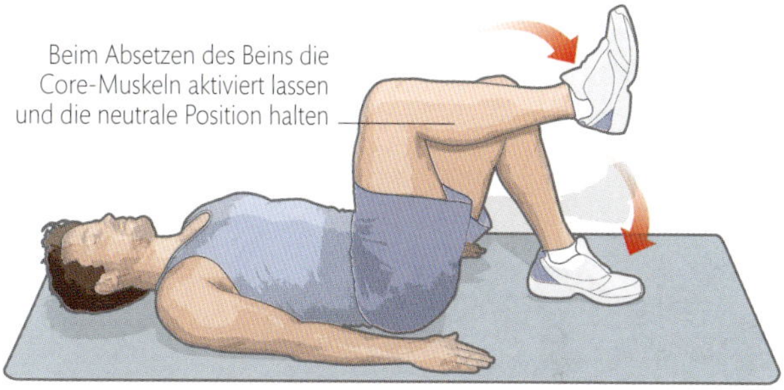
Beim Absetzen des Beins die
Core-Muskeln aktiviert lassen
und die neutrale Position halten

4 Die Core-Muskeln aktiviert lassen und das linke Bein langsam senken, bis der Fuß flach steht. Kein Hohlkreuz machen. Dann den rechten Fuß senken.

STEIGERUNG

Sobald Sie die Basisübung beherrschen, können Sie diese anspruchsvollere Variante ausprobieren, bei der Sie beide Beine gleichzeitig anheben. Konzentrieren Sie sich während der gesamten Übung auf einen stabilen, aktiven Core und eine neutrale Haltung. Die Knie bleiben stets im selben Winkel gebeugt, der Rücken darf weder durchhängen noch ein Hohlkreuz bilden.

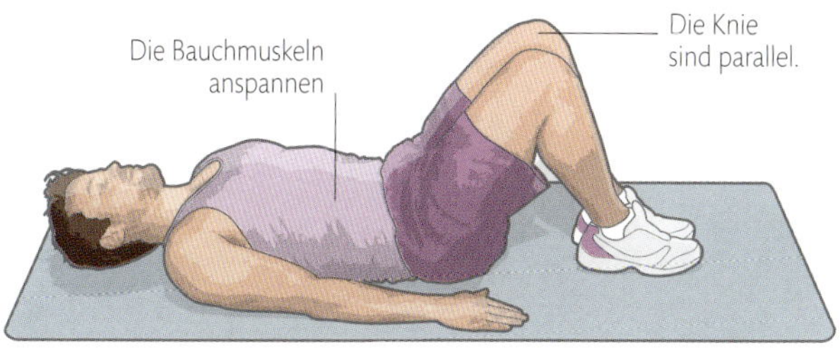

1 Legen Sie sich flach auf den Rücken, entspannen Sie den oberen Rücken und die Schultern und nehmen Sie die neutrale Wirbelsäulenposition ein. Die Knie werden gebeugt, während die Füße flach auf dem Boden stehen.

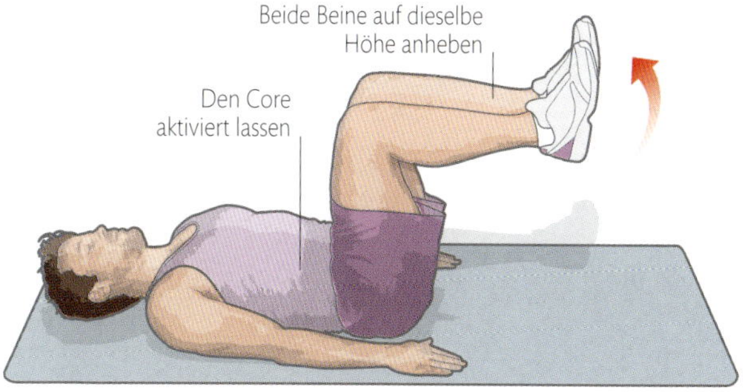

2 Die Core-Muskeln aktivieren. Heben Sie beide Beine an, halten Sie sie parallel und bleiben Sie in neutraler Wirbelsäulenposition. Mehrere Sekunden halten, dann die Beine langsam senken, ohne ins Hohlkreuz zu kommen.

ZEHENTIPPEN

ZIELMUSKELN

- Querer Bauchmuskel
- Innere schräge Bauchmuskeln
- Beckenboden
- Vielgefiederter Muskel
- Quadratischer Lendenmuskel

ZIELBEWEGUNG

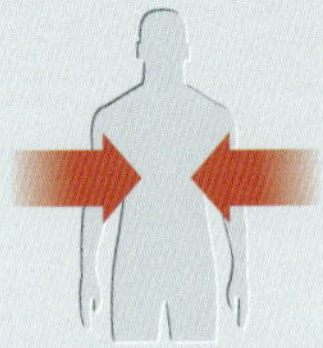

Isometrisch

SCHWIERIGKEITSGRAD

Dies ist eine moderat belastende Stabilisierungsübung für die Core-Muskeln, die die tiefe Muskulatur in Bauch und unterem Rücken kräftigt. Idealerweise bleiben Ihre Core-Muskeln während der gesamten Übung aktiviert.

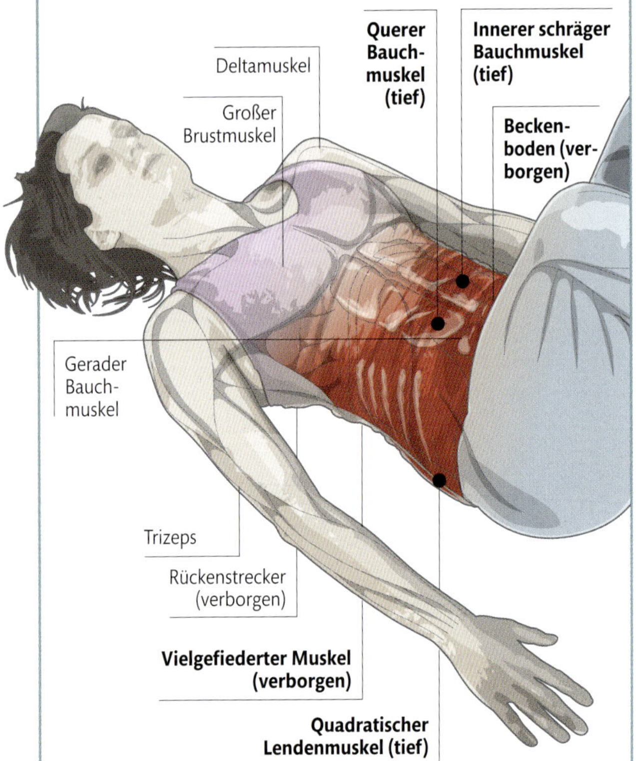

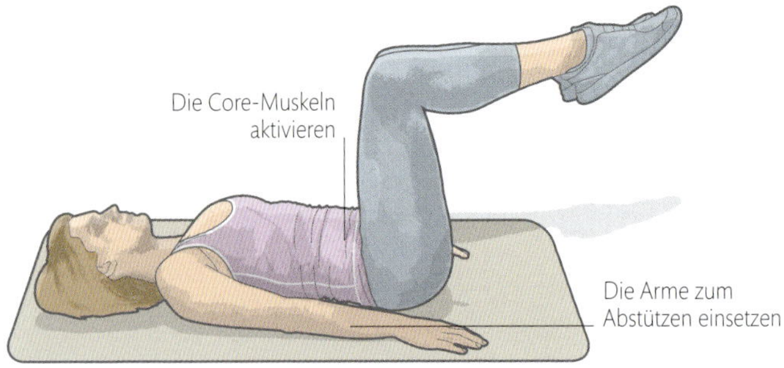
Die Core-Muskeln aktivieren
Die Arme zum Abstützen einsetzen

1 Legen Sie sich auf den Rücken, die Arme liegen seitlich. Aktivieren Sie die Core-Muskeln und heben Sie die Beine an. Knie und Füße hüftbreit öffnen. Halten Sie Wirbelsäule und Hüften in einer neutralen Position, entspannen Sie die Schultern und stabilisieren Sie sich notfalls mit den Armen.

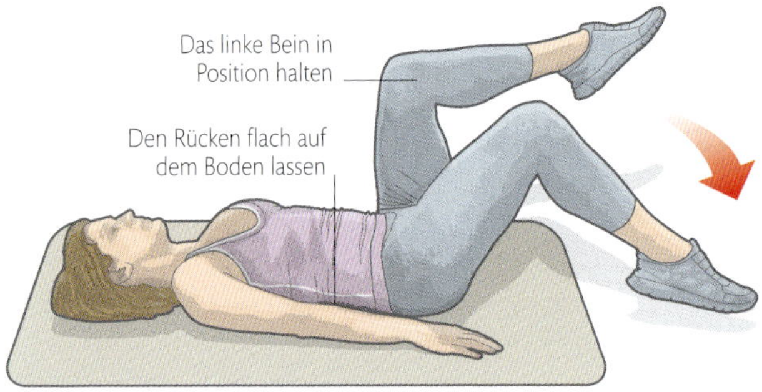
Das linke Bein in Position halten
Den Rücken flach auf dem Boden lassen

2 Lassen Sie die Core-Muskeln aktiviert und halten Sie Ihr linkes Bein im rechten Winkel. Das rechte Bein langsam und kontrolliert Richtung Boden senken, ohne den Rücken zu wölben und vom Boden zu lösen.

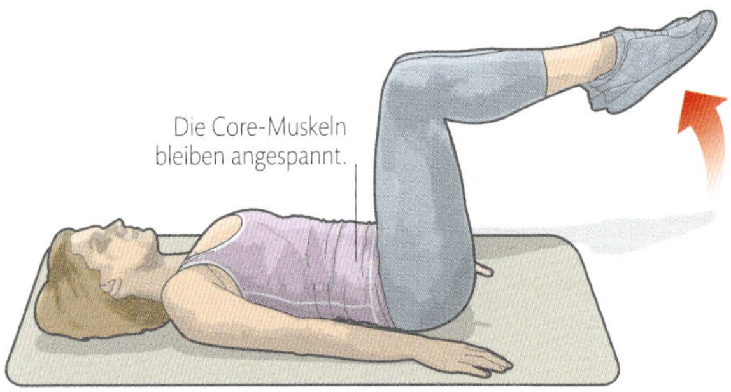
Die Core-Muskeln bleiben angespannt.

3 Am Ende der Bewegung halten, die Core-Muskeln aktiv lassen. Anschließend kontrolliert in die Ausgangsposition zurückkehren. Wie gefordert wiederholen und Beine wechseln.

STEIGERUNG 1

Sobald Sie die Grundübung beherrschen, können Sie die Bewegung intensivieren, indem Sie beide Beine gleichzeitig senken und heben. Das beansprucht die Muskeln in Bauch und unterem Rücken viel stärker.

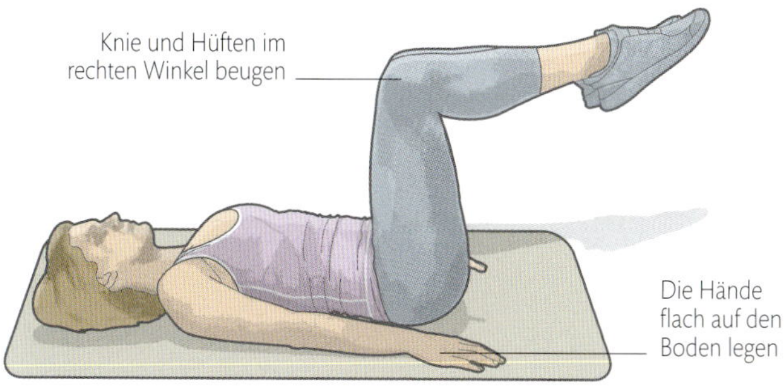

1 Legen Sie sich auf den Rücken, die Arme liegen seitlich. Aktivieren Sie die Bauchmuskeln, heben Sie Ihre Beine mit geschlossenen Knien und Füßen an, die Zehen zeigen nach vorne. Stabilisieren Sie sich mit den Armen.

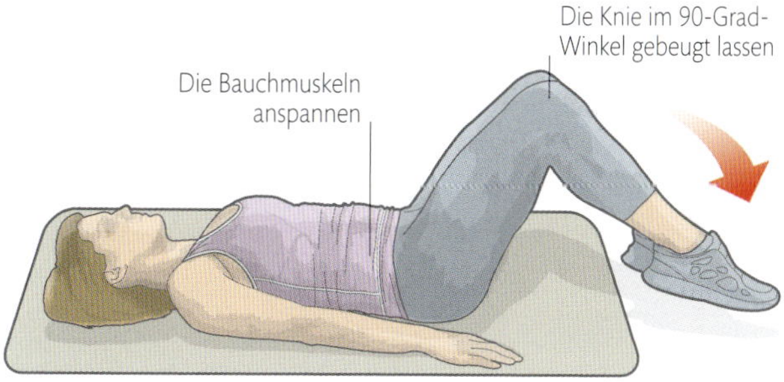

2 Bei aktivierten Core-Muskeln langsam beide Füße kontrolliert senken, ohne sie auf dem Boden abzustellen.

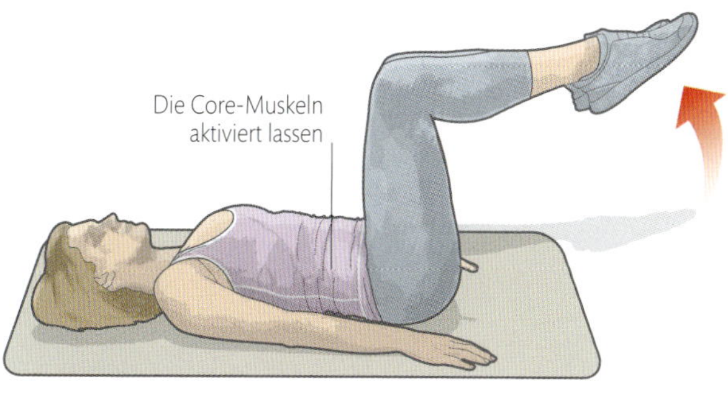

3 Am Ende der Bewegung halten, dann langsam und kontrolliert zur Ausgangsposition zurückkehren.

STEIGERUNG 2

Wenn Sie Ihre Arme anheben, wird Ihr Körper instabiler und Ihre Core-Muskeln müssen härter arbeiten. Die Ausgangsposition ist dieselbe wie bei Steigerung 1, jedoch mit gerade nach oben gestreckten Armen. Halten Sie Ihre Arme ruhig, aktivieren Sie die Core-Muskeln und senken Sie die Füße abwechselnd Richtung Boden.

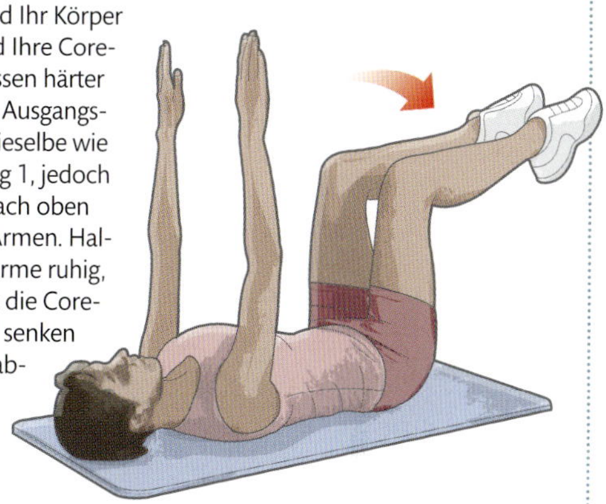

STEIGERUNG 3

Dieser Variante intensiviert durch seitliche Instabilität. Beginnen Sie mit erhobenen Armen und angehobenen Füßen, die Knie sind gebeugt. Senken Sie gleichzeitig den linken Arm und das linke Bein. Zur Ausgangsposition zurückkehren und wie gefordert wiederholen. Seiten wechseln.

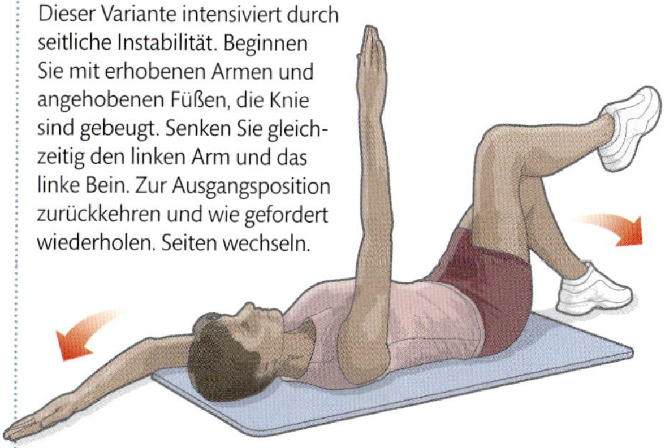

STEIGERUNG 4

Diese Variante fügt eine dynamische Bewegung und Instabilität in Drehrichtung hinzu. Beginnen Sie mit erhobenen Armen und Füßen, die Knie sind gebeugt. Den linken Arm nach hinten senken, das linke Knie an die Brust ziehen. Das rechte Bein möglichst weit strecken, ohne den Rücken zu wölben. Wiederholen und Seiten wechseln.

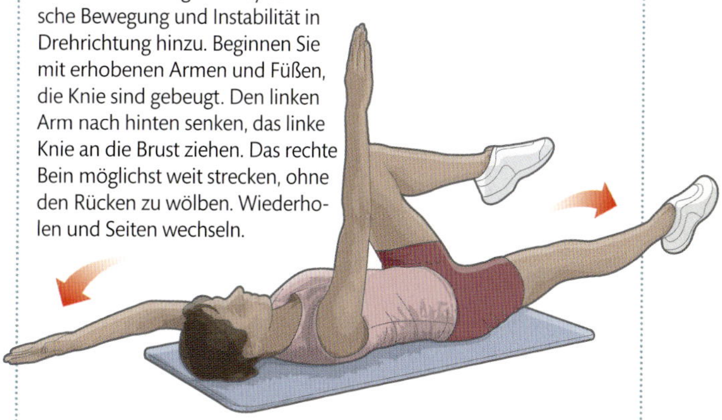

BAUCHEINZIEHEN IN BAUCHLAGE

ZIELMUSKELN

- Querer Bauchmuskel
- Beckenboden
- Vielgefiederter Muskel

Diese einfache Übung verhilft Ihnen zu Kraft und Kontrolle in Beckenboden, querem Bauchmuskel und den die Wirbelsäule stabilisierenden Muskeln. Erhöhen Sie mit zunehmendem Fortschritt nach und nach die Anzahl der Wiederholungen.

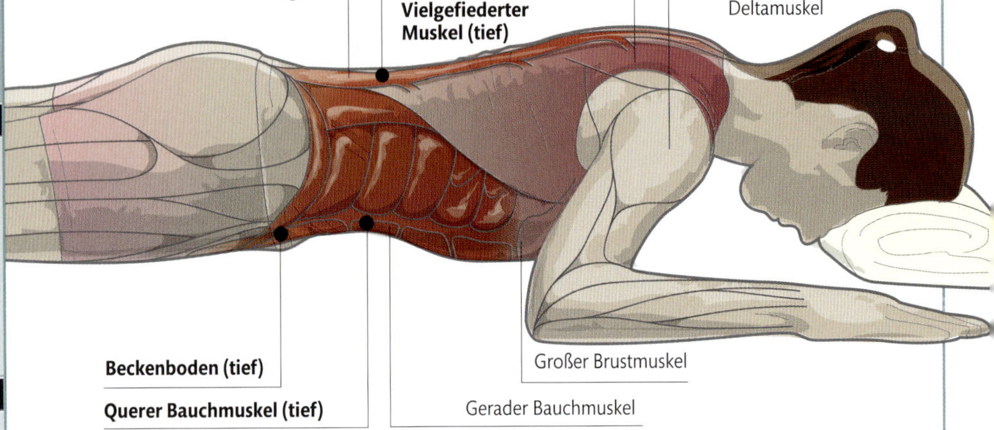

ZIELBEWEGUNG

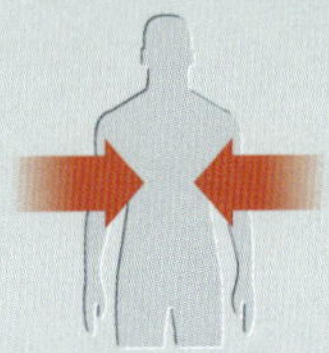

Isometrisch

SCHWIERIGKEITSGRAD

●○○○○○○○○○

1 Legen Sie sich mit dem Gesicht nach unten auf eine Matte und stützen Sie Ihre Stirn auf eine Handtuchrolle. Die Arme liegen mit rechtwinklig gebeugten Ellbogen neben dem Körper, die Finger zeigen nach vorne und die Handflächen weisen nach unten. Strecken Sie den Kopf nach vorne, um die Wirbelsäule zu verlängern, die Schultern bleiben weit geöffnet. Tief einatmen.

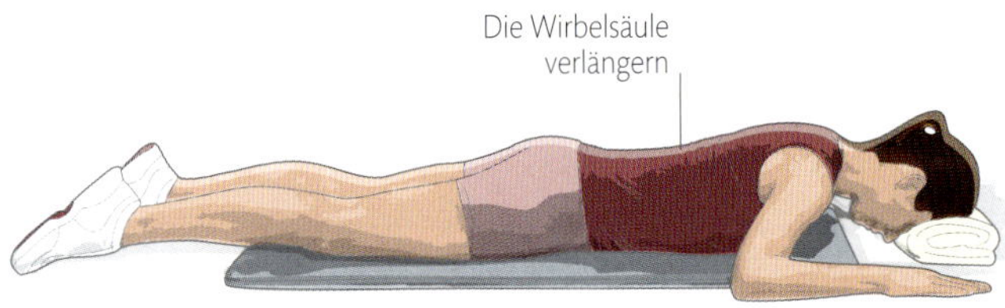

2 Aktivieren Sie die Core-Muskulatur und ziehen Sie den Bauchnabel sanft in Richtung Wirbelsäule. Verlängern Sie die Lendenwirbelsäule, ohne die Hüften zu heben. Dabei ausatmen.

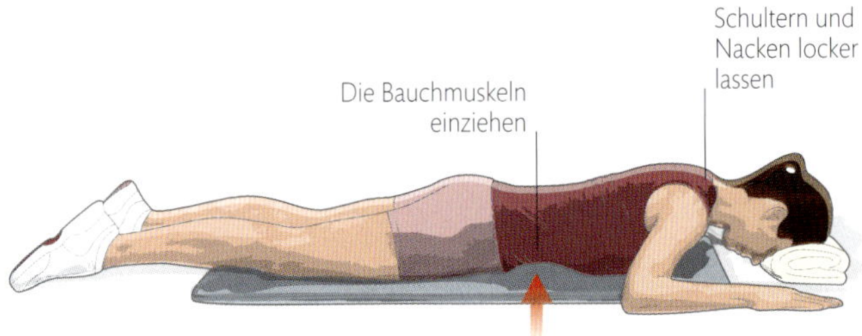

3 Den Unterleib 5 Sekunden aktiviert lassen, dann einatmen und in einer langsamen, kontrollierten Bewegung in die Ausgangsposition zurückkehren. Je nach Anforderung wiederholen.

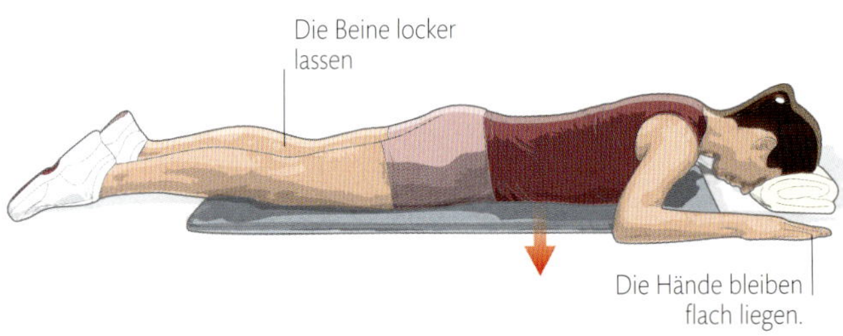

PFEIL

ZIELMUSKELN
- Querer Bauchmuskel
- Beckenboden
- Rückenstrecker
- Vielgefiederter Muskel
- Quadratischer Lendenmuskel
- Kleiner Gesäßmuskel
- Mittlerer Gesäßmuskel
- Großer Gesäßmuskel

ZIELBEWEGUNG

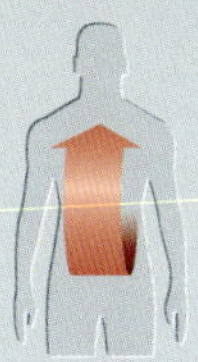

Streckung

SCHWIERIGKEITSGRAD

Diese aktivierende Übung verbessert die Stabilität der tiefen Core-Muskeln und kräftigt die Muskeln von oberem Rücken und Gesäß. Sie ist eine der effektivsten Übungen für eine bewusste, gerade Körperhaltung.

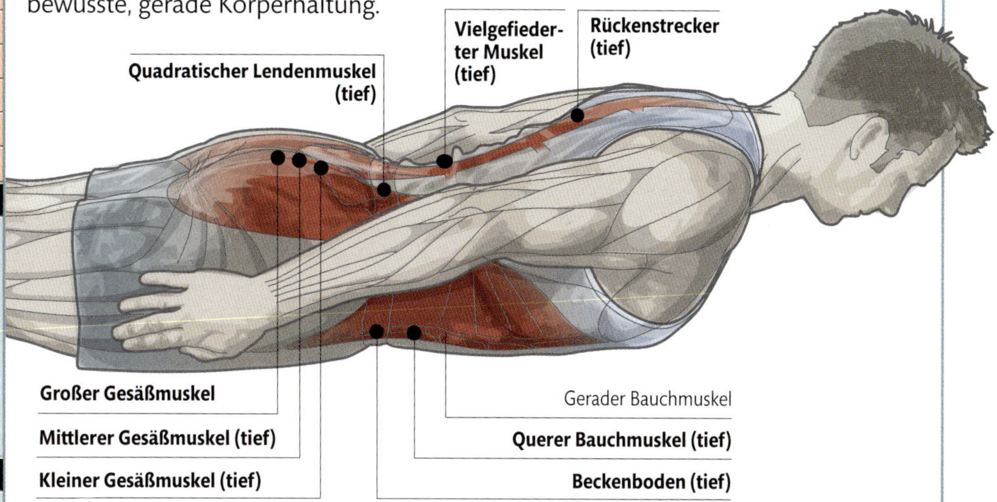

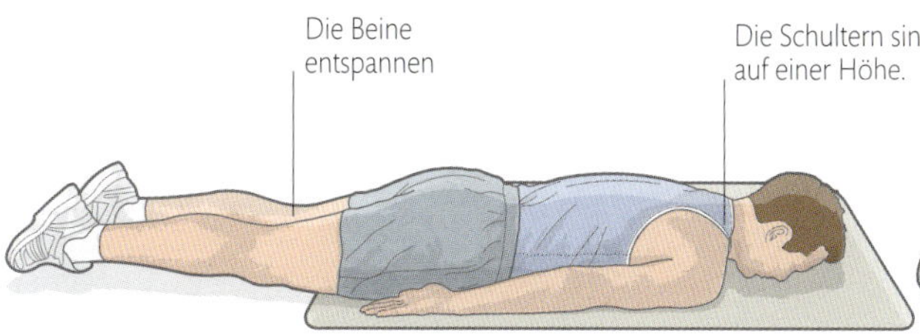

1 Legen Sie sich mit dem Gesicht nach unten auf eine Matte. Die Arme liegen seitlich am Körper, die Handflächen zeigen nach oben. Rumpf und Beine entspannen. Einatmen und vor der Bewegung die Bauchmuskeln anspannen.

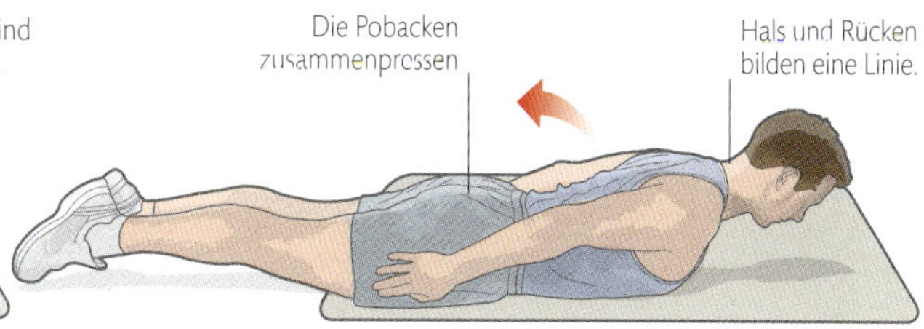

2 Heben Sie den Kopf und verlängern Sie dabei den Hals. Die Schultern vom Boden abheben, die Handflächen an die Schenkeln legen und die Beine schließen, um die Gesäßmuskeln zu aktivieren. Die Bewegung in den Bauchmuskeln und dem unteren Rücken kontrollieren.

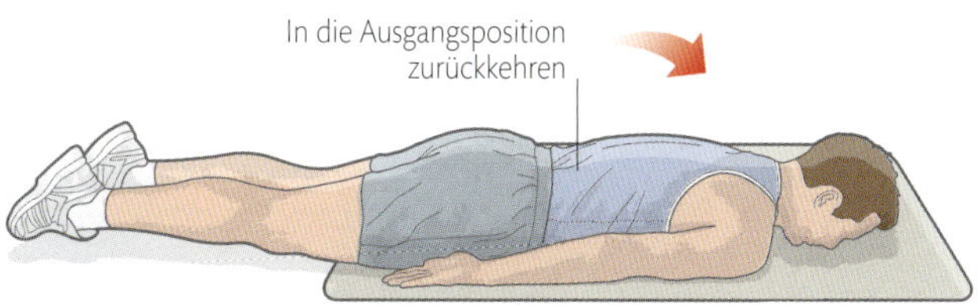

3 Die Position kurz halten und dabei den Bauch angespannt, die Wirbelsäule lang und die Hüften gerade lassen. Anschließend langsam und kontrolliert in die Ausgangsposition zurückkehren.

STEIGERUNG

Sobald Sie die Basisübung gemeistert haben, können Sie ein Element der Instabilität hinzufügen, indem Sie sich ein Balancekissen unter die Hüften und den unteren Bauch legen. Kontrollieren Sie wie zuvor die Bewegung mithilfe der Muskeln in Gesäß und unterem Rücken.

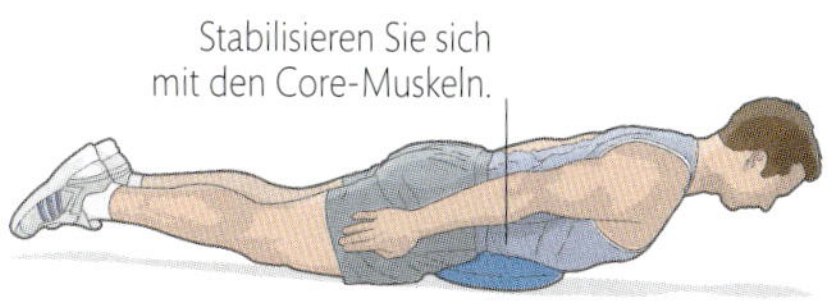

AUSTER

ZIELMUSKELN

- Querer Bauchmuskel
- Beckenboden
- Vielgefiederter Muskel
- Mittlerer Gesäßmuskel
- Großer Gesäßmuskel

ZIELBEWEGUNG

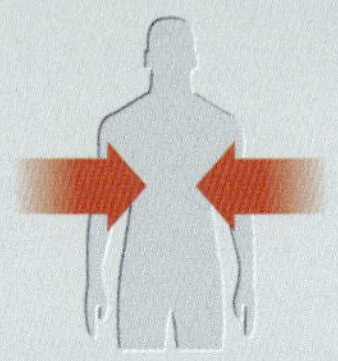

Isometrisch

SCHWIERIGKEITSGRAD

Diese einfache Übung ist ausgezeichnet, um die tiefe, stabilisierende Muskulatur im Gesäß zu trainieren, die Stabilität und die Ausrichtung der Hüfte zu verbessern und gleichzeitig den gesamten Core-Bereich zu festigen.

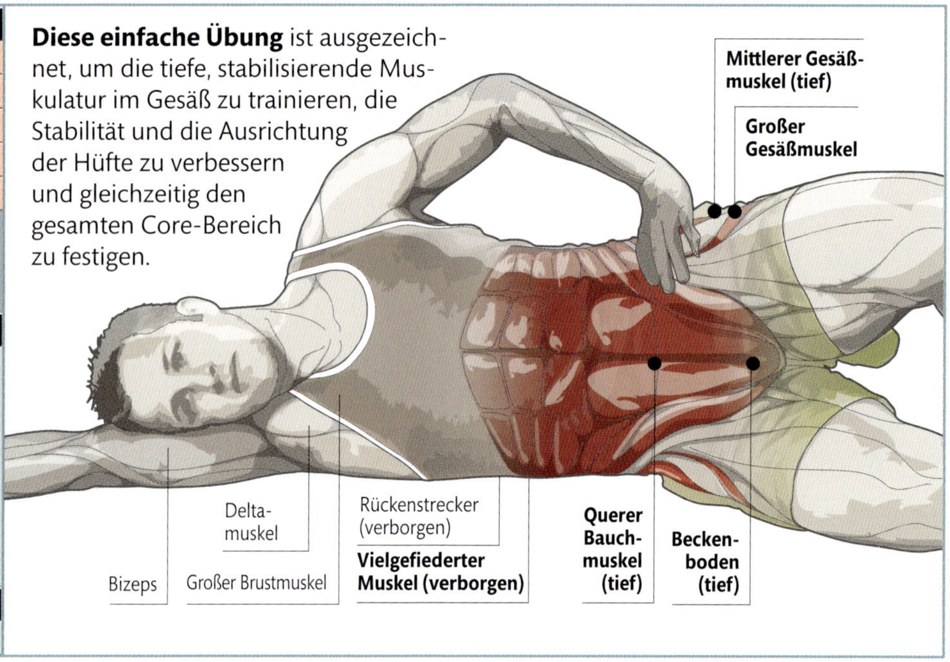

1 Legen Sie sich auf Ihre rechte Seite. Beugen Sie Hüften und Knie etwa um 45 Grad. Den rechten Arm in Verlängerung des Körpers strecken und den Kopf darauf ablegen, den linken Ellbogen beugen und die linke Hand auf der Hüfte ablegen oder vor dem Körper auf dem Boden platzieren.

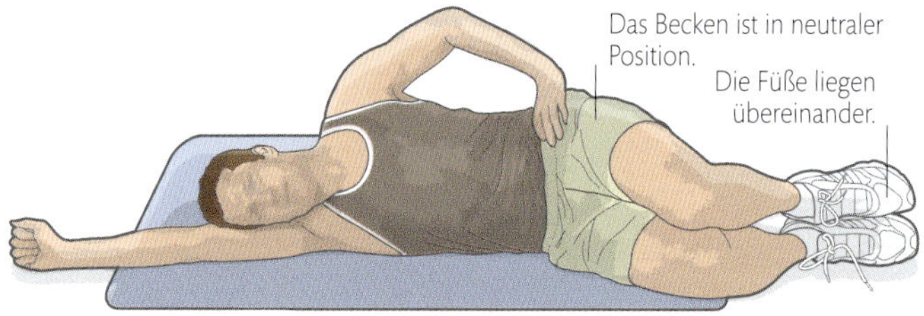

2 Halten Sie den Hals gerade. Die Hüften und Schultern liegen sich parallel gegenüber, die Füße berühren sich. Aktivieren Sie die Core-Muskeln und heben Sie das linke Knie an. Dabei das Bein aus der Hüfte drehen.

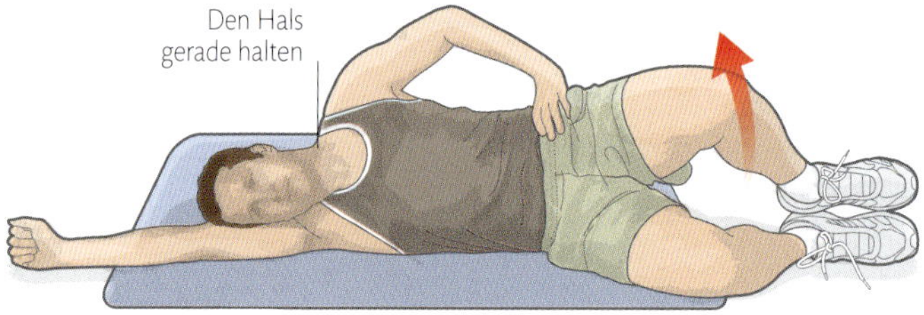

3 Heben Sie das Knie so weit an, wie es ohne Belastung möglich ist. Die Hüften bleiben übereinander. Dann das Knie langsam wieder in die Ausgangsposition senken. Wie gefordert wiederholen, dann die Seite wechseln.

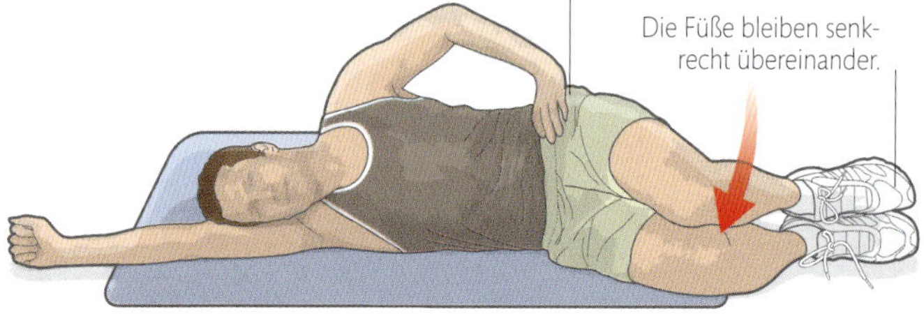

BEINHEBEN IN BAUCHLAGE

ZIELMUSKELN

- Querer Bauchmuskel
- Innere schräge Bauchmuskeln
- Beckenboden
- Vielgefiederter Muskel
- Quadratischer Lendenmuskel
- Mittlerer Gesäßmuskel
- Großer Gesäßmuskel

ZIELBEWEGUNG

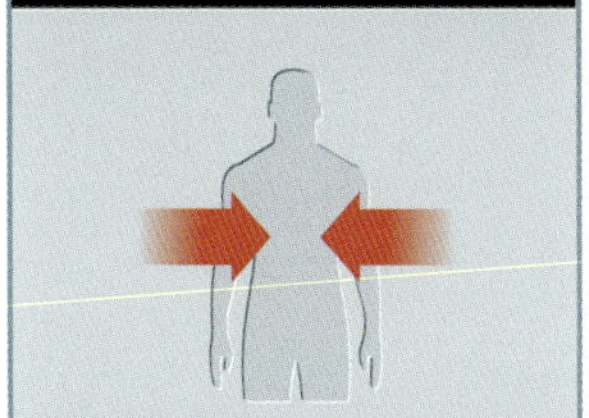

Isometrisch

SCHWIERIGKEITSGRAD

Diese Übung kräftigt den großen Gesäßmuskel und fördert die Beckenstabilität. Arbeiten Sie bei dieser Übung möglichst nicht aus dem unteren Rücken heraus.

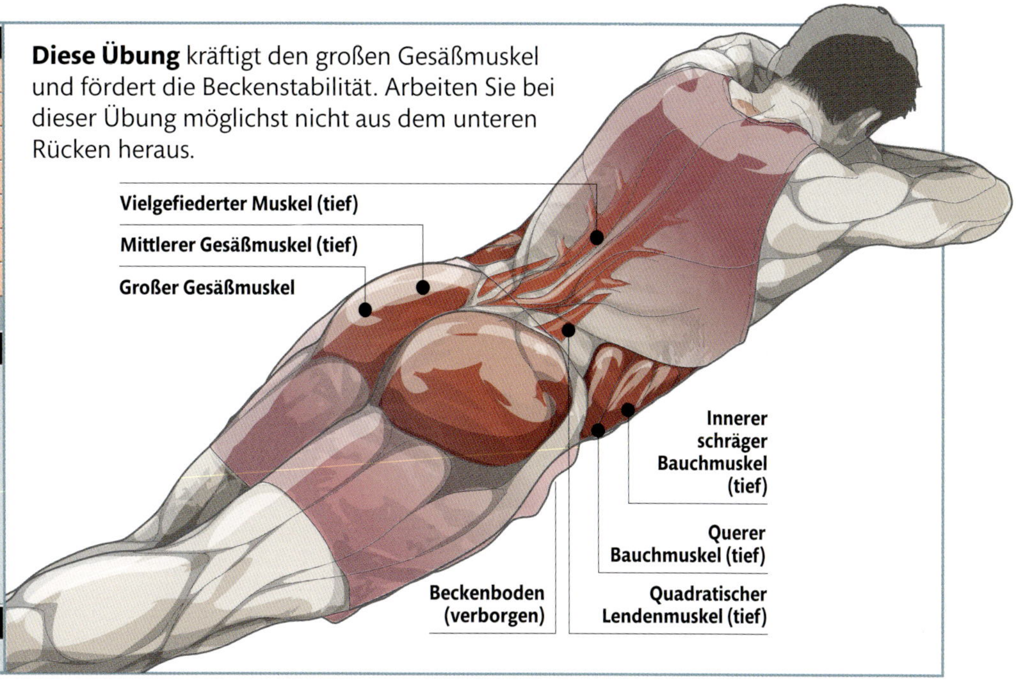

1 Legen Sie sich auf den Bauch. Ihre Stirn ruht auf Ihren Handrücken, die Knie sind gestreckt. Die Core-Muskeln anspannen und die Pobacken kräftig zusammenpressen.

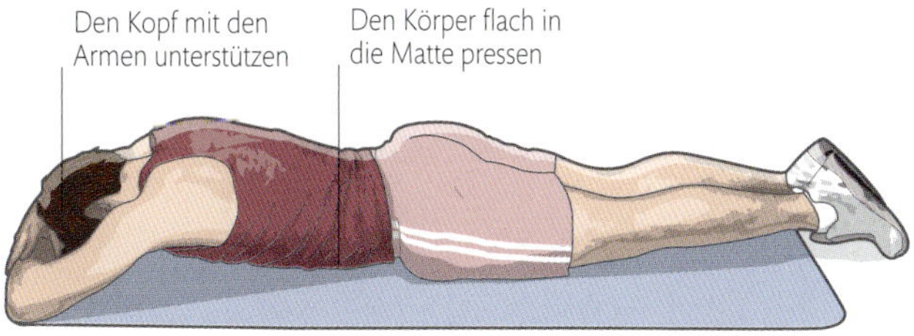

2 Mit angespannter Gesäßmuskulatur das rechte Bein in einer langsamen, fließenden Bewegung etwa 30 cm anheben (wenn Sie mit zunehmender Übung mehr Kraft haben, auch höher).

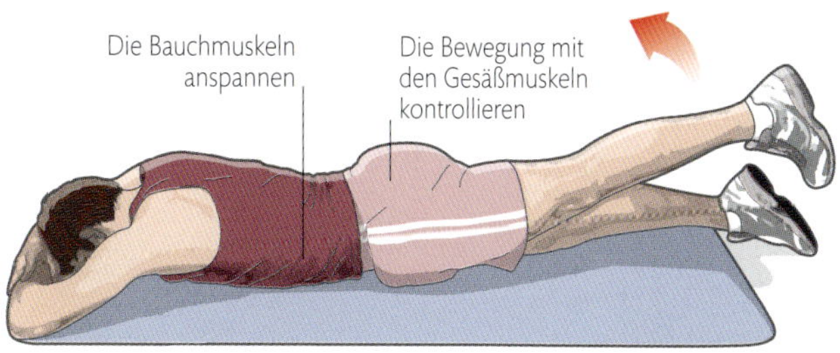

3 Am Ende der Bewegung 3–5 Sekunden halten. Anschließend langsam und kontrolliert in die Ausgangsposition zurückkehren. Wie gefordert wiederholen, dann die Beine wechseln.

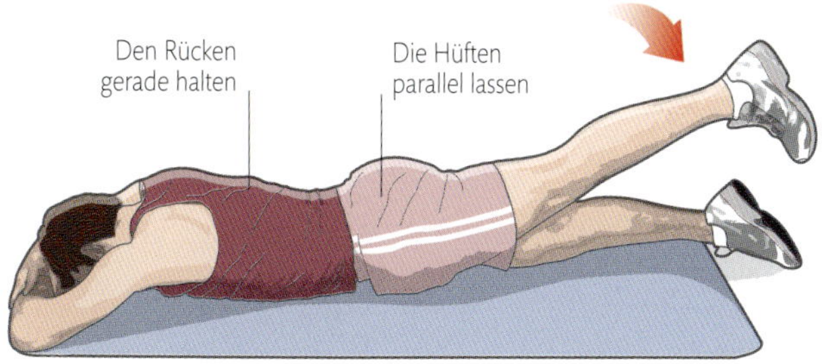

STERN

ZIELMUSKELN

- Querer Bauchmuskel
- Beckenboden
- Rückenstrecker
- Vielgefiederter Muskel
- Quadratischer Lendenmuskel
- Mittlerer Gesäßmuskel
- Großer Gesäßmuskel

ZIELBEWEGUNG

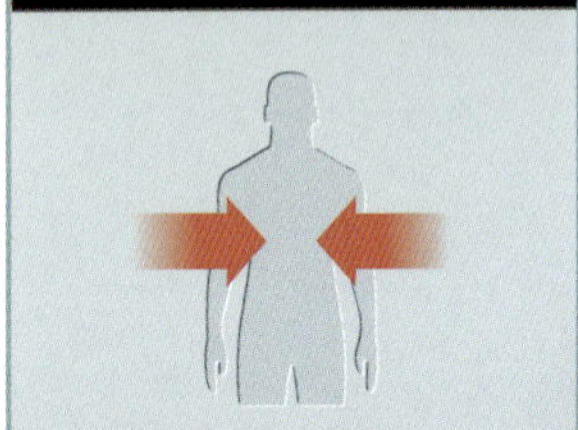

Isometrisch

SCHWIERIGKEITSGRAD

Mit dieser Übung stabilisieren Sie die Muskeln entlang Ihrer Wirbelsäule und kräftigen gleichzeitig die Schultern, den unteren Rücken und das Gesäß.

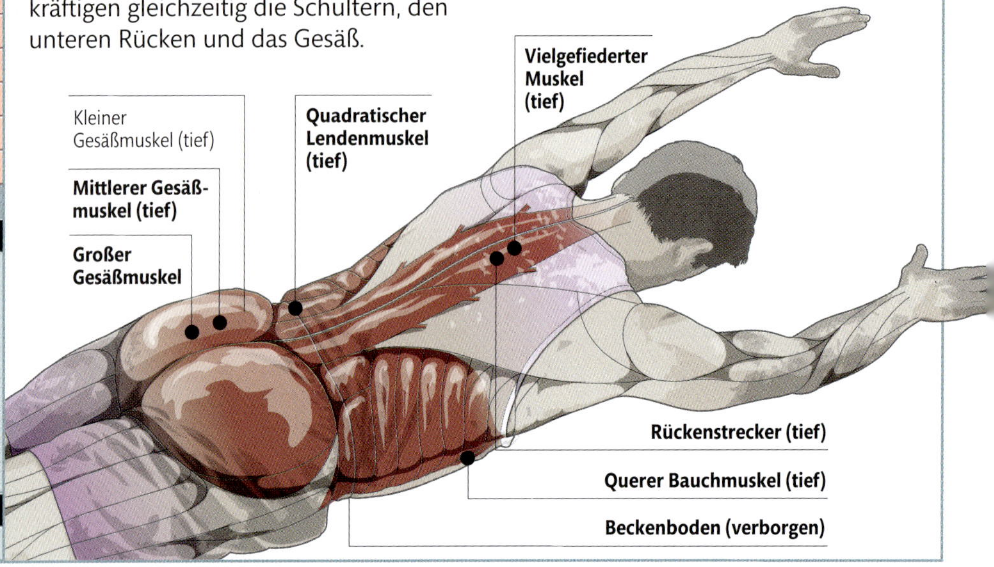

1 Legen Sie sich auf den Bauch, die Stirn ruht auf der Matte. Kopf und Hals bilden eine Linie. Strecken Sie die Arme mit den Handflächen nach unten in Verlängerung des Körpers von sich weg. Machen Sie den Rumpf lang, indem Sie den Hals vom Körper wegstrecken. Die Core-Muskeln anspannen.

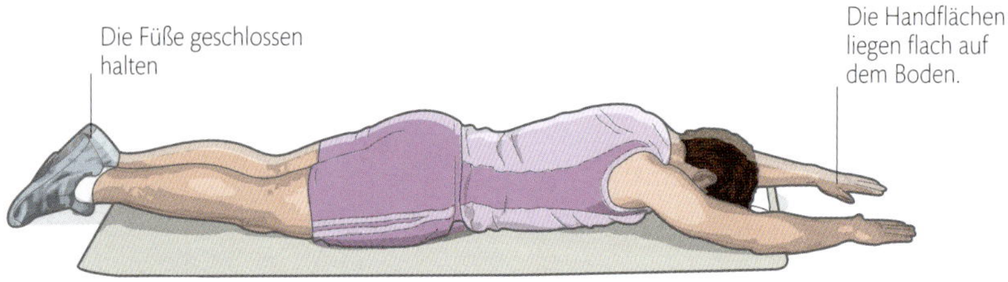

2 Halten Sie den Kopf in einer Linie mit der Wirbelsäule und die Bauchmuskeln angespannt. Heben Sie den linken Arm und das rechte Bein um 8–15 cm an. Die Gesäßmuskeln kräftig anspannen, damit Sie nicht mit den Hüften schaukeln oder den unteren Rücken durchhängen lassen.

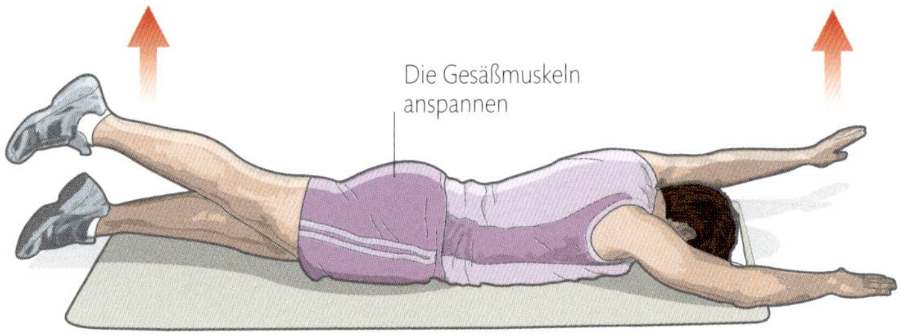

3 Die Position kurz halten. Arme und Beine langsam und kontrolliert in die Ausgangsposition zurückbringen. Wie gefordert wiederholen, dann die Seite wechseln.

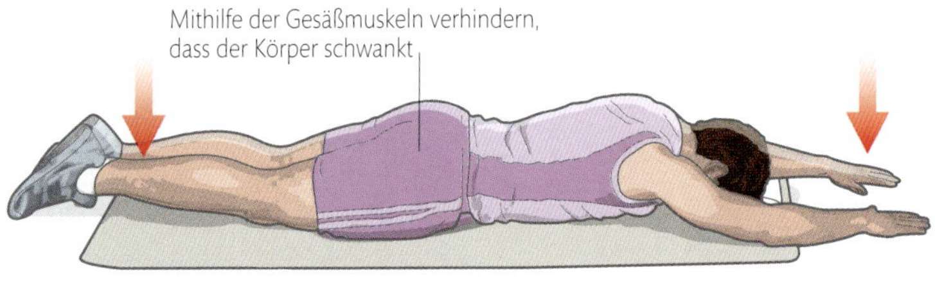

RÜCKENSTRECKEN

ZIELMUSKELN

- Querer Bauchmuskel
- Beckenboden
- Rückenstrecker
- Vielgefiederter Muskel
- Quadratischer Lendenmuskel
- Großer Gesäßmuskel

ZIELBEWEGUNG

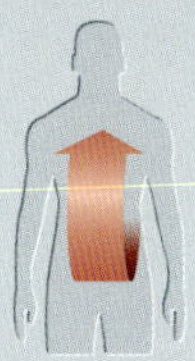

Streckung

SCHWIERIGKEITSGRAD

Dies ist eine gute Aktivierungsübung für den unteren Rücken und den Po. Führen Sie die Bewegung möglichst weich und kontrolliert aus.

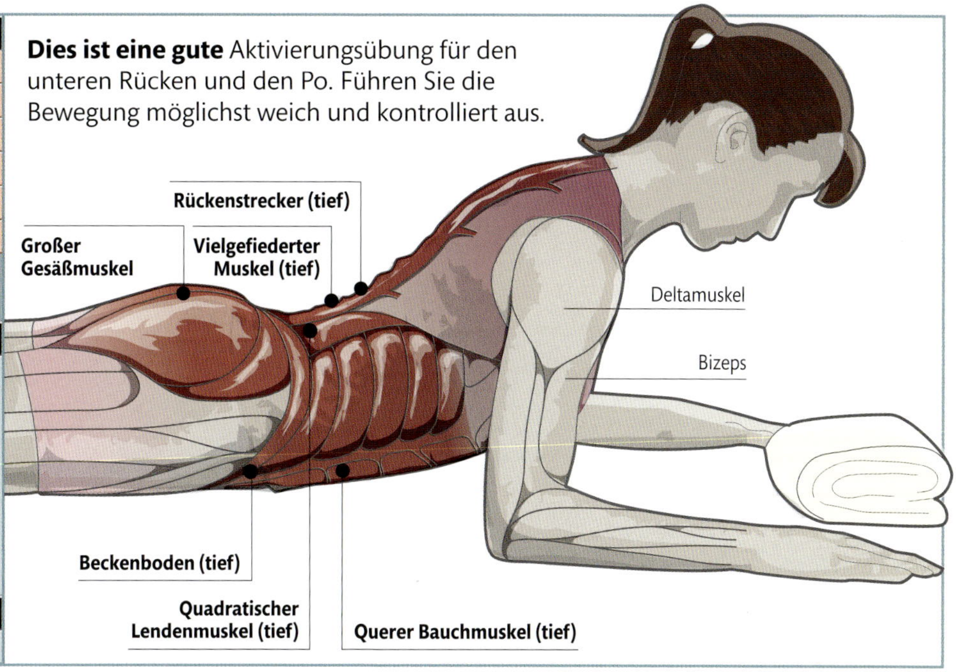

1 Legen Sie sich in Bauchlage auf eine Matte. Ein gefaltetes Handtuch unter Ihrer Stirn hält Kopf, Hals und Wirbelsäule auf einer Linie. Die Arme anwinkeln und die Unterarme mit den Handflächen nach unten auf den Boden legen. Tief einatmen.

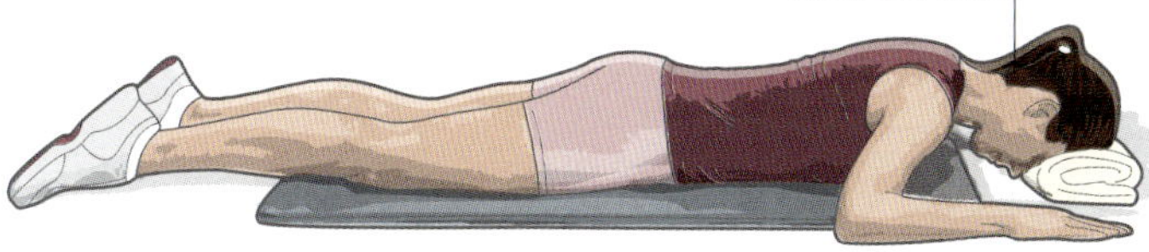

2 Spannen Sie Ihre Core-Muskulatur an. Strecken Sie den Kopf nach vorne, um Ihre Wirbelsäule zu verlängern, dabei die Schultern weit geöffnet lassen. Nach unten blicken und mit dem Ausatmen Kopf und Schultern anheben. Stemmen Sie sich nicht aus der Kraft Ihrer Arme hoch.

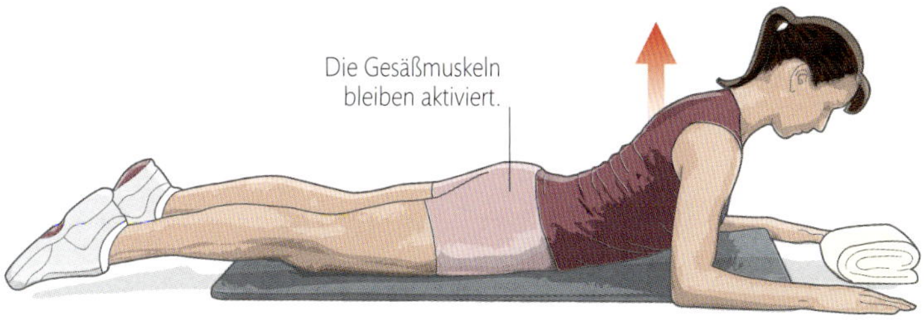

3 Am Ende der Bewegung halten, dann einatmen und langsam und kontrolliert in die Ausgangsposition zurückkehren.

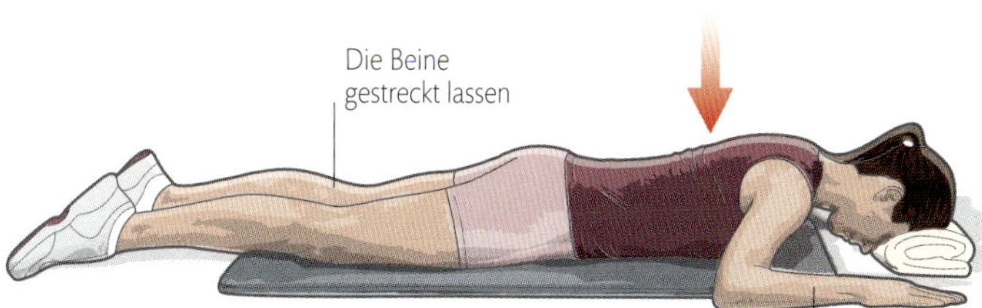

SUPERMAN

ZIELMUSKELN

- Querer Bauchmuskel
- Beckenboden
- Vielgefiederter Muskel
- Quadratischer Lendenmuskel
- Mittlerer Gesäßmuskel
- Großer Gesäßmuskel

ZIELBEWEGUNG

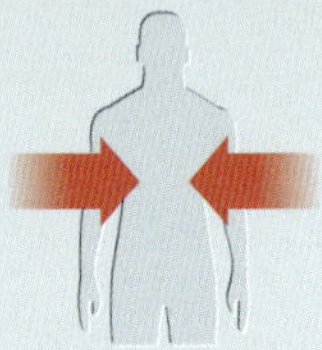

Isometrisch

SCHWIERIGKEITSGRAD

●○○○○○○○○○

Diese Übung kräftigt den Rückenstrecker und die tiefliegende Muskulatur, die die Wirbelsäule stützt. Außerdem kräftigt und stabilisiert sie Gesäß, unteren Rücken und Schultern.

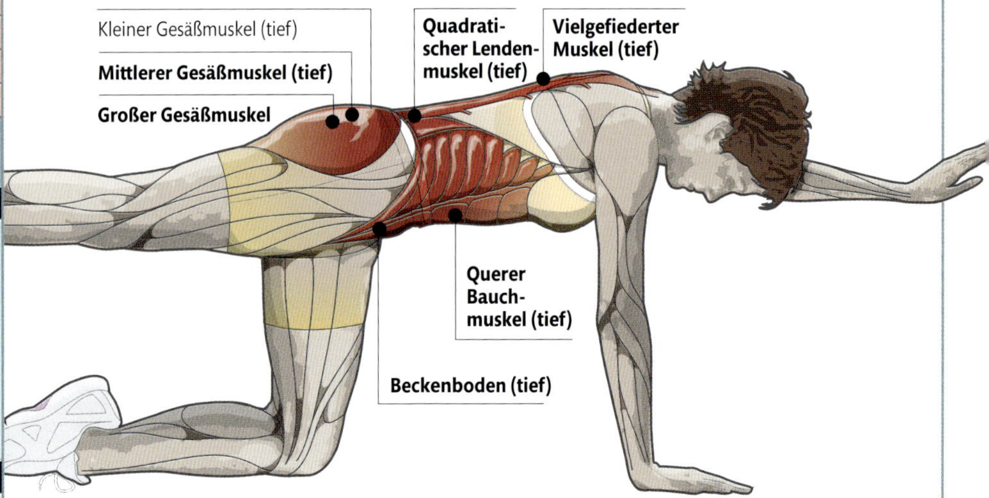

STEIGERUNG 1

Um in der Hauptposition ein Bein statt eines Arms anzuheben, ist eine bessere Kontrolle von Gleichgewicht und Core erforderlich, weil die Muskulatur, die die Wirbelsäule stabilisiert, sowie die tiefe Core-Muskulatur in seitlicher Richtung destabilisiert wird. Aktivieren Sie für diese Übung Ihre Core-Muskeln und heben Sie das rechte Bein nach hinten auf Hüfthöhe an. Ausbalancieren und 10 Sekunden halten, dann in die Ausgangsposition zurückkehren. Das Bein wechseln. Der Rücken sollte gerade sein, Schultern und Hüften korrekt ausgerichtet.

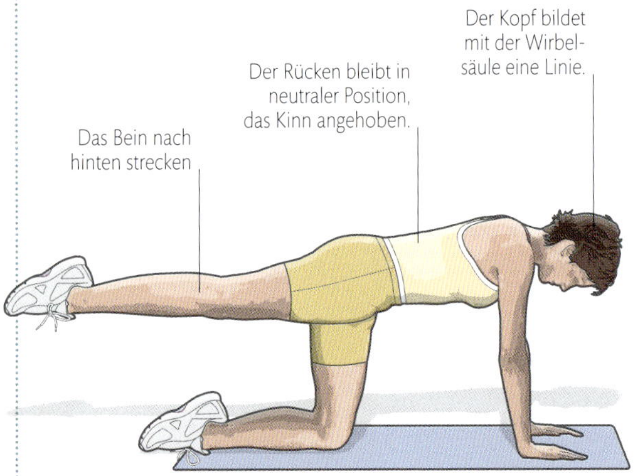
Das Bein nach hinten strecken
Der Rücken bleibt in neutraler Position, das Kinn angehoben.
Der Kopf bildet mit der Wirbelsäule eine Linie.

STEIGERUNG 2

Einen Arm und ein Bein gleichzeitig zu heben erfordert zusätzliche Kraft und Stabilität, da die seitliche Instabilität so noch größer ist, als wenn nur die Unterstützung durch ein Bein entfällt. Aktivieren Sie Ihre Bauchmuskulatur und heben Sie gleichzeitig Ihr rechtes Bein nach hinten auf Hüfthöhe und den linken Arm nach vorne auf Schulterhöhe an. 10 Sekunden halten, dann in die Ausgangsposition zurückkehren. Halten Sie Ihren Körper von den Schultern zu den Hüften durchgehend in einer geraden Linie.

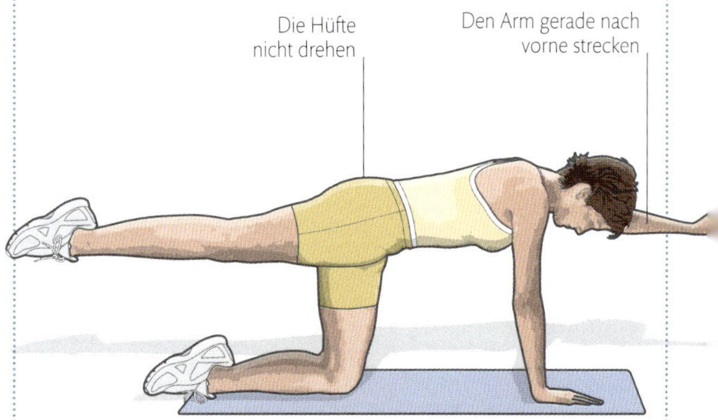
Die Hüfte nicht drehen
Den Arm gerade nach vorne strecken

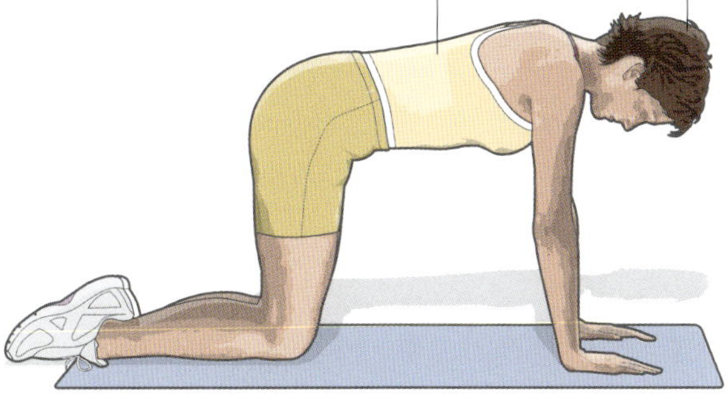

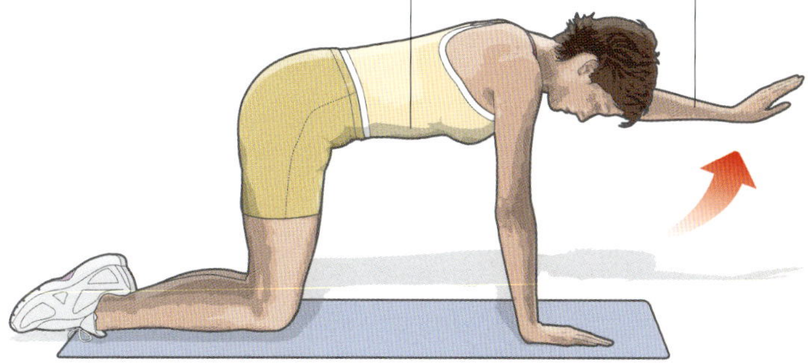

1 Gehen Sie in den Vierfüßerstand. Die Knie stehen direkt unter den Hüften. Halten Sie den Rücken gerade und positionieren Sie Ihre Hände unterhalb der Schultern. Drücken Sie sie flach auf den Boden. Die Finger zeigen nach vorne.

2 Heben Sie bei aktivierten Core-Muskeln einen Arm vor dem Körper an. 10 Sekunden halten, dann in die Ausgangsposition zurückkehren. Die Bewegung mit dem anderen Arm wiederholen. In der Ausgangshaltung entspannen.

STEIGERUNG 3

Wenn Sie sich ein Balancekissen unter den Stützarm legen, muss Ihre Core-Muskulatur noch härter arbeiten, um Ihre Wirbelsäule zu stabilisieren. Begeben Sie sich in den Vierfüßerstand. Knien Sie mit hüftbreit geöffneten Füßen, Ihre rechte Hand liegt auf dem Balancebrett. Stützen Sie Ihr Körpergewicht auf den rechten Arm und die Knie. Strecken Sie den linken Arm nach oben, in einer Linie mit dem Körper. Diese Position halten, dann den linken Arm senken, entspannen und die Arme wechseln. Der Core bleibt aktiviert, Schultern und Hüften bleiben auf einer Linie und die Wirbelsäule in neutraler Position.

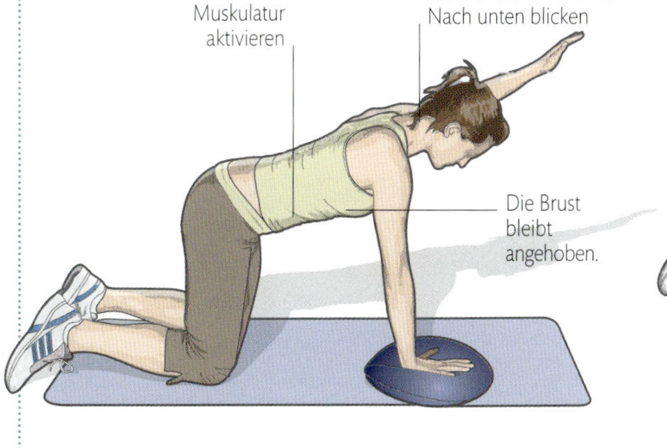

STEIGERUNG 4

In derselben Körperhaltung wie in Steigerung 2, jedoch mit einem Balancekissen unter Ihrem Stützarm, ist Ihre Core-Muskulatur einer noch größeren Herausforderung ausgesetzt. Die Füße sind hüftbreit geöffnet, Ihr Gewicht ruht auf dem rechten Arm. In einer weichen, kontrollierten Bewegung strecken Sie Ihr rechtes Bein gerade nach hinten und den linken Arm nach vorne. Halten, dann in die Ausgangsposition zurückkehren und Arm sowie Bein wechseln. Halten Sie Ihren Körper von den Schultern zu den Hüften in einer geraden Linie und lassen Sie Ihre Core-Muskeln durchgängig aktiviert.

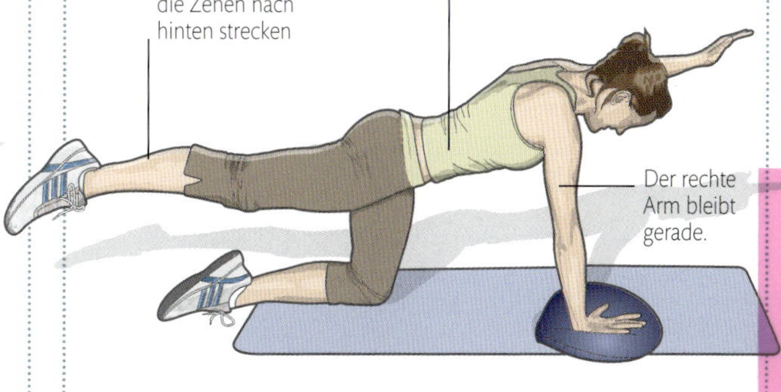

GRUNDLAGEN

Die Übungen in diesem Abschnitt legen die Grundlage für eine kräftige und stabile Core-Muskulatur. Erst wenn Sie sie beherrschen, sollten Sie die Übungen für Fortgeschrittene angehen. Konzentrieren Sie sich bei jeder Übung auf die korrekte Ausführung, nehmen Sie stets die richtige Haltung ein und kontrollieren Sie die Bewegungen mit den Core-Muskeln.

BAUCHPRESSE

ZIELMUSKELN
- Gerader Bauchmuskel
- Querer Bauchmuskel
- Innere schräge Bauchmuskeln
- Beckenboden

ZIELBEWEGUNG

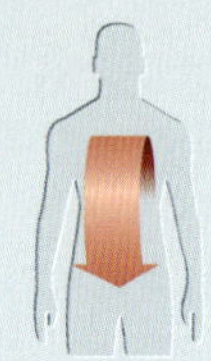

Beugung

SCHWIERIGKEITSGRAD

●●○○○○○○○○

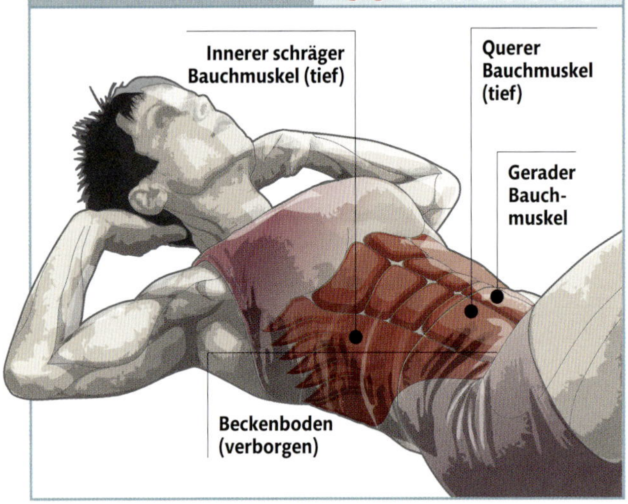

VARIANTE

Variieren Sie Ihr Bauchmuskeltraining durch »Pulsieren«. Halten Sie am Ende der Bewegung inne und streichen Sie mit den Händen die Schenkel leicht auf und ab. Die Bewegung ist sehr klein, spannen Sie Ihre Bauchmuskeln jedes Mal stärker an. Machen Sie pro Bauchpresse 5 pulsierende Moves.

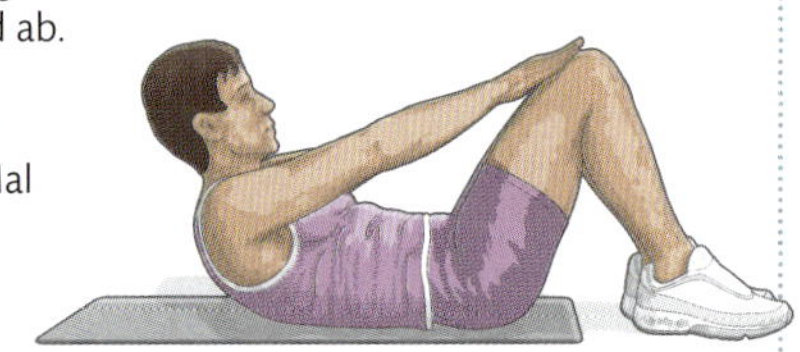

Diese grundlegende Bauchpresse gehört zu den einfachsten und beliebtesten Core-Übungen. Entscheidend ist die richtige Haltung. Kontrollieren Sie die Bewegung mit den Core-Muskeln. Schultern und Nacken bleiben locker.

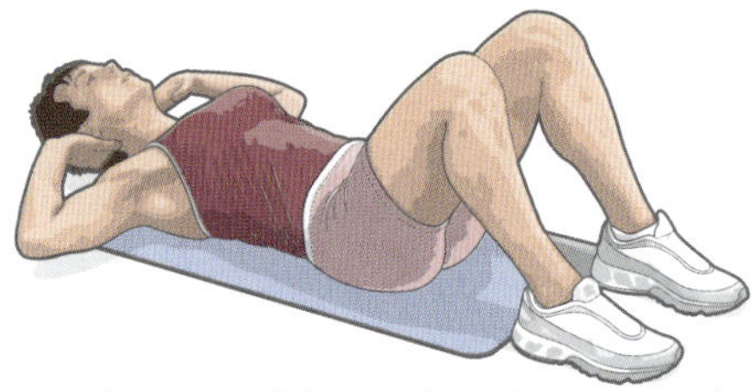

1 Legen Sie sich auf den Rücken. Die Knie sind gebeugt, und Ihre Finger liegen seitlich am Kopf.

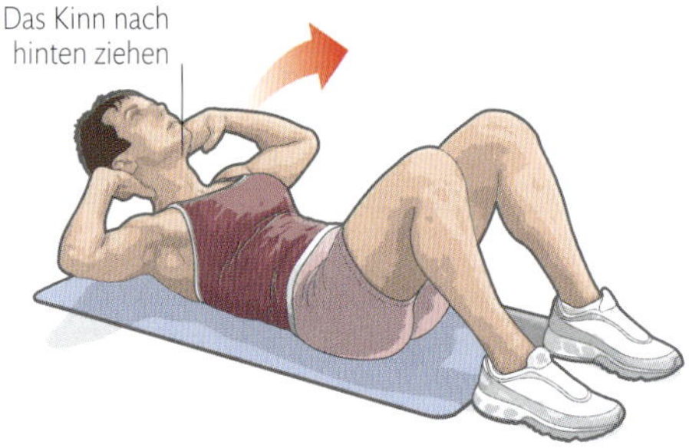

2 Heben Sie den oberen Rücken und die Schultern aus der Core-Muskulatur an, ohne sich zu überlasten.

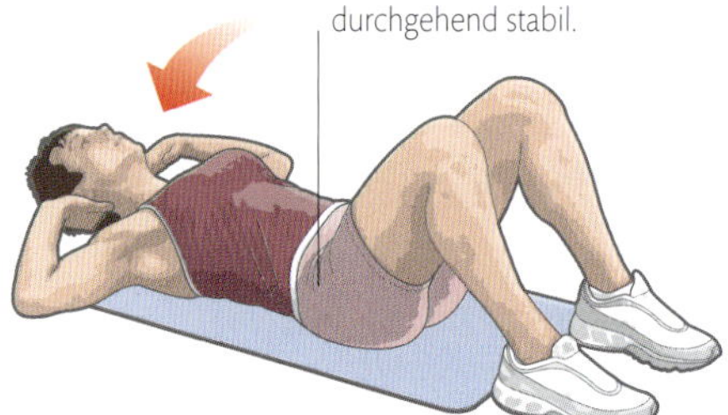

3 Die Position kurz halten, dann den Oberkörper langsam zum Boden absenken. Die Bewegung mit den Core-Muskeln kontrollieren.

STEIGERUNG 1

Ohne die Unterstützung Ihrer Beine wird Ihr Körper instabil. Daher müssen Ihre Core-Muskeln bei dieser Bauchpresse etwas härter arbeiten. Aus der ursprünglichen Ausgangsposition strecken Sie Ihre Beine mit geschlossenen Knien gerade in die Luft. Heben Sie bei angespannten Bauchmuskeln Ihren Oberkörper so weit wie möglich an. Kurz halten, dann langsam und kontrolliert in die Ausgangsposition zurückkehren.

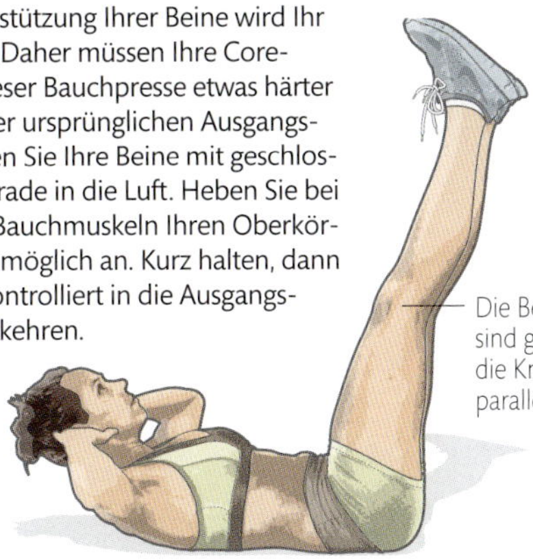
Die Beine sind gerade, die Knie parallel.

STEIGERUNG 2

Führen Sie die Übung aus, während Sie einen Medizinball in den Händen halten, erhöht das die Last auf die Bauchmuskeln und erschwert die Bewegung. Halten Sie den Ball mit beiden Händen fest, nehmen Sie die normale Ausgangsposition ein und heben Sie den Ball mit gestreckten Armen in die Höhe. Nun die gewünschte Anzahl an Wiederholungen ausführen.

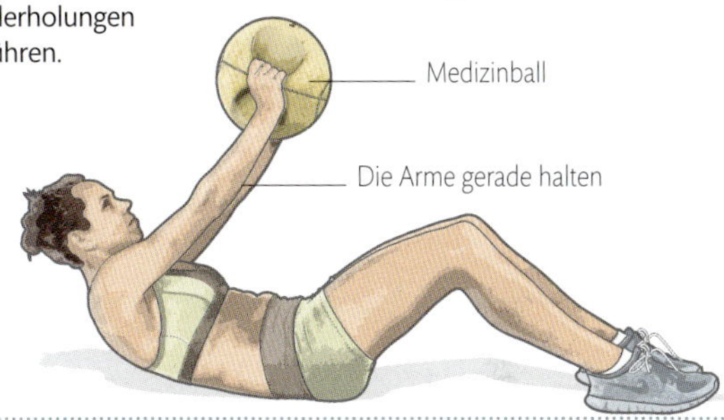

STEIGERUNG 3

Es erfordert ein hohes Maß an Gleichgewicht und Stabilität, sich mit den Hüften auf einen Gymnastikball zu stützen. Das Gewicht mit den Beinen abzustützen, ist schwierig, da der Ball in jede Richtung rollen kann. Lehnen Sie sich zu Beginn vorsichtig nach hinten an den Ball. Die Füße werden fest im Boden verankert, die Knie im rechten Winkel gebeugt. Heben Sie den Oberkörper mit einer Bauchpresse an. Kurz halten und in die Ausgangsposition zurückkehren.

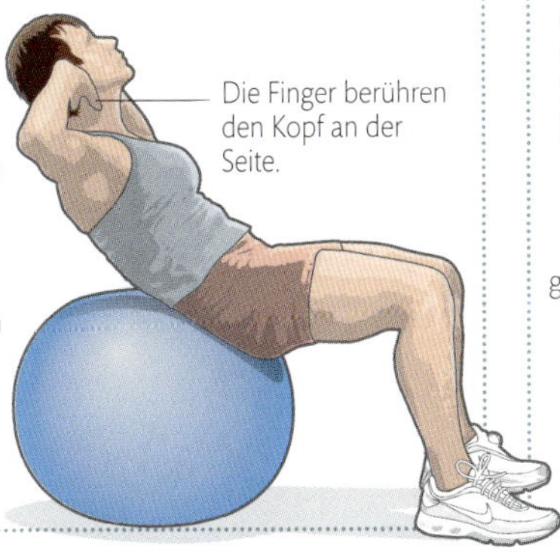
Die Finger berühren den Kopf an der Seite.

STEIGERUNG 4

Wenn Sie Ihre Füße auf eine Bank legen, werden die stabilisierenden Core-Muskeln intensiver trainiert, ihr Bewegungsradius wird vergrößert. Legen Sie sich auf den Rücken und die Unterschenkel auf die Bank, sodass Hüften und Knie im rechten Winkel gebeugt sind. Kontrollieren Sie die Bewegung mit den Core-Muskeln, wenn Sie Ihren Oberkörper Richtung Knie anheben. »Mogeln« Sie nicht, indem Sie die Fersen an der Hinterkante der Bank einhaken.

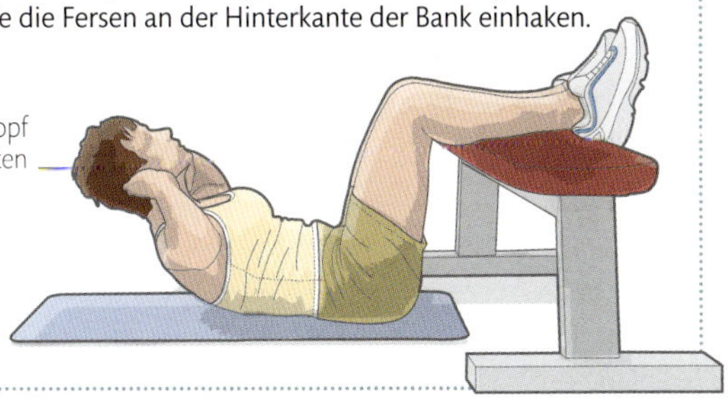

STEIGERUNG 5

Wenn ein Bein nicht abgestützt ist, entsteht eine seitliche Instabilität, die für Ihre stabilisierende Core-Muskulatur eine zusätzliche Herausforderung darstellt. Legen Sie sich mit dem Rücken auf die Matte und kreuzen Sie die Hände über der Brust. Ein Bein auf dem Boden ausstrecken, das andere im rechten Winkel beugen und den Fuß flach aufstellen. Eine Bauchpresse machen, am Ende der Bewegung kurz halten, dann in die Ausgangsposition zurückkehren. Die geforderten Wiederholungen ausführen und die Beine wechseln.

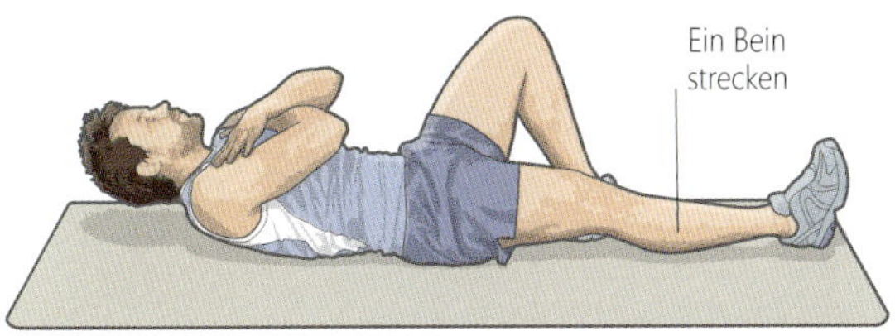

STEIGERUNG 6

Diese Variante der Steigerung 5 ist noch ein klein wenig schwieriger. Hier liegt der untere Rücken auf einem Balancekissen, das für erhöhte Instabilität sorgt. Mit dem Balancekissen unter Ihrer Lendenwirbelsäule heben Sie den Oberkörper an, wobei Sie die Arme locker vor der Brust kreuzen. Kontrollieren Sie die Bauchpresse mit den Core-Muskeln. Am Ende der Bewegung halten, bevor Sie in die Ausgangsposition zurückkehren. Wiederholen wie gefordert, dann das Bein wechseln.

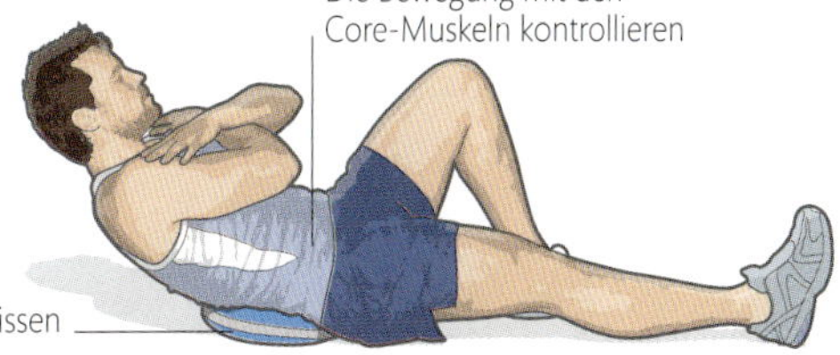

BEINKREISEN

ZIELMUSKELN	ZIELBEWEGUNG
■ Querer Bauchmuskel	Isometrisch
■ Innere schräge Bauchmuskeln	
■ Beckenboden	
■ Vielgefiederter Muskel	
■ Quadratischer Lendenmuskel	
■ Kleiner Gesäßmuskel	
■ Mittlerer Gesäßmuskel	

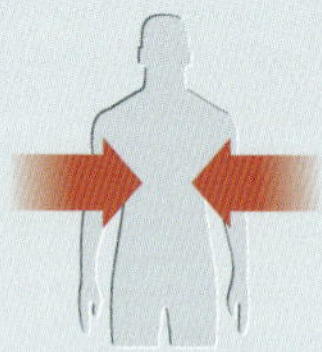

SCHWIERIGKEITSGRAD

●●○○○○○○○○

Diese aktivierende Übung ist einfach, erfordert aber eine korrekte Haltung und Beweglichkeit in der Hüfte. Stabilisieren Sie Beckenboden und Core-Bereich und schaukeln Sie nicht. Stützen Sie sich mit den Händen ab und halten Sie Ihren Kopf ruhig.

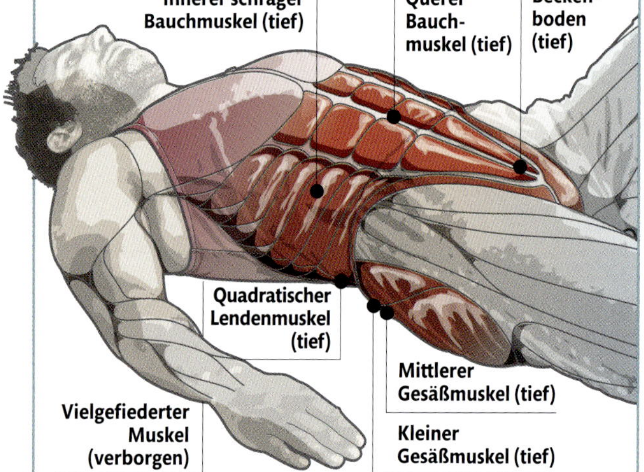

STEIGERUNG 1

Wird ein Bein in die Höhe gestreckt, ist die Bewegung instabiler und die Core-Muskulatur muss härter arbeiten. Strecken Sie in der Ausgangsposition das linke Bein gerade in die Höhe und rotieren Sie damit im Uhrzeigersinn. Das Becken dabei im Boden verankern. Wiederholen, dann die Seite wechseln.

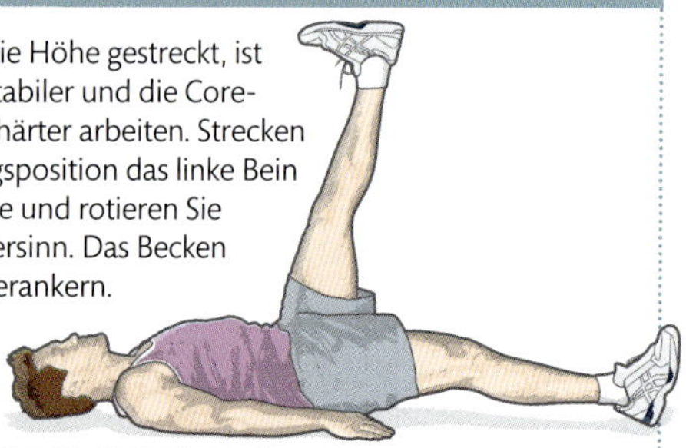

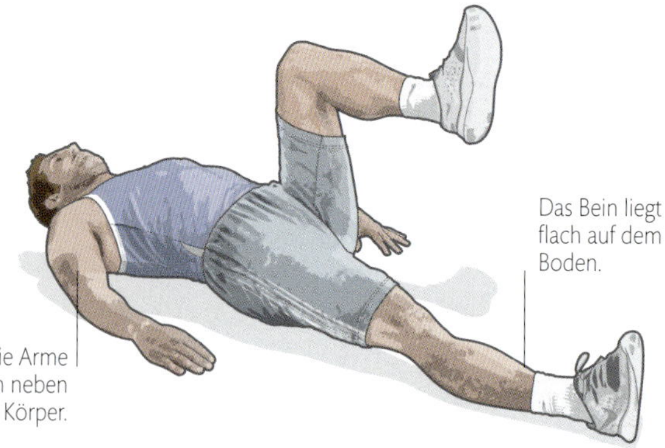

1 Legen Sie sich auf den Rücken, die Handflächen liegen flach auf dem Boden. Das linke Bein heben, das Knie im rechten Winkel beugen.

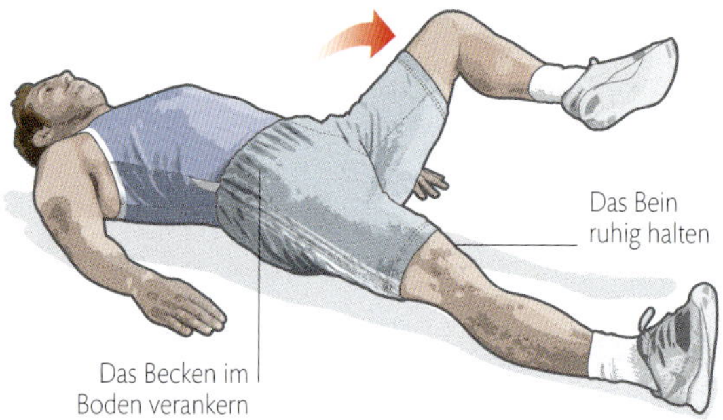

2 Mit dem linken Bein im Uhrzeigersinn nach unten und dann nach links rotieren. Die Core-Muskeln bleibt aktiviert und das Becken fest im Boden verankert.

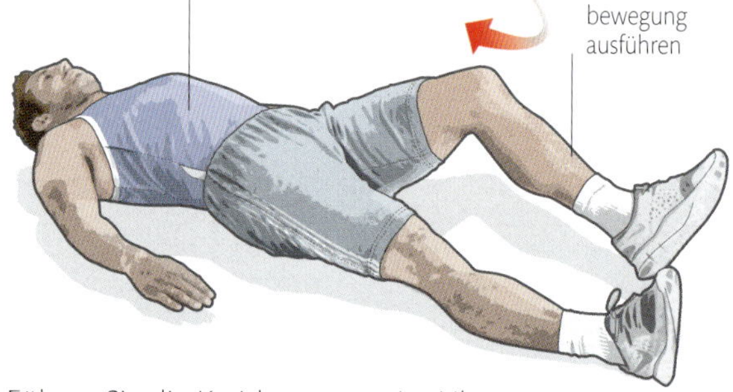

3 Führen Sie die Kreisbewegung im Uhrzeigersinn nach unten fort und lassen Sie das Knie dabei gebeugt. Den Kreis zur Ausgangsposition vervollständigen. Wiederholen und die Seite wechseln.

UMGEKEHRTE BAUCHPRESSE

ZIELMUSKELN	ZIELBEWEGUNG
■ Gerader Bauchmuskel ■ Querer Bauchmuskel ■ Beckenboden	Beugung

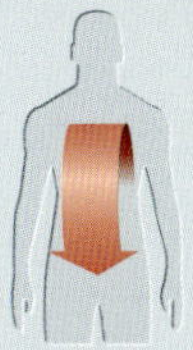

SCHWIERIGKEITSGRAD

●●○○○○○○○○

Diese Übung ähnelt der Bauchpresse, doch hier werden die Beine und nicht der Rumpf bewegt. Sie trainiert die untere Bauchmuskulatur, ohne Schultern und Nacken zu belasten, die beide auf dem Boden ruhen.

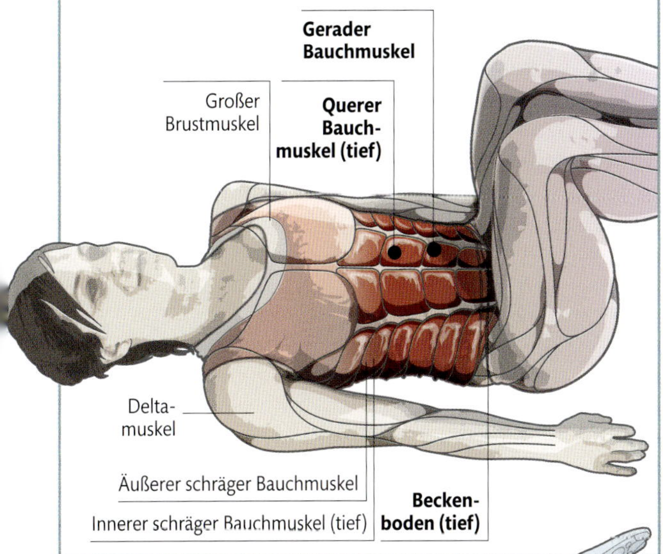

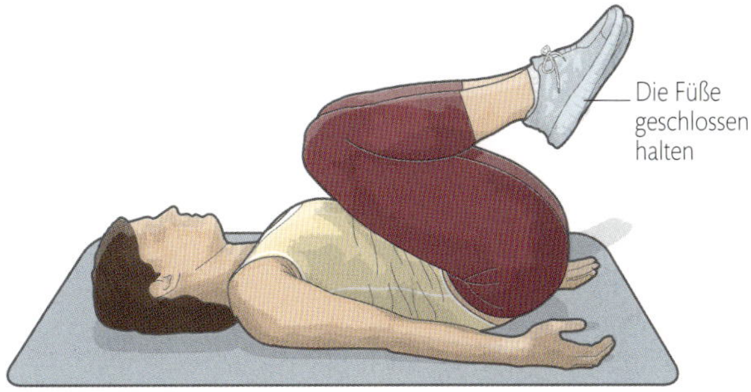

1 Legen Sie sich auf den Rücken. Die Arme ruhen neben dem Körper, die Handflächen weisen nach oben. Die Knie an die Brust ziehen, dabei den unteren Rücken flach machen und die Schultern entspannen. Die Core-Muskeln aktivieren.

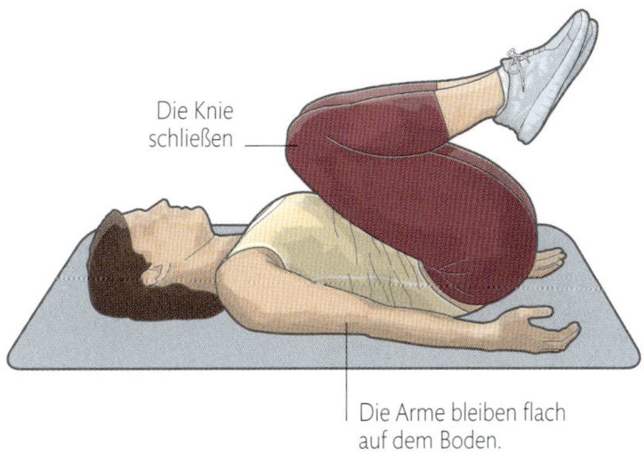

2 Ihr Kopf ruht auf dem Boden und der Rücken ist in einer neutralen Position. Ziehen Sie Ihre Knie mit einer Bauchpresse näher an die Brust heran. Diese Bewegung so oft wie gewünscht wiederholen.

STEIGERUNG 1

Diese anspruchsvollere Variante der Übung erweitert die Bewegung durch Anheben von Beinen und Rumpf. Ohne die Unterstützung durch den unteren Rücken müssen die Core-Muskeln bedeutend härter arbeiten, um den Körper zu stabilisieren. Beginnen Sie in Rückenlage mit den Armen seitlich neben dem Körper und stabilisieren Sie sich, indem Sie die Handflächen in den Boden pressen.

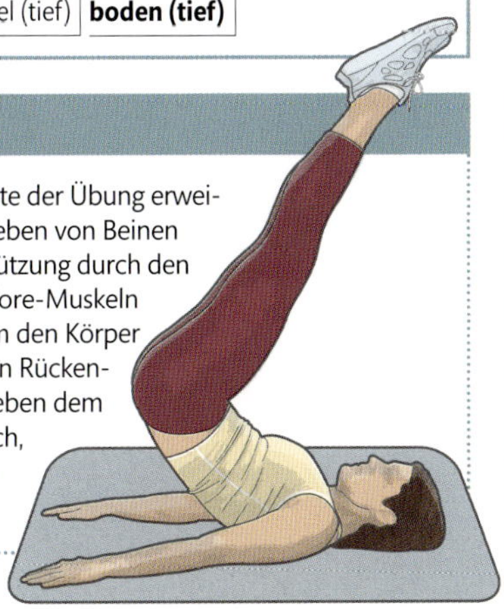

STEIGERUNG 2

Sobald Sie die Steigerung 1 gemeistert haben, können Sie sich einer noch größere Herausforderung stellen, indem Sie einen Gymnastikball zwischen den Beinen halten. Führen Sie die Übung genauso wie die Steigerung 1 durch und stützen Sie sich mit den Armen ab.

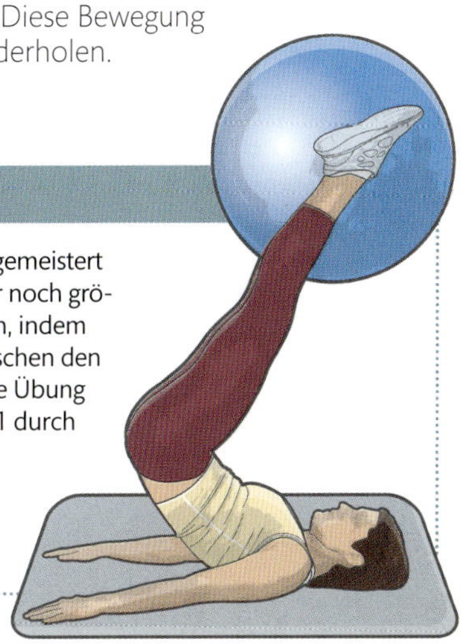

OBERKÖRPER ANHEBEN

ZIELMUSKELN
- Querer Bauchmuskel
- Beckenboden
- Rückenstrecker
- Vielgefiederter Muskel
- Quadratischer Lendenmuskel
- Großer Gesäßmuskel

ZIELBEWEGUNG

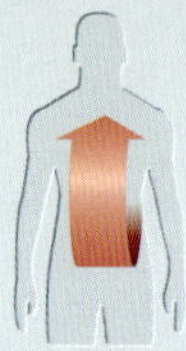

Streckung

SCHWIERIGKEITSGRAD

Diese einfache Übung kräftigt die stabilisierende Muskulatur der unteren Wirbelsäule. Führen Sie die Bewegung besonders gewissenhaft und korrekt aus. Ziehen Sie Ihre Schultern niemals ruckartig nach oben, da dies den Nacken belasten kann.

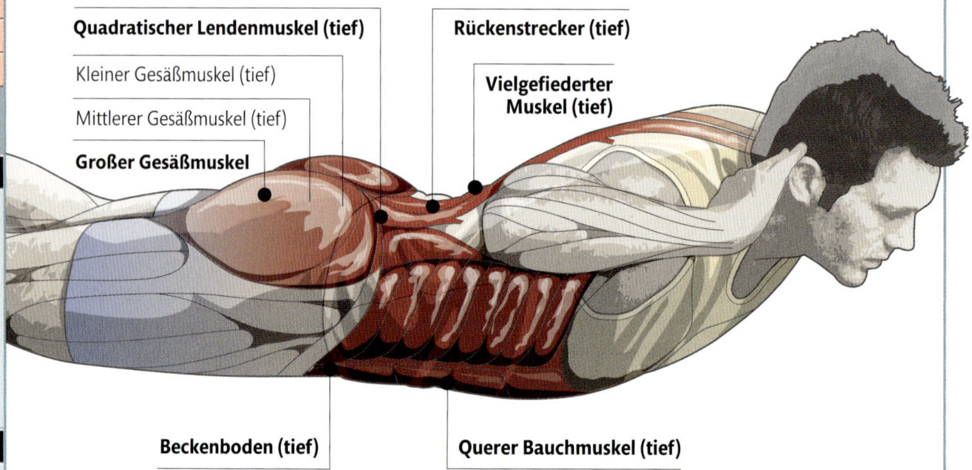

1 Legen Sie sich auf den Bauch und schließen Sie die Beine. Die Hände seitlich an den Kopf legen, die Schultern entspannt lassen und die Core-Muskeln aktivieren. Einatmen.

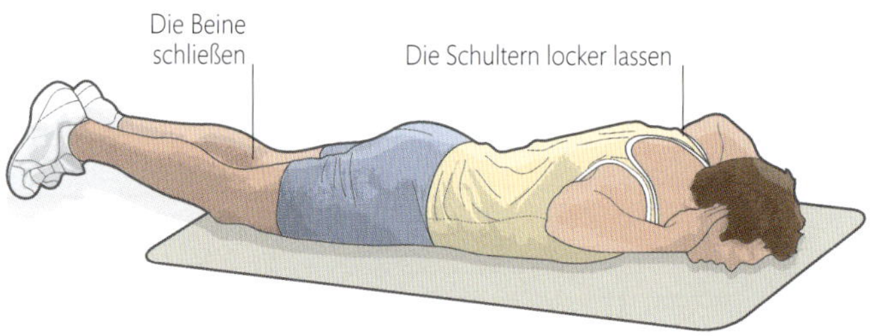
Die Beine schließen
Die Schultern locker lassen

2 Mit dem Ausatmen den Oberkörper anheben. Führen Sie die Bewegung langsam aus und kontrollieren Sie sie mit der Core-Muskulatur. Passen Sie auf, dass Sie Ihren Kopf nicht ruckartig in die Höhe ziehen und überlasten Sie die Muskeln im unteren Rücken und im Nacken nicht.

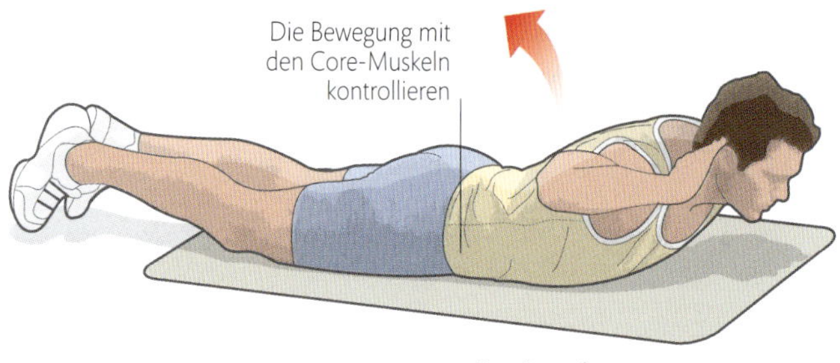

3 Atmen Sie ein, pausieren Sie kurz am Ende der Bewegung und lassen Sie die Core-Muskeln aktiviert. Dann langsam wieder in die Ausgangsposition absenken.

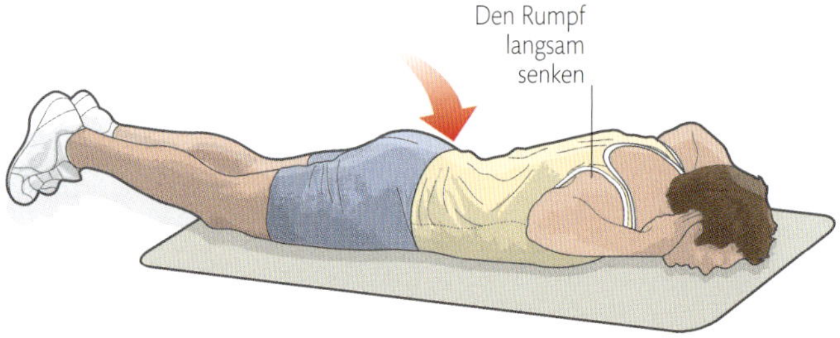
Den Rumpf langsam senken

STEIGERUNG 1

Führen Sie das Anheben des Oberkörpers mit nach vorne ausgestreckten Armen aus. So erhöhen Sie die Belastung der Core-Muskeln, d. h., dass die Tiefenmuskulatur in Bauch, Rücken und Gesäß härter arbeiten muss, um den Rumpf zu stabilisieren.

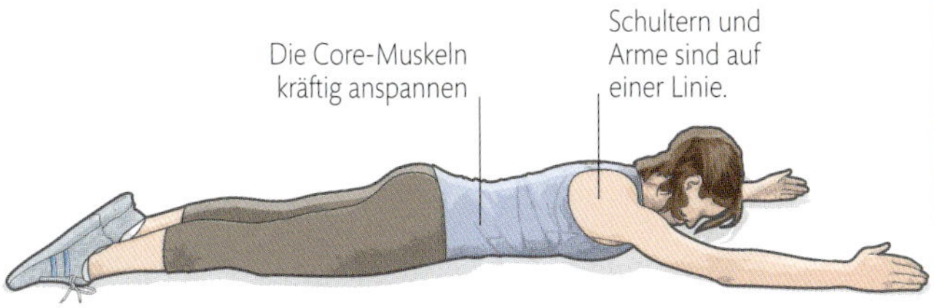

1 Legen Sie sich auf den Bauch. Die Beine sind geschlossen und die Füße liegen mit dem Spann auf dem Boden. Die Arme vor den Körper strecken. Die Ellbogen bleiben locker, die Handflächen weisen nach innen, die Schultern sind entspannt und die Fingerspitzen zeigen nach vorne. Als Vorbereitung auf die Bewegung einatmen.

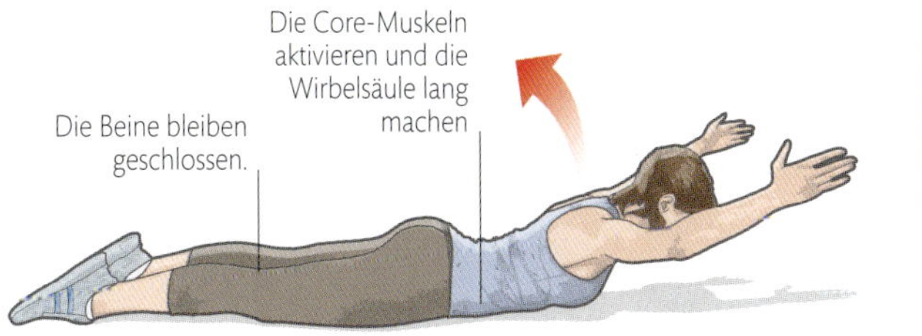
Die Core-Muskeln aktivieren und die Wirbelsäule lang machen
Die Beine bleiben geschlossen.

2 Aktivieren Sie die Core-Muskeln und atmen Sie aus, während Sie den Oberkörper anheben. Kopf und Oberkörper bleiben auf einer Linie. Unterstützen Sie die Bewegung mit den Bauchmuskeln, um Ihren Rücken nicht zu überstrecken.

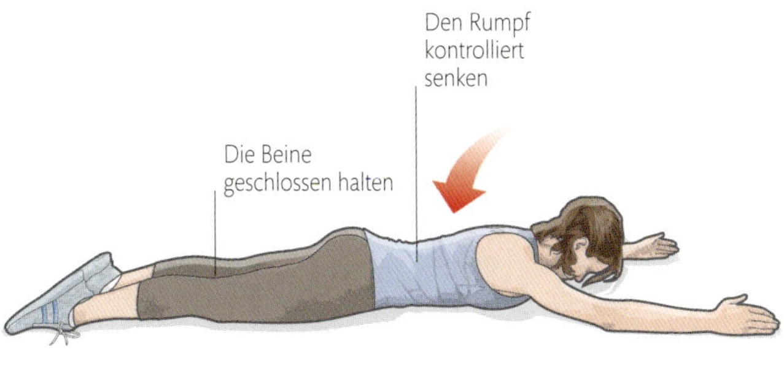
Den Rumpf kontrolliert senken
Die Beine geschlossen halten

3 Die Position mehrere Sekunden halten, dann langsam und sehr kontrolliert in die Ausgangsposition zurückkehren. Die Übung wie gefordert wiederholen.

STEIGERUNG 2

Bei dieser noch anspruchsvolleren Variante der Übung heben Sie beide Arme und Beine gleichzeitig an. Indem Sie ohne die Unterstützung der Beine auskommen müssen, wird die Position noch instabiler.

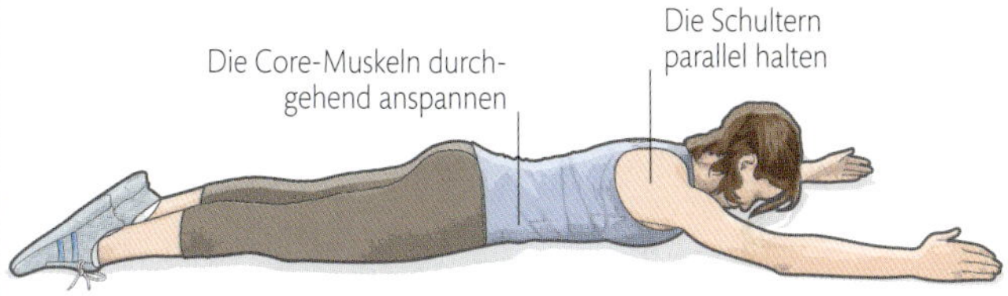

1 Legen Sie sich auf den Bauch. Die Beine sind leicht geöffnet, die Füße liegen mit dem Spann auf dem Boden. Strecken Sie Ihre Arme vor den Körper. Die Ellbogen bleiben locker, die Handflächen weisen nach innen und die Schultern bleiben entspannt. Atmen Sie ein.

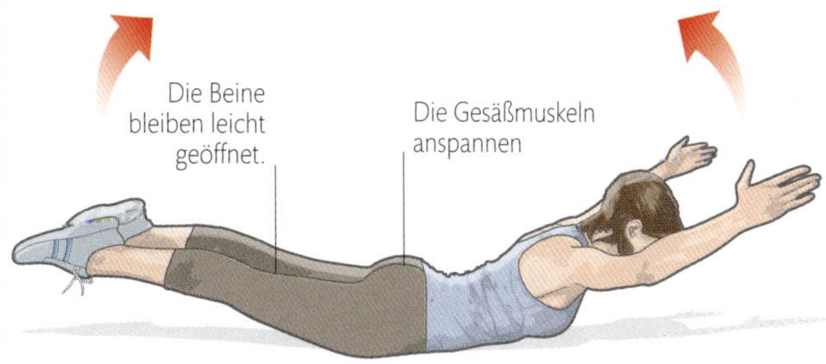

2 Aktivieren Sie Ihre Core-Muskeln und atmen Sie aus, während Sie Oberkörper und Beine anheben. Die Beine bleiben leicht geöffnet und die Gesäßmuskeln angespannt, um zu vermeiden, dass Sie den unteren Rücken überstrecken.

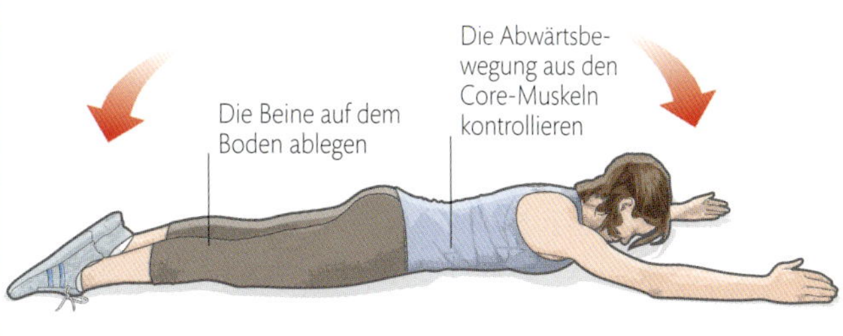

3 Diese Position mehrere Sekunden halten, bevor Sie Ihre Arme und Beine wieder in die Ausgangsposition senken. Die Bewegung wie gefordert wiederholen.

SIT-UPS

ZIELMUSKELN

- Gerader Bauchmuskel
- Querer Bauchmuskel
- Innere schräge Bauchmuskeln
- Beckenboden
- Hüftbeuger
- Vielgefiederter Muskel
- Quadratischer Lendenmuskel

ZIELBEWEGUNG

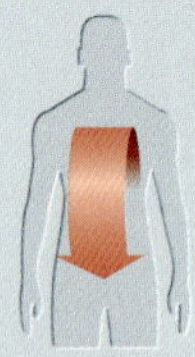

Beugung

SCHWIERIGKEITSGRAD

Sit-ups sind eine beliebte, effektive Übung zur Kräftigung der Bauchmuskeln und zur Verbesserung der Hüftbeugung. Steuern Sie die Bewegung aus den Core-Muskeln und überlasten Sie Ihren Nacken nicht.

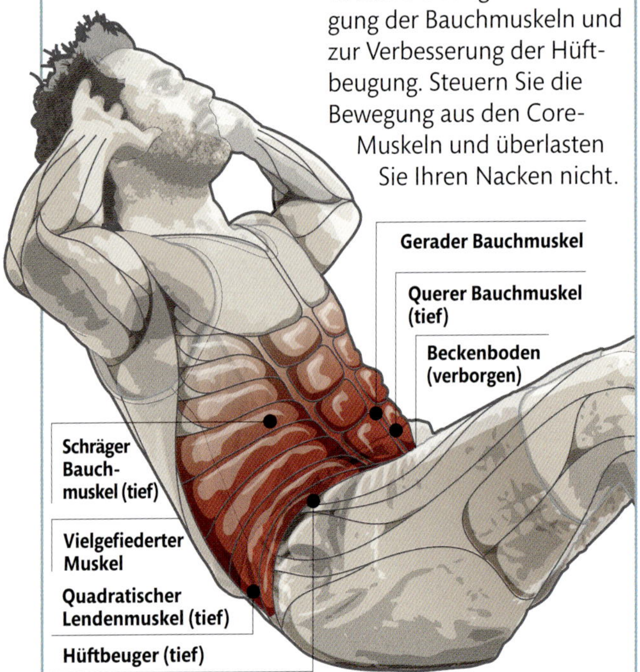

STEIGERUNG

Durch Ihre Armhaltung können Sie den Schwierigkeitsgrad der Übung variieren. Am geringsten ist der Widerstand, wenn Sie Ihre Arme an den Knien vorbei strecken. Kreuzen Sie die Arme über der Brust oder halten Sie die Hände seitlich an den Kopf, wird die Belastung erhöht. Halten Sie sich eine Hantelscheibe vor die Brust, um diesen Effekt noch zu steigern.

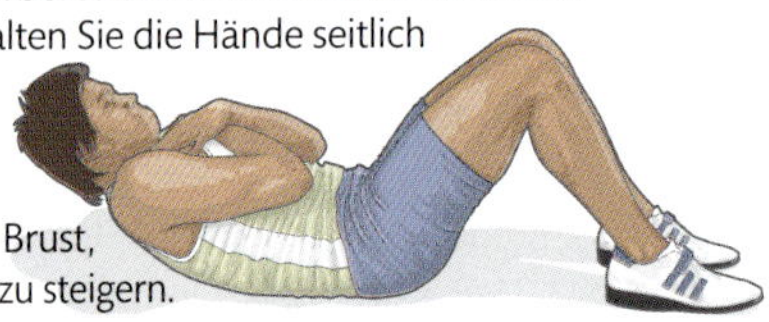

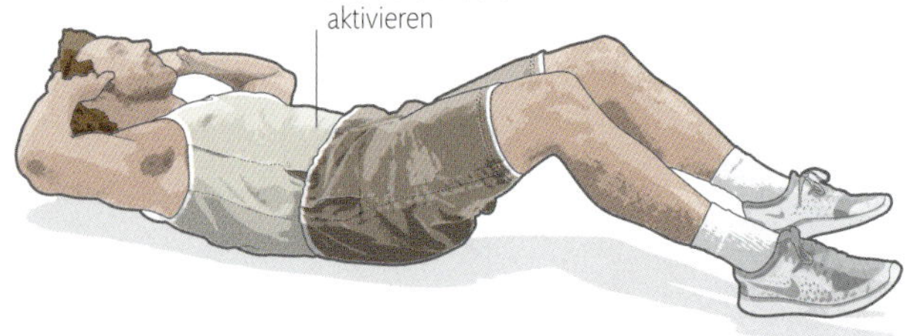
Die Core-Muskeln aktivieren

1 Legen Sie sich auf den Rücken, stellen Sie die Füße auf und beugen Sie die Knie. Legen Sie Ihre Hände mit den Fingerspitzen beiderseits locker an den Kopf.

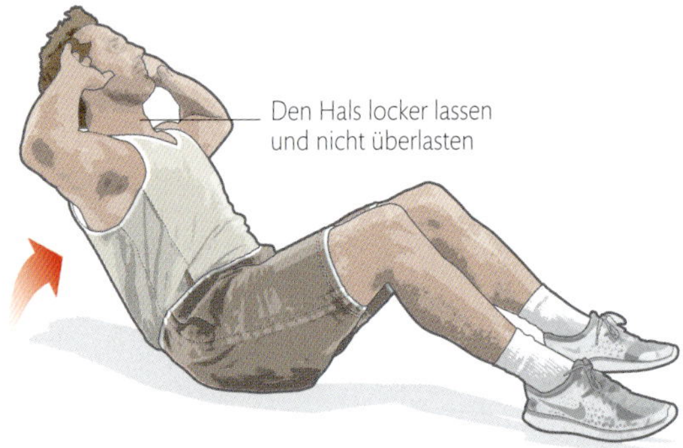
Den Hals locker lassen und nicht überlasten

2 Aktivieren Sie Ihre Core-Muskulatur und heben Sie Ihren Oberkörper an, sodass nur noch Gesäß und Füße den Boden berühren. Die Bewegung kommt vollständig aus den Core-Muskeln.

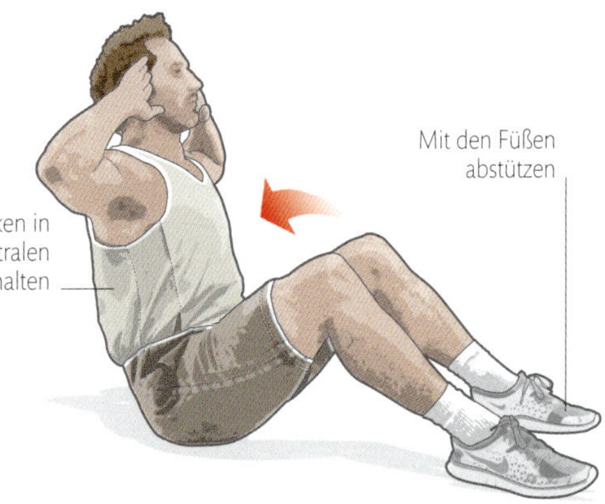
Mit den Füßen abstützen
Den Rücken in einer neutralen Position halten

3 Am Ende der Bewegung pausieren, dann langsam den Oberkörper in die Ausgangsposition absenken. Kontrollieren Sie die Bewegung mit den Core-Muskeln.

SCHRÄGE BAUCHPRESSE

ZIELMUSKELN
- Gerader Bauchmuskel
- Querer Bauchmuskel
- Äußere schräge Bauchmuskeln
- Innere schräge Bauchmuskeln
- Beckenboden

ZIELBEWEGUNG

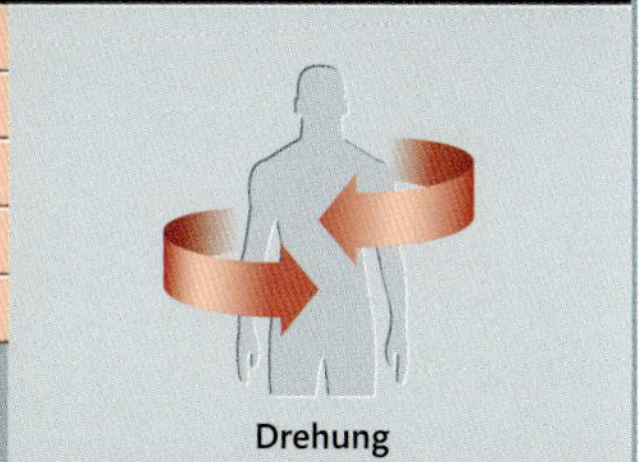

SCHWIERIGKEITSGRAD

Diese einfache, aber effektive Core-Übung trainiert die schrägen und den queren Bauchmuskel. Sie baut Kraft für seitliche Drehungen auf und verbessert die Fähigkeit der Core-Muskeln, Wirbelsäule und Hüften gegen äußere, in Drehrichtung wirkende Kräfte zu stabilisieren.

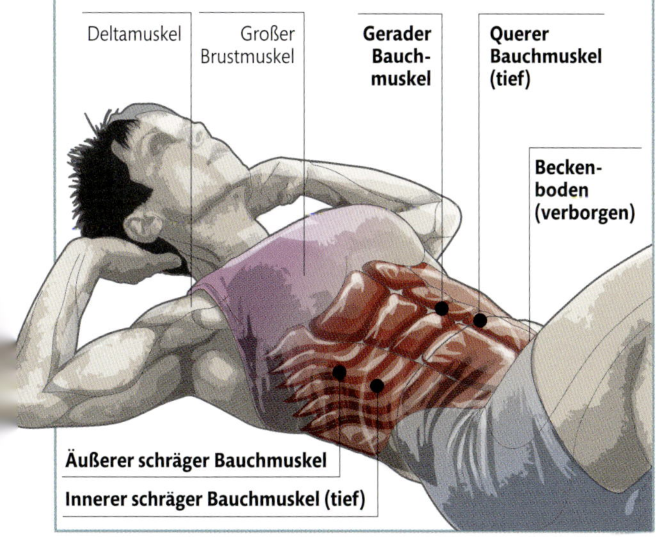

STEIGERUNG

Auf einem Gymnastikball ist die Übung schwierig. Lehnen Sie sich mit dem unteren Rücken gegen den Ball und stellen Sie die Beine hüftbreit auf. Den Oberkörper in einer Bauchpresse heben und seitlich drehen, halten und in die Ausgangsposition zurückkehren.

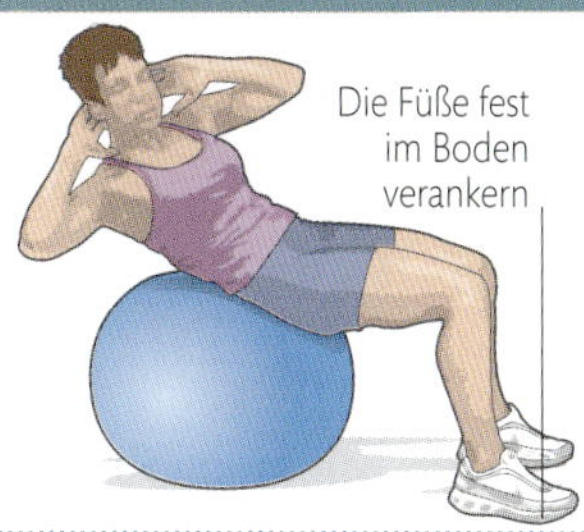
Die Füße fest im Boden verankern

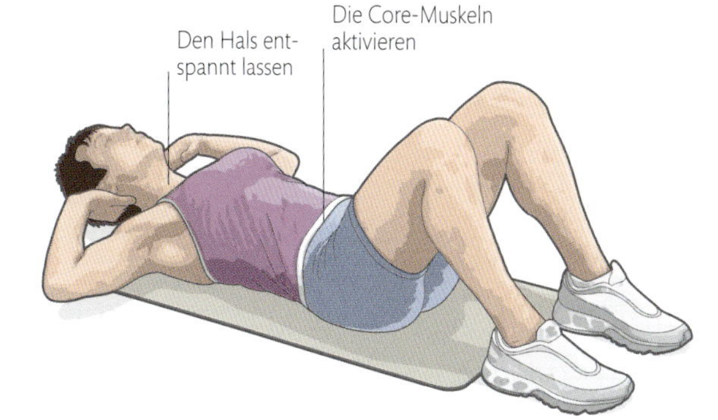
Den Hals entspannt lassen
Die Core-Muskeln aktivieren

1 Legen Sie sich in neutraler Ausgangsposition auf eine Matte. Die Knie sind gebeugt, die Füße stehen flach auf dem Boden und die Finger liegen seitlich am Kopf. Einatmen.

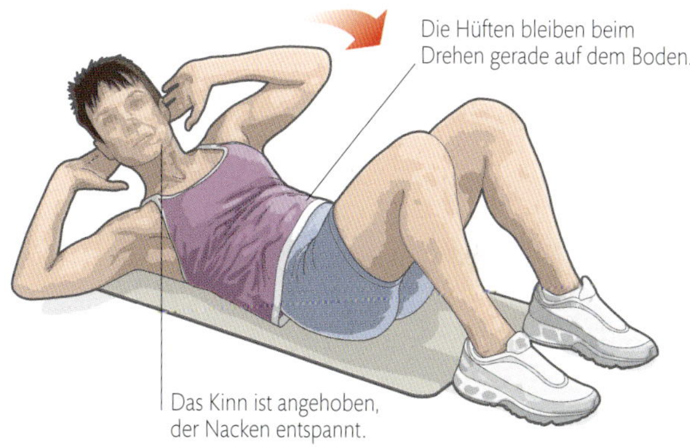
Die Hüften bleiben beim Drehen gerade auf dem Boden.
Das Kinn ist angehoben, der Nacken entspannt.

2 Aktivieren Sie die Core-Muskulatur, atmen Sie aus und heben Sie den Oberkörper an. Drehen Sie die linke Schulter in Richtung des rechten Knies. Die Bewegung kommt aus der Bauchmuskulatur, die Hüften bleiben ruhig liegen.

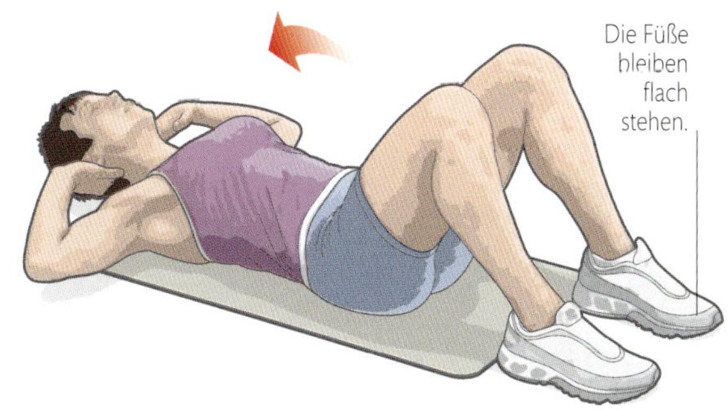
Die Füße bleiben flach stehen.

3 Halten Sie die Position einen Augenblick. Dann den Oberkörper langsam auf den Boden absenken. Die Bewegung mit den Core-Muskeln kontrollieren.

BAUCHPRESSE IN SEITLAGE

ZIELMUSKELN

- Gerader Bauchmuskel
- Querer Bauchmuskel
- Äußere schräge Bauchmuskeln
- Innere schräge Bauchmuskeln
- Beckenboden
- Vielgefiederter Muskel
- Quadratischer Lendenmuskel

ZIELBEWEGUNG

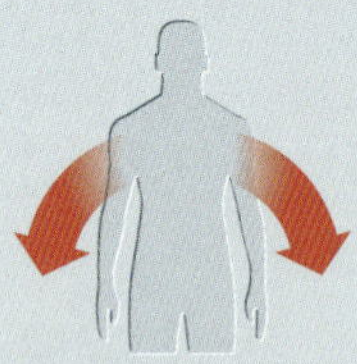

Seitliche Beugung

SCHWIERIGKEITSGRAD

Diese Übung kräftigt die Core-Muskulatur. Sie zielt auf die äußeren und inneren schrägen Bauchmuskeln, erhöht die Stabilität des Rumpfs und die Beweglichkeit der Seite. Unterstützen Sie Ihren Kopf mit der Hand, um den Nacken nicht zu überlasten, und kontrollieren Sie die Bewegung mit den Core-Muskeln. Führen Sie die Bewegung schön langsam aus, um die Wirkung der Übung zu optimieren.

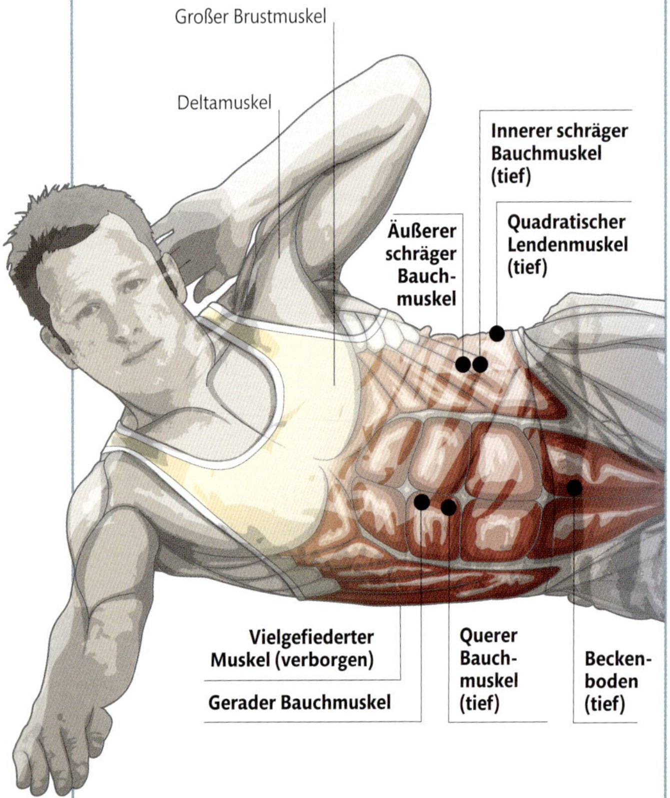

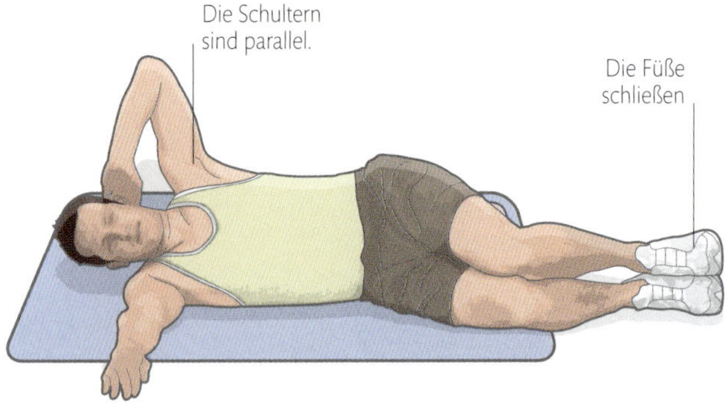

1 Legen Sie sich auf die rechte Seite. Der rechte Arm ist gestreckt, die Handfläche weist nach unten. Die linke Hand stützt den Kopf leicht ab. In der Hüfte leicht beugen, sodass die Beine zum Rumpf einen Winkel von 30 Grad bilden.

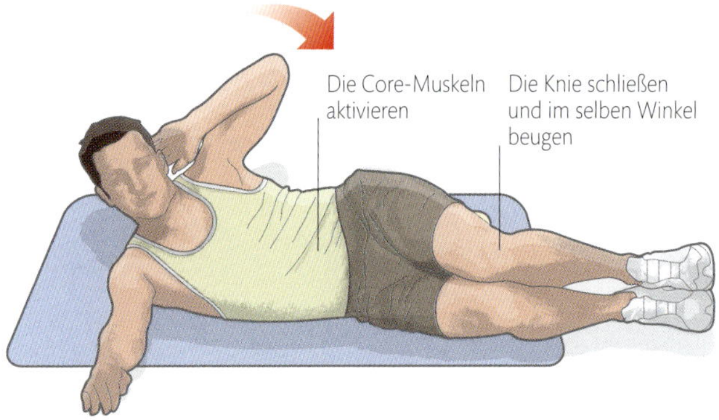

2 Aktivieren Sie Ihre schrägen Bauchmuskeln, um Kopf und Schultern zu heben. In der Bewegung nicht verkrampfen.

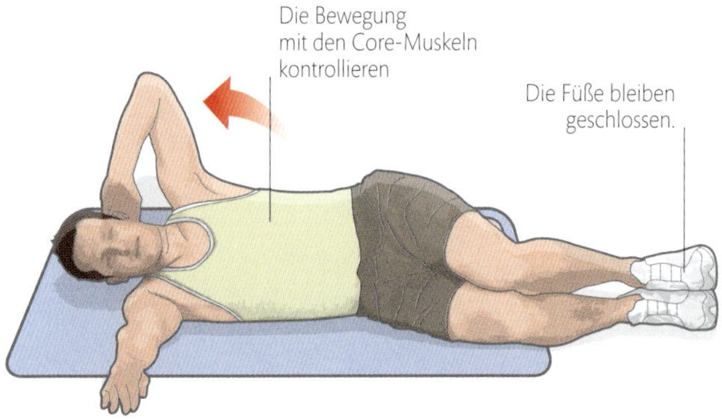

3 Am Ende der Bewegung kurz halten, dann langsam und kontrolliert in die Ausgangsposition zurückkehren. Wie gefordert wiederholen und anschließend die Seite wechseln.

SEITBEUGE

ZIELMUSKELN

- Querer Bauchmuskel
- Äußere schräge Bauchmuskeln
- Innere schräge Bauchmuskeln
- Beckenboden
- Vielgefiederter Muskel
- Quadratischer Lendenmuskel
- Großer Gesäßmuskel

ZIELBEWEGUNG

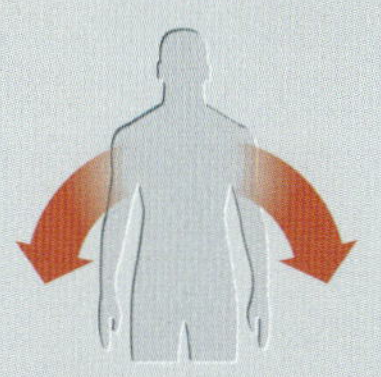

Seitliche Beugung

SCHWIERIGKEITSGRAD

Diese Übung kräftigt auf einfache, aber effektive Weise die schrägen Bauchmuskeln und stabilisiert die Wirbelsäule gegen seitliche Kräfte und Drehkräfte. Beginnen Sie mit einem leichten Gewicht, bis Sie die Bewegung perfekt beherrschen. Heben und senken Sie die Hantel aus den Core-Muskeln und nicht durch die Kraft aus den Armen.

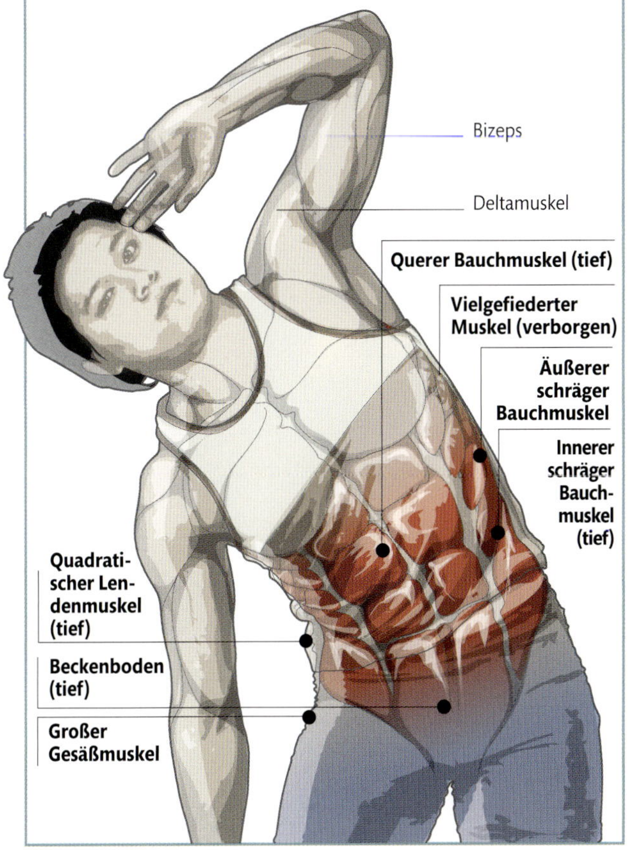

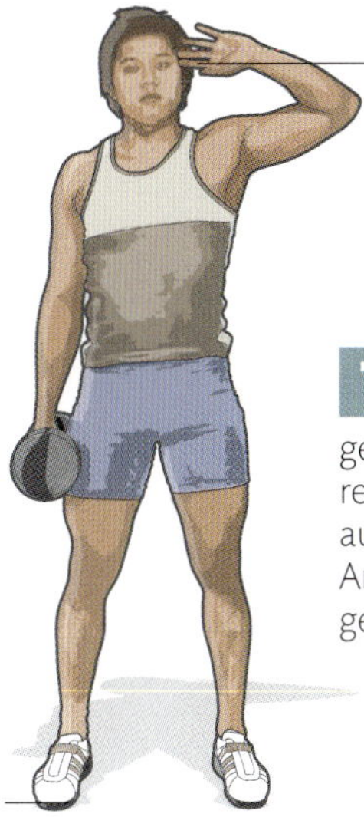
Die Fingerspitzen an die Schläfe legen, damit der Körper gerade ausgerichtet bleibt
Die Füße mindestens schulterbreit aufstellen

1 Stellen Sie sich aufrecht hin, die Knie sind leicht gebeugt. Die Hantel in Ihrer rechten Hand ruht seitlich auf dem Oberschenkel. Der Arm mit dem Gewicht ist gerade.

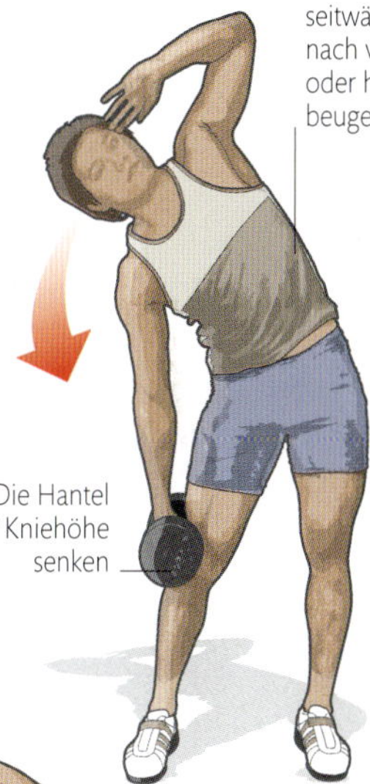
Den Rumpf seitwärts, nicht nach vorne oder hinten beugen
Die Hantel auf Kniehöhe senken

2 Neigen Sie sich langsam nach rechts und gleiten Sie mit der Hantel außen am rechten Oberschenkel bis auf Kniehöhe hinab. Dabei einatmen. Das Gewicht nicht schwingen lassen.

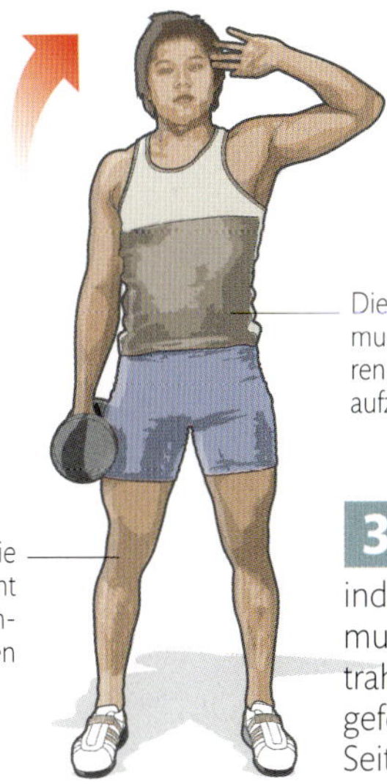
Die schrägen Bauchmuskeln kontrahieren, um den Rumpf aufzurichten
Die Knie nicht durchdrücken

3 Richten Sie den Rumpf in die Ausgangsposition auf, indem Sie die schrägen Bauchmuskeln der linken Seite kontrahieren. Dabei ausatmen. Wie gefordert wiederholen, dann die Seite wechseln.

ZUR FERSE BEUGEN

ZIELMUSKELN

- Gerader Bauchmuskel
- Querer Bauchmuskel
- Äußere schräge Bauchmuskeln
- Innere schräge Bauchmuskeln
- Beckenboden
- Vielgefiederter Muskel
- Quadratischer Lendenmuskel

ZIELBEWEGUNG

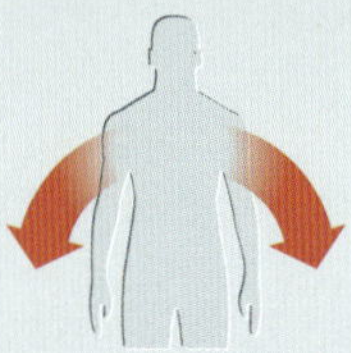

SCHWIERIGKEITSGRAD

Diese seitliche Beugung trainiert Ihre schrägen Bauchmuskeln und verbessert Ihre Rumpfstabilität und -kontrolle. Die korrekte Ausführung ist entscheidend – kontrollieren Sie alle Ihre Bewegungen mit den Core-Muskeln.

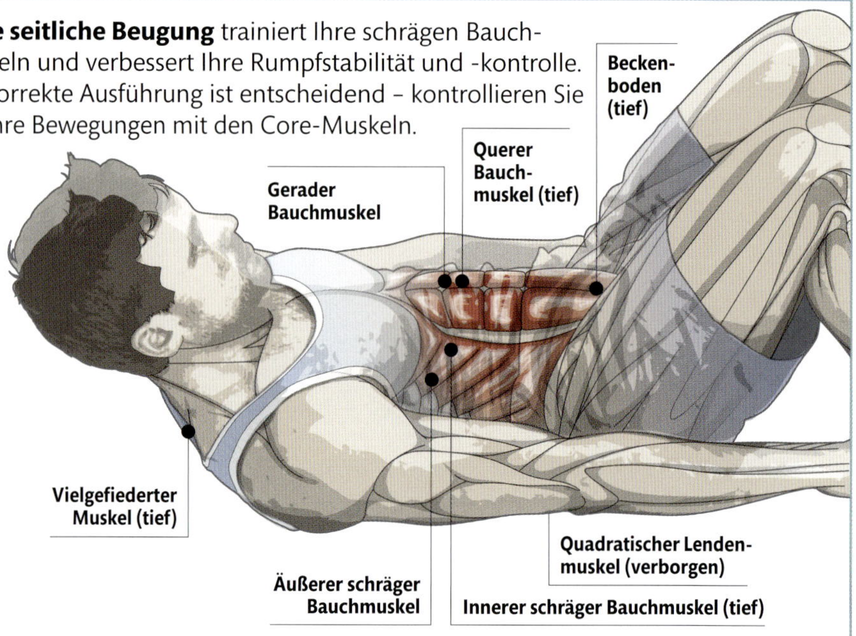

1 Legen Sie sich auf den Rücken. Ihre Arme liegen seitlich neben dem Körper, die Handflächen weisen nach unten, die Knie sind gebeugt. Aktivieren Sie die Core-Muskeln und heben Sie Schultern und oberen Rücken an. Der Hals bleibt entspannt und die Wirbelsäule in einer neutralen Position.

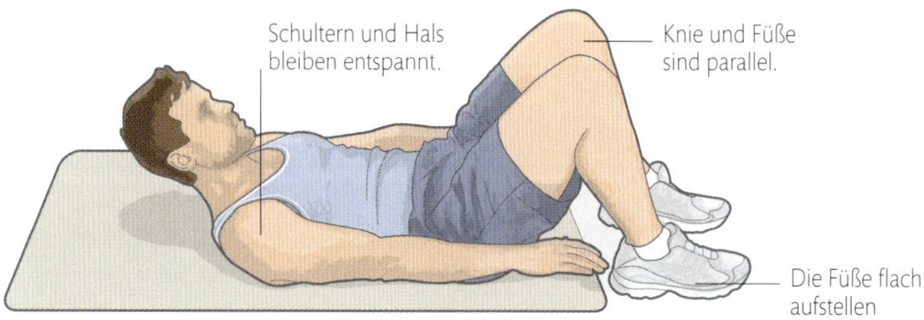
Schultern und Hals bleiben entspannt.
Knie und Füße sind parallel.
Die Füße flach aufstellen

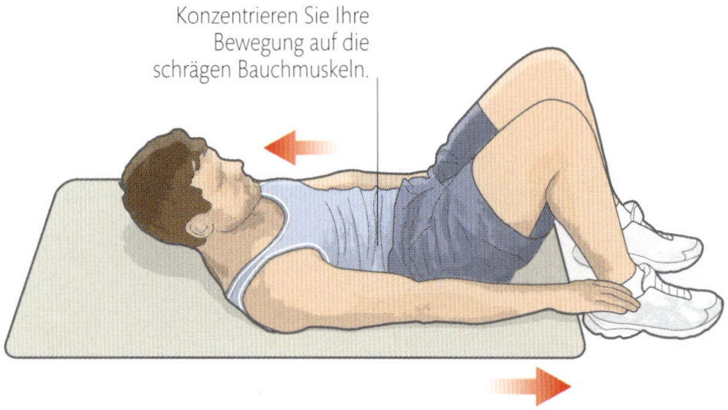

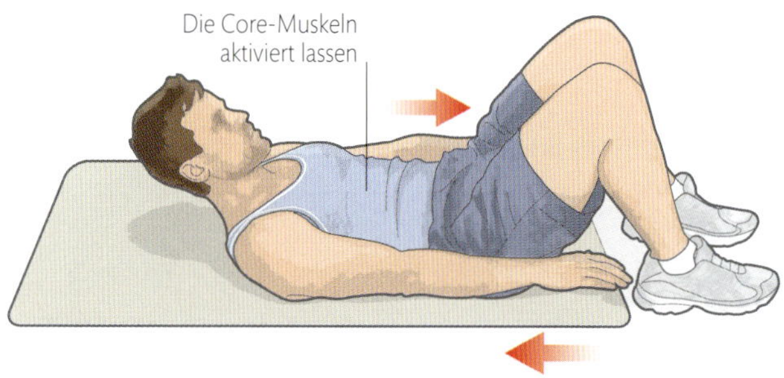

2 Strecken Sie Ihre rechte Hand langsam und kontrolliert so weit wie möglich in Richtung Ihres rechten Fußes. Kontrahieren Sie bei dieser Bewegung Ihre rechte Seite. Der Nacken bleibt entspannt.

3 Kurz pausieren, dann in die Ausgangsposition zurückkehren und die geforderte Anzahl Wiederholungen im Wechsel zur linken und zur rechten Seite ausführen.

»RÖMISCHE« SEITBEUGE

ZIELMUSKELN

- Querer Bauchmuskel
- Äußere schräge Bauchmuskeln
- Innere schräge Bauchmuskeln
- Beckenboden
- Vielgefiederter Muskel
- Quadratischer Lendenmuskel
- Großer Gesäßmuskel

ZIELBEWEGUNG

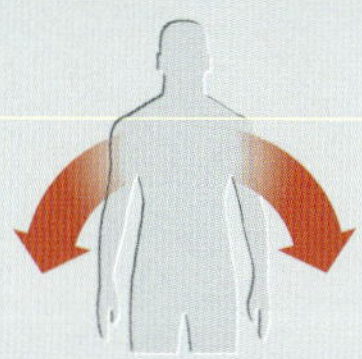

Seitliche Beugung

SCHWIERIGKEITSGRAD

Bei dieser effektiven Seitbeuge auf der römischen Liege werden Ihre Füße durch eine Leiste fixiert. Man kann die Seitbeuge auch am Boden oder auf einer Bank machen, benötigt dann aber einen Partner, der die Füße festhält.

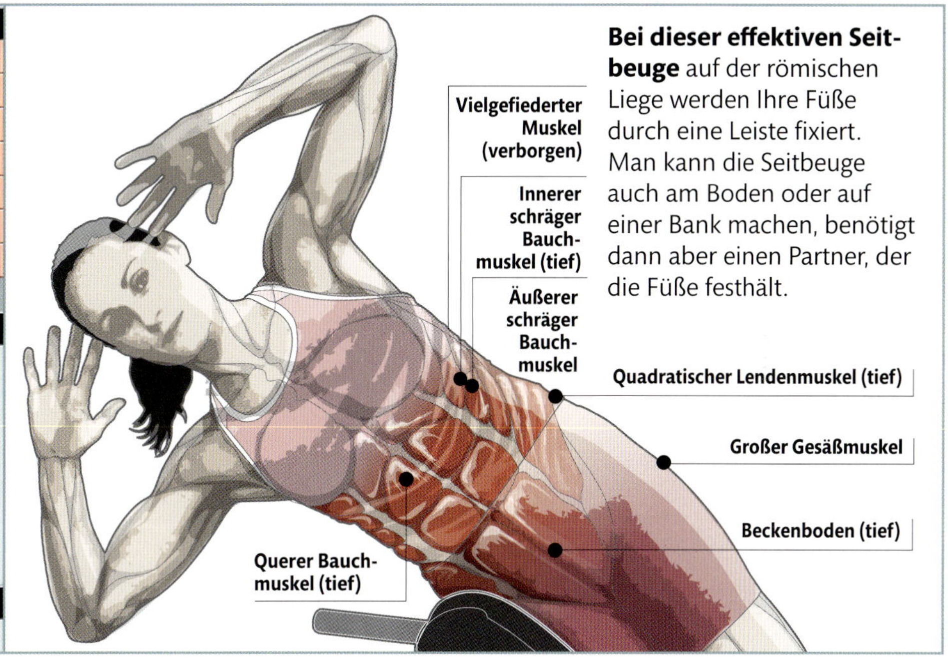

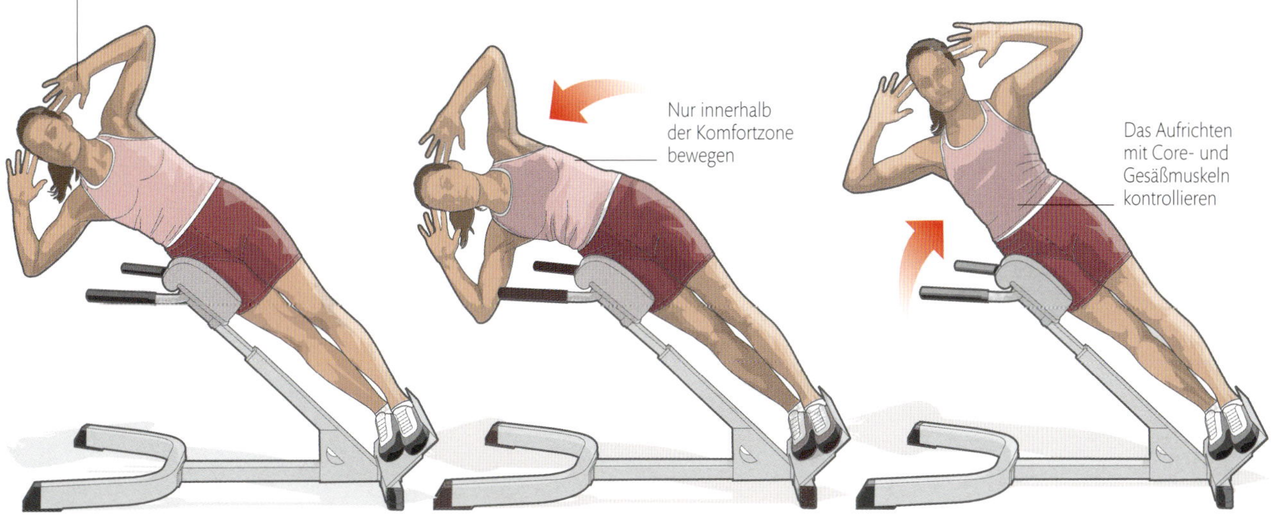
Die Hände auf Kopfhöhe halten oder vor der Brust verschränken
Nur innerhalb der Komfortzone bewegen
Das Aufrichten mit Core- und Gesäßmuskeln kontrollieren

1 Legen Sie sich seitlich auf die römische Liege. Stellen Sie sie so ein, dass Sie Ihren Oberkörper aus der Hüfte heraus nach unten beugen können.

2 Beugen Sie sich langsam seitlich so weit Richtung Boden, wie es angenehm ist. Nicht nach vorne oder hinten neigen. Dabei einatmen.

3 Am Ende der Bewegung kurz halten, dann langsam in die Ausgangsposition zurückkehren. Wie gefordert wiederholen und die Seite wechseln.

BEINHEBEN IN SEITLAGE

ZIELMUSKELN

- Querer Bauchmuskel
- Innere schräge Bauchmuskeln
- Beckenboden
- Vielgefiederter Muskel
- Quadratischer Lendenmuskel
- Kleiner Gesäßmuskel
- Mittlerer Gesäßmuskel

ZIELBEWEGUNG

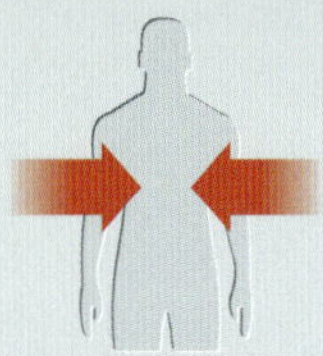

Isometrisch

SCHWIERIGKEITSGRAD

Diese Übung kräftigt und stabilisiert Ihre Core-Muskulatur für seitliche Bewegungen. Indem sie Ihre Gesäßmuskeln und Hüftbeuger trainiert, verbessern Sie Ihre Core-Kontrolle und Ihr Gleichgewicht.

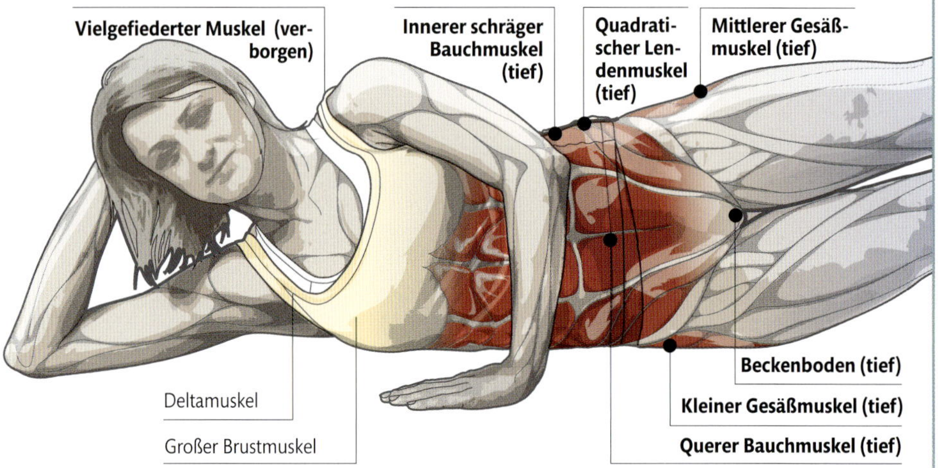

1 Legen Sie sich auf die rechte Körperseite. Ihre Fußgelenke liegen senkrecht übereinander. Unterstützen Sie Ihren Kopf mit der rechten Hand und setzen Sie Ihre linke Hand flach vor sich auf den Boden, um sich zu stabilisieren.

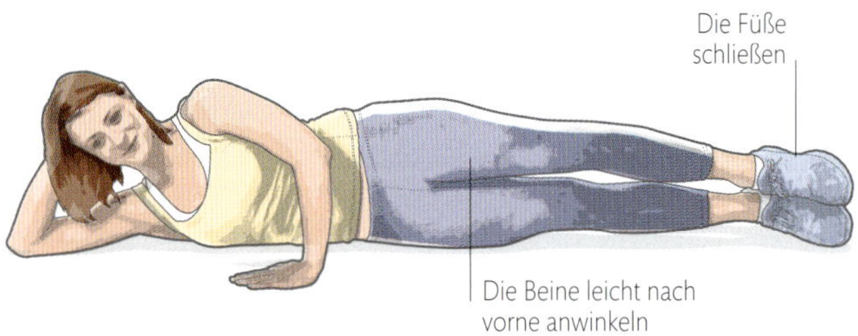

2 Halten Sie die Wirbelsäule in neutraler Position und heben Sie Ihre Füße mithilfe der Core- und Oberschenkelmuskulatur an. Die Füße bleiben übereinander, Beine und Rücken bilden eine Linie.

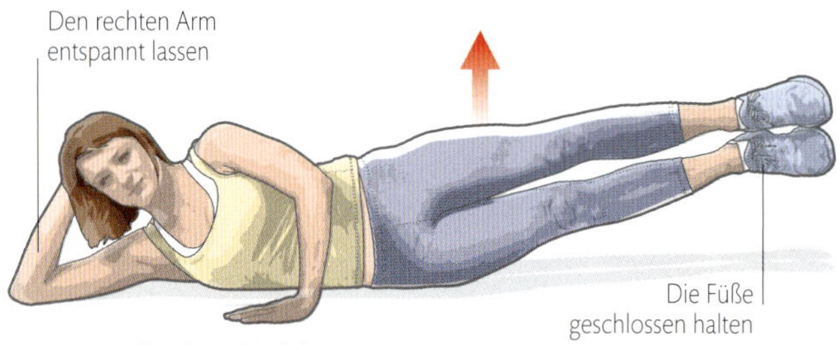

3 Am Ende der Bewegung halten, dann die Füße langsam in die Ausgangsposition senken. Wie gefordert wiederholen und anschließend die Seite wechseln.

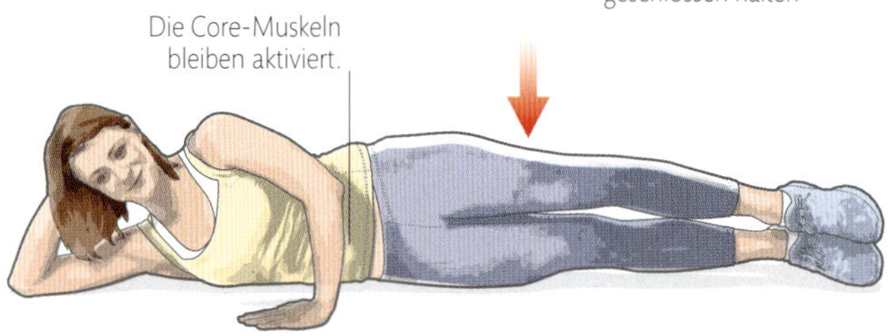

VARIANTE

Beinkicken in Seitlage ist eine sanfte Gleichgewichtsübung, die auch die Sehnen in den Beinen dehnt. Für Core- und Armmuskeln ist es ein Workout von niedriger Intensität. Wenn Ihnen der Boden unter Hüfte und Ellbogen zu hart sein sollte, legen Sie einfach zwei Gymnastikmatten unter oder legen eine doppelt. Denken Sie daran, das Beinkicken stets mit langsamen, kontrollierten Bewegungen auszuführen, und vermeiden Sie jegliche Belastung der Halsmuskulatur, wenn Sie die gewünschte Anzahl Wiederholungen ausführen.

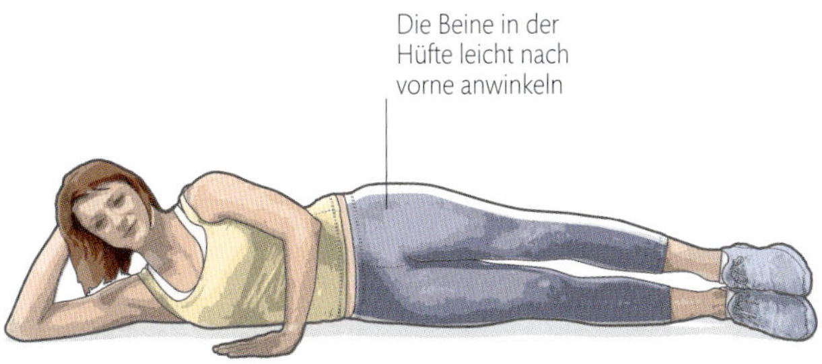

1 Legen Sie sich auf Ihre rechte Seite; die Fußgelenke liegen aufeinander. Verankern Sie Ihre linke Hand vor sich auf dem Boden, um sich zu stabilisieren, und stützen Sie den Kopf mit der rechten Hand.

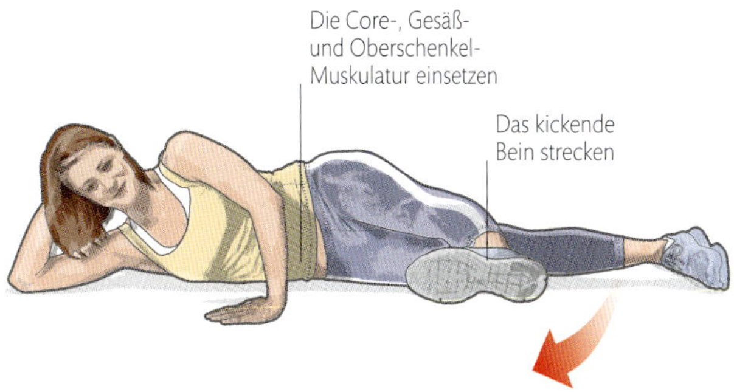

2 Während Sie den Oberkörper ruhig halten, kicken Sie mit dem linken Bein so weit wie möglich nach vorne. Kontrollieren Sie die Bewegung mit den Core- und Oberschenkelmuskeln.

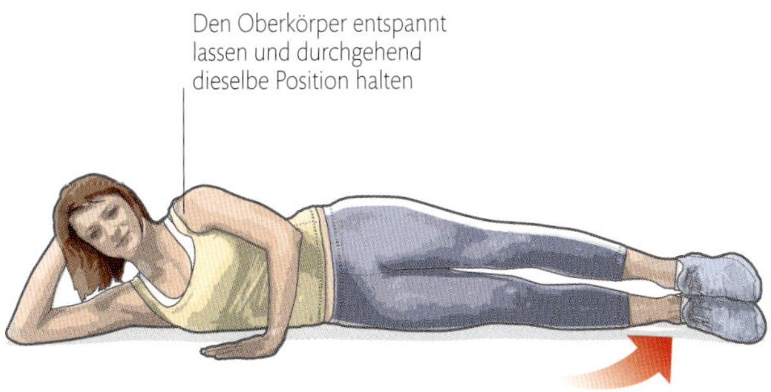
Den Oberkörper entspannt lassen und durchgehend dieselbe Position halten

3 Halten Sie die Position kurz, bevor Sie Ihr linkes Bein über die Ausgangsposition nach hinten schwingen. Die Bewegung mit den Core- und Oberschenkelmuskeln kontrollieren.

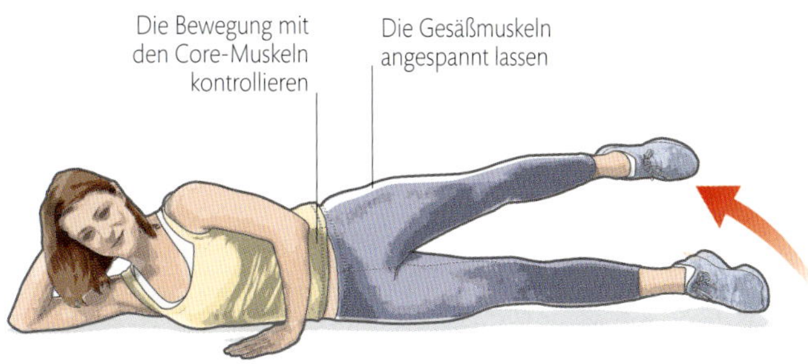

4 Schwingen Sie Ihr linkes Bein so weit wie möglich nach hinten. Führen Sie die Bewegung möglichst weich und kontrolliert aus, und halten Sie Ihren Oberkörper in Position.

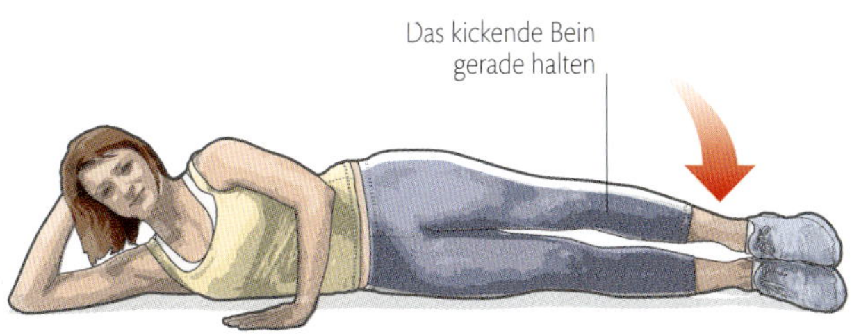
Das kickende Bein gerade halten

5 Am Ende der Bewegung halten, dann das linke Bein nach vorne zurück in die Ausgangsposition schwingen. Die Sequenz wie gefordert wiederholen. Das Bein wechseln.

STEIGERUNG

Wenn Sie sich ein Balancekissen unter die Hüfte legen, wird Ihre Position instabiler. Infolgedessen muss Ihre Core-Muskulatur härter arbeiten, um Ihren Körper in der Bewegung auszubalancieren. Folgen Sie den Schritten der Basisübung und wiederholen Sie sie wie gefordert, bevor Sie die Seite wechseln.

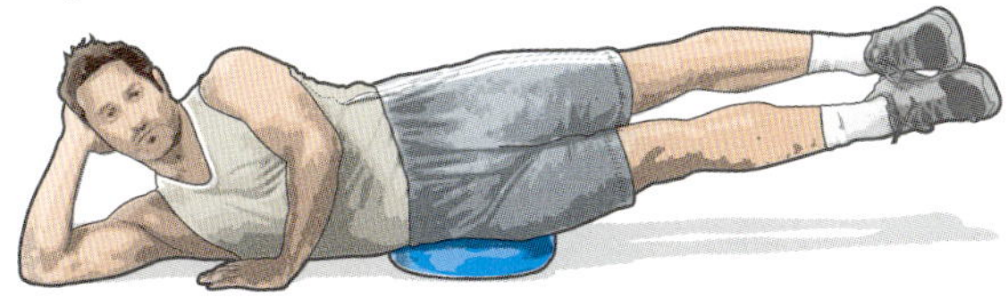

SCHRÄGE BAUCHPRESSE MIT ARMEN

ZIELMUSKELN

- Gerader Bauchmuskel
- Querer Bauchmuskel
- Äußere schräge Bauchmuskeln
- Innere schräge Bauchmuskeln
- Beckenboden
- Hüftbeuger
- Vielgefiederter Muskel
- Quadratischer Lendenmuskel

ZIELBEWEGUNG

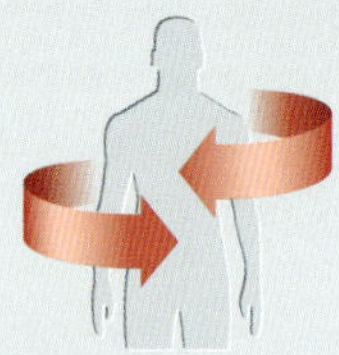

Drehung

SCHWIERIGKEITSGRAD

Diese einfache, aber effektive Rotationsübung für die Core-Muskulatur trainiert die meisten Muskeln des »Zylinders« (**»S. 25**), der für die Haltung zuständig ist. Die Drehbewegung stellt eine spezielle Herausforderung für die inneren und äußeren schrägen Bauchmuskeln dar und stabilisiert Ihre Wirbelsäule gegen die Einwirkung von Rotationskräften. Stellen Sie sicher, dass alle Bewegungen aus der Core-Muskulatur erfolgen, um die besten Ergebnisse zu erzielen.

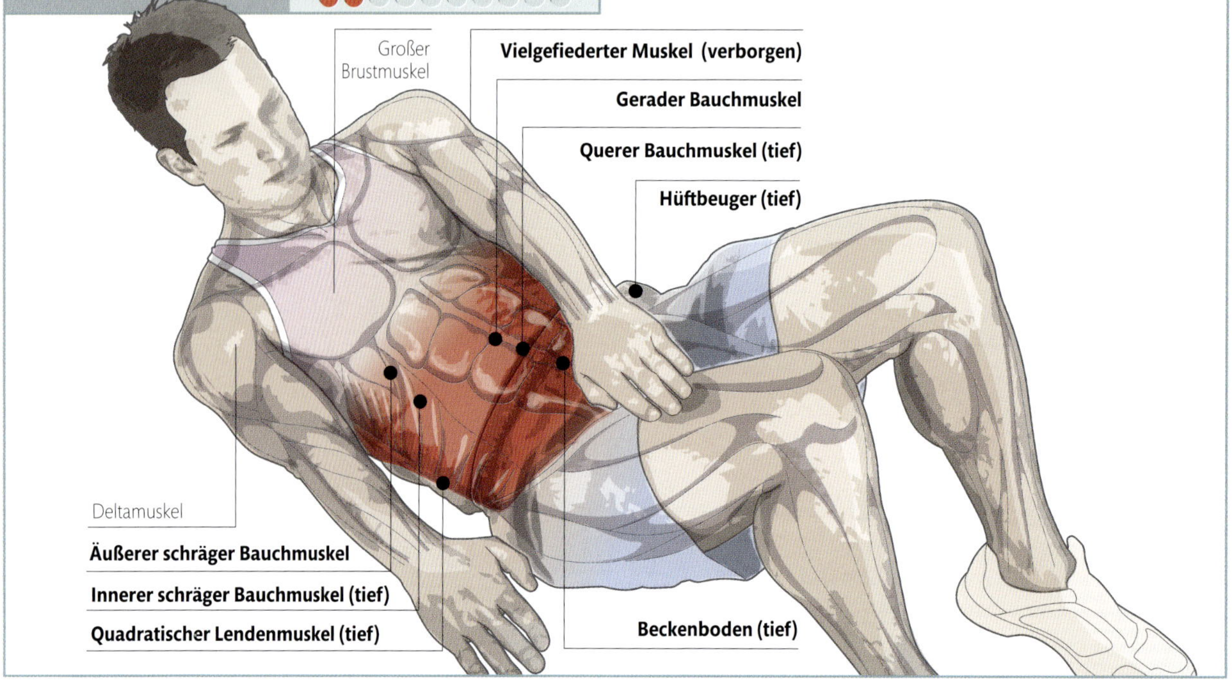

STEIGERUNG 1

Sie können die Last auf Ihre Bauchmuskulatur durch eine Kugelhantel erhöhen. Nehmen Sie das Gewicht in beide Hände und führen Sie die Übung wie gewohnt aus. Die Bewegung aus den Core-Muskeln kontrollieren.

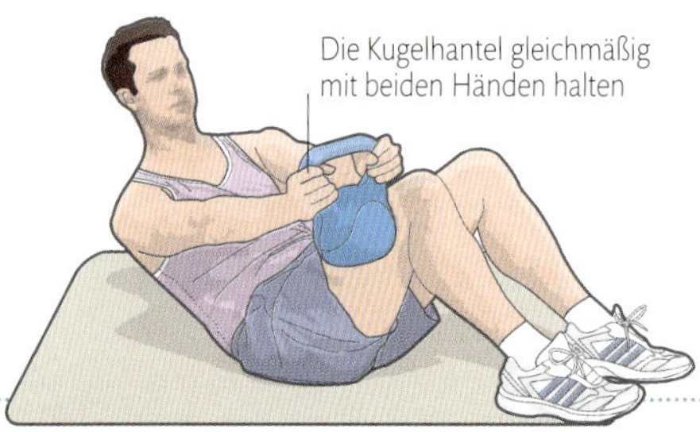

STEIGERUNG 2

Um die Last auf Ihre Bauchmuskeln noch weiter zu erhöhen, können Sie die Kugelhantel durch einen Medizinball ersetzen. Greifen Sie den Ball mit beiden Händen und führen Sie die Übung wie beschrieben aus.

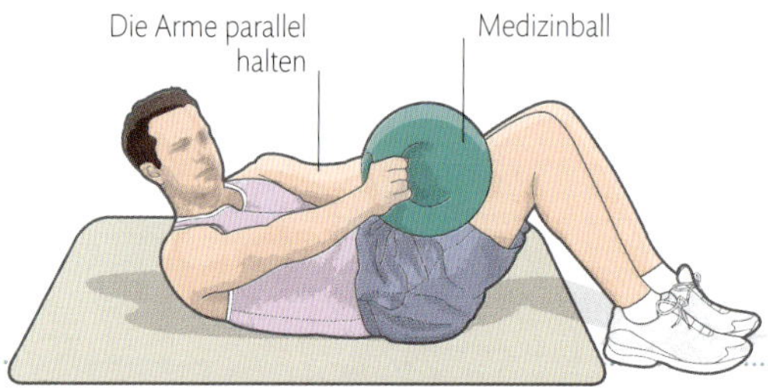

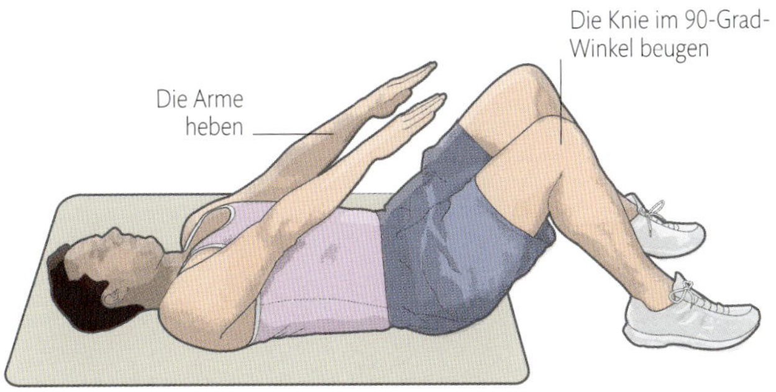

1 Legen Sie sich auf den Rücken und heben Sie die Arme vor dem Körper an. Die Handflächen zeigen nach unten und die Finger Richtung Knie. Die Arme heben und die Core-Muskeln aktivieren, um Schultern und Oberkörper leicht anzuheben. Die Wirbelsäule bleibt neutral.

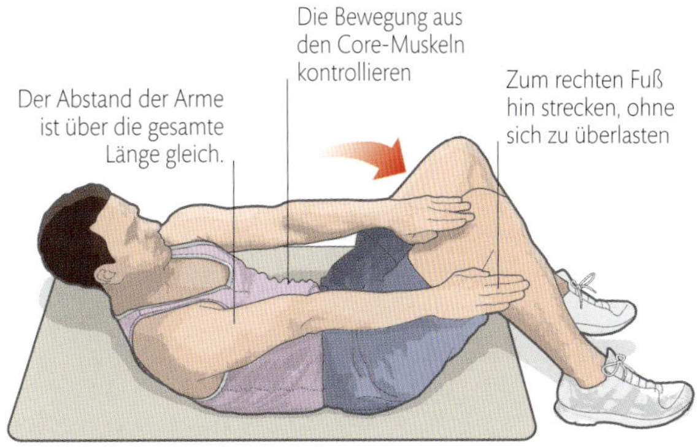

2 Strecken Sie sich so weit wie möglich mit beiden Händen in einer langsamen, kontrollierten Bewegung zum rechten Fuß hin. Die Bewegung kommt aus der Core-Muskulatur. Spannen Sie die rechte Seite Ihrer Bauchmuskulatur an, um Ihren Hals nicht zu belasten.

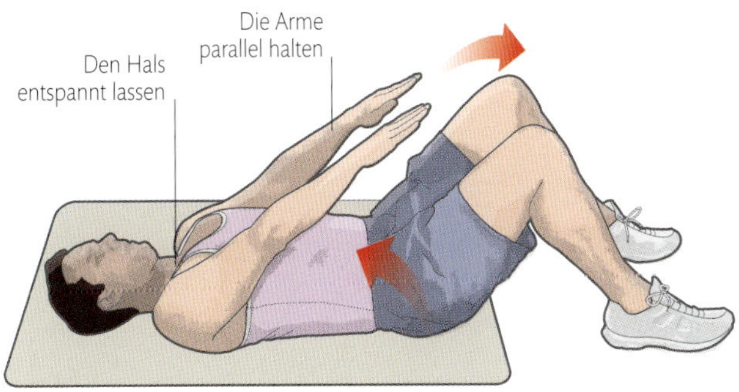

3 Die Position kurz halten, dann langsam in die Horizontale zurückrollen. Die Bewegung mit den Core-Muskeln kontrollieren. Die Arme bleiben angehoben und leicht geöffnet und die Knie im 90-Grad-Winkel gebeugt.

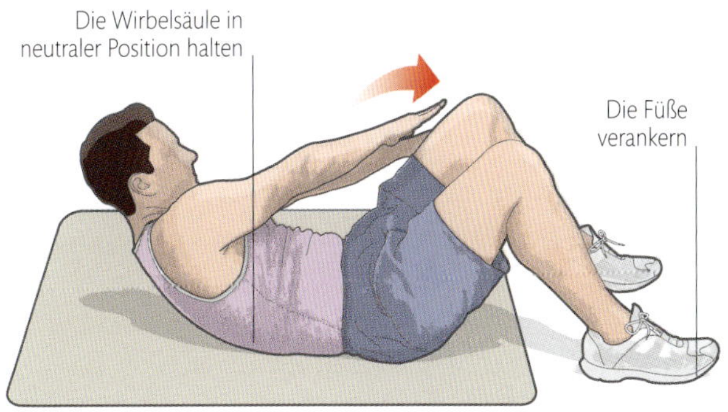

4 Anschließend die Bewegung zur linken Körperseite ausführen. Strecken Sie sich mit beiden Händen möglichst weit zum linken Fuß hin. Dabei die linke Bauchseite anspannen. Kurz halten und in die Ausgangsposition zurückkehren.

STEIGERUNG 3

Wenn Sie Ihre Füße während der Übung anheben, muss Ihre Core-Muskulatur deutlich härter arbeiten, um Ihren Körper zu stabilisieren. Die geschlossenen Knie beugen und die Waden in etwa parallel zum Boden halten. Beide Bewegungsphasen sehr kontrolliert ausführen.

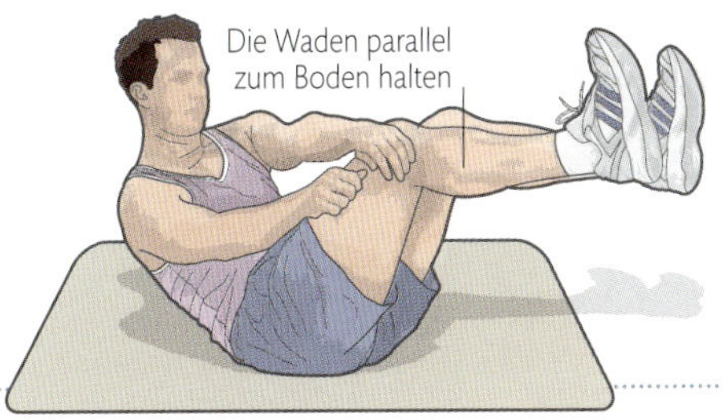

STEIGERUNG 4

Noch anspruchsvoller wird die Bewegung mit angehobenen Füßen und einer Kugelhantel. Halten Sie eine leichte Hantel mit beiden Händen und führen Sie die Übung kontrolliert aus. Erhöhen Sie das Gewicht erst, wenn Sie es kontrollieren können.

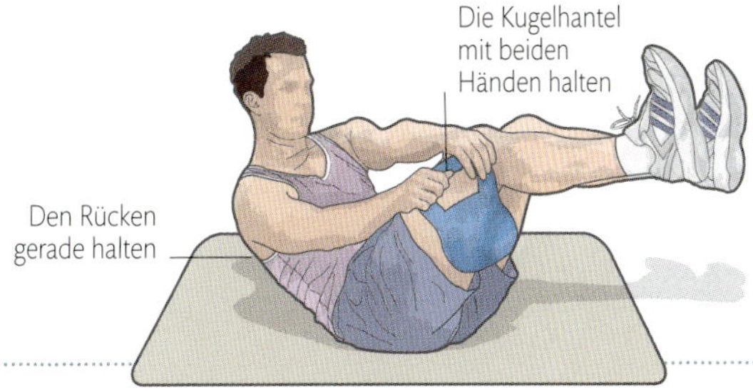
Die Kugelhantel mit beiden Händen halten
Den Rücken gerade halten

HÜFTROLLE

ZIELMUSKELN

- Querer Bauchmuskel
- Äußere schräge Bauchmuskeln
- Innere schräge Bauchmuskeln
- Beckenboden
- Hüftbeuger
- Vielgefiederter Muskel
- Quadratischer Lendenmuskel
- Kleiner Gesäßmuskel
- Mittlerer Gesäßmuskel

ZIELBEWEGUNG

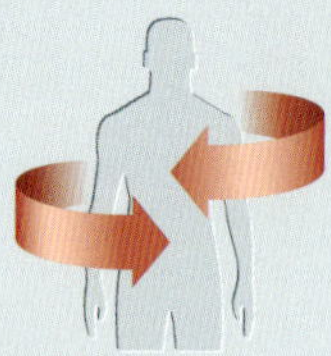

Drehung

SCHWIERIGKEITSGRAD

●●○○○○○○○○

Diese Übung kräftigt die Bauchmuskeln und den unteren Rücken und verbessert gleichzeitig die Beweglichkeit des unteren und mittleren Rückens. Konzentrieren Sie sich darauf, den oberen Rücken und die Schultern durchgehend in einer stabilen Position zu halten. Der Körper darf nicht von einer Seite zur anderen rollen, während Sie Beine und Hüften bewegen. Stützen Sie sich zu Beginn mit Ihren seitlich gestreckten Armen ab. Fixieren Sie außerdem mit Ihrem Blick einen Punkt an der Decke, damit Sie Ihren Kopf ruhig halten.

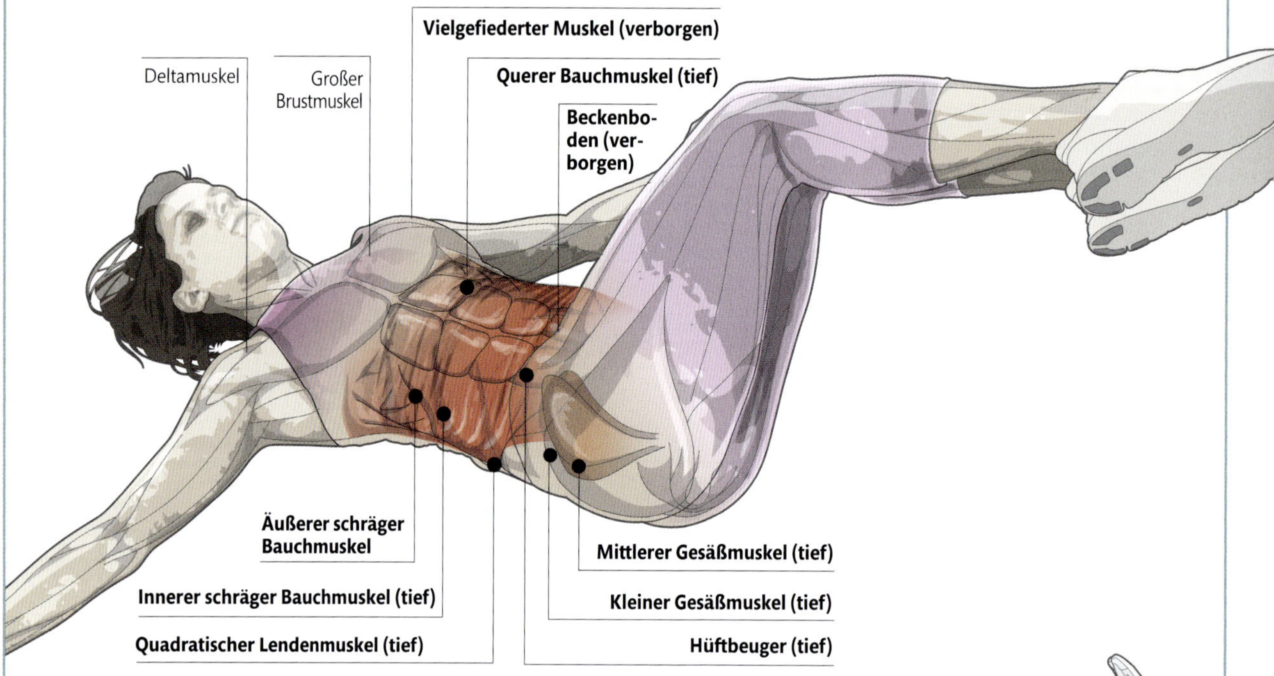

VARIANTE

Diese Variante der Übung verbessert die Hüftbeweglichkeit auf einfachere Weise. Beugen Sie Ihre Knie und stellen Sie die Füße flach auf. Dann die Hüften sanft nach rechts und links rollen, dabei den oberen Rücken flach lassen. Wie gefordert wiederholen, dann in die Ausgangsposition zurückkehren.

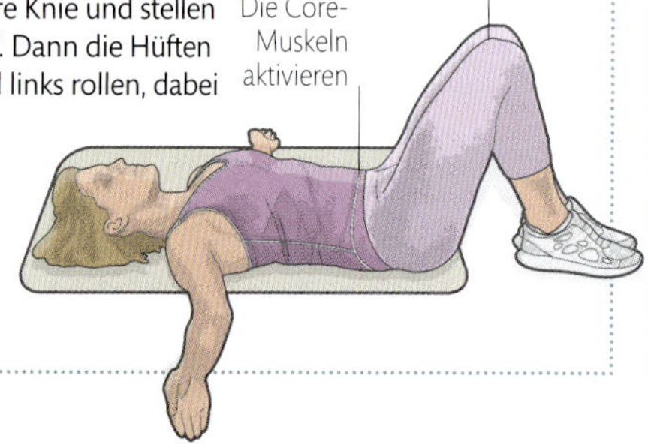

STEIGERUNG 1

Die Steigerung 1 fordert Ihre Gesäßmuskeln und die Hüftbeuger stärker, da die Beine durchgehend gestreckt werden. Strecken Sie in der Ausgangsposition Ihre Beine senkrecht in die Höhe. Halten Sie Ihren unteren Rücken neutral und rollen Sie mit Ihren Hüften nach rechts und links. Die Bewegung aus der Core-Muskulatur kontrollieren.

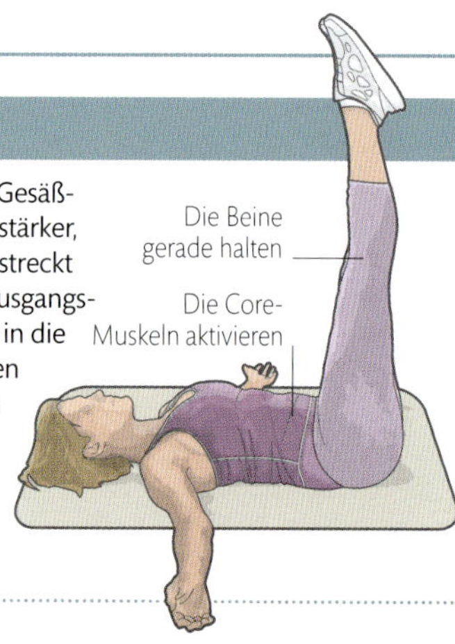

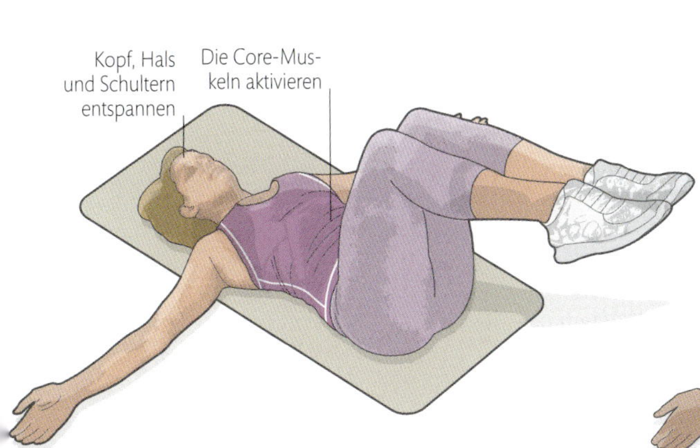

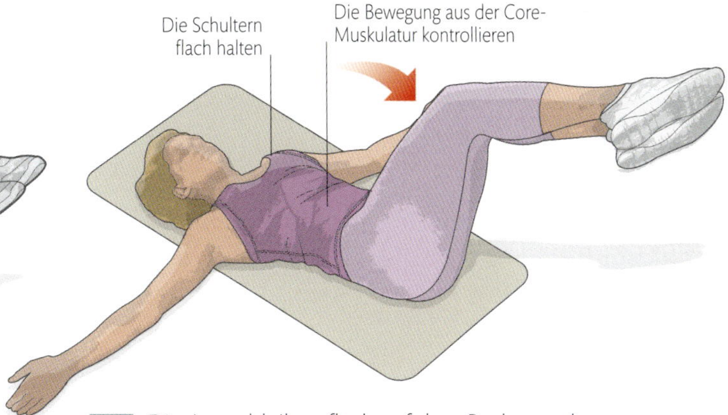

1 Legen Sie sich auf den Rücken. Die Arme sind gestreckt, die Handflächen zeigen nach oben. Die Beine im 90-Grad-Winkel heben, die Knie schließen. Die Core-Muskeln sind aktiviert, der untere Rücken ist neutral.

2 Die Arme bleiben flach auf dem Boden und die Knie geschlossen. Nun die rechte Hüfte heben und Hüften und Beine nach links führen. Anhalten, bevor sich der obere Rücken hebt. Mehrere Sekunden halten.

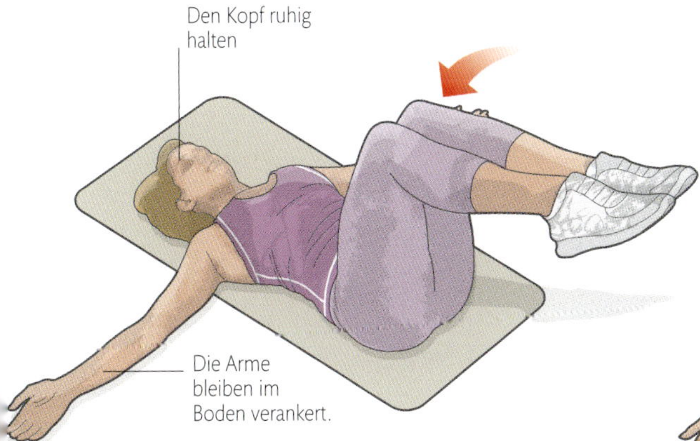

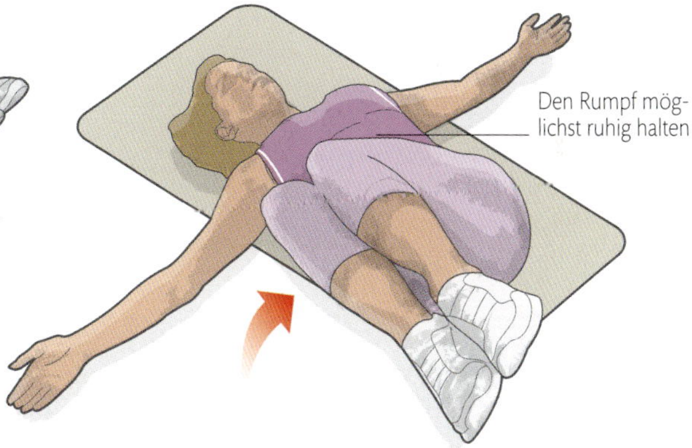

3 Führen Sie, ausgehend von der Core-Muskulatur, Ihre Hüften und Beine zurück in die Mitte und nehmen Sie wieder die neutrale Position ein.

4 Führen Sie Ihre Hüften ebenso nach rechts. Die Core-Muskeln aktiviert lassen und mit dem Arm stabilisieren. Kurz halten und zum Anfang zurückkehren.

STEIGERUNG 2

Bei dieser Übung entfallen die Armstützen. Die Core-Muskeln müssen härter arbeiten, um den Körper zu stabilisieren. Strecken Sie in Rückenlage Beine und Arme senkrecht hoch. Rollen Sie die Hüften nach links und rechts und kontrollieren Sie die Bewegung mit den Core-Muskeln. Wie angegeben wiederholen und entspannen.

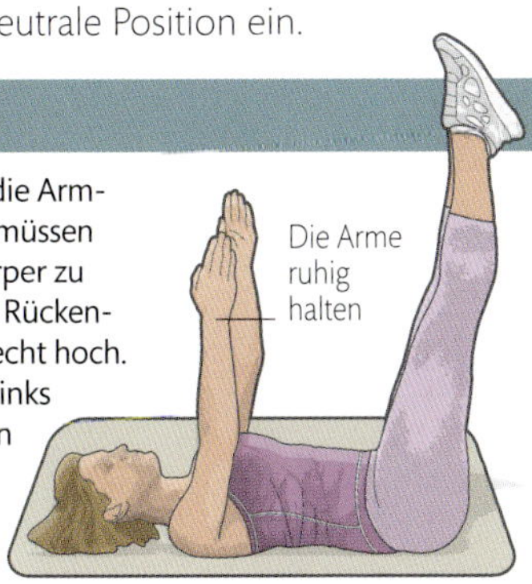

STEIGERUNG 3

Ein Medizinball fordert Gesäßmuskeln und Hüftbeuger stärker und aktiviert die Hüft-Adduktoren und die innere Oberschenkelmuskulatur. Halten Sie in der Ausgangsposition einen Medizinball mit den Knien. Die Hüften nach links und rechts führen.

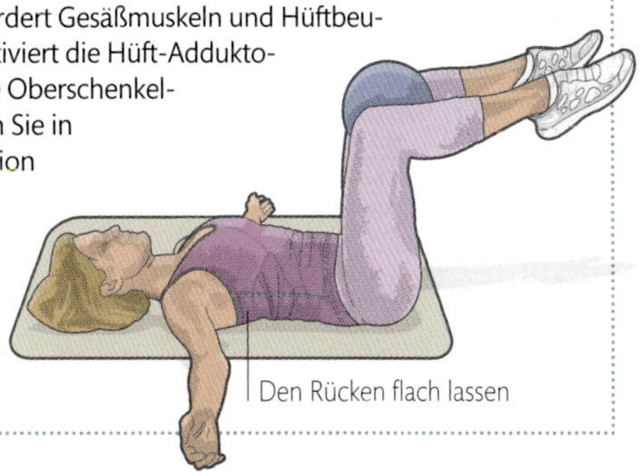

ZURÜCKROLLEN

ZIELMUSKELN	ZIELBEWEGUNG
■ Gerader Bauchmuskel	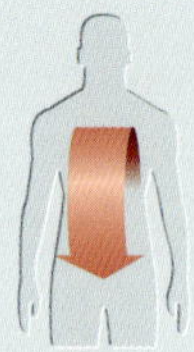 Beugung
■ Querer Bauchmuskel	
■ Innere schräge Bauchmuskeln	
■ Beckenboden	
■ Kleiner Gesäßmuskel	
■ Mittlerer Gesäßmuskel	

SCHWIERIGKEITSGRAD

●●●○○○○○○○

Diese ausgezeichnete Übung verbessert die Beweglichkeit der Wirbelsäule und erhöht Stabilität, Kontrolle und Kraft in Bauchmuskeln und unterem Rücken. Führen Sie die Bewegungen weich aus und kontrollieren Sie das Abrollen aus den Core-Muskeln.

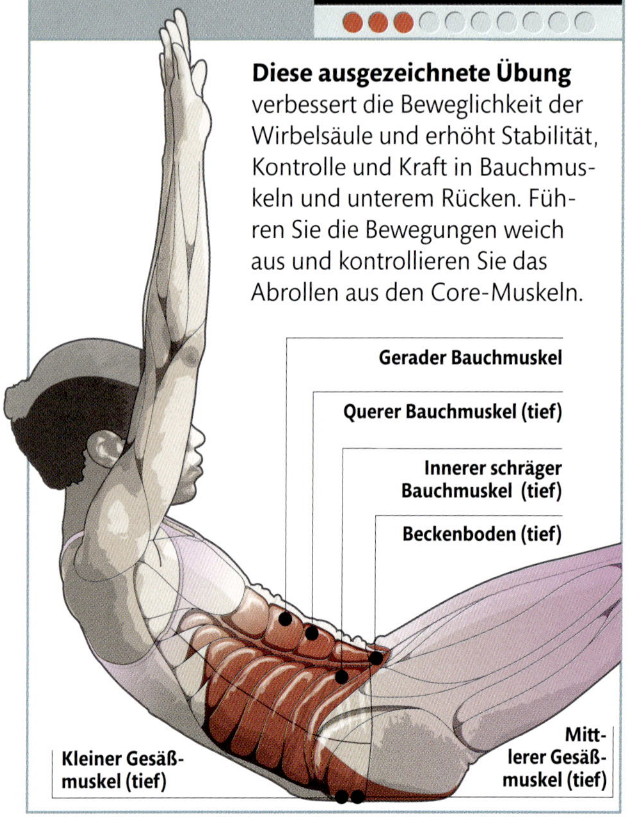

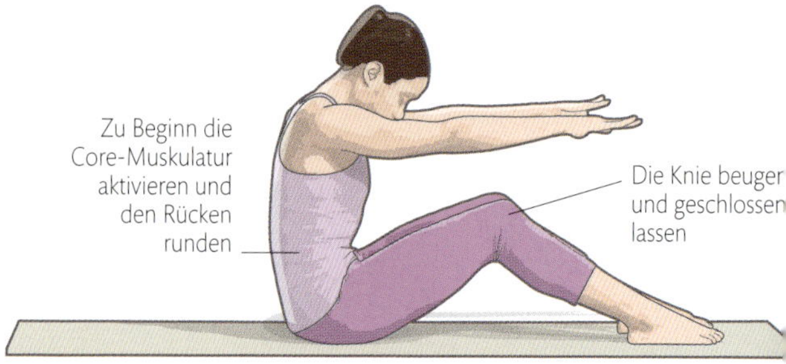
Zu Beginn die Core-Muskulatur aktivieren und den Rücken runden
Die Knie beuger und geschlossen lassen

1 Beginnen Sie im Sitzen. Aktivieren Sie Ihre Bauchmuskeln und runden Sie die Wirbelsäule sanft. Stellen Sie die Füße flac auf. Die Arme sind vor dem Körper gestreckt, die Schultern locker.

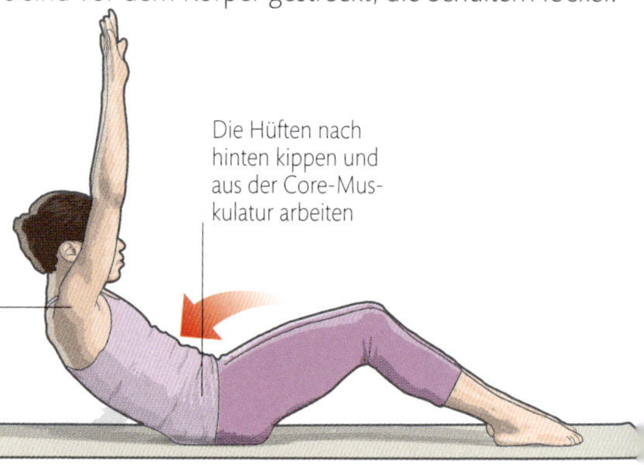
Die Hüften nach hinten kippen und aus der Core-Muskulatur arbeiten
Schultern und Hals bleiben locker.

2 Kippen Sie die Hüften nach hinten, indem Sie das Steißbein einrollen, und rollen Sie sich langsam nach hinten ab. Die Bewegung aus den Bauchmuskeln kontrollieren. Halten Sie die Arme gerade und rollen Sie sich weiter nach hinten ab, bis Sie mit Hüfte und unterem Rücken auf dem Boden liegen und sich der untere Rücken und die Hüftbeuger entspannen.

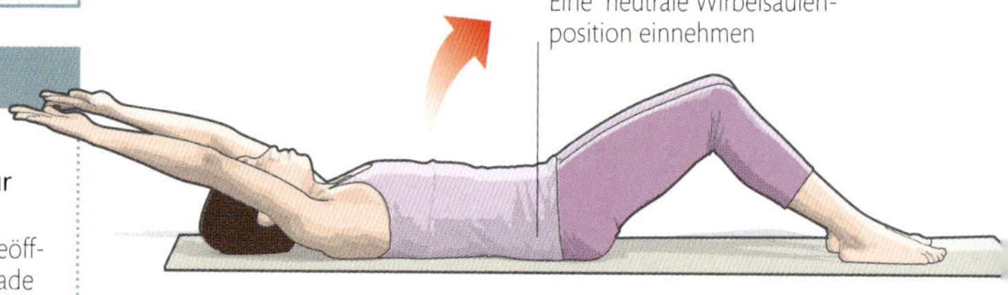

3 Rollen Sie sich vollständig ab und machen Sie dabei die Wirbelsäule lang. Nehmen Sie eine neutrale Wirbelsäulenposition ein. Pausieren, dann mithilfe der Core-Muskulatur – nicht mit Schwung aus den Armen – in die Ausgangsposition zurückkehren.

VARIANTE

Diese einfachere Variante der Übung beginnt mit derselben Grundposition, die Bewegung ist aber kleiner. Halten Sie sich zur Unterstützung an den Schenkeln fest und rollen Sie sich nach hinten ab, sodass nur der untere Rücken flach aufliegt. Die Position halten und wieder aufrichten.

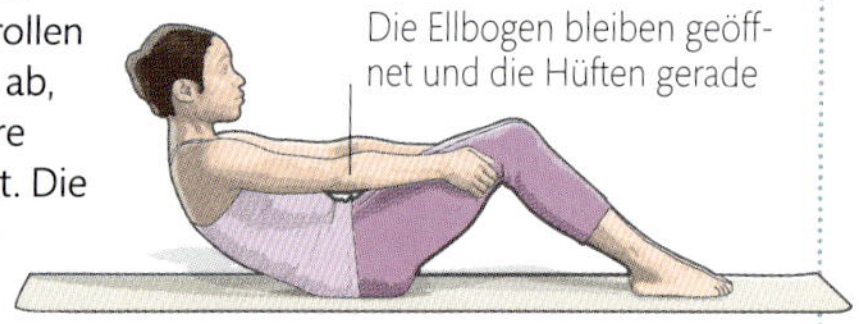
Die Ellbogen bleiben geöffnet und die Hüften gerade

AUFROLLEN

ZIELMUSKELN
- Gerader Bauchmuskel
- Querer Bauchmuskel
- Innere schräge Bauchmuskeln
- Beckenboden
- Kleiner Gesäßmuskel
- Mittlerer Gesäßmuskel

ZIELBEWEGUNG

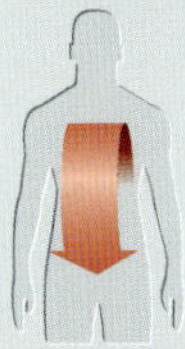

Beugung

SCHWIERIGKEITSGRAD

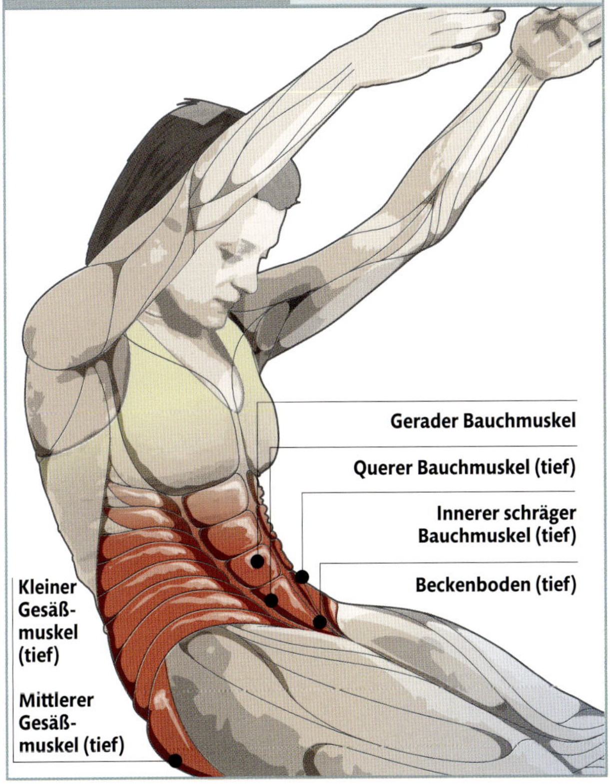

Diese Übung – eine Umkehrung des Zurückrollens (links) – kräftigt die Core-Muskulatur und erfordert gute Kontrolle von Bauchmuskeln und Hüftstabilisatoren. Schwingen Sie sich nicht mit dem Oberkörper nach oben, sondern bewegen Sie sich aus der Core-Muskulatur.

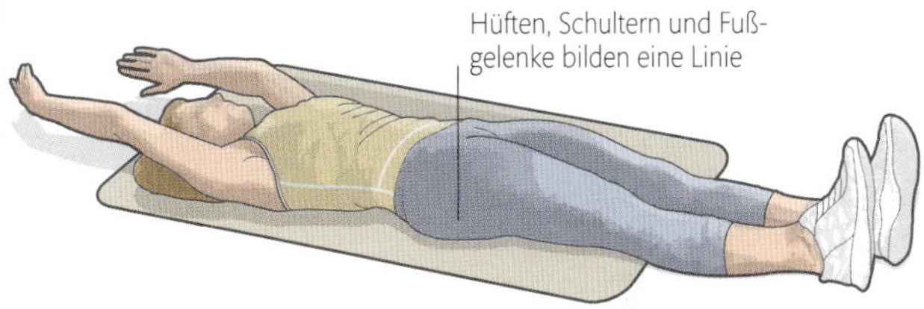

1 Legen Sie sich auf den Rücken und nehmen Sie eine neutrale Hüft- und Wirbelsäulenposition ein. Die Beine liegen flach auf dem Boden, die Arme sind über dem Kopf gestreckt. Aktivieren Sie die Core-Muskeln.

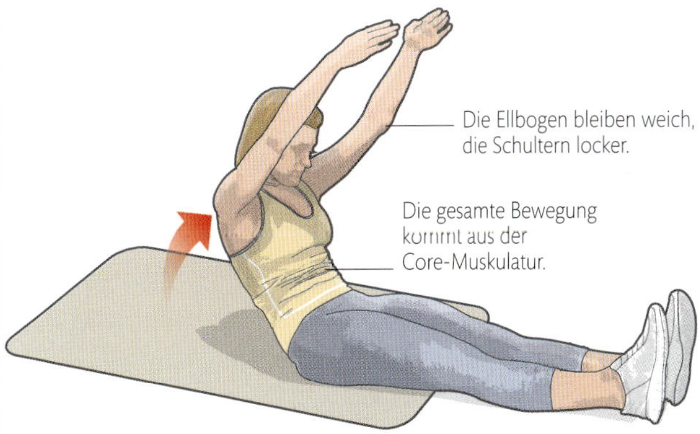

2 Ziehen Sie zu Beginn die Bauchmuskeln ein und beugen Sie den Kopf. Rollen Sie sich langsam und kontrolliert aus den Core-Muskeln auf. Die Beine bleiben gerade und geschlossen. Nicht aus den Hüftbeugern aufrichten.

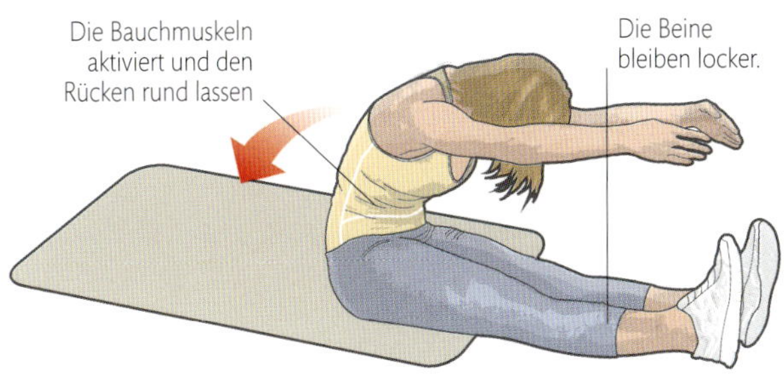

3 Setzen Sie die Bewegung fort und strecken Sie sich Richtung Zehen. Mehrere Sekunden halten, dann langsam nach hinten in die Ausgangsposition absenken.

VARIANTE

Bei dieser einfacheren Variante ist die Bewegung aus einer halb sitzenden Position kleiner. Halten Sie sich an der Oberschenkelrückseite und ziehen Sie sich mit den Core-Muskeln in eine aufrechte Position. Halten und in die Ausgangsposition zurückkehren.

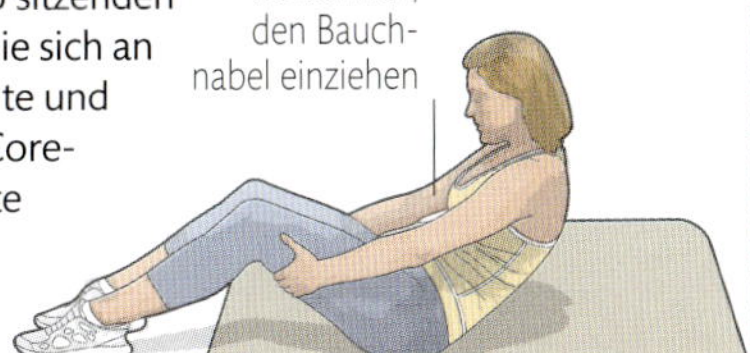

V-BEINHEBEN

ZIELMUSKELN

- Gerader Bauchmuskel
- Querer Bauchmuskel
- Beckenboden
- Hüftbeuger

Diese Übung ist ein kraftvoller Workout für Ihre Bauchmuskeln und Hüftbeuger. Mit einem Gewicht zwischen den Beinen können Sie ihre Intensität noch steigern. Stellen Sie sicher, dass die Bank oder der Sitz, auf dem Sie trainieren, stabil ist.

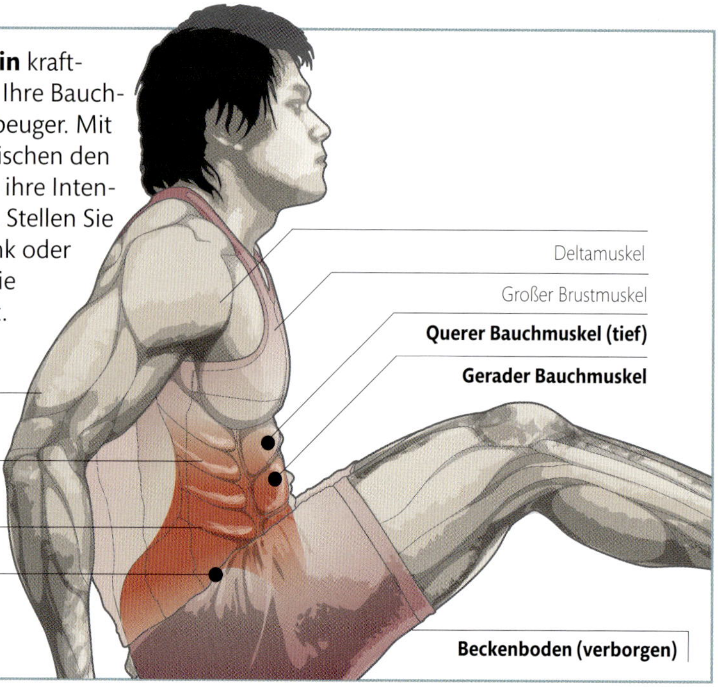

ZIELBEWEGUNG

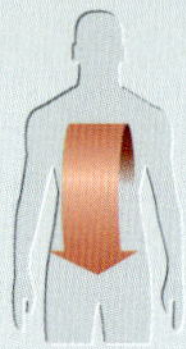

Beugung

SCHWIERIGKEITSGRAD

●●●○○○○○○○

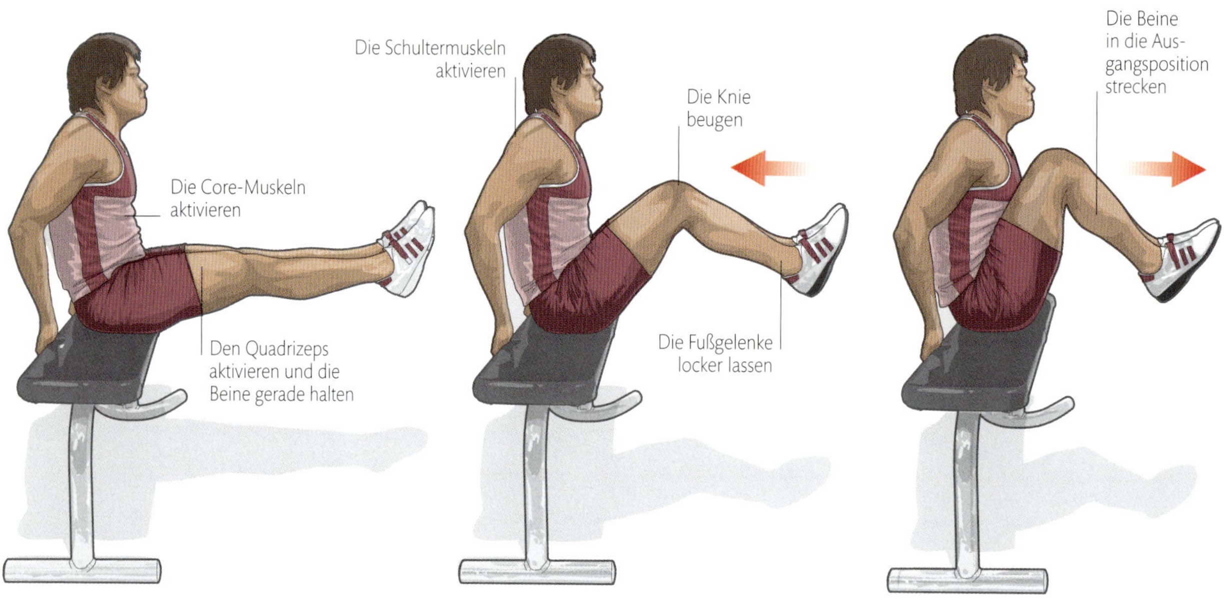

1 Setzen Sie sich auf die Bank und halten Sie sich an der hinteren Kante fest. Beide Beine gleichzeitig heben und die Zehen strecken.

2 Beine und Füße geschlossen halten und die Knie an die Brust ziehen. Den Oberkörper leicht vorbeugen, um das Gleichgewicht zu halten.

3 Ziehen Sie die Knie möglichst nah an die Brust. Dann die Bewegung umkehren und langsam und kontrolliert in die Ausgangsposition zurückkehren.

V-SIT-UPS

ZIELMUSKELN

- Gerader Bauchmuskel
- Querer Bauchmuskel
- Beckenboden
- Hüftbeuger

ZIELBEWEGUNG

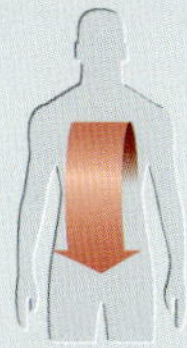

Beugung

SCHWIERIGKEITSGRAD

●●●○○○○○○○

Diese Übung ähnelt dem V-Beinheben (**linke Seite**), erfordert aber mehr Core-Stabilität, da die Unterstützung durch die Bank wegfällt. Entscheidend ist die korrekte Haltung. Kontrollieren Sie die Bewegung mit Ihren Bauchmuskeln und lassen Sie Hals und Schultern locker.

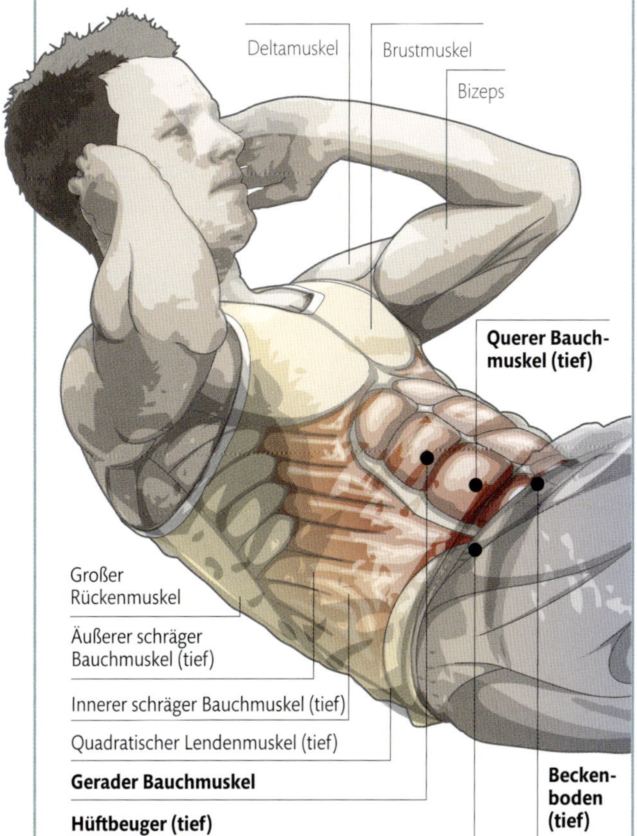

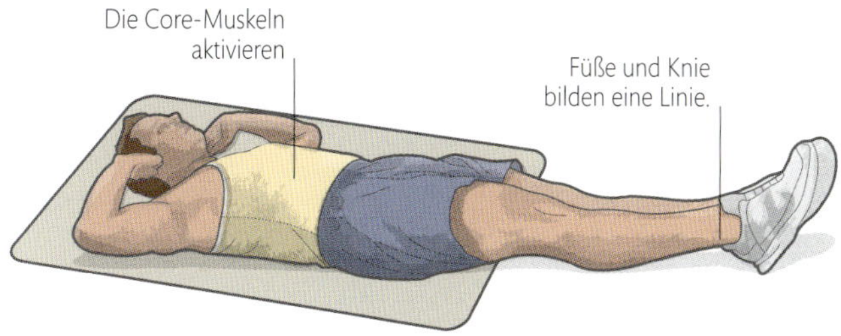

1 Legen Sie sich auf den Rücken und schließen Sie Ihre Beine. Die Hände liegen an den Schläfen. Aktivieren Sie die Core-Muskeln und heben Sie Kopf und Füße leicht an.

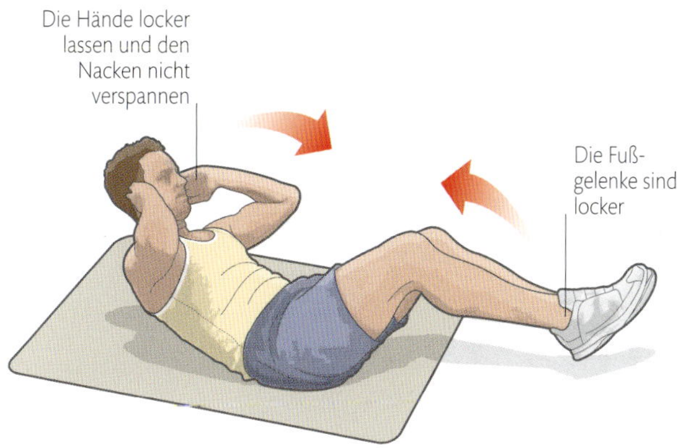
Die Hände locker lassen und den Nacken nicht verspannen
Die Fußgelenke sind locker

2 Mit geschlossenen Füßen und Knien richten Sie gleichzeitig Ihren Oberkörper auf, beugen die Knie und ziehen sie zur Brust. Die Bewegung mit den Core-Muskeln kontrollieren.

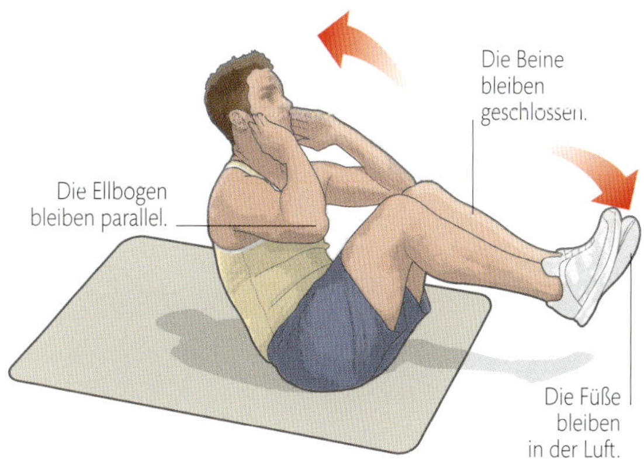

3 Richten Sie den Oberkörper noch stärker auf und nähern Sie Knie und Brust einander an. Die Bewegung umkehren: Hüften und Knie strecken und den Körper zurücklehnen, um das Gleichgewicht zu halten. Wie gefordert wiederholen.

SCHWIMMEN

ZIELMUSKELN

- Querer Bauchmuskel
- Innere schräge Bauchmuskeln
- Beckenboden
- Rückenstrecker
- Vielgefiederter Muskel
- Quadratischer Lendenmuskel
- Kleiner/mittlerer Gesäßmuskel
- Großer Gesäßmuskel

ZIELBEWEGUNG

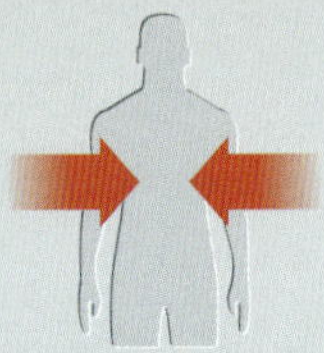

Isometrisch

SCHWIERIGKEITSGRAD

●●●○○○○○○○

Diese Übung trainiert die stabilisierende Muskulatur beiderseits der Wirbelsäule, die Gesäßmuskeln und die hintere Oberschenkelmuskulatur. Führen Sie die Bewegungen möglichst symmetrisch und im Gleichgewicht aus. Mit zunehmendem Fortschritt können Sie schneller werden.

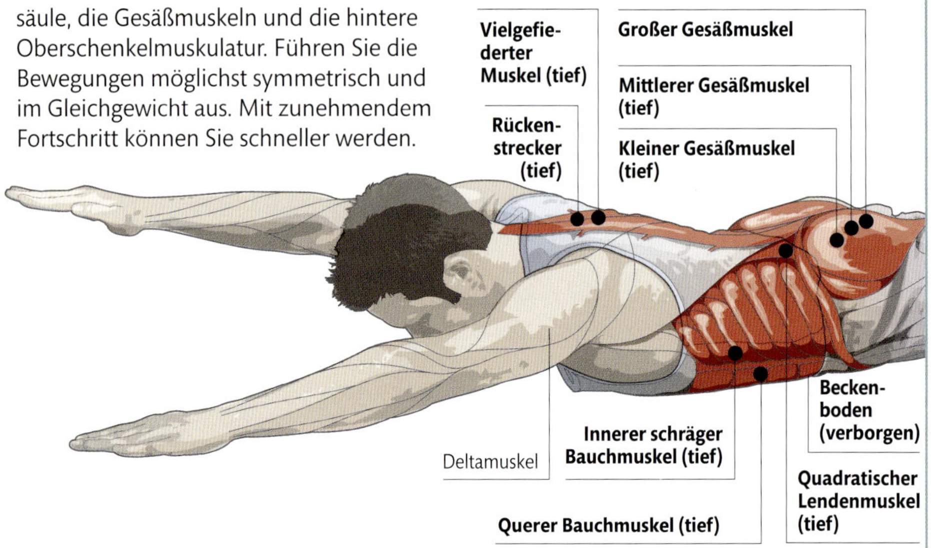

1 Legen Sie sich in Bauchlage auf den Boden und strecken Sie die Arme über den Kopf nach vorne. Die Handflächen zeigen nach unten. Aktivieren Sie die Core-Muskulatur, heben Sie Arme und Beine leicht an und verlängern Sie Ihren Rumpf, indem Sie Ihren Nacken strecken.

2 Heben Sie gleichzeitig den rechten Arm und das linke Bein. Die Gliedmaßen bleiben dabei möglichst gerade. Kontrollieren Sie die Bewegung mit der Core-Muskulatur, damit Ihr Rumpf nicht schaukelt und Sie bei der Bewegung nicht »schummeln«.

3 Senken Sie den rechten Arm und das linke Bein, während Sie gleichzeitig den linken Arm und das rechte Bein heben. Im Wechsel die geforderte Anzahl Wiederholungen ausführen.

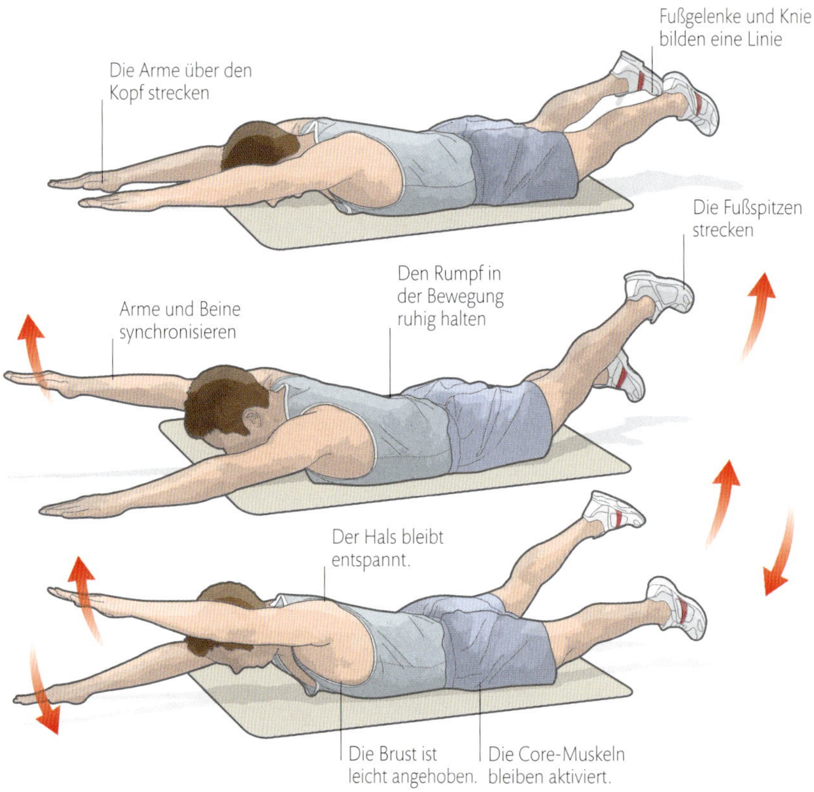

SUPERLANGSAMES RADFAHREN

ZIELMUSKELN

- Gerader Bauchmuskel
- Querer Bauchmuskel
- Äußere schräge Bauchmuskeln
- Innere schräge Bauchmuskeln
- Beckenboden
- Vielgefiederter Muskel
- Quadratischer Lendenmuskel

ZIELBEWEGUNG

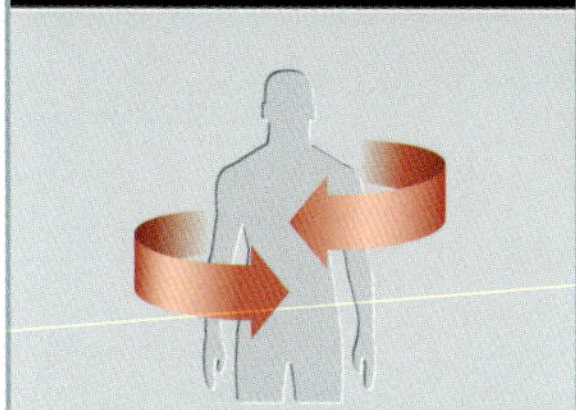

SCHWIERIGKEITSGRAD

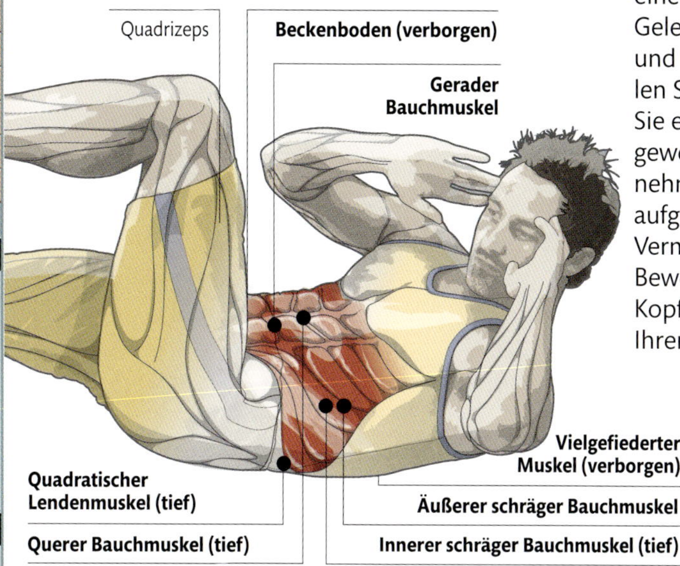

Diese Übung erfordert eine Kombination aus Gelenkigkeit, Ausdauer und Beweglichkeit. Stellen Sie stets sicher, dass Sie eine korrekte und ausgewogene Haltung einnehmen: Der Rumpf wird aufgerollt und gedreht. Vermeiden Sie ruckartige Bewegungen mit dem Kopf und verspannen Sie Ihren Nacken nicht.

1 Legen Sie sich auf den Rücken. Das Becken ist in neutraler Position, Knie und Hüften werden im rechten Winkel gebeugt. Legen Sie Ihre Finger an die Schläfen.

2 Ziehen Sie den linken Ellbogen langsam Richtung rechtes Knie. Drehen Sie dabei den Rumpf nach rechts und strecken Sie das linke Bein. Die Bewegung mit der Core-Muskulatur kontrollieren.

3 Die Seiten wechseln: Ziehen Sie den rechten Ellbogen Richtung linkes Knie und strecken Sie das rechte Bein. Die Sequenz wie gewünscht wiederholen.

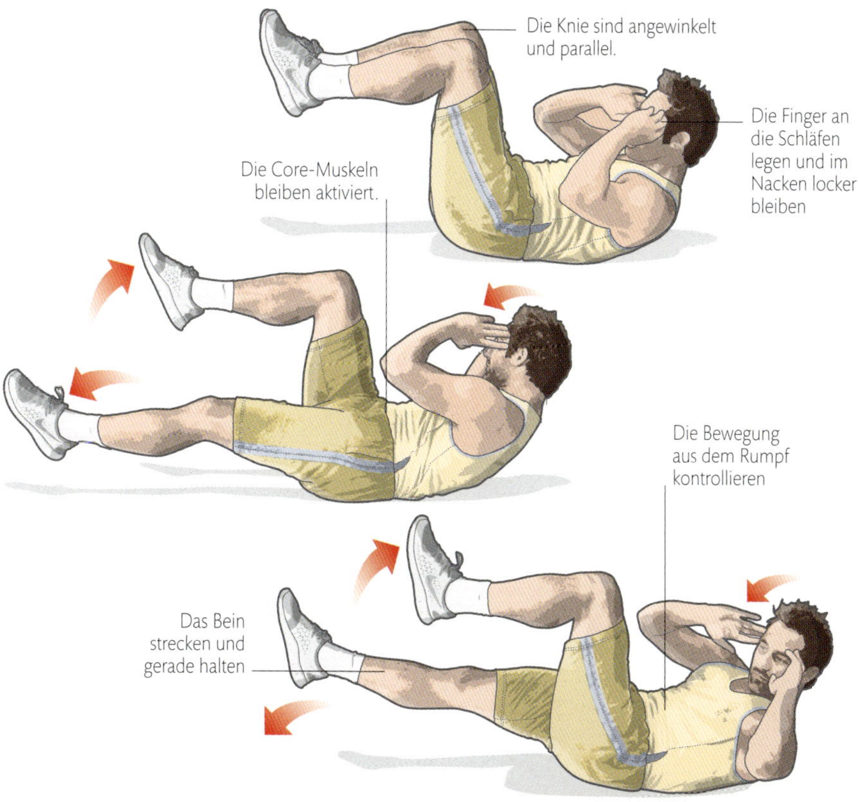
Die Knie sind angewinkelt und parallel.
Die Finger an die Schläfen legen und im Nacken locker bleiben
Die Core-Muskeln bleiben aktiviert.
Die Bewegung aus dem Rumpf kontrollieren
Das Bein strecken und gerade halten

SPRINTER-SIT-UPS

ZIELMUSKELN

- Gerader Bauchmuskel
- Querer Bauchmuskel
- Beckenboden
- Hüftbeuger
- Vielgefiederter Muskel
- Quadratischer Lendenmuskel

ZIELBEWEGUNG

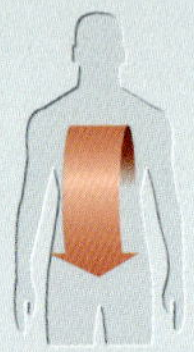

SCHWIERIGKEITSGRAD

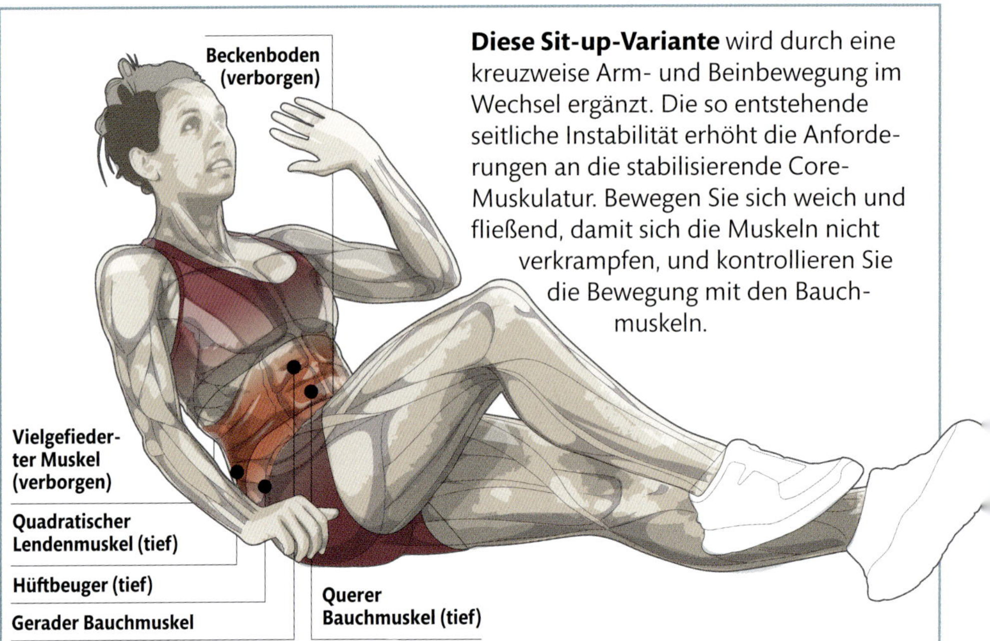

Diese Sit-up-Variante wird durch eine kreuzweise Arm- und Beinbewegung im Wechsel ergänzt. Die so entstehende seitliche Instabilität erhöht die Anforderungen an die stabilisierende Core-Muskulatur. Bewegen Sie sich weich und fließend, damit sich die Muskeln nicht verkrampfen, und kontrollieren Sie die Bewegung mit den Bauchmuskeln.

1 Legen Sie sich auf den Rücken. Ihre Hände befinden sich seitlich am Kopf, Ihre Ellbogen liegen parallel auf dem Boden. Strecken Sie die Beine und heben Sie Kopf und Beine etwas an, sodass sie knapp über dem Boden schweben.

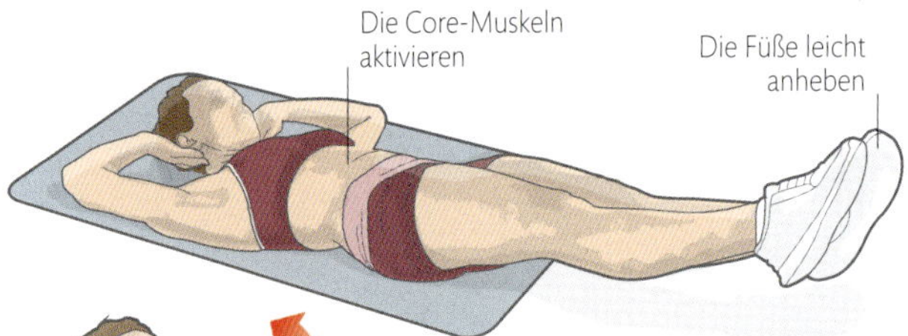

2 Heben Sie den Oberkörper mithilfe der Bauchmuskeln an und ziehen Sie Ihr rechtes Knie Richtung Brust. Strecken Sie gleichzeitig den linken Ellbogen nach vorne und senken Sie den Arm rechts neben dem Körper.

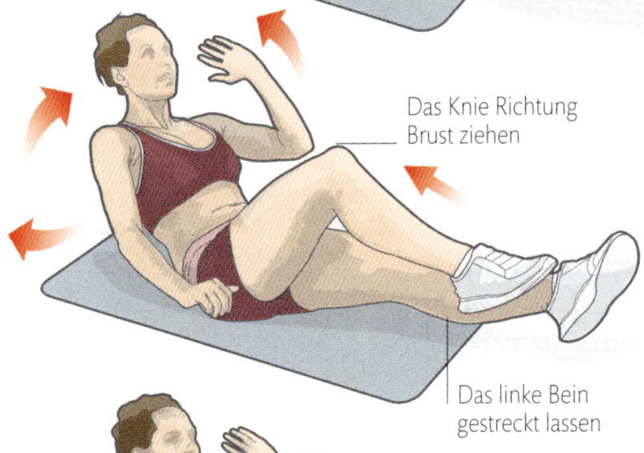

3 Setzen Sie die Bewegung fort, bis Sie die Haltung eines Läufers einnehmen: Ihr rechtes Knie und Ihr linker Ellbogen sind in etwa parallel. Langsam in die Ausgangsposition zurückkehren und zur anderen Seite wiederholen.

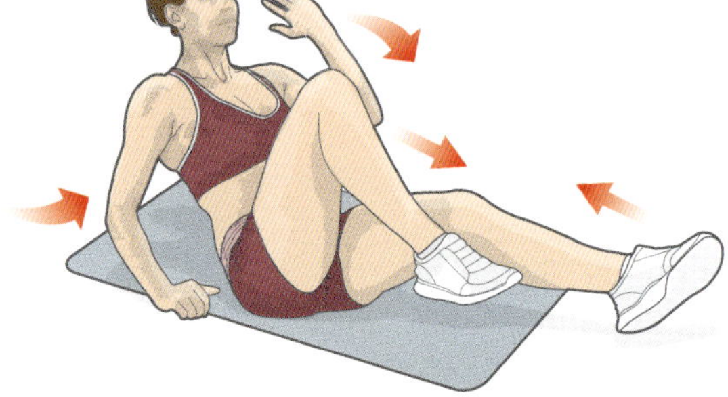

WAAGE

ZIELMUSKELN

- Querer Bauchmuskel
- Beckenboden
- Rückenstrecker
- Vielgefiederter Muskel
- Quadratischer Lendenmuskel
- Kleiner Gesäßmuskel
- Mittlerer Gesäßmuskel
- Großer Gesäßmuskel

ZIELBEWEGUNG

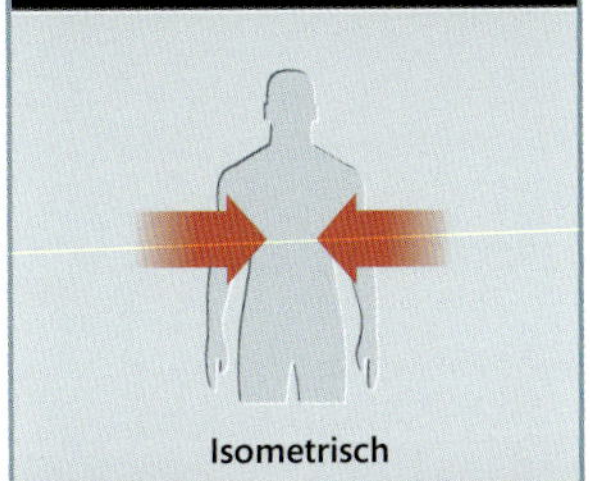

SCHWIERIGKEITSGRAD

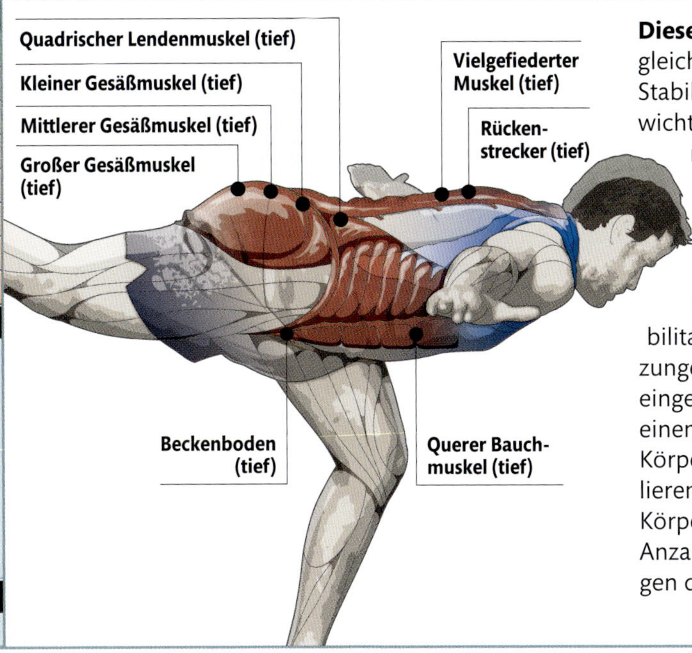

Diese Übung verbessert gleichermaßen die Core-Stabilität, das Gleichgewicht und die Koordination. Außerdem erhöht sie die Flexibilität der hinteren Oberschenkelmuskulatur. Daher wird sie oft zur Rehabilitation nach Verletzungen des Unterkörpers eingesetzt. Üben Sie vor einem Spiegel, um Ihre Körperhaltung zu kontrollieren. Führen Sie für beide Körperseiten dieselbe Anzahl von Wiederholungen durch.

STEIGERUNG

Erhöhen Sie den Schwierigkeitsgrad der Übung, indem Sie sie auf einem halbem Gymnastikball durchführen. Achten Sie auf eine korrekte Körperhaltung.

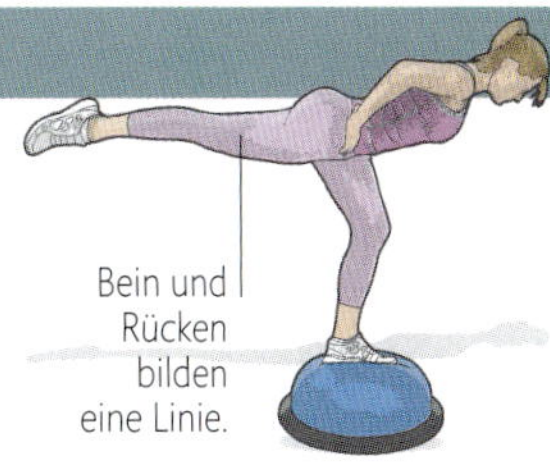
Bein und Rücken bilden eine Linie.

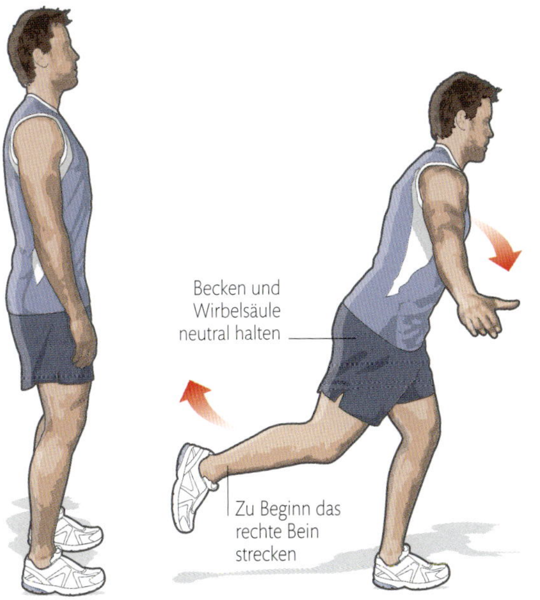

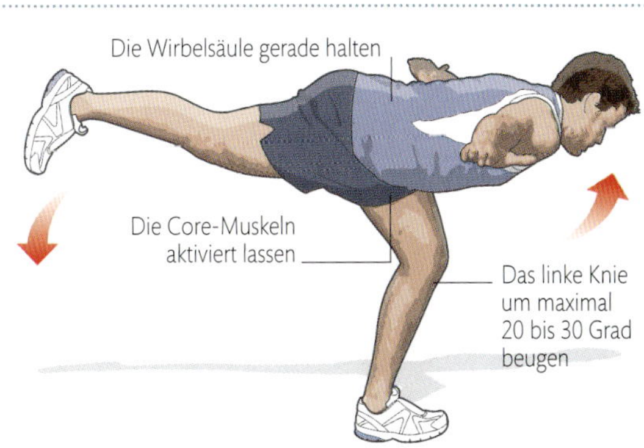
Die Wirbelsäule gerade halten
Die Core-Muskeln aktiviert lassen
Das linke Knie um maximal 20 bis 30 Grad beugen

1 Stellen Sie sich aufrecht hin. Schultern und Hüften bilden eine Linie, der Rücken ist in einer neutralen Position und die Füße stehen schulterbreit.

2 Beugen Sie sich aus den Hüften vor, heben Sie das rechte Bein nach hinten an und verlagern Sie das Gewicht auf das linke Bein. Das linke Knie leicht beugen und die Arme seitlich heben.

3 Setzen Sie die Bewegung fort, bis Ihr Körper parallel zum Boden ist. Halten, dann die Bewegung langsam und kontrolliert umkehren. Wie gefordert wiederholen und die Seite wechseln.

BRÜCKE

ZIELMUSKELN	ZIELBEWEGUNG
■ Gerader Bauchmuskel	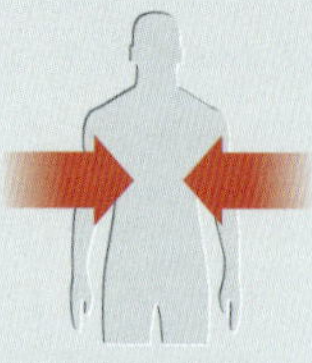 Isometrisch
■ Querer Bauchmuskel	
■ Beckenboden	
■ Rückenstrecker	
■ Vielgefiederter Muskel	
■ Quadratischer Lendenmuskel	
■ Kleiner Gesäßmuskel	
■ Mittlerer Gesäßmuskel	**SCHWIERIGKEITSGRAD**
■ Großer Gesäßmuskel	

Diese einfache, aber effektive Übung aktiviert die stabilisierenden Muskeln im unteren Rücken und im Gesäß, während sie gleichzeitig die hintere Oberschenkelmuskulatur trainiert. Diese wichtige, den Rumpf stabilisierende Bewegung trägt zu einer besseren Haltung bei – insbesondere, wenn Sie viel Zeit am Schreibtisch sitzend verbringen. Wie vielseitig die Übung ist, zeigt sich an der großen Zahl möglicher Varianten beziehungsweise Steigerungsmöglichkeiten.

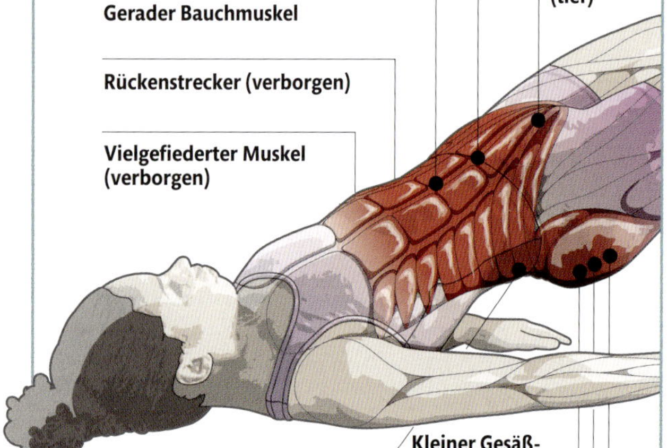

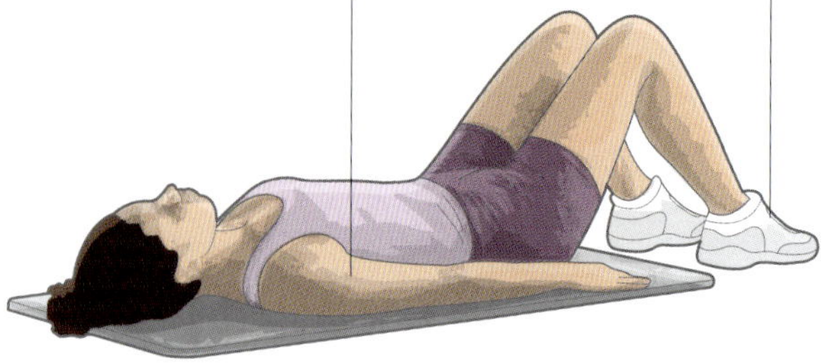

1 Legen Sie sich auf den Rücken. Beugen Sie die Knie und stellen Sie die Füße in hüftbreitem Abstand flach auf. Die Arme liegen neben dem Körper und die Handflächen zeigen nach unten. Kopf und Schultern entspannen.

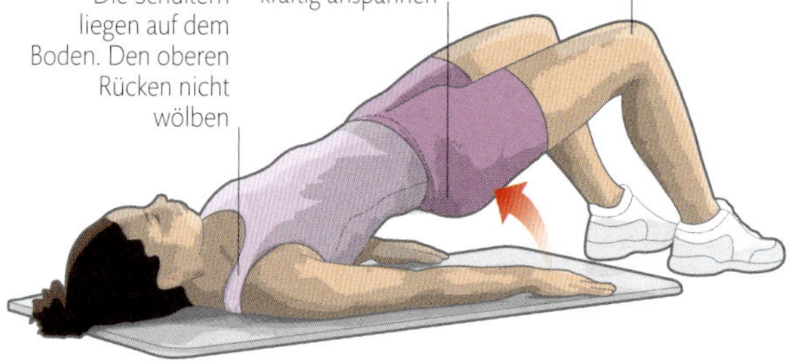

2 Spannen Sie die Core-Muskeln an und heben Sie das Gesäß langsam an, bis Ihr Körper von den Knien bis zur Schulter eine schiefe Ebene bildet.

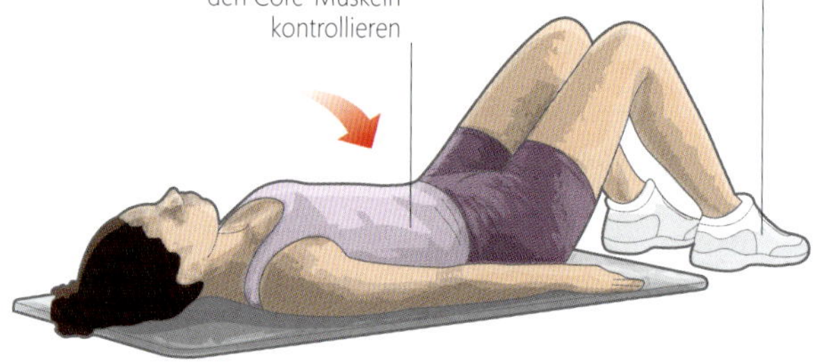

3 Am Ende der Bewegung halten, dann langsam und kontrolliert in die Ausgangsposition zurückkehren.

STEIGERUNG 1

Diese Version der Brücke baut auf der einfachen Variante auf und wird auf einem Bein ausgeführt. So entsteht eine Instabilität, die Sie zwingt, einer Drehung und Neigung des Beckens entgegenzuarbeiten. Auf diese Weise werden Ihre Muskeln in Bauch und unterem Rücken stärker beansprucht. Es ist wichtig, dass Sie während der ganzen Übung Ihre Hüften waagerecht und Ihre Wirbelsäule gerade halten.

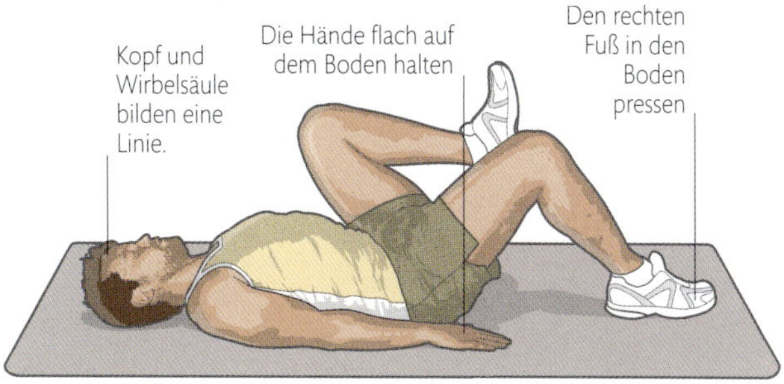

1 Legen Sie sich auf den Rücken. Die Knie sind gebeugt, die Beine hüftbreit geöffnet. Den rechten Fuß aufgestellt lassen, das linke Knie heben und über der Hüfte halten. Die Hüften müssen parallel sein, wenn Sie beginnen.

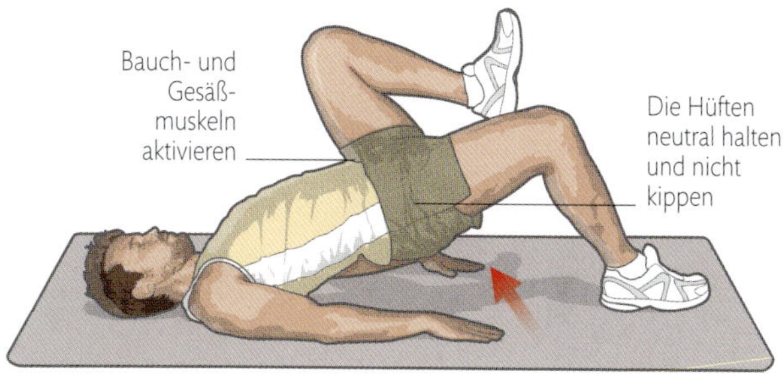

2 Heben Sie Ihr Gesäß möglichst weit an, ohne zur Seite zu kippen. Die Hüfte muss in neutraler Position bleiben. Kurz halten, dann in die Ausgangsposition zurückkehren und die Beine wechseln.

STEIGERUNG 2

Wenn Sie sich ein Balancekissen unter den oberen Rücken legen und die Arme vor der Brust verschränken, verliert Ihr Körper seine wichtigste Stütze. Ihre Core-Muskulatur muss nun härter arbeiten, um Sie stabil im Gleichgewicht zu halten. Legen Sie sich auf den Rücken, beugen Sie die Knie im rechten Winkel und stellen Sie die Füße hüftbreit auf. Kreuzen Sie die Arme vor der Brust und heben Sie Ihr Gesäß langsam, bis Ihr Körper in Brückenposition ist. Halten und in die Ausgangsposition zurückkehren.

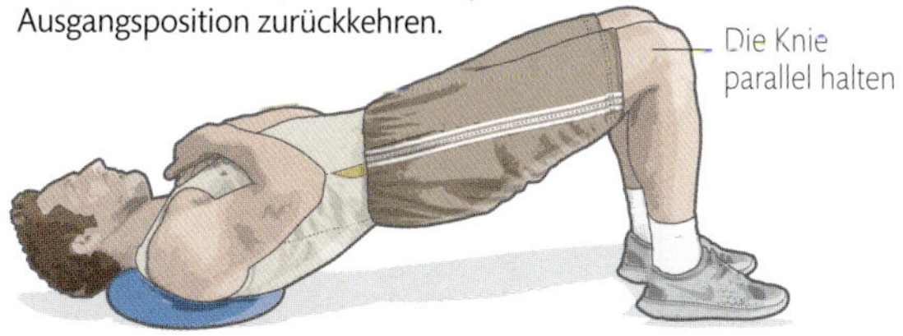

STEIGERUNG 3

Wenn Sie Ihre Füße in Schlingen stellen, wird Ihre Körperhaltung bei der Brücke noch instabiler. Die Core-Muskulatur muss mit erhöhtem Kraftaufwand für Stabilität sorgen. Führen Sie die Bewegung bei dieser Steigerung wie gewohnt aus und achten Sie auf eine korrekte Körperhaltung.

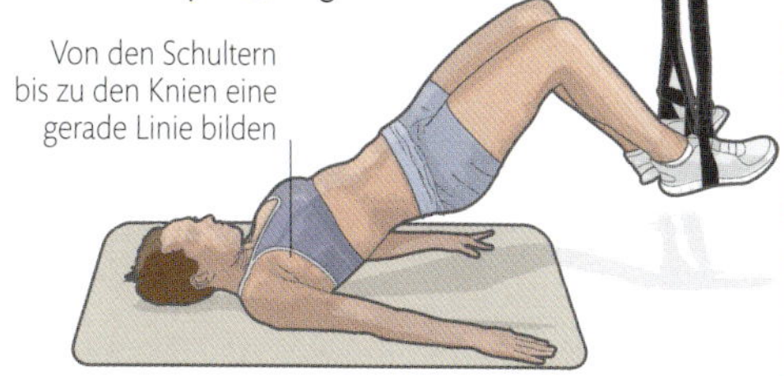

STEIGERUNG 4

Noch instabiler ist die Position als einbeinige Brücke auf einem halben Gymnastikball. Legen Sie sich auf den Rücken, die Arme liegen neben dem Körper. Setzen Sie Ihre Füße auf den Ball und verlagern Sie Ihr Gewicht auf oberen Rücken und Arme. Den Po anheben und ein Bein in Verlängerung des Rückens strecken. Halten, dann entspannen und das Bein wechseln.

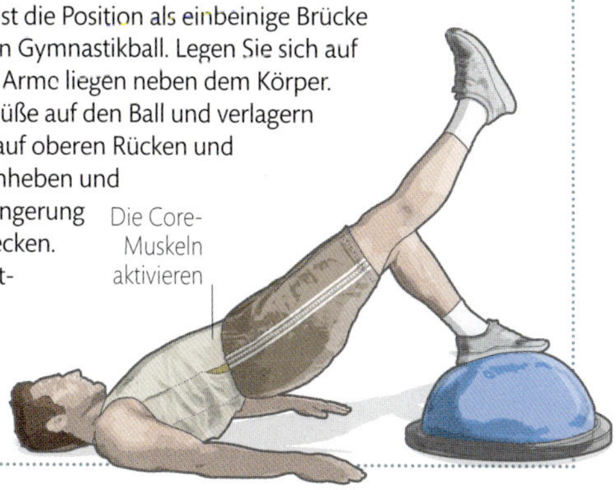

STEIGERUNG 5

Die Instabilität eines Balls in alle Richtungen erfordert bei dieser Variante eine starke Gleichgewichtskontrolle durch die Core-Muskeln. Setzen Sie in Rückenlage Ihre Füße fest auf den Ball. Stützen Sie Ihr Gewicht mit oberem Rücken und Armen und heben Sie den Po an. Halten, dann in die Startposition zurückkehren.

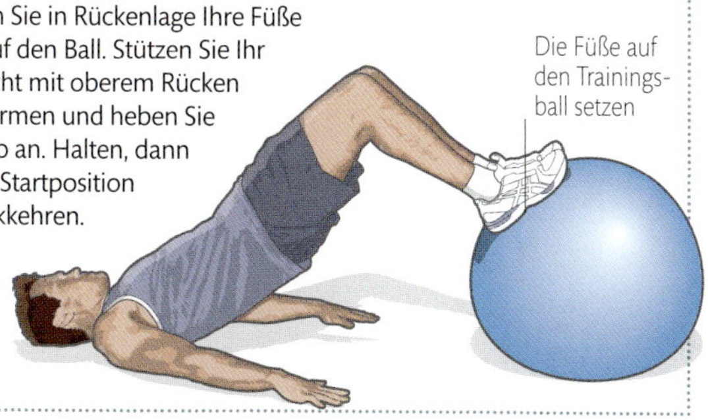

BEIDE BEINE HEBEN UND SENKEN

ZIELMUSKELN
- Gerader Bauchmuskel
- Querer Bauchmuskel
- Beckenboden
- Hüftbeuger
- Vielgefiederter Muskel
- Quadratischer Lendenmuskel
- Kleiner Gesäßmuskel
- Mittlerer Gesäßmuskel

ZIELBEWEGUNG

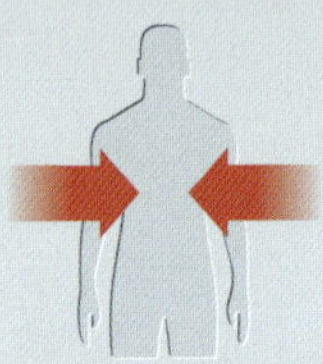

Isometrisch

SCHWIERIGKEITSGRAD

●●●●○○○○○○

Diese recht anspruchsvolle Core-Übung stabilisiert die tiefen Core-Muskeln der Wirbelsäule und ist ein großartiges Training für Ihre Bauchmuskeln. Achten Sie permanent auf eine korrekte Körperhaltung, um Ihren unteren Rücken nicht zu belasten.

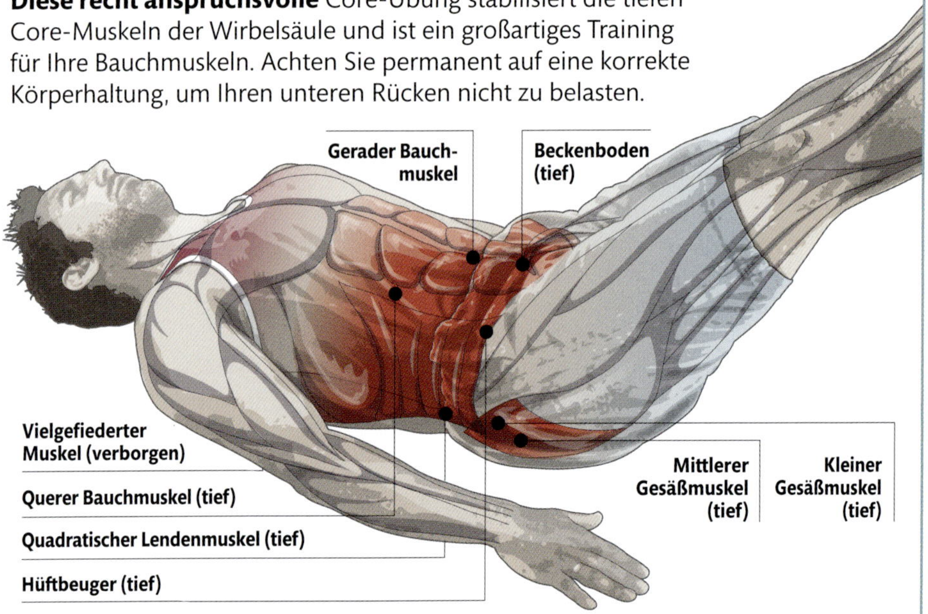

1 Legen Sie sich auf den Rücken, Ihre Arme befinden sich seitlich neben dem Körper. Heben Sie die Beine senkrecht an, Knie und Füße sind geschlossen, Rücken und Hüften sind neutral.

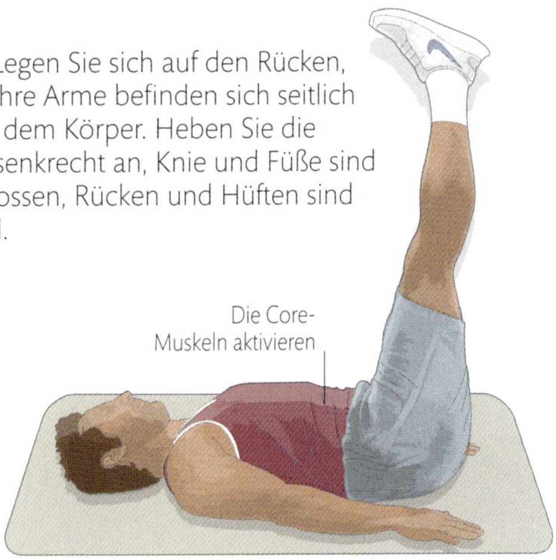

2 Senken Sie langsam die Beine, die Füße und Knie bleiben geschlossen. Kontrollieren Sie die Bewegung mit den Core-Muskeln und bewegen Sie Ihren Rumpf dabei nicht.

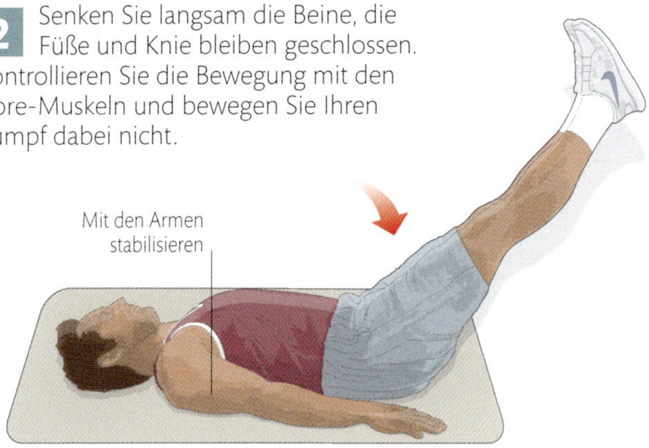

3 Setzen Sie die Bewegung fort, bis sich Ihre Füße möglichst nah über dem Boden befinden. Den Rücken dabei neutral halten. Die Position kurz halten, dann die Beine in einer kontrollierten, weichen Bewegung langsam wieder in die Ausgangsposition bringen. Wiederholen, ohne ins Hohlkreuz zu kommen.

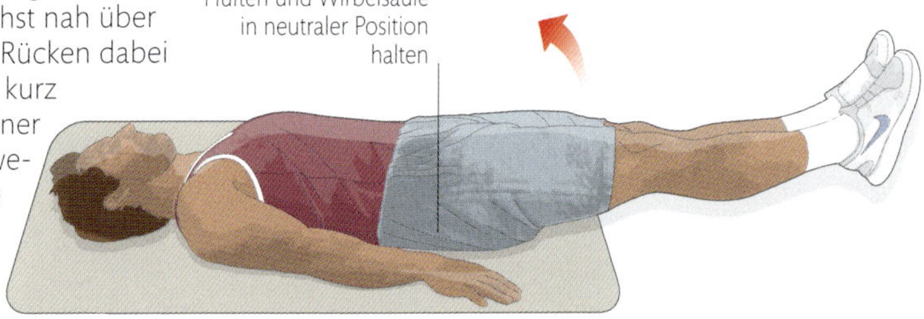

VARIANTE

Bei dieser Variante setzen Sie Ihre Beine der Reihe nach ein, wodurch eine seitliche Instabilität entsteht. Konzentrieren Sie sich in der Bewegung auf eine ausgewogene Haltung.

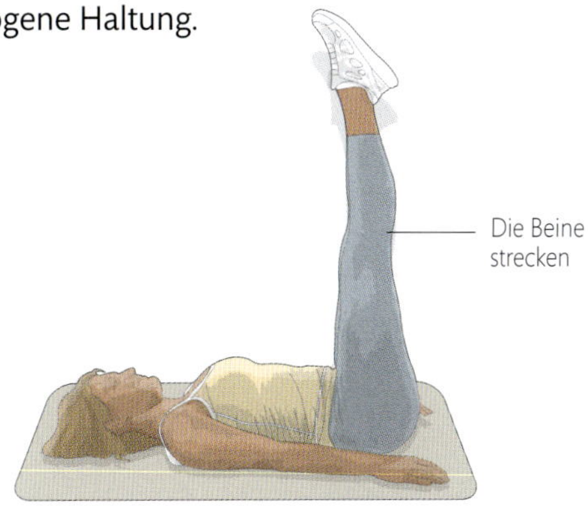

1 Legen Sie sich auf den Rücken. Ihre Handflächen zeigen zu Boden, Ihre Beine senkrecht in die Höhe.

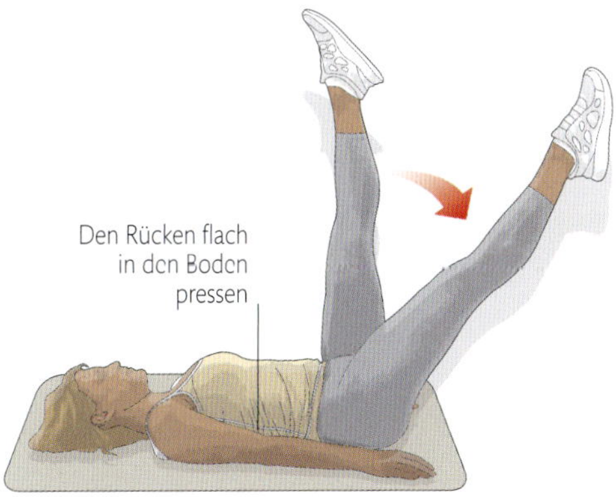

2 Lassen Sie das linke Bein senkrecht gestreckt und senken Sie das rechte langsam und kontrolliert.

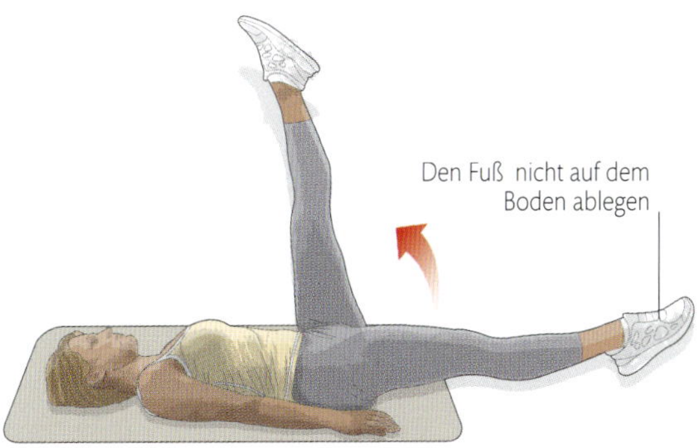

3 Halten Sie Ihr rechtes Bein am tiefstmöglichen Punkt, ohne den Rücken zu wölben. Dann in die Ausgangsposition zurückkehren und das Bein wechseln.

STEIGERUNG 1

Steigern Sie die Intensität der Übung, indem Sie einen Gymnastikball zwischen den Beinen halten. Das lässt Ihre Muskeln härter arbeiten und aktiviert zusätzliche Muskeln auf der Oberschenkelinnenseite. Greifen Sie den Ball mit den Unterschenkeln und heben Sie die Beine senkrecht an. Senken Sie den Ball bis knapp über dem Boden. Kurz halten und in die Ausgangsposition zurückkehren.

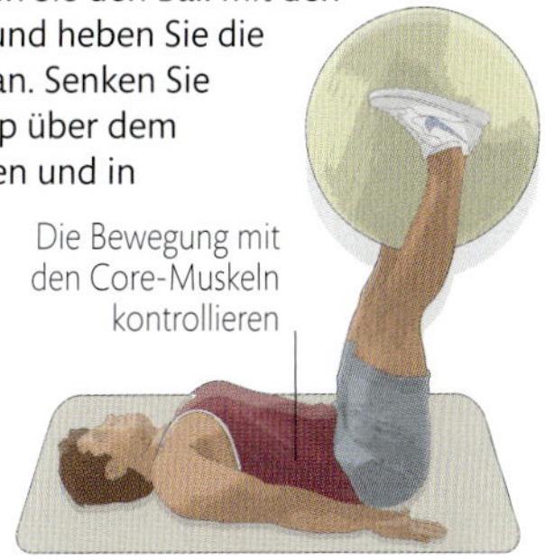

STEIGERUNG 2

Steigern Sie die Intensität der Übung weiter, indem Sie die Schultern anheben und in die Bauchpresse kommen. Die Ausdauer der Core-Muskeln wird verbessert, da die Unterstützung durch den oberen Rücken und die Schultern entfällt. Ihre Core-Muskulatur muss viel intensiver arbeiten, um Ihren Körper stabil und im Gleichgewicht zu halten.

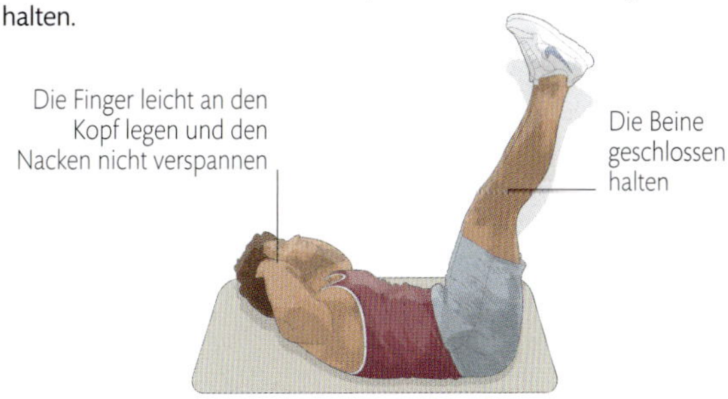

STEIGERUNG 3

Eine Kugelhantel erhöht die Belastung Ihrer Core-Muskeln und steigert den Schwierigkeitsgrad der Übung noch einmal deutlich. Strecken Sie die Arme über den Kopf und halten Sie das Gewicht wenige Zentimeter über dem Boden, wenn Sie Ihre Beine aus der Vertikalen bis knapp über den Boden senken.

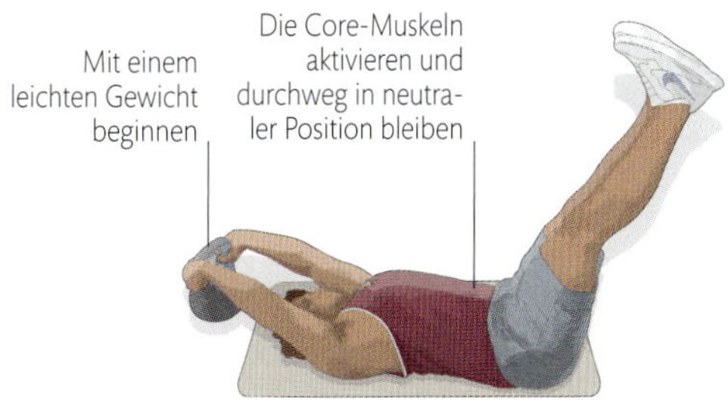

UNTERARMSTÜTZ

ZIELMUSKELN

- Gerader Bauchmuskel
- Querer Bauchmuskel
- Beckenboden
- Rückenstrecker
- Vielgefiederter Muskel
- Quadratischer Lendenmuskel
- Kleiner/mittlerer Gesäßmuskel
- Großer Gesäßmuskel

ZIELBEWEGUNG

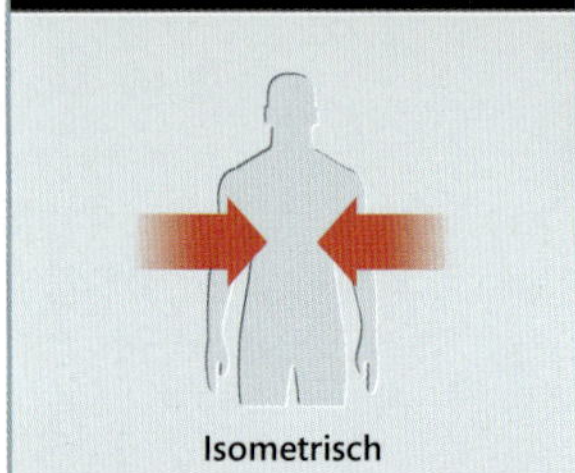

SCHWIERIGKEITSGRAD

●●●●○○○○○

Diese exzellente isometrische Übung aktiviert Ihre Core-Muskeln und viele große Muskelgruppen im Ober- und Unterkörper. Entscheidend ist eine gute Haltung – Ihr Körper muss von den Schultern bis zu den Fußgelenken eine gerade Linie bilden.

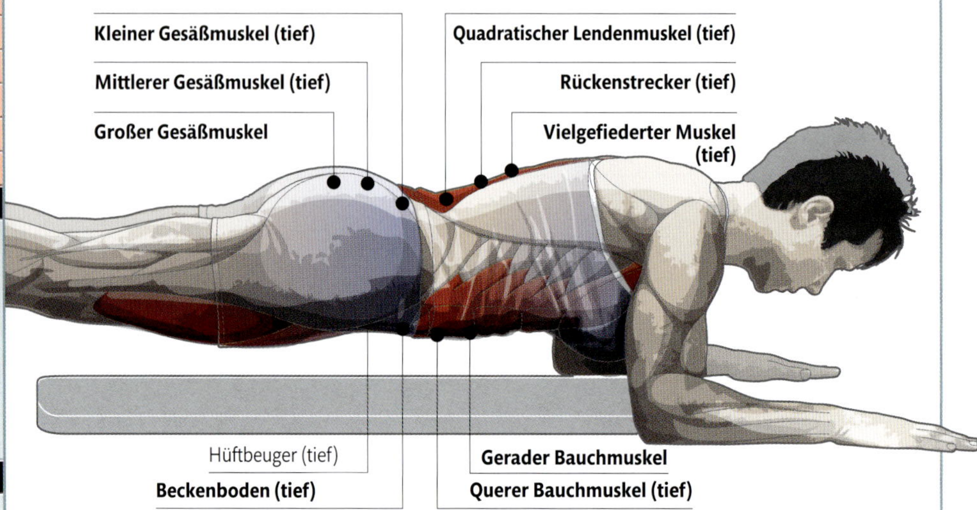

1 Begeben Sie sich in Bauchlage. Die Ellbogen liegen seitlich neben dem Körper, das Gesicht zeigt nach unten, die Handflächen liegen flach auf dem Boden.

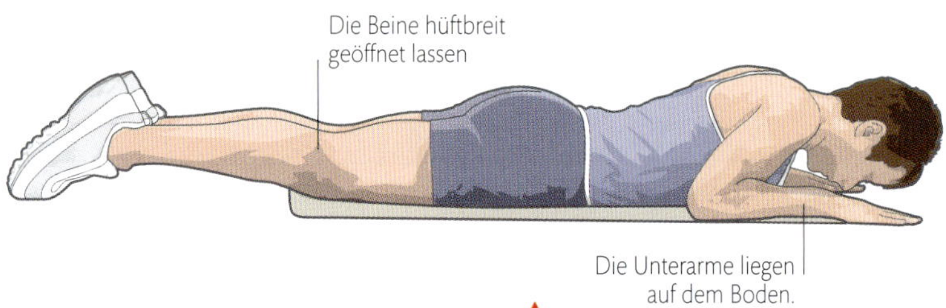

2 Aktivieren Sie Ihre Core- und Gesäßmuskeln und heben Sie Ihren Körper an, indem Sie Ihr Gewicht auf Ihre Unterarme und Zehen stützen. Gleichmäßig weiteratmen. Konzentrieren Sie sich darauf, dass Beine, Gesäß, Rumpf und Kopf eine gerade Linie bilden.

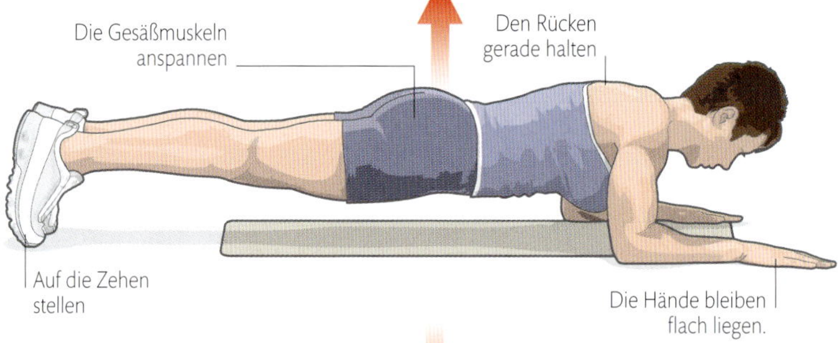

3 Halten Sie die Position, wahren Sie die korrekte Haltung und lassen Sie die Gesäßmuskeln angespannt. Dann langsam und kontrolliert in die Ausgangsposition zurückkehren.

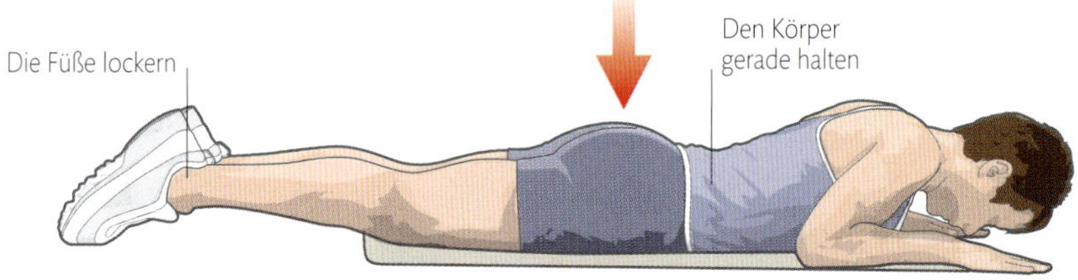

STEIGERUNG 1

Stützen Sie Ihr Gewicht nur auf einem Arm und einem Bein ab, kommt eine Instabilität ins Spiel, die Ihr Körper mit erhöhter Muskelspannung ausgleichen muss. Achten Sie darauf, dass Arm, Wirbelsäule und Bein ganz gerade bleiben und wiederholen Sie die Übung zu beiden Seiten.

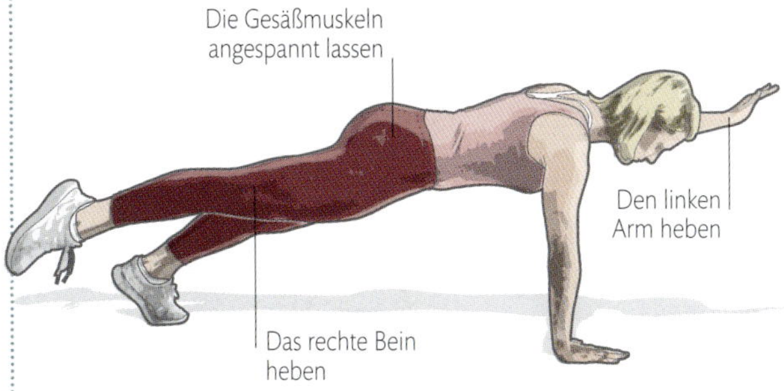

STEIGERUNG 2

Setzen Sie Ihre Füße auf einen halben Gymnastikball, müssen Ihre Core-Muskeln gegen eine andere Art von Instabilität arbeiten. Lassen Sie zu Beginn Ihre Ellbogen auf dem Boden, um Ihr Gewicht abzustützen, und erheben Sie sich anschließend auf die Hände.

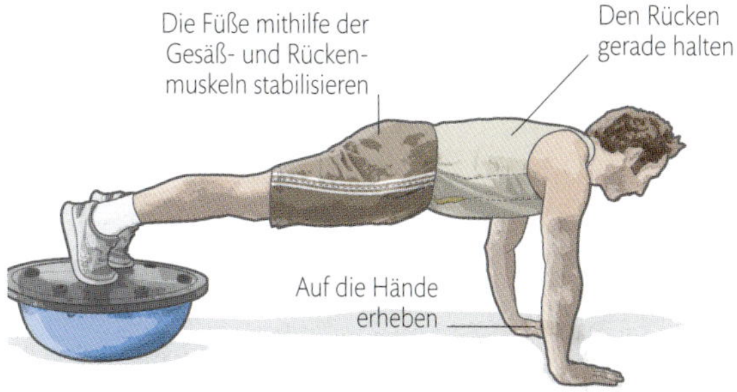

STEIGERUNG 3

Der Gymnastikball ist eine noch größere Herausforderung als der halbe Ball, da er sich in alle Richtungen bewegt. Diese Steigerung der Übung 2 erfordert also ein noch höheres Maß an Core-Stabilität, um den Körper im Gleichgewicht zu halten. Stützen Sie sich erst auf Ihre Ellbogen, bevor Sie sich in diese Position erheben.

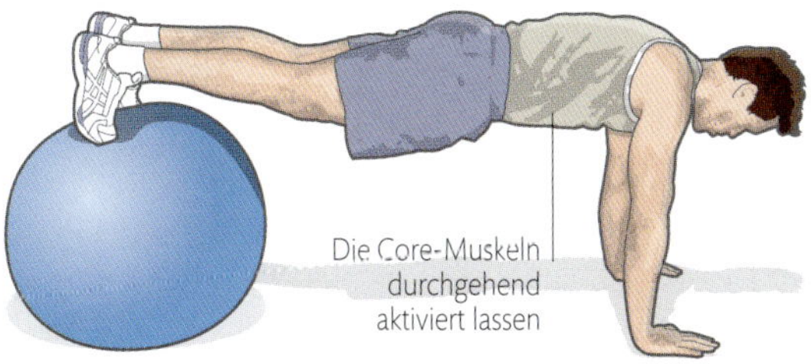

STEIGERUNG 4

Wenn Sie die ersten drei Steigerungen beherrschen, können Sie die Schwierigkeit des Unterarmstützes weiter steigern, indem Sie Ihre Füße in Schlingen einhängen. Das erschwert die Stabilisierung des Körpers noch einmal deutlich und erfordert hohe Stabilität und Kraft in den Core-Muskeln. Führen Sie auch diese Übung bei sehr kontrollierter Körperspannung aus.

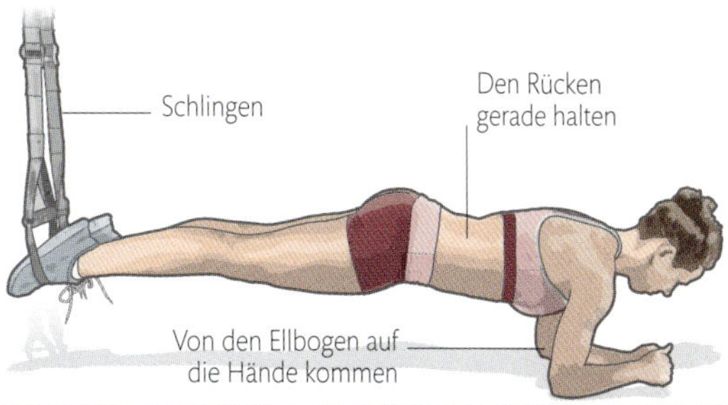

STEIGERUNG 5

Bei dieser Übung destabilisiert ein Ball den Oberkörper, der mit den Core-Muskeln schwierig zu kontrollieren ist. Knien Sie sich mit leicht geöffneten Füßen hin, beugen Sie sich vor und legen Sie beide Hände auf den Ball. Dann vorsichtig den Körper in den Liegestütz bringen.

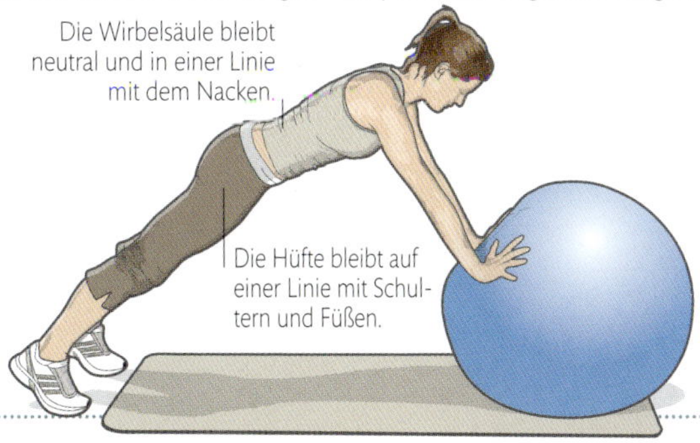

STEIGERUNG 6

Wenn Sie Ihr Gewicht mit nur einer Hand auf dem Gymnastikball abstützen, wirken Rotationskräfte auf Ihre Wirbelsäulenmuskulatur ein. Ihre Core-Muskeln müssen sich noch mehr anstrengen, um den Körper zu stabilisieren. Diese Position ist nicht ganz ungefährlich. Probieren Sie sie daher erst aus, wenn Sie die vorangegangenen Übungen beherrschen. Sorgen Sie auch stets für ein ausgewogenes Training, indem Sie beide Seiten trainieren.

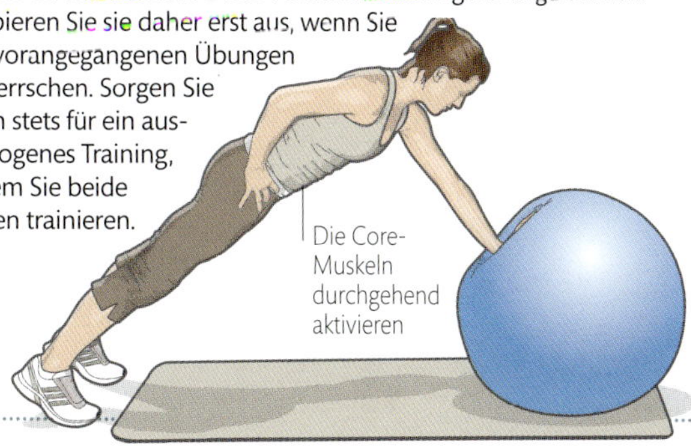

SEITSTÜTZ

ZIELMUSKELN

- Querer Bauchmuskel
- Äußere schräge Bauchmuskeln
- Innere schräge Bauchmuskeln
- Beckenboden
- Vielgefiederter Muskel
- Quadratischer Lendenmuskel
- Kleiner Gesäßmuskel
- Mittlerer Gesäßmuskel
- Großer Gesäßmuskel

ZIELBEWEGUNG

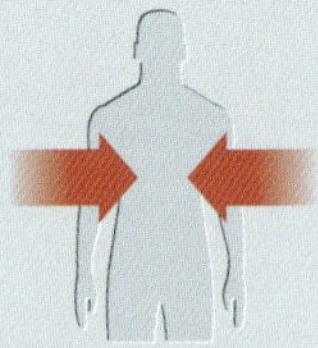

Isometrisch

SCHWIERIGKEITSGRAD

●●●●○○○○○○

Diese ausgezeichnete Core-Übung kräftigt die stabilisierende Muskulatur von Wirbelsäule, unterem Rücken und Gesäß. Die Grundhaltung ist relativ einfach, dennoch müssen Sie unbedingt auf eine gute Körperhaltung achten, um Ihre Core-Muskulatur korrekt zu trainieren. Ebenso wichtig ist, dass Sie die Position auf beiden Seiten gleich lang halten, um Asymmetrien der Muskulatur zu vermeiden.

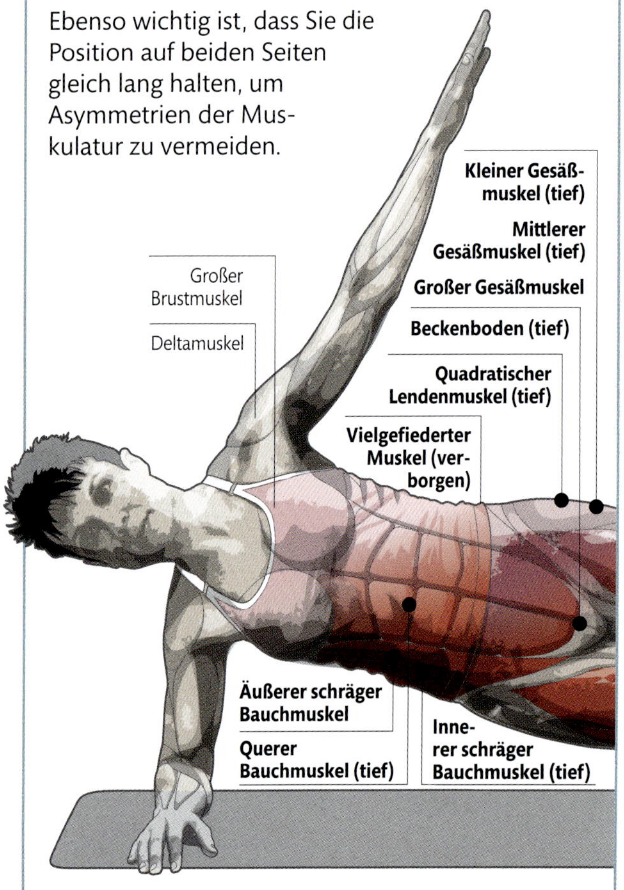

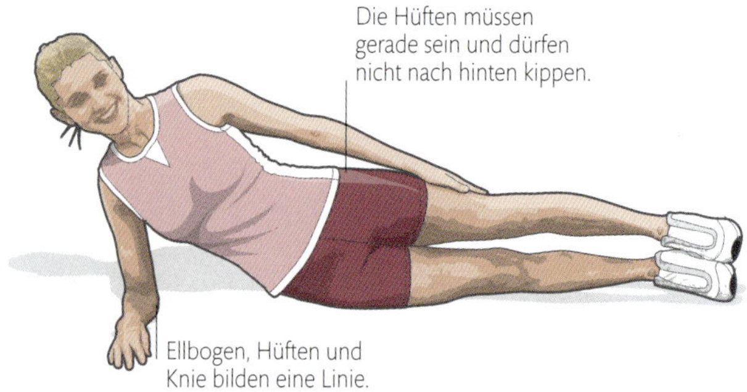

1 Legen Sie sich auf Ihre rechte Seite und stützen Sie sich auf den rechten Unterarm. Die Beine strecken und die Füße schließen. Der rechte Ellbogen befindet sich direkt unter der Schulter und auf einer Linie mit den Hüften. Legen Sie den linken Arm auf Ihrer linken Seite ab.

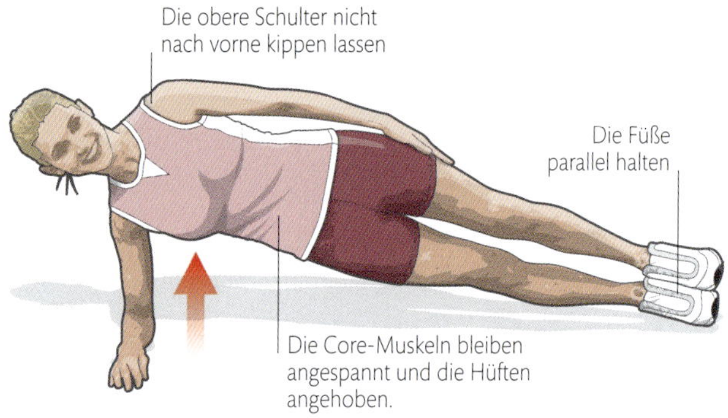

2 Aktivieren Sie die Bauchmuskeln und drücken Sie Ihren rechten Ellbogen in den Boden, um Ihre Hüften anzuheben. Dabei den Brustkorb anheben und die Schultern auf einer Linie halten.

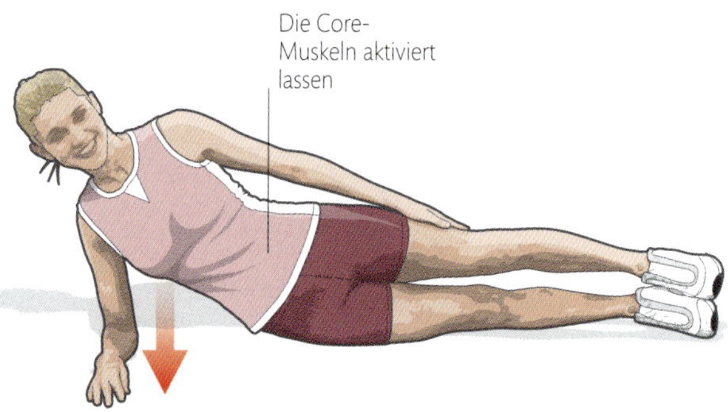

3 Die Position acht Sekunden lang halten, dann für zwei Sekunden in die Ausgangsposition zurückkehren. Wie gefordert wiederholen, dann die Seiten wechseln.

STEIGERUNG 1

Bei dieser Übung wirkt der erhobene Arm destabilisierend. Die Core-Muskeln müssen sich stärker anstrengen, um den Körper stabil und im Gleichgewicht zu halten.

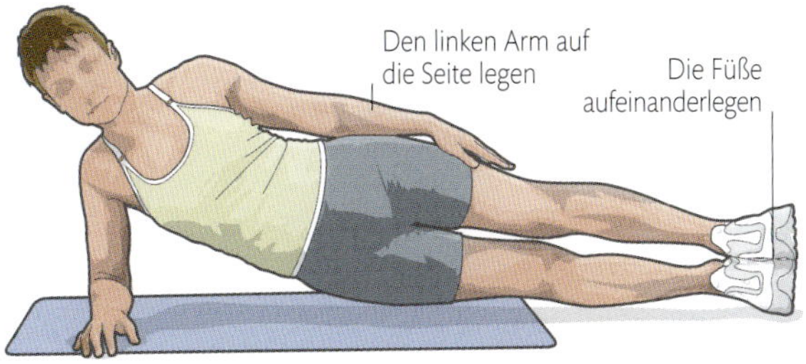

1 Legen Sie sich auf Ihre rechte Seite und stützen Sie sich auf Ihren Unterarm. Der Ellbogen befindet sich direkt unter der Schulter und auf einer Linie mit den Hüften.

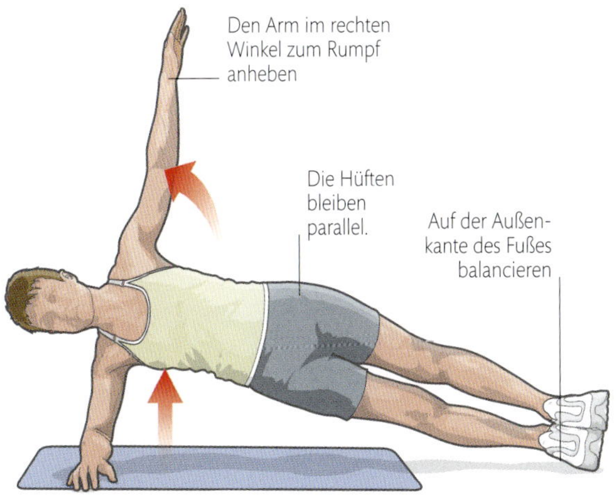

2 Den Arm im rechten Winkel zum Rumpf anheben. Der Brustkorb bleibt angehoben, die Schultern bleiben parallel.

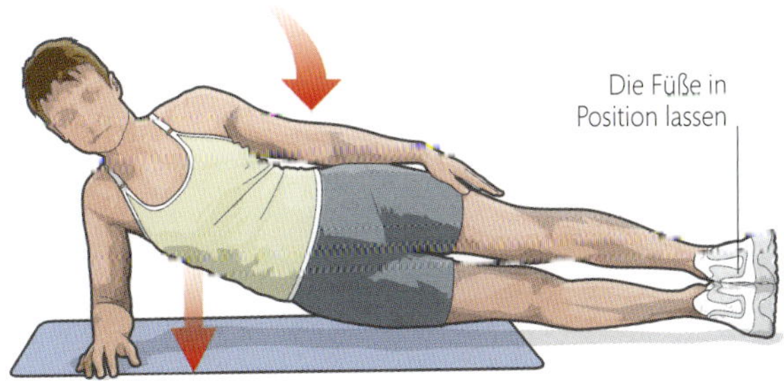

3 Acht Sekunden lang halten, dann für zwei Sekunden in die Ausgangsposition zurückkehren. Wie gefordert wiederholen, dann die Seite wechseln.

STEIGERUNG 2

Bei dieser Steigerung werden der freie Arm und das obere Bein angehoben. Die Core-Muskeln müssen den Körper noch stärker stabilisieren als bei Steigerung 1.

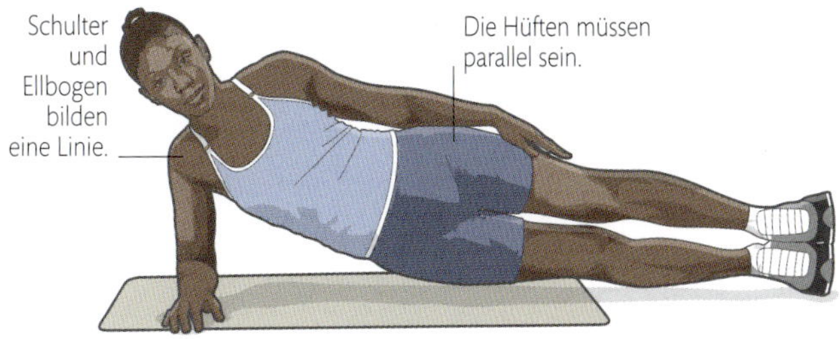

1 Stützen Sie sich in der Seitenlage auf Ihren rechten Unterarm. Die Beine strecken und die Füße schließen. Der stützende Ellbogen liegt unter der Schulter und auf einer Linie mit den Hüften. Der linke Arm ruht auf Ihrer linken Seite.

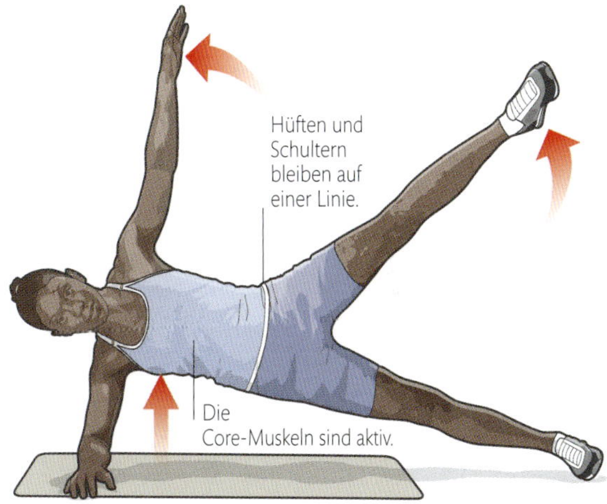

2 Heben Sie gleichzeitig die Hüften, den linken Arm und das linke Bein. Schultern und Hüften bleiben auf einer Linie. Halten, dann in die Ausgangsposition zurückkehren. Wie gefordert wiederholen und die Seite wechseln.

STEIGERUNG 3

Bei dieser Übung steigern Sie die Instabilität noch weiter, indem Sie Ihre Füße in Schlingen platzieren. Probieren Sie dies erst, wenn Ihre Core-Muskeln sehr stabil und kräftig sind.

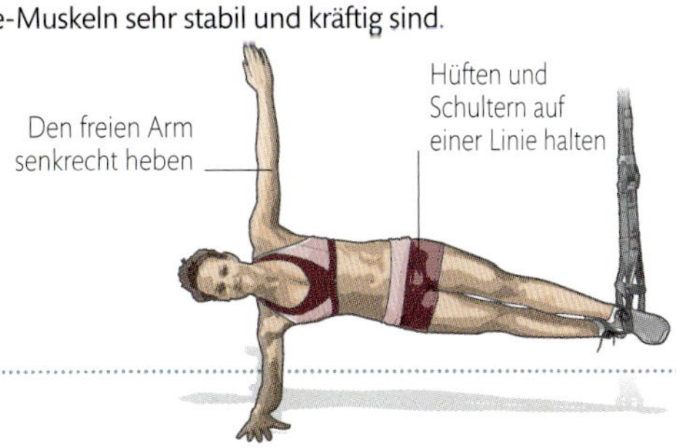

EIN BEIN STRECKEN UND DEHNEN

ZIELMUSKELN	ZIELBEWEGUNG
■ Gerader Bauchmuskel	
■ Querer Bauchmuskel	
■ Innere schräge Bauchmuskeln	
■ Beckenboden	
■ Vielgefiederter Muskel	
■ Quadratischer Lendenmuskel	
■ Kleiner Gesäßmuskel	Beugung
■ Mittlerer Gesäßmuskel	**SCHWIERIGKEITSGRAD**

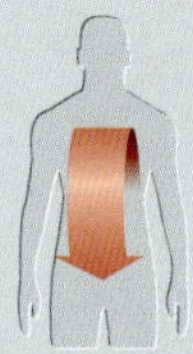

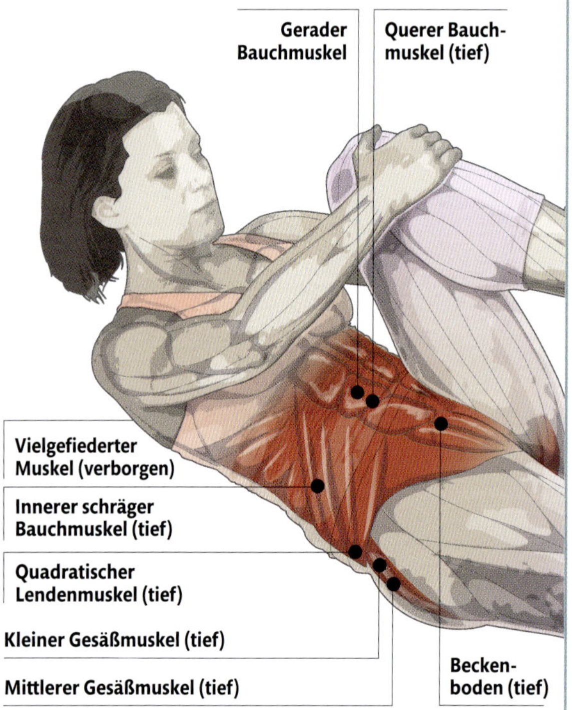

VARIANTE

Wenn Sie während der Übung Kopf und Schultern auf dem Boden liegen lassen, verringert das die Belastung von Hals und Schultern und Ihre Beine und Hüften bekommen mehr Bewegungsfreiheit. Beginnen Sie so, bevor Sie zusätzlich Ihren Oberkörper anheben.

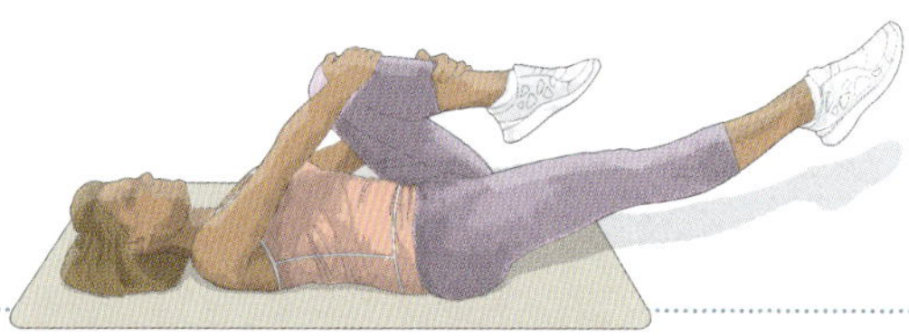

Diese Core-Beugung kräftigt besonders viele Core-Muskeln. Die Core-Stabilität verbessert sich, die Lendenwirbelsäule wird vor Überstreckung bzw. Überdehnung geschützt.

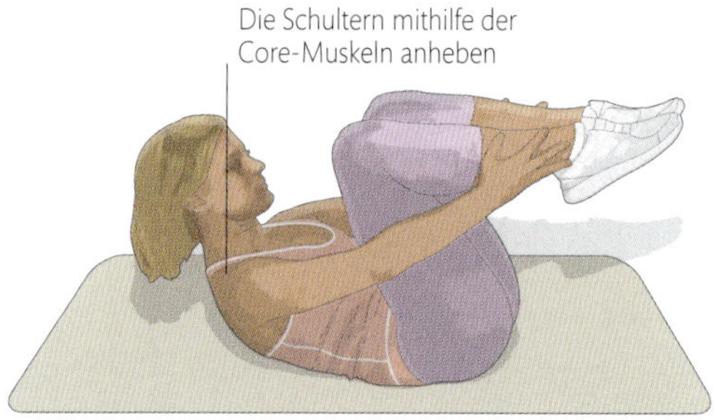

1 Bringen Sie in Rückenlage beide Knie über die Hüften und legen Sie Ihre Hände an die Schienbeine. Kopf und Schultern leicht anheben und zu den Füßen blicken. Die Position mithilfe der Core-Muskeln halten. Den Nacken nicht verspannen.

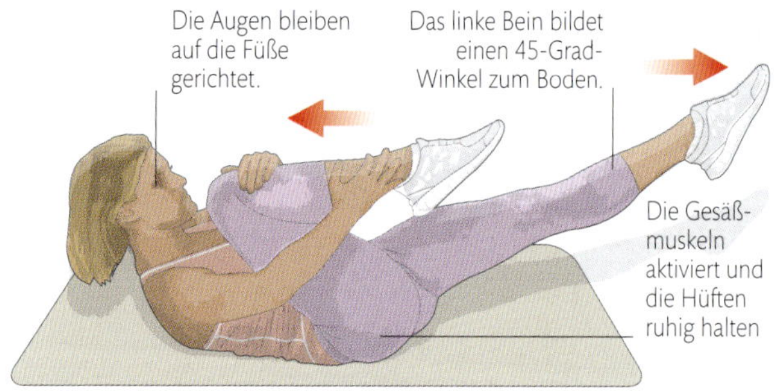

2 Das rechte Bein an den Körper ziehen und das linke Bein fest ausstrecken, ohne es zu überdehnen. Gesäß- und Bauchmuskeln bleiben aktiviert, um die Bewegung zu kontrollieren. Die Hüften ruhig und zentriert halten.

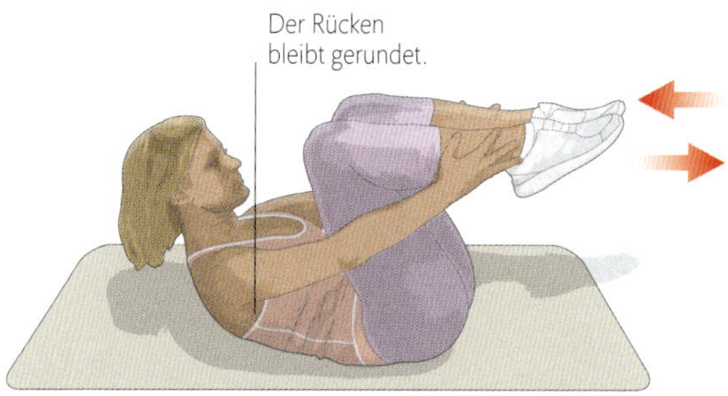

3 In die Ausgangsposition zurückkehren. Der Rücken bleibt gerundet. Die Beine wechseln und die Übung wie gefordert wiederholen.

BEIDE BEINE STRECKEN UND DEHNEN

ZIELMUSKELN
- Gerader Bauchmuskel
- Querer Bauchmuskel
- Innere schräge Bauchmuskeln
- Beckenboden
- Vielgefiederter Muskel
- Quadratischer Lendenmuskel
- Kleiner Gesäßmuskel
- Mittlerer Gesäßmuskel

ZIELBEWEGUNG

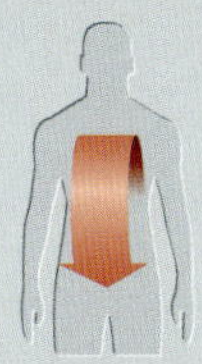

Beugung

SCHWIERIGKEITSGRAD

●●●●○○○○○○

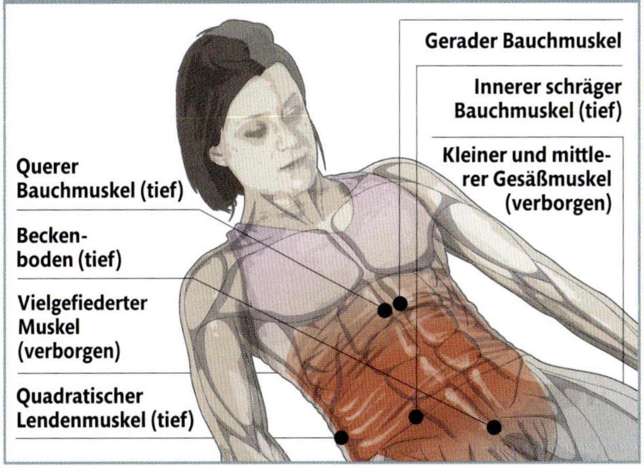

Diese Übung wird genauso ausgeführt wie die vorhergehende (**linke Seite**), jedoch mit erhöhter Belastung der unteren Bauchmuskeln. Hals und Schultern müssen locker bleiben, um eine Zerrung zu vermeiden.

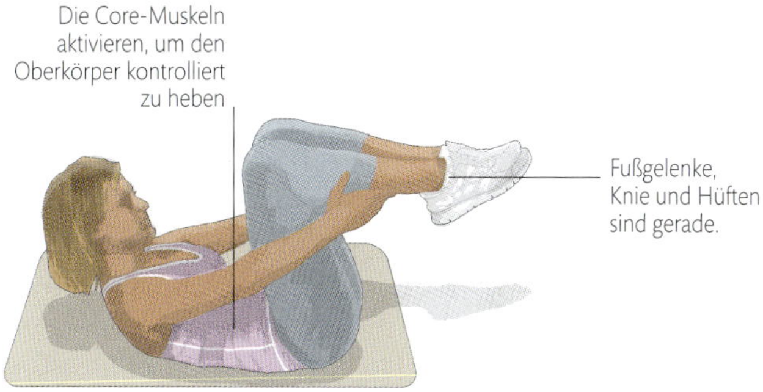

1 Bringen Sie in Rückenlage beide Knie über Ihre Hüften und strecken Sie Ihre Hände Richtung Schienbeine. Kopf und Schultern leicht anheben, zu den Füßen blicken und die Position mithilfe der Core-Muskeln halten, damit der Hals entlastet ist.

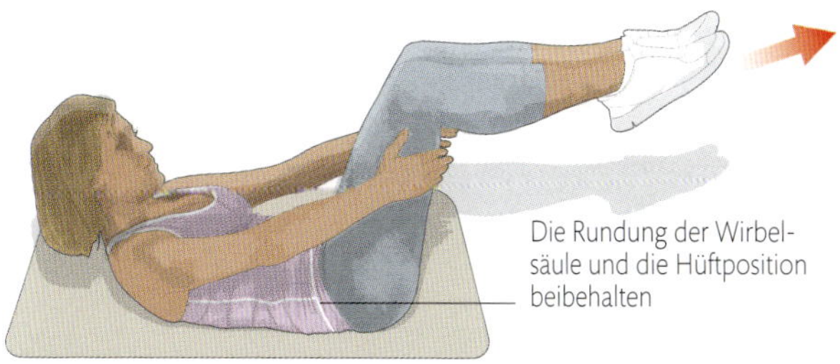

2 Spannen Sie Core- und Gesäßmuskeln kräftig an und strecken Sie Ihre Beine kontrolliert nach vorne, ohne die Hüften zu kippen. Kopf und Schultern bleiben angehoben und der Hals entspannt.

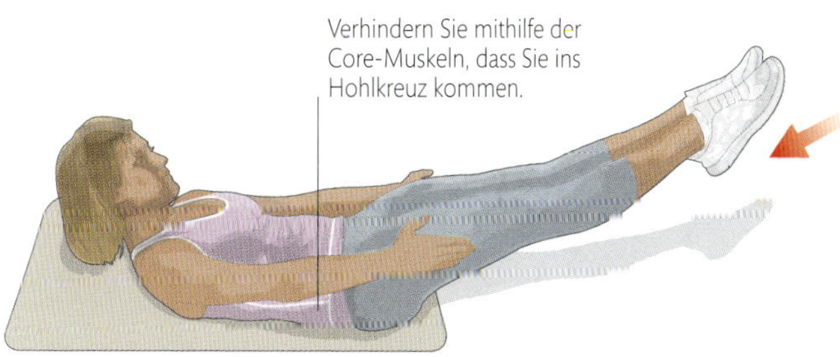

3 Strecken Sie Ihre Beine ganz. Kein Hohlkreuz machen. Die Core-Muskeln bleiben aktiviert und der Kopf angehoben. Kurz halten, dann in die Ausgangsposition zurückkehren.

VARIANTE

Wenn Sie fürchten, bei dieser Übung Ihren Hals zu sehr zu belasten, probieren Sie diese Variante, bei der der Kopf auf dem Boden liegen bleibt. Strecken Sie Beine und Arme im selben Winkel vom Körper ab. Dann in die Ausgangsposition zurückkehren.

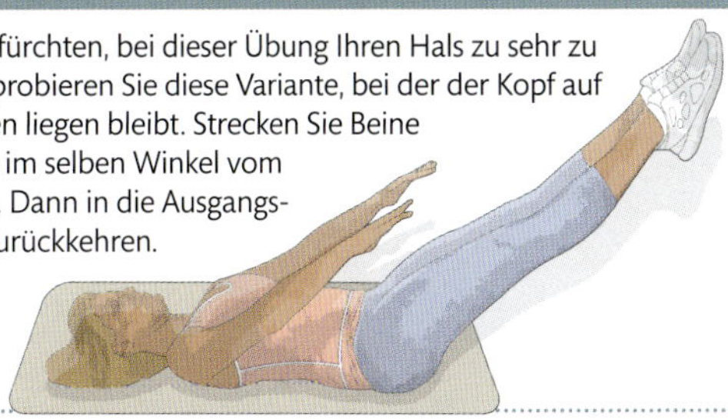

STEIGERUNG

Wenn Sie die Grundübung beherrschen, können Sie diese steigern, indem Sie die Arme über den Kopf und die Beine nach vorne strecken, um die Instabilität zu erhöhen. Den Kopf angehoben lassen und dann zur Ausgangsposition zurückkehren.

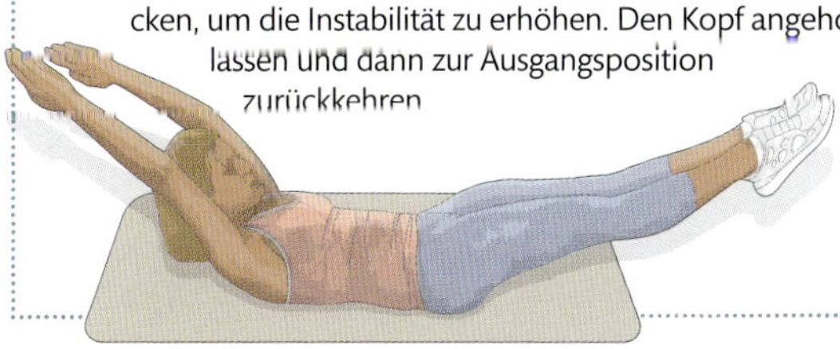

ÜBUNGEN FÜR FORTGESCHRITTENE

Die Übungen in diesem Abschnitt bauen auf den Grundlagen-Übungen auf. Instabilität, Bewegung, Gewicht und Krafteinwirkung werden erhöht, damit Ihre Core-Muskeln intensiver und funktionaler arbeiten. Konzentration und gute Technik sind entscheidend. Sie sollten die Grundlagenübungen sicher beherrschen, bevor Sie die folgenden Übungen machen.

BALLTAUSCH MIT PARTNER

ZIELMUSKELN

- Gerader Bauchmuskel
- Querer Bauchmuskel
- Innere schräge Bauchmuskeln
- Beckenboden
- Hüftbeuger

ZIELBEWEGUNG

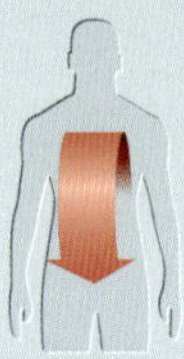

Beugung

SCHWIERIGKEITSGRAD

●●●●●○○○○○

Bei dieser Core-Übung auf der Basis der einfachen Sit-ups wird durch den Medizinball eine kraftvollere, dynamischere Bewegung eingeführt. Sie ist ein perfektes Training für die Bauchmuskeln. Auch Schultern, Brust und Arme werden trainiert. Sie benötigen einen Partner, der Ihnen den Ball zuwirft und ihn wieder auffängt.

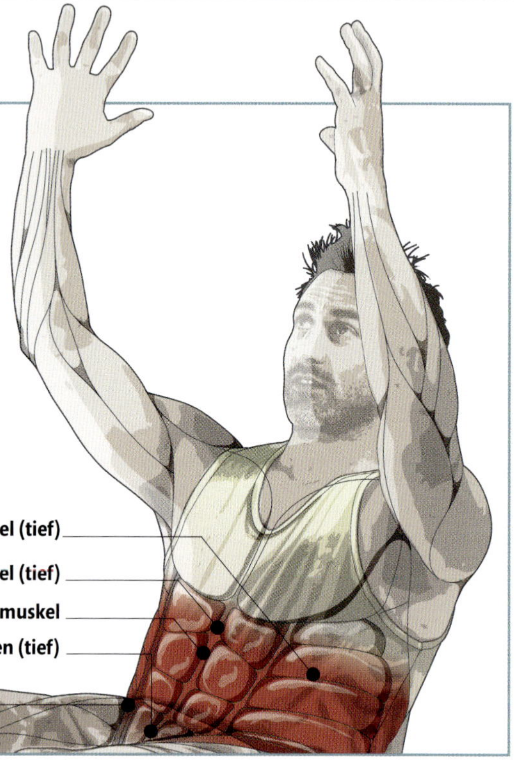

1 Setzen Sie sich aufrecht auf den Boden. Aktivieren Sie Ihre Core-Muskeln, beugen Sie die Knie im rechten Winkel und stellen Sie Ihre Füße flach auf. Ihr Partner stellt sich vor Ihre Füße und hält einen Medizinball.

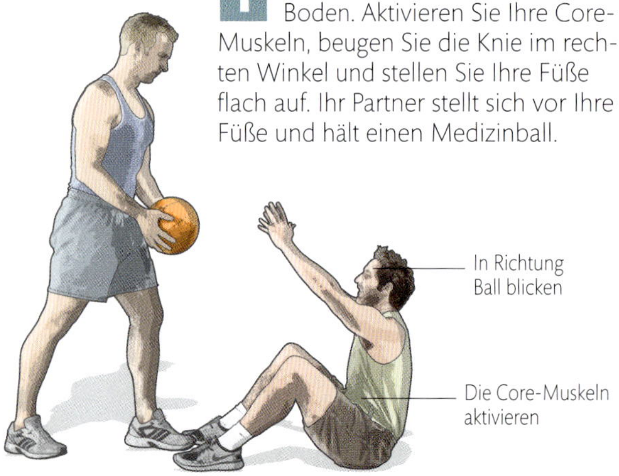
In Richtung Ball blicken
Die Core-Muskeln aktivieren

2 Ihr Partner wirft Ihnen den Ball so hoch zu, dass Sie sich nach ihm strecken müssen. Strecken Sie Ihre Arme über den Kopf und fangen Sie den Ball mit beiden Händen auf.

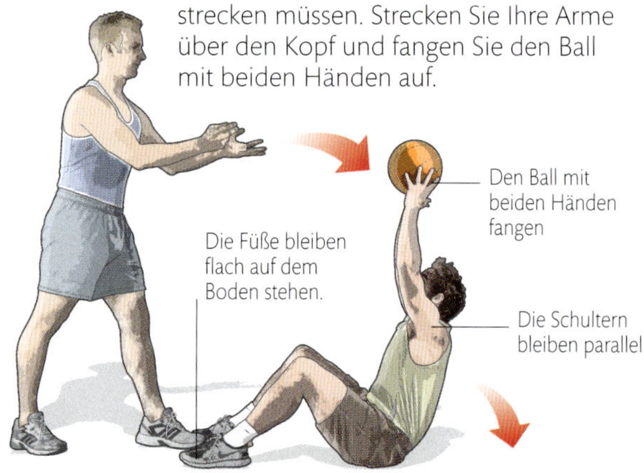
Den Ball mit beiden Händen fangen
Die Füße bleiben flach auf dem Boden stehen.
Die Schultern bleiben parallel.

3 Rollen Sie Ihren Oberkörper mit dem Schwung des Balls, aber kontrolliert durch die Core-Muskeln, nach hinten, bis Ihr Rücken den Boden berührt. Strecken Sie dabei Ihre Arme über den Kopf.

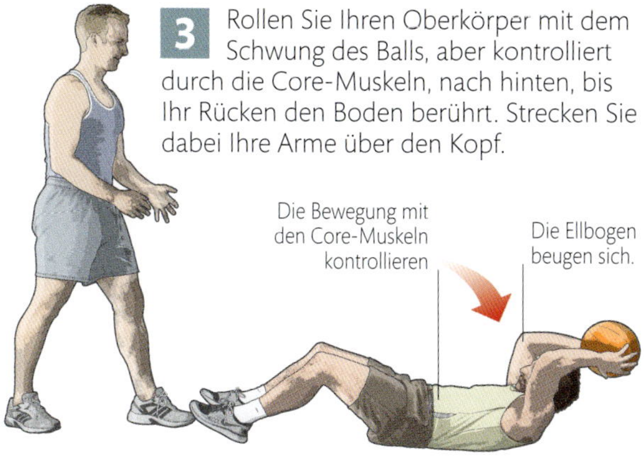

4 Strecken Sie Ihre Arme mit gebeugten Ellbogen nach hinten, bis der Ball den Boden berührt.

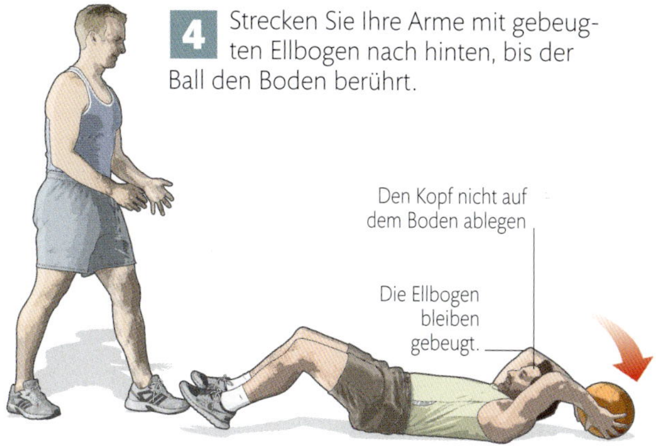
Den Kopf nicht auf dem Boden ablegen
Die Ellbogen bleiben gebeugt.

5 In dieser Position kurz pausieren, dann aus den Core-Muskeln (und nicht mithilfe von Schwung aus den Armen) den Oberkörper in einer weichen, dynamischen Bewegung wieder aufrichten.

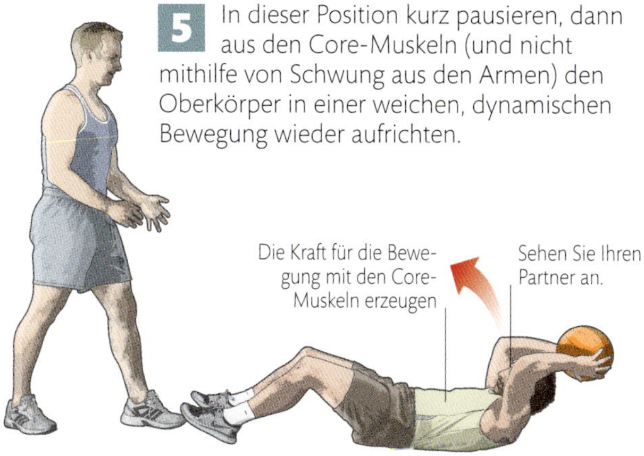

6 Setzen Sie die dynamische Bewegung des Aufrichtens fort und heben Sie dabei den Ball über Ihren Kopf.

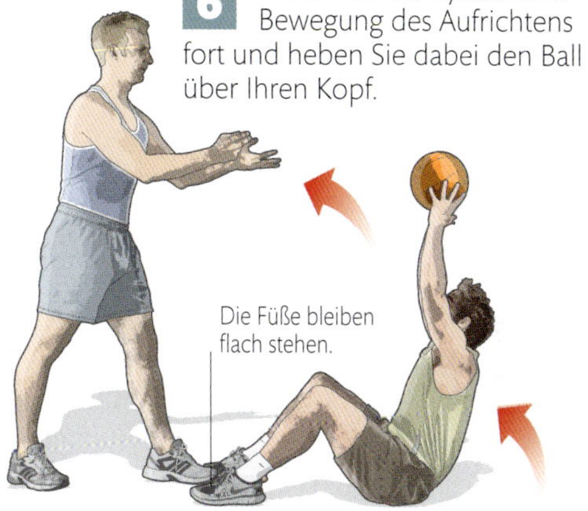
Die Füße bleiben flach stehen.

7 Werfen Sie den Ball Ihrem Partner aus der aufrechten Position zu. Nutzen Sie dazu nur die Kraft aus Ihrer Core-Muskulatur und nicht aus dem Schwung der Arme.

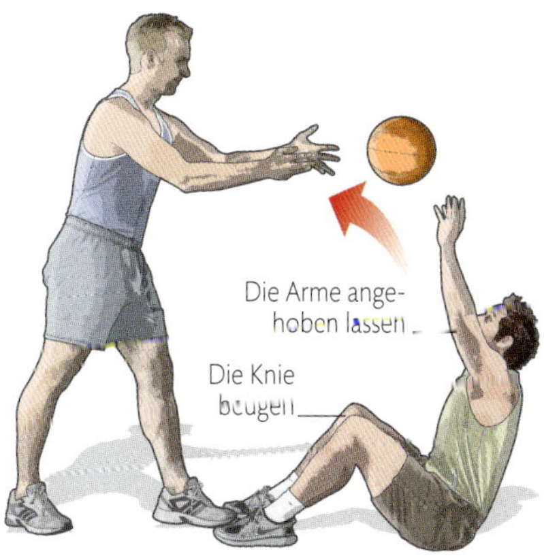
Die Arme angehoben lassen
Die Knie beugen

8 Setzen Sie die Bewegung bis zur Ausgangsposition fort, sodass Ihre Knie gebeugt und die Arme gestreckt sind, wenn Ihr Partner den Ball fängt.

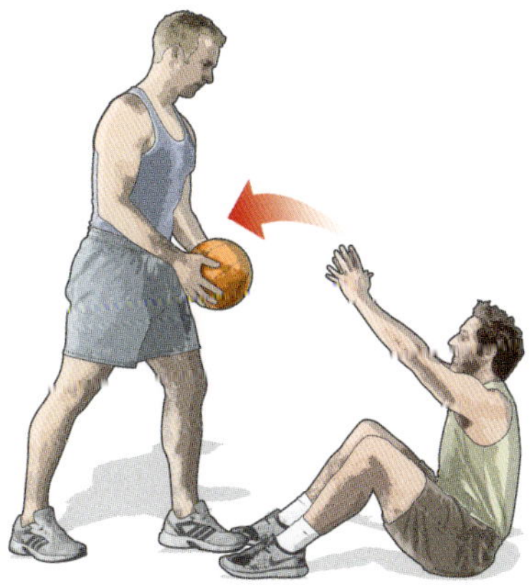

STEIGERUNG

Sie können die Übung schwieriger gestalten und Instabilität in Rotationsrichtung hineinbringen, indem Sie die Position verändern, in der Sie den Ball fangen. Auf diese Weise werden zusätzliche Core-Muskeln aktiviert. Wiederholen Sie die Sequenz der Grundübung und bitten Sie Ihren Partner, seine Position und den Wurfwinkel zu verändern, um Ihre gesamte Core-Muskulatur ausgewogen zu trainieren

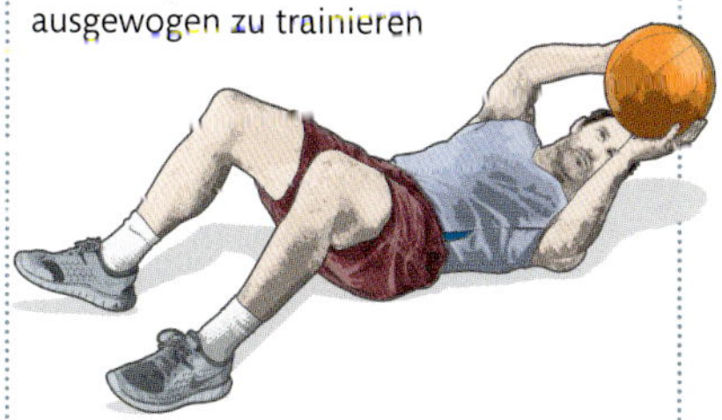

KNIEHEBEN AN DER STANGE

ZIELMUSKELN
- Gerader Bauchmuskel
- Querer Bauchmuskel
- Beckenboden
- Hüftbeuger

ZIELBEWEGUNG

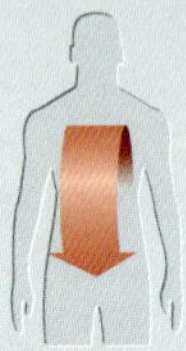

Beugung

SCHWIERIGKEITSGRAD

●●●●●○○○○○

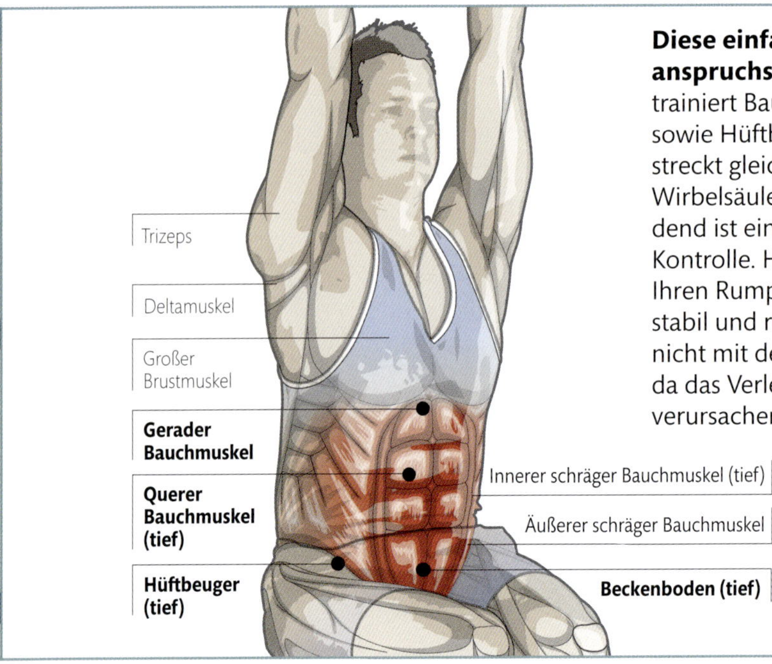

Diese einfache, aber anspruchsvolle Übung trainiert Bauchmuskeln sowie Hüftbeuger und streckt gleichzeitig die Wirbelsäule. Entscheidend ist eine gute Core-Kontrolle. Halten Sie Ihren Rumpf unbedingt stabil und ruckeln Sie nicht mit dem Rücken, da das Verletzungen verursachen kann.

WINDMÜHLE

ZIELMUSKELN
- Querer Bauchmuskel
- Äußere schräge Bauchmuskeln
- Innere schräge Bauchmuskeln
- Beckenboden
- Rückenstrecker
- Quadratischer Lendenmuskel
- Kleiner Gesäßmuskel
- Mittlerer Gesäßmuskel

ZIELBEWEGUNG

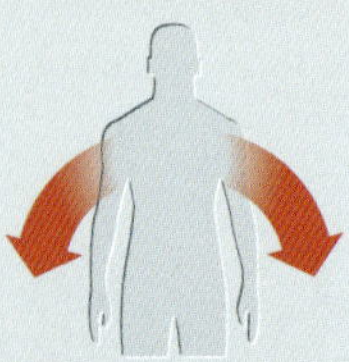

Seitliche Beugung

SCHWIERIGKEITSGRAD

●●●●●○○○○○

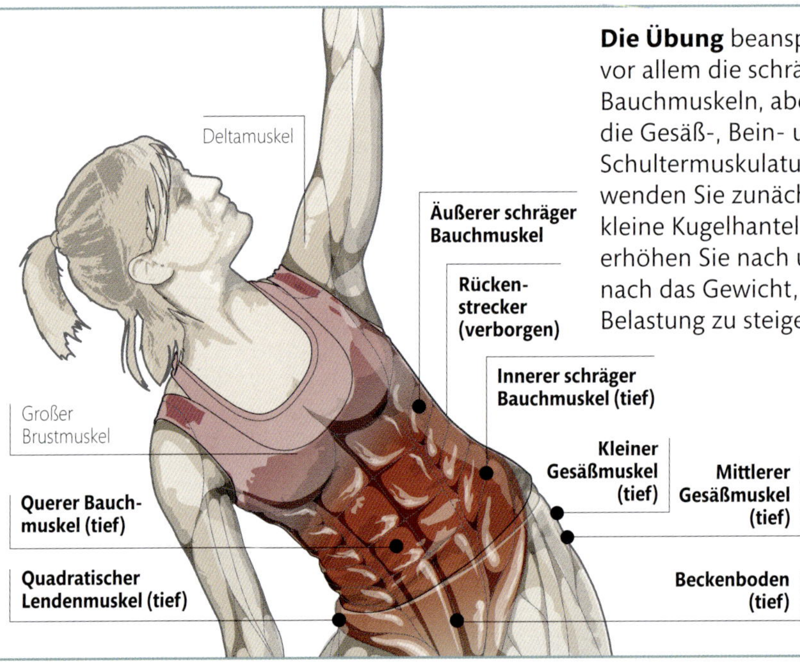

Die Übung beansprucht vor allem die schrägen Bauchmuskeln, aber auch die Gesäß-, Bein- und Schultermuskulatur. Verwenden Sie zunächst eine kleine Kugelhantel und erhöhen Sie nach und nach das Gewicht, um die Belastung zu steigern.

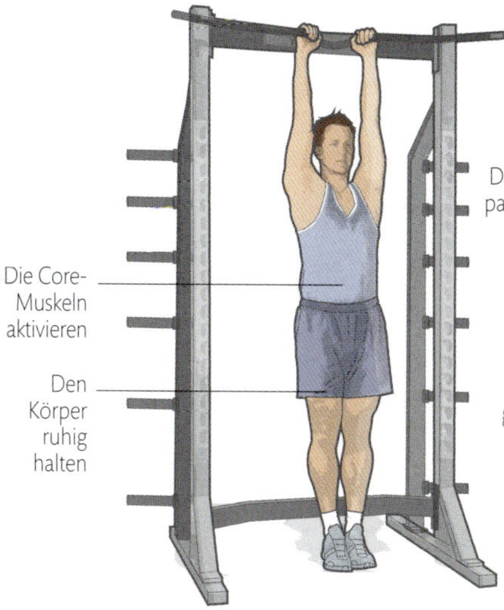
Die Core-Muskeln aktivieren
Den Körper ruhig halten

1 Hängen Sie sich mit Obergriff und gestreckten, schulterbreit geöffneten Armen an eine Reckstange. Halten Sie den Körper möglichst ruhig, schließen Sie die Beine und aktivieren Sie die Core-Muskeln.

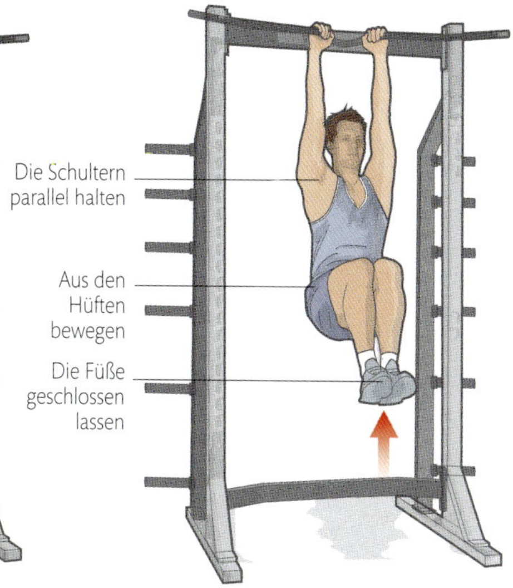
Die Schultern parallel halten
Aus den Hüften bewegen
Die Füße geschlossen lassen

2 Mit geschlossenen Beinen die Knie heben, bis Hüften und Knie einen rechten Winkel bilden. Die Bewegung mit den Core-Muskeln kontrollieren. Halten, dann kontrolliert in die Ausgangsposition zurückkehren.

STEIGERUNG

Wenn Sie die Grundübung beherrschen, können Sie die Belastung der Core-Muskeln steigern, indem Sie die Beine einzeln heben. Gehen Sie in die Ausgangsposition und heben Sie das gestreckte, linke Bein möglichst hoch. Die Bewegung mit den Core-Muskeln kontrollieren. Kurz halten, in die Ausgangsposition zurückkehren und die Übung mit dem rechten Bein wiederholen.

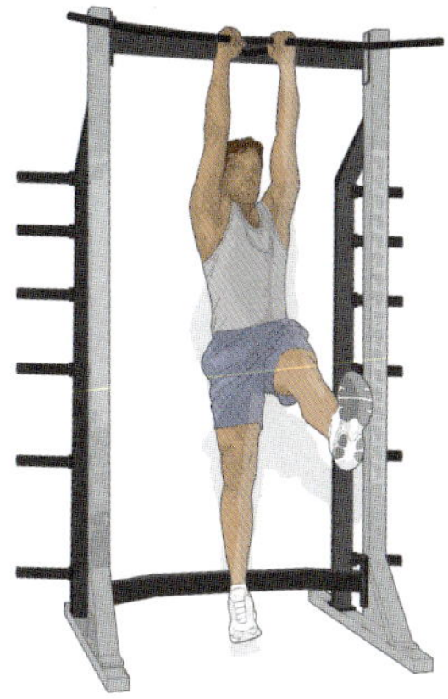

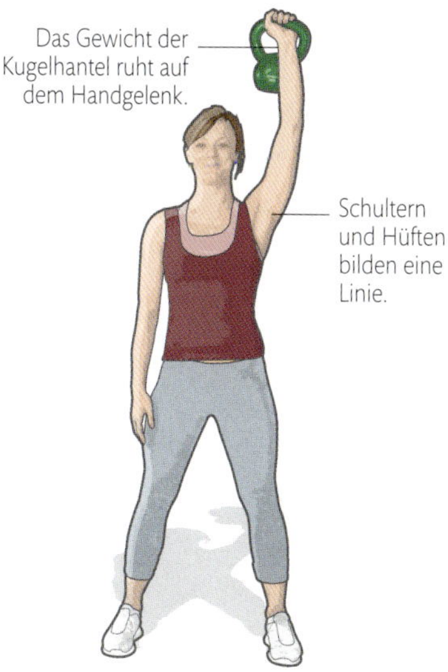
Das Gewicht der Kugelhantel ruht auf dem Handgelenk.
Schultern und Hüften bilden eine Linie.

1 Stehen Sie aufrecht. Ihre Füße sind etwas mehr als schulterbreit geöffnet, die linke Hand hält eine Kugelhantel. Heben Sie das Gewicht über Ihre linke Schulter. Der rechte Arm bleibt locker.

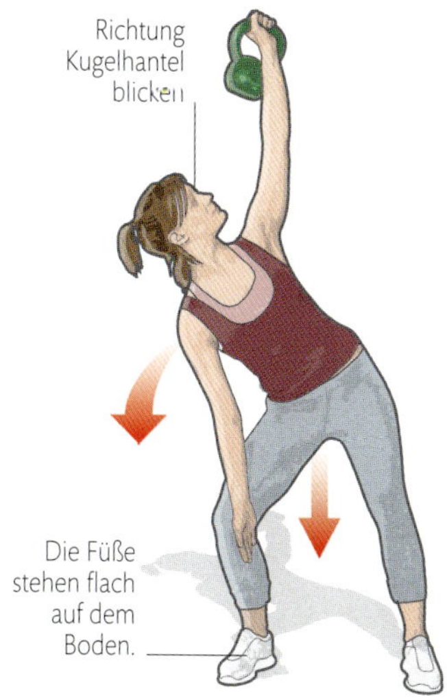
Richtung Kugelhantel blicken
Die Füße stehen flach auf dem Boden.

2 Drehen Sie sich in der Hüfte und senken Sie den Rumpf auf der rechten Seite. Strecken Sie dabei den rechten Arm Richtung Boden und beugen Sie das rechte Knie. Gleichzeitig den Kopf Richtung Kugelhantel drehen.

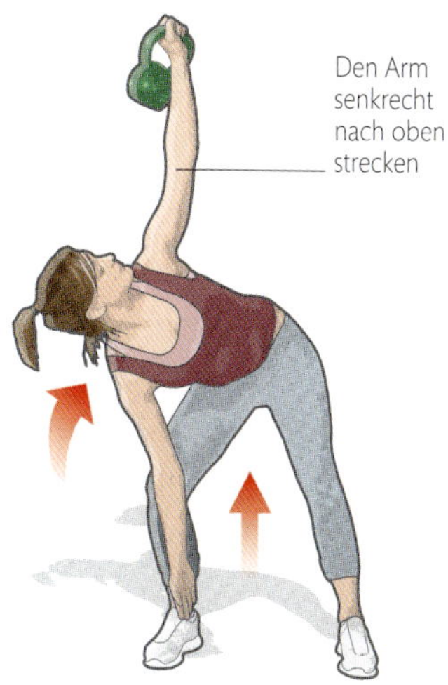
Den Arm senkrecht nach oben strecken

3 Strecken Sie Ihre rechte Hand so tief wie möglich. Die Kugelhantel bleibt oben und der Blick ihr zugewandt. Kurz halten, dann in die Ausgangsposition zurückkehren. Alle Wiederholungen ausführen und die Seite wechseln.

RUMPFBEUGE MIT LANGHANTEL

ZIELMUSKELN

- Querer Bauchmuskel
- Beckenboden
- Rückenstrecker
- Vielgefiederter Muskel
- Großer Gesäßmuskel

ZIELBEWEGUNG

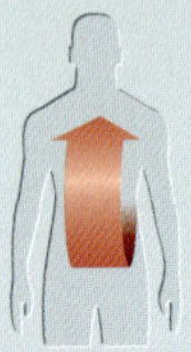

Streckung

SCHWIERIGKEITSGRAD

●●●●●○○○○○

Diese ausgezeichnete Streckübung trainiert die stabilisierenden Muskeln der Wirbelsäule, kräftigt die Gesäßmuskeln und vebessert die Hüftbeweglichkeit. Je besser letztere wird, desto tiefer werden Sie Ihren Oberkörper senken können, bis er parallel zum Boden ist.

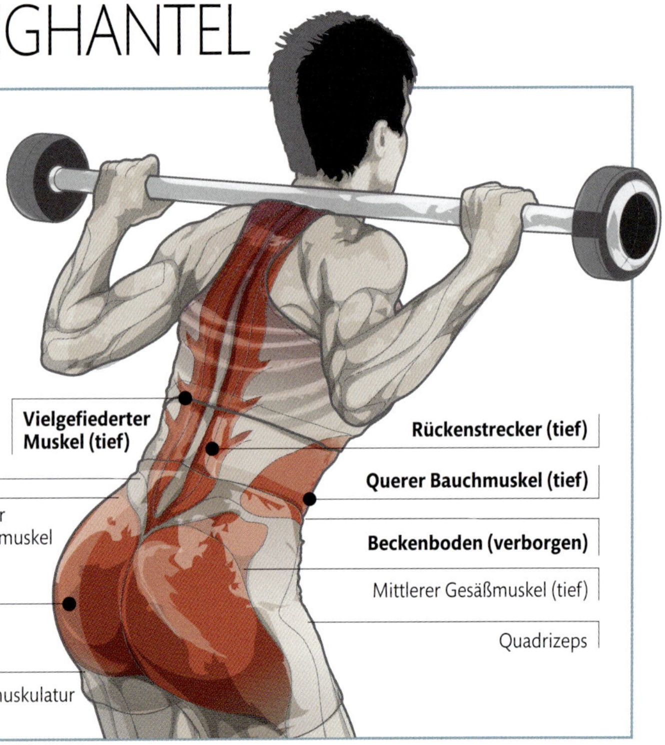

RÜCKENSTRECKEN AUF DER LIEGE

ZIELMUSKELN

- Querer Bauchmuskel
- Beckenboden
- Rückenstrecker
- Vielgefiederter Muskel
- Großer Gesäßmuskel

ZIELBEWEGUNG

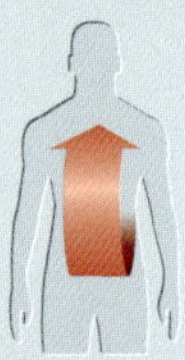

Streckung

SCHWIERIGKEITSGRAD

●●●●●○○○○○

Diese ausgezeichnete Core-Übung verbessert die Kraft und Beweglichkeit Ihrer Hüfte. Wie bei der Rumpfbeuge mit Langhantel (**oben**) werden Sie mit mehr Übung Ihren Rumpf tiefer beugen können.

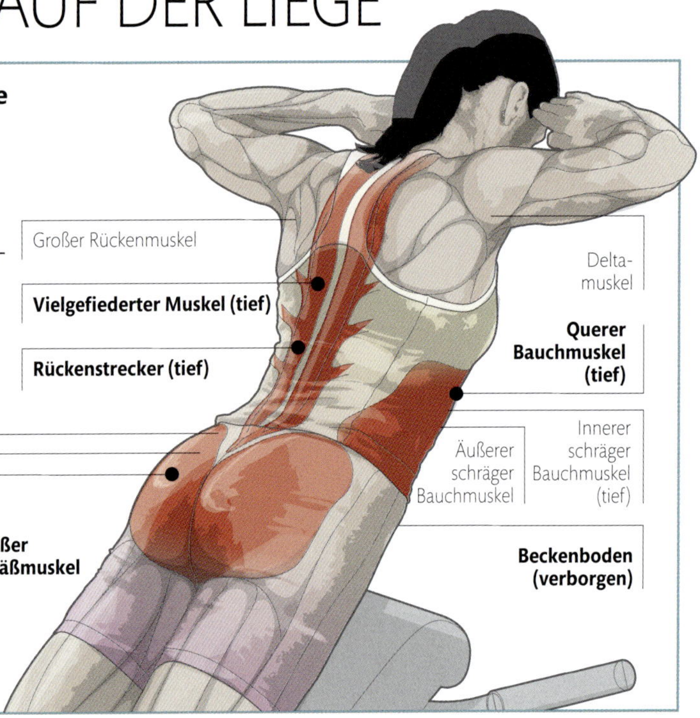

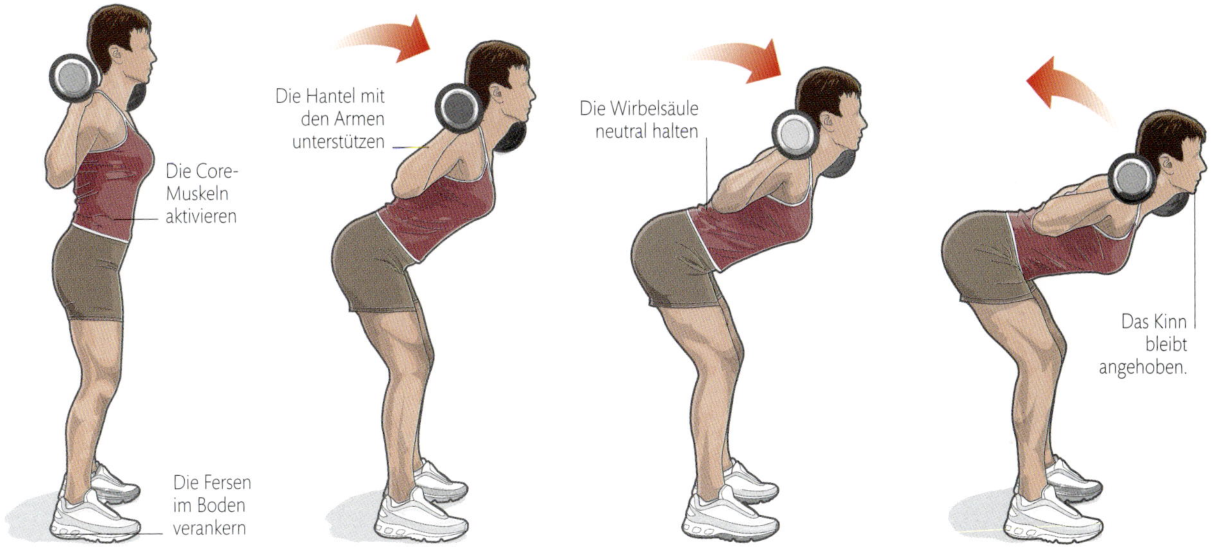
Die Core-
Muskeln
aktivieren
Die Fersen
im Boden
verankern
Die Hantel mit
den Armen
unterstützen
Die Wirbelsäule
neutral halten
Das Kinn
bleibt
angehoben.

1 Richten Sie Ihren Körper auf und legen Sie sich eine Langhantel auf den oberen Rücken. Die Knie sind leicht gebeugt, die Wirbelsäule ist neutral.

2 Die Knie und Hüften bleiben leicht gebeugt, wenn Sie sich langsam und kontrolliert vorbeugen. Heben Sie Ihr Kinn an, um den Rücken nicht zu runden.

3 Beugen Sie sich aus den Hüften vor. Senken Sie Ihre Brust noch tiefer, halten Sie Ihren Rücken neutral und lassen Sie Ihre Knie leicht gebeugt.

4 Beugen Sie sich möglichst weit. Mit Übung wird Ihr Rücken parallel zum Boden sein. In die Ausgangsposition zurückkehren und dabei ausatmen.

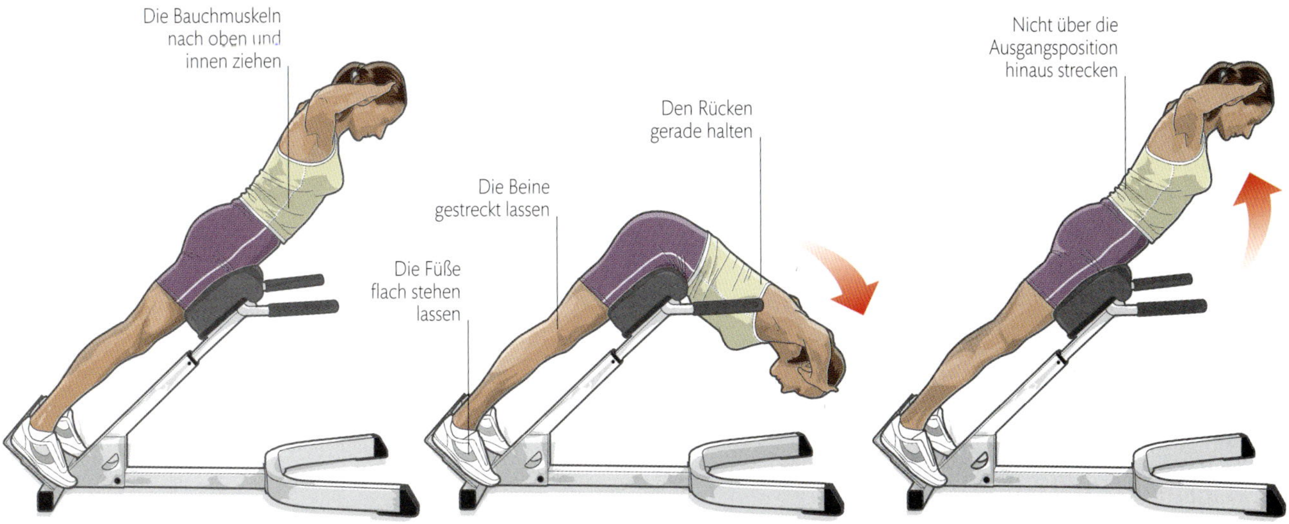
Die Bauchmuskeln
nach oben und
innen ziehen
Den Rücken
gerade halten
Die Beine
gestreckt lassen
Die Füße
flach stehen
lassen
Nicht über die
Ausgangsposition
hinaus strecken

1 Lehnen Sie Ihre Oberschenkel an die Polster, sodass sich Ihre Hüften beugen können. Ihre Füße stehen flach auf den Fußstützen. Ihre Wirbelsäule ist neutral, die Ellbogen zeigen nach außen.

2 Beugen Sie Ihren Oberkörper aus der Hüfte Richtung Boden. Der Rücken bleibt gerade. Halten Sie inne, wenn ein Ziehen in Ihrer hinteren Oberschenkelmuskulatur Sie bremst.

3 Kehren Sie in die Ausgangsposition zurück, indem Sie die hintere Oberschenkelmuskulatur, Gesäßmuskeln und Rückenstrecker kontrahieren. Wegen Verletzungsgefahr nicht überstrecken!

HANTELSTANGE DREHEN

ZIELMUSKELN

- Querer Bauchmuskel
- Äußere schräge Bauchmuskeln
- Innere schräge Bauchmuskeln
- Beckenboden
- Quadratischer Lendenmuskel
- Kleiner Gesäßmuskel
- Mittlerer Gesäßmuskel

ZIELBEWEGUNG

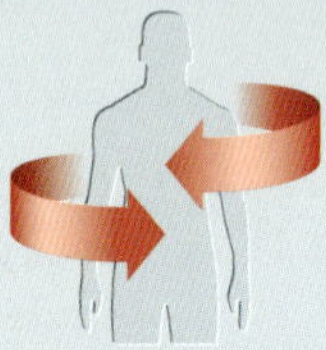

Drehung

SCHWIERIGKEITSGRAD

●●●●●○○○○○

Diese ausgezeichnete Rotationsübung trainiert den Rücken in der Bewegung und fordert so eine große Gruppe von Muskeln gleichzeitig. Da der ganze Körper und zahlreiche Gelenke aktiviert werden, ist sie eine gute Ergänzung für jedes Core-Krafttraining.

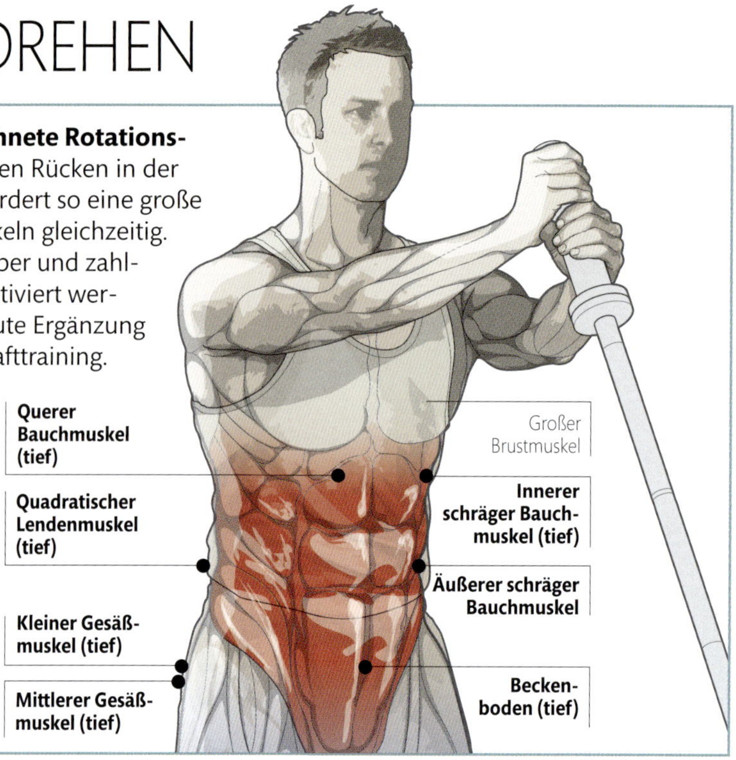

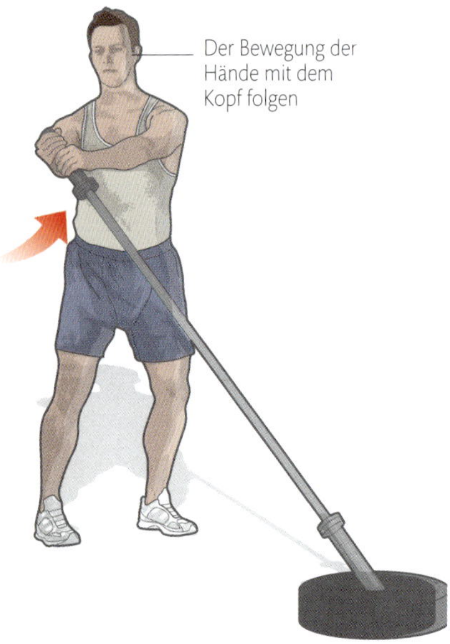

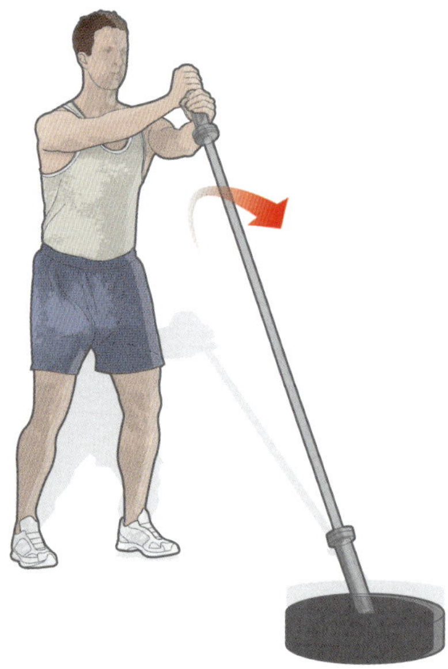

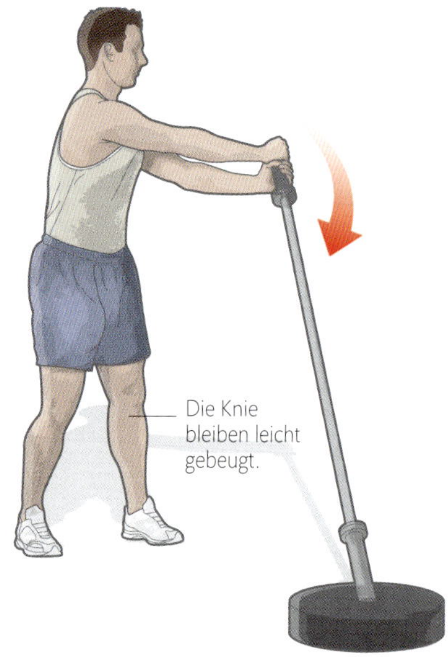

4 Setzen Sie die Bewegung fort und drehen Sie das Ende der Stange in einer Vorwärtsbewegung im Uhrzeigersinn. Pressen Sie das untere Stangenende gegen das Gewicht.

5 Folgen Sie der Bewegung zurück und über die Ausgangsposition zu Ihrer Linken. Lassen Sie Ihre Core-Muskeln aktiviert und behalten Sie Ihre korrekte Körperhaltung bei.

6 Führen Sie die Bewegung kontrolliert zur linken Seite weiter. Halten Sie Ihre Beine still und bewegen Sie sich aus den Hüften. Die Stange dreht sich dabei im Gewicht auf dem Boden.

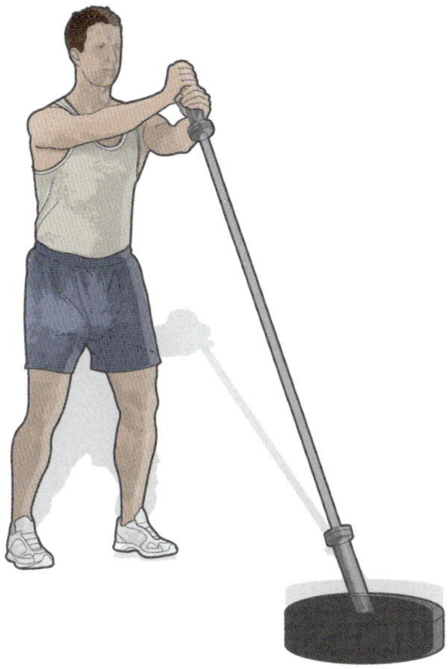

1 Legen Sie eine schwere Hantelscheibe vor sich auf den Boden und stecken Sie ein Ende einer Langhantelstange in ihre Mitte. Umfassen Sie das andere Ende der Stange mit beiden Händen und schwenken Sie es zu sich hin. Ihre Füße sind etwas mehr als schulterbreit geöffnet.

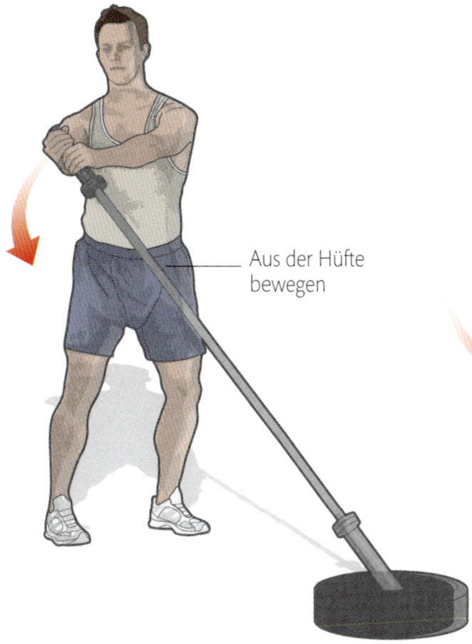

2 Ihre Füße, Knie und Hüften bilden eine Linie. Schwenken Sie die Stange vor Ihrem Körper nach rechts. Die Arme bleiben gestreckt. Kontrollieren Sie die Bewegung, indem Sie Ihre Core-Muskeln anspannen und sich aus den Hüften drehen.

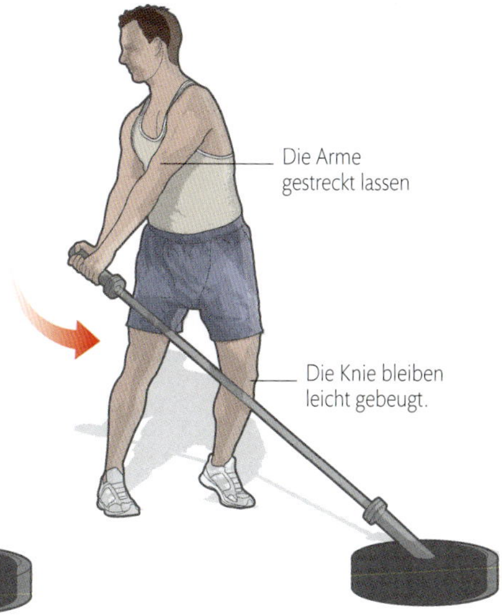
Die Arme gestreckt lassen
Die Knie bleiben leicht gebeugt.

3 Führen Sie die Bewegung zur rechten Seite weiter und drehen Sie die Stange bis auf Höhe Ihrer rechten Taille. Folgen Sie der Bewegung mit Ihren Schultern und dem Kopf. Ihre Arme bleiben die ganze Zeit gestreckt.

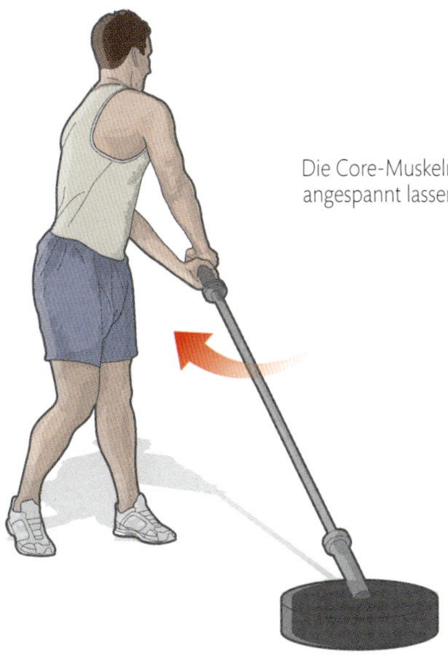

7 Führen Sie die Stange kontrolliert bis auf Taillenhöhe zu Ihrer Linken, sodass Sie am Ende der Bewegung in der Hüfte gedreht sind.

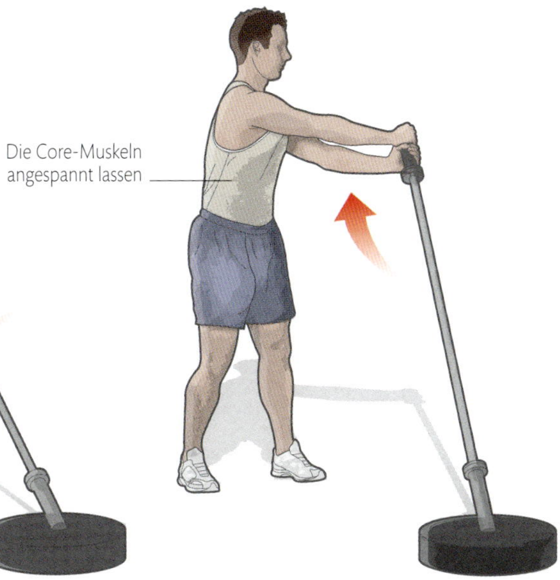
Die Core-Muskeln angespannt lassen

8 Bewegen Sie die Stange im Bogen gegen den Uhrzeigersinn zurück zur Ausgangsposition. Strecken Sie dabei die Beine und lassen Sie Ihre Core-Muskeln aktiviert.

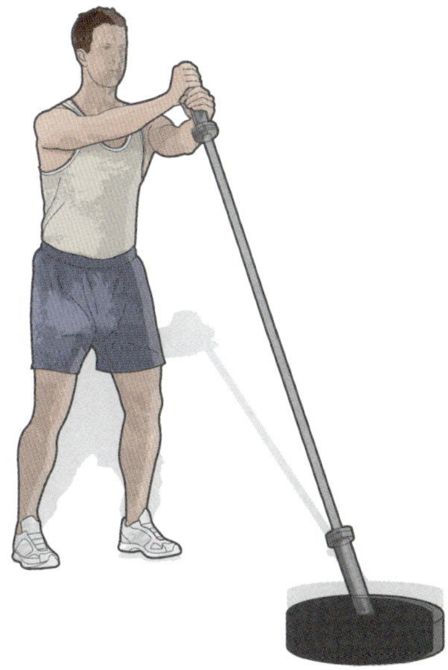

9 Vervollständigen Sie den Bogen und kehren Sie zur Ausgangsposition zurück. Auf die korrekte Körperhaltung achten. Die Sequenz wie gefordert wiederholen und entspannen.

DREHEN MIT GEWICHT

ZIELMUSKELN

- Querer Bauchmuskel
- Äußere schräge Bauchmuskeln
- Innere schräge Bauchmuskeln
- Beckenboden
- Rückenstrecker
- Vielgefiederter Muskel
- Quadratischer Lendenmuskel

ZIELBEWEGUNG

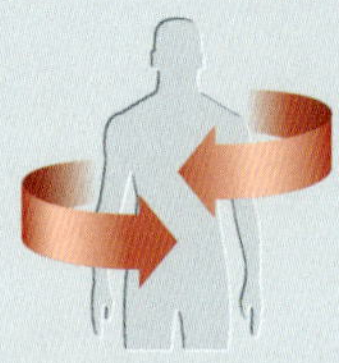
Drehung

SCHWIERIGKEITSGRAD

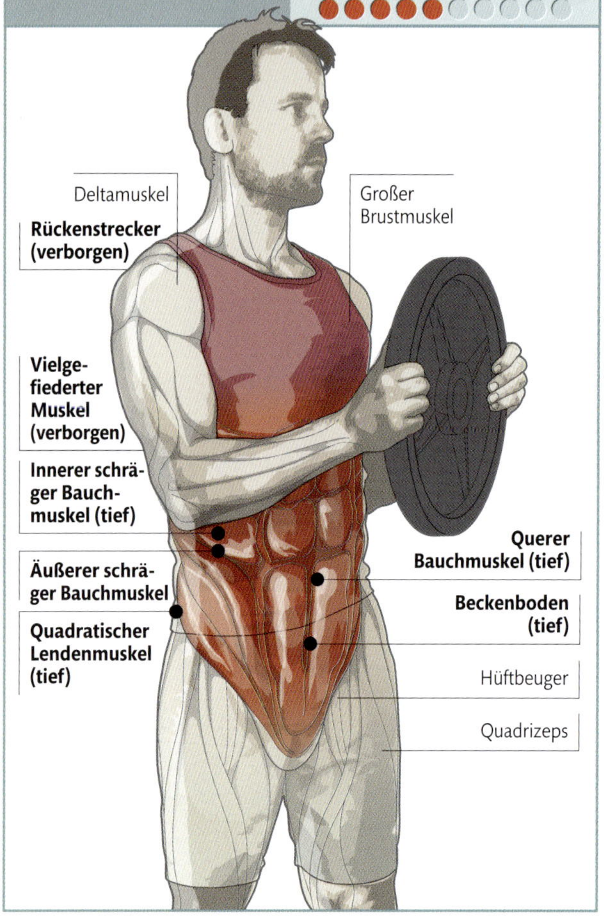

Diese einfache Rotationsübung verbessert die Kontrolle Ihrer Wirbelsäule, indem Ihre Hüften fest bleiben, während Sie Ihren Oberkörper drehen.

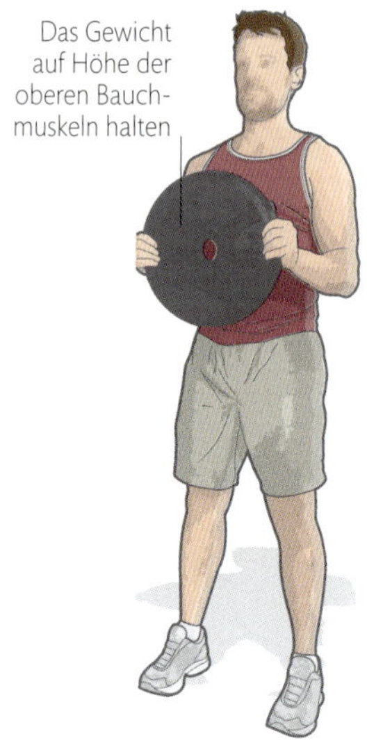
Das Gewicht auf Höhe der oberen Bauchmuskeln halten

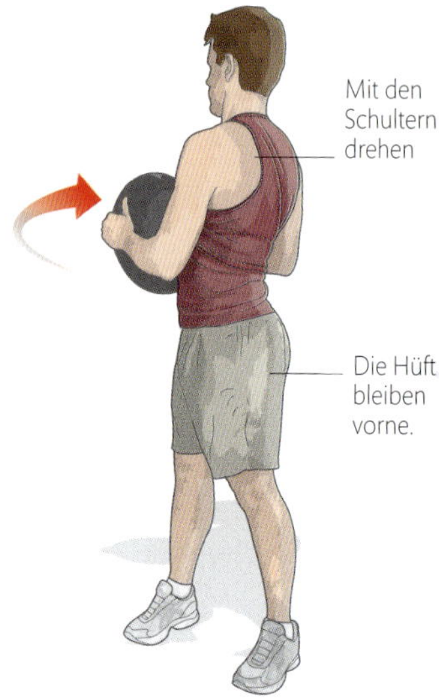
Mit den Schultern drehen
Die Hüft bleiben vorne.

1 Im Stand eine Hantelscheibe vor dem Körper halten. Die Ellbogen liegen seitlich an und sind gebeugt.

2 Drehen Sie den Oberkörper langsam nach rechts. Die Position mehrere Sekunden halten.

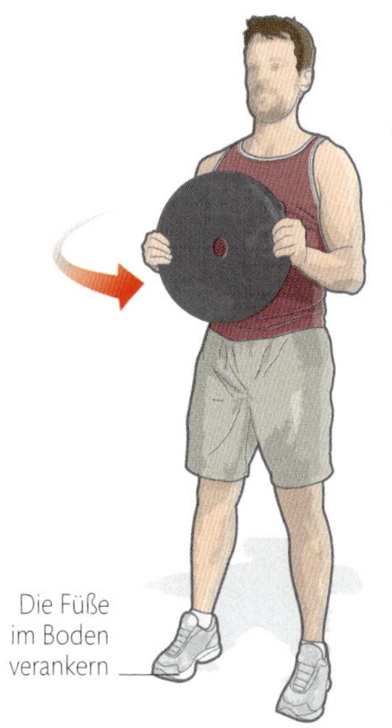
Die Füße im Boden verankern

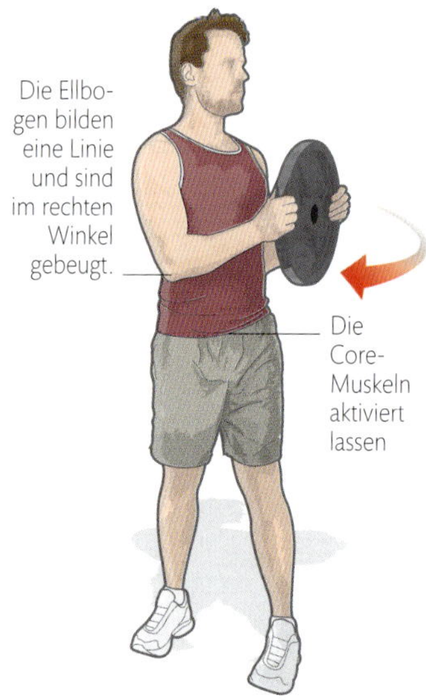
Die Ellbogen bilden eine Linie und sind im rechten Winkel gebeugt.
Die Core-Muskeln aktiviert lassen

3 Langsam zum Anfang zurückkehren. Die Ellbogen seitlich und das Gewicht im selben Abstand zu den oberen Bauchmuskeln halten.

4 Drehen Sie sich über die Ausgangsposition nach links. Kurz halten und die Übung wie gefordert wiederholen.

VORSICHT!

Halten Sie das Gewicht unbedingt nah am Körper und beugen Sie Ihre Ellbogen im rechten Winkel. Wird die Scheibe in zu großem Abstand zum Körper gehalten, belastet das die Schultern und den unteren Rücken unnötig und kann sogar zu Verletzungen führen.

KUGELHANTEL UM DEN KÖRPER SCHWINGEN

ZIELMUSKELN

- Querer Bauchmuskel
- Innere schräge Bauchmuskeln
- Beckenboden
- Rückenstrecker
- Vielgefiederter Muskel
- Quadratischer Lendenmuskel

ZIELBEWEGUNG

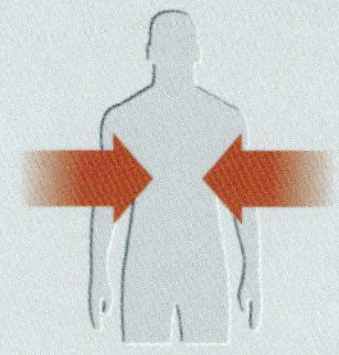

Isometrisch

SCHWIERIGKEITSGRAD

●●●●●○○○○○

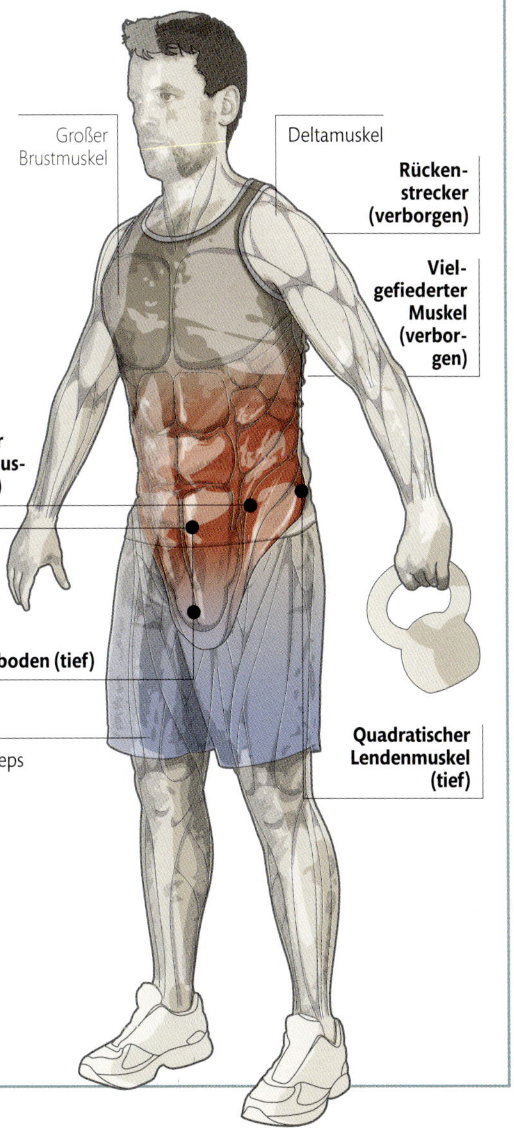

Diese Übung ist ein guter Workout für Core-Muskeln und Oberkörper. Bewegen Sie sich zunächst langsam und erhöhen Sie das Tempo erst, wenn Sie die Technik beherrschen.

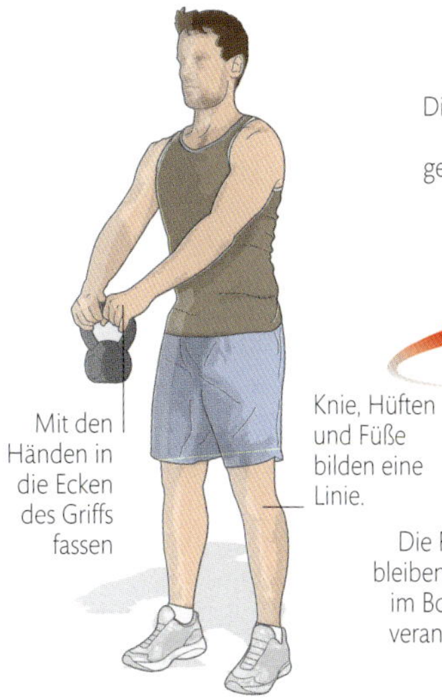
Mit den Händen in die Ecken des Griffs fassen
Knie, Hüften und Füße bilden eine Linie.

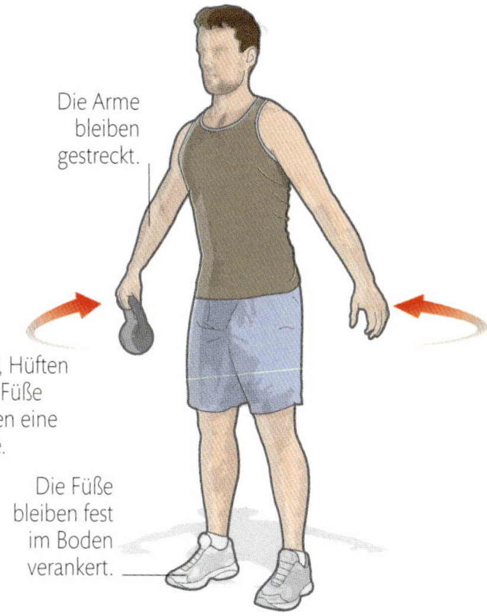

1 Heben Sie die Hantel mit aktivierten Core-Muskeln und gestreckten Armen auf Hüfthöhe.

2 Lösen Sie die linke Hand, schwingen Sie das Gewicht zur rechten Seite und schwingen Sie den linken Arm nach links.

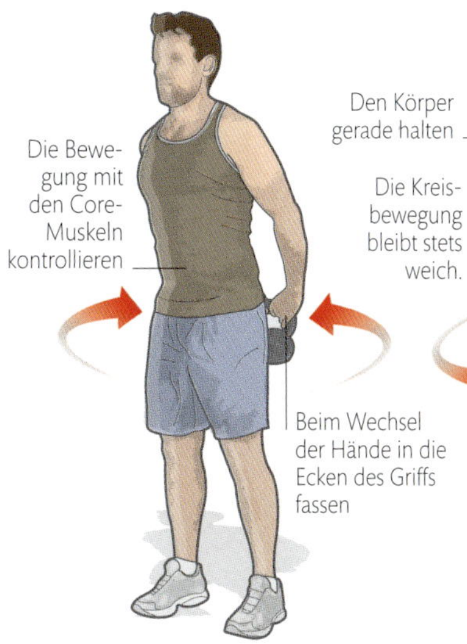

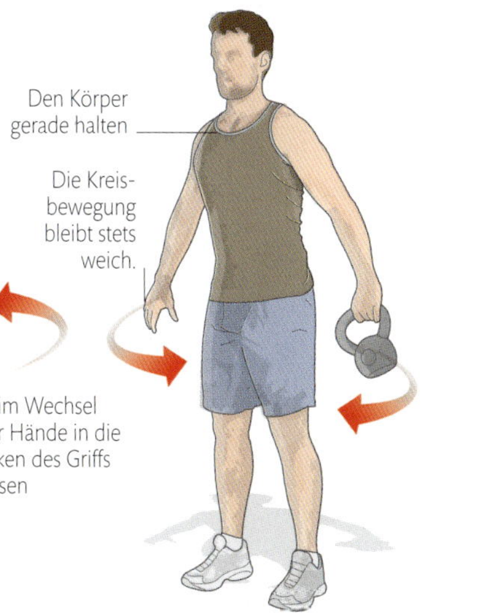
Den Körper gerade halten
Die Kreis-bewegung bleibt stets weich.

3 Schwingen Sie Ihre Arme in einer weichen Bewegung hinter den unteren Rücken. Das Gewicht an die linke Hand übergeben.

4 Bringen Sie das Gewicht mit der linken Hand zur Ausgangsposition. Wie gefordert wiederholen, dann die Richtung ändern.

BERGSTEIGER

ZIELMUSKELN	ZIELBEWEGUNG
■ Querer Bauchmuskel	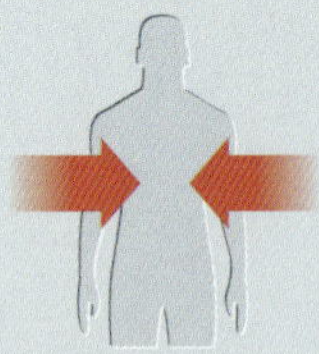 Isometrisch
■ Beckenboden	
■ Hüftbeuger	
■ Rückenstrecker	
■ Vielgefiederter Muskel	
■ Quadratischer Lendenmuskel	
■ Mittlerer Gesäßmuskel	
■ Großer Gesäßmuskel	**SCHWIERIGKEITSGRAD**

Der Bergsteiger ist eine ausgezeichnete dynamische Übung, die die Ausdauer der Core-Muskeln verbessert – ebenso wie Kraft, Gleichgewicht und Beweglichkeit. Ein perfektes anspruchsvolles Ganzkörpertraining auch ohne Fitnessgeräte.

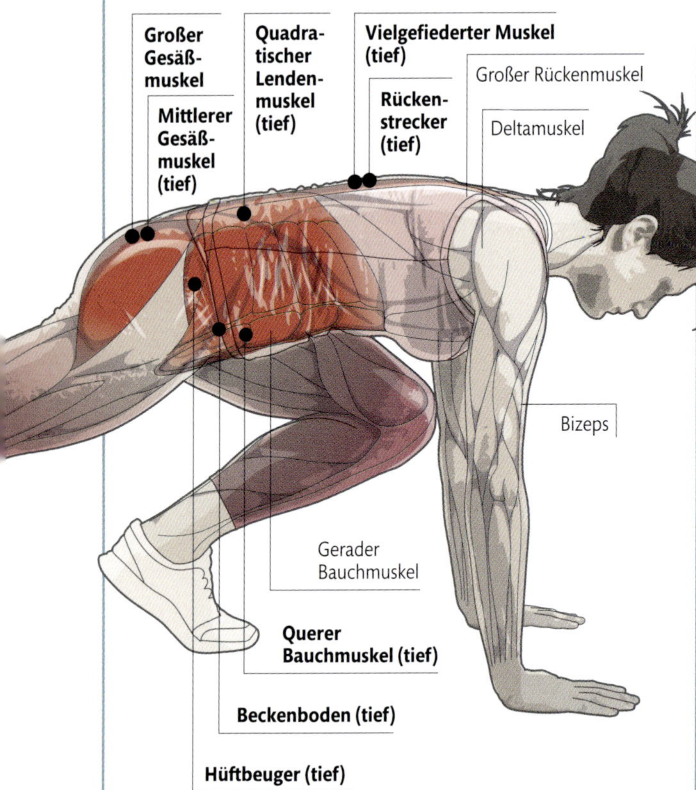

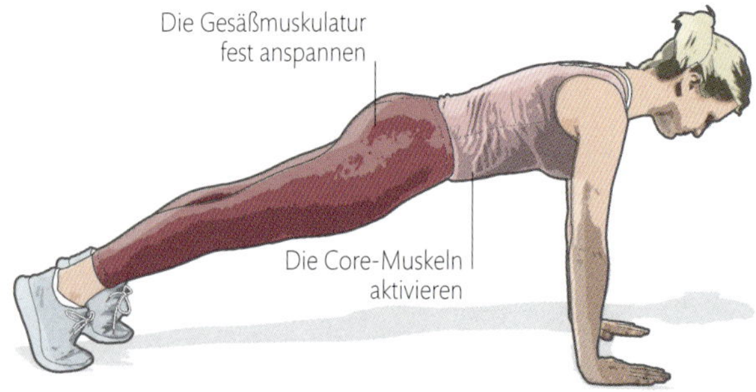

1 Gehen Sie in die Liegestütz-Position. Ihr Gewicht ruht auf Händen und Zehen. Rücken und Beine sind gerade, die Hände sind schulterbreit geöffnet.

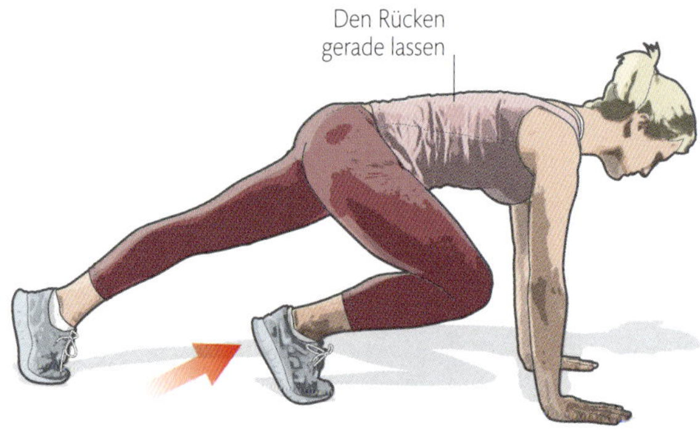

Den Rücken gerade lassen

2 Bewegen Sie Ihr rechtes Knie in einer schnellen, aber kontrollierten Bewegung Richtung Brust. Am Ende der Bewegung setzen Sie Ihren Fußballen auf.

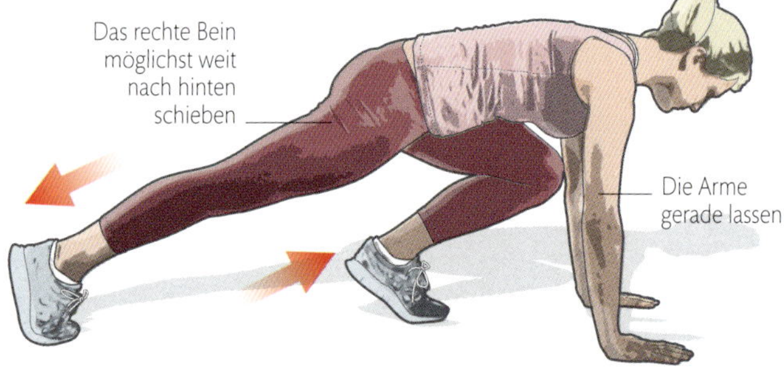

Das rechte Bein möglichst weit nach hinten schieben
Die Arme gerade lassen

3 Mit einem Sprung die Füße wechseln. Führen Sie den linken Fuß zur Brust, während Sie den rechten nach hinten strecken. Den Beinwechsel wie gefordert wiederholen. Am Ende eines Sets im Liegestütz entspannen.

»RUSSISCHE« DREHUNG

ZIELMUSKELN
- Querer Bauchmuskel
- Äußere schräge Bauchmuskeln
- Innere schräge Bauchmuskeln
- Beckenboden
- Rückenstrecker
- Vielgefiederter Muskel
- Quadratischer Lendenmuskel

ZIELBEWEGUNG

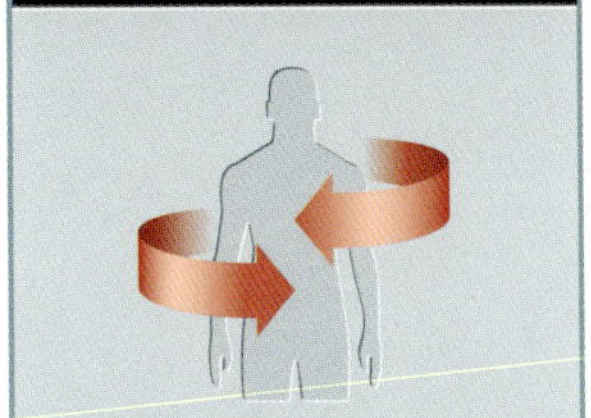

Drehung

SCHWIERIGKEITSGRAD

●●●●●●○○○○

Diese Übung verbessert die Beweglichkeit Ihrer Wirbelsäule und kräftigt Ihren Core-Bereich. Wie jede Übung, bei der die Wirbelsäule gedreht wird, sollten Sie auch diese korrekt und kontrolliert ausführen.

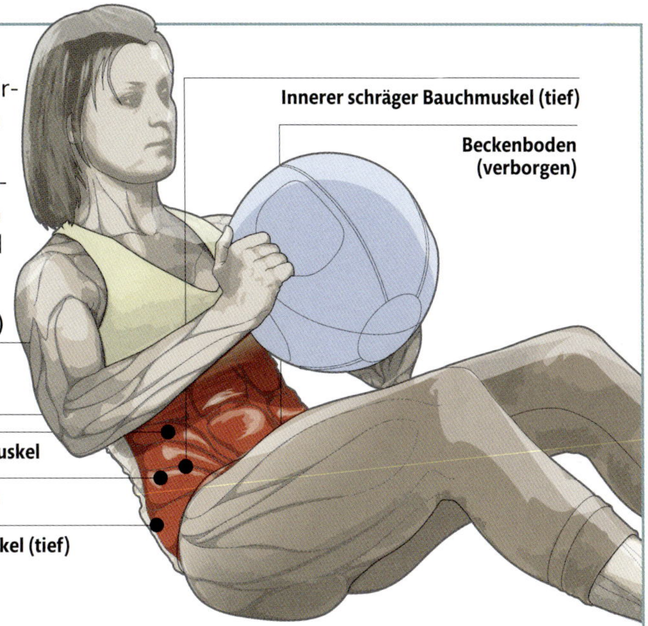

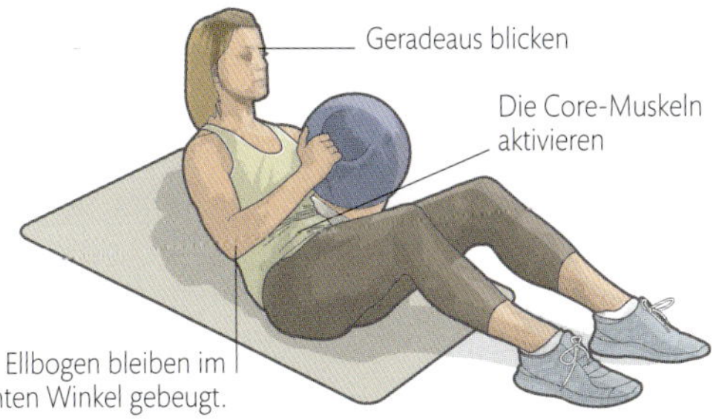
Geradeaus blicken
Die Core-Muskeln aktivieren
Die Ellbogen bleiben im rechten Winkel gebeugt.

1 Mit leicht gebeugten Knien und flach aufgestellten Füßen den Ball vor den Körper halten und um 45 Grad zurücklehnen. Dabei den Rücken leicht runden.

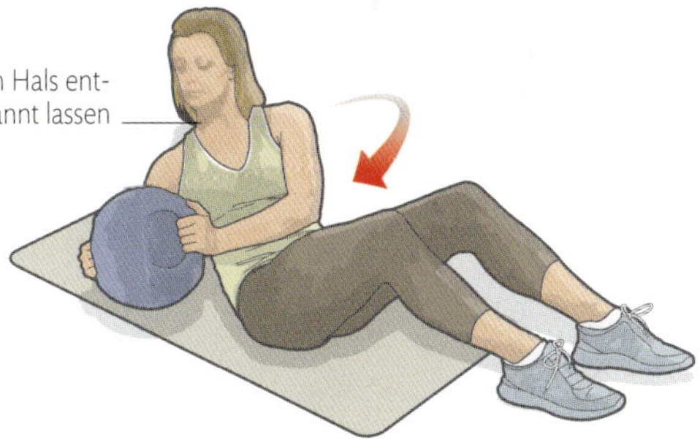
Den Hals entspannt lassen

2 Die Hüften ruhig halten und den Rumpf so weit nach rechts drehen, bis der Ball fast den Boden berührt. Die Bewegung mit den Core-Muskeln kontrollieren.

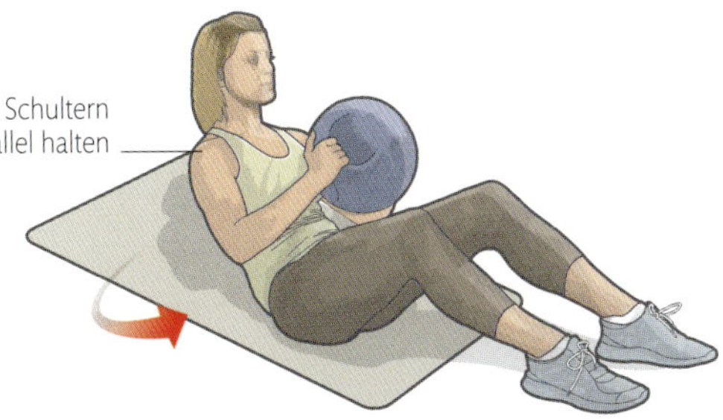
Die Schultern parallel halten

3 Kurz halten, dann zurückdrehen zur Ausgangsposition. Kontrollieren Sie die Bewegung wieder aus den Core-Muskeln. Schultern und Hüften bleiben entspannt.

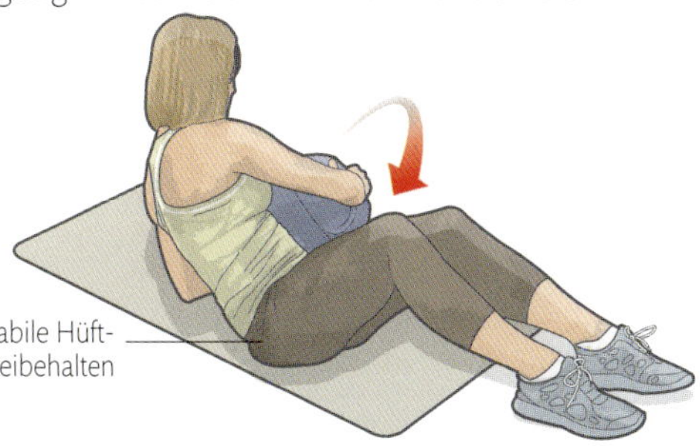

4 Setzen Sie die Bewegung nach links fort. Den Rumpf drehen und den Ball Richtung Boden senken. Mehrere Sekunden halten und in die Ausgangsposition zurückkehren.

MEDIZINBALL WERFEN

ZIELMUSKELN

- Gerader Bauchmuskel
- Querer Bauchmuskel
- Beckenboden

ZIELBEWEGUNG

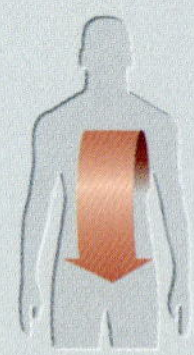

SCHWIERIGKEITSGRAD

Diese kraftvolle, dynamische Übung ist ein sehr gutes Training für Ihre Core-Muskeln und tut auch Ihren Schultern gut. Konzentrieren Sie sich darauf, Ihren Körper im Gleichgewicht zu halten, und beginnen Sie mit einem leichten Ball, bis Sie die Bewegung korrekt und sicher beherrschen.

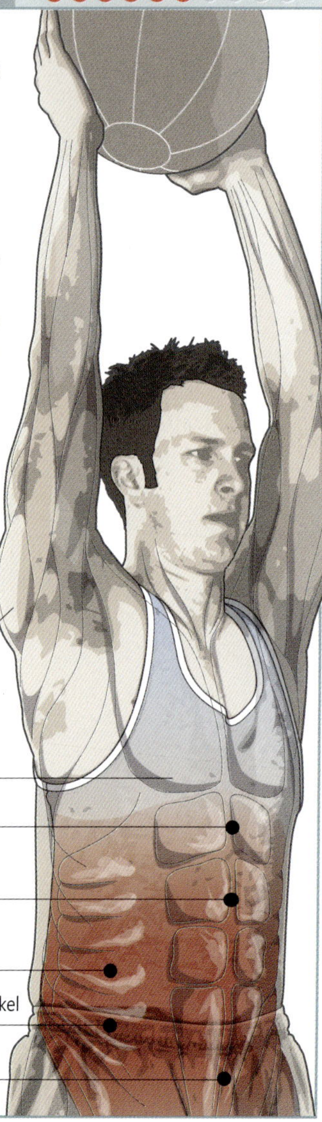

1 Halten Sie einen Medizinball im Stand in Ihren ausgestreckten Armen. Ihre Füße sind schulterbreit geöffnet, Ihr Rücken ist neutral. Aktivieren Sie die Core-Muskeln und heben Sie den Medizinball über Ihren Kopf. Halten Sie Ihre Arme gerade und Ihre Schultern parallel.

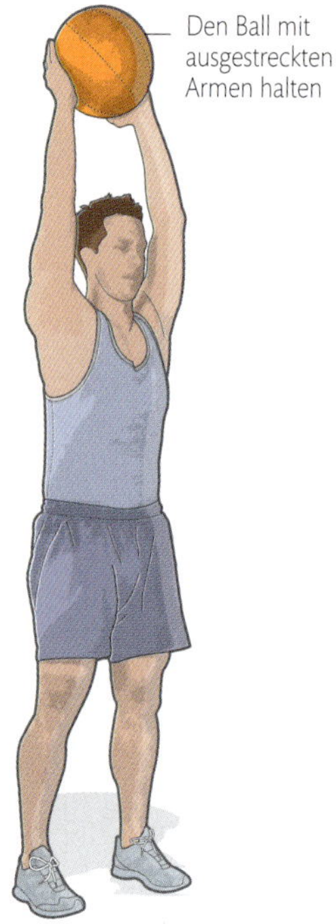

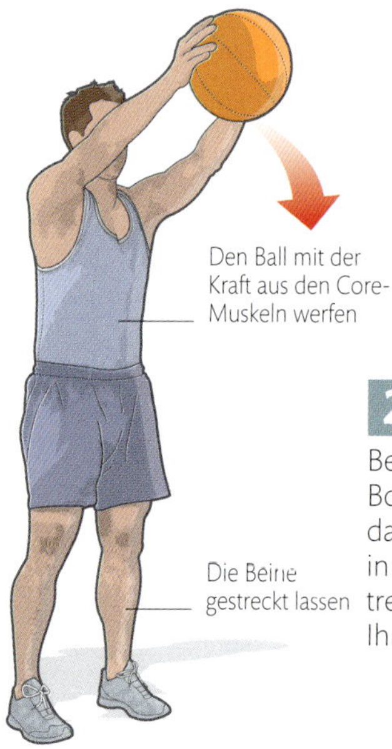

2 Werfen Sie den Medizinball mit einer kraftvollen Bewegung vor sich auf den Boden. Ihre Arme bleiben dabei gerade und rotieren nur in den Schultern. Die treibende Kraft kommt aus Ihrer Core-Muskulatur.

3 Lassen Sie den Ball am Ende der Abwärtsbewegung los. Ihre Schultern und Hüften bleiben auf einer Linie, die Beine bleiben gerade. Idealerweise werfen Sie den Ball so stark nach unten, dass Ihr Körper durch den Rückstoß in die Höhe springt. Den Ball aufheben und die Übung wie gefordert wiederholen.

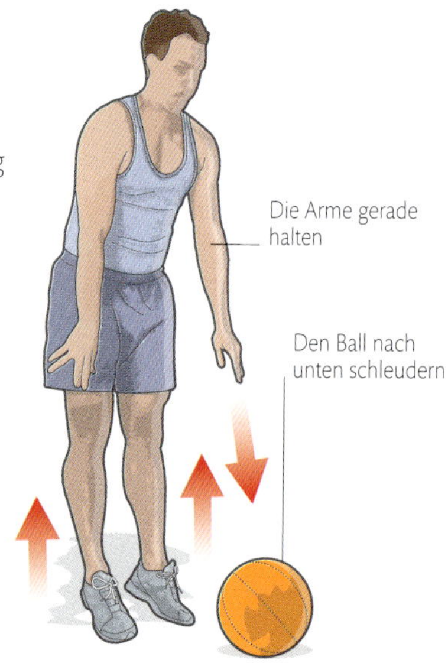

MEDIZINBALL-SCHOCKWURF RÜCKWÄRTS

ZIELMUSKELN

- Querer Bauchmuskel
- Beckenboden
- Rückenstrecker
- Vielgefiederter Muskel
- Großer Gesäßmuskel

ZIELBEWEGUNG

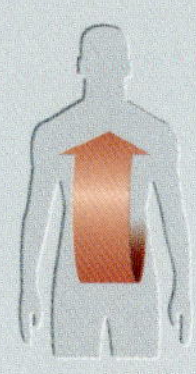

Streckung

SCHWIERIGKEITSGRAD

Diese Streckung der Core-Muskeln ist eine gute Ergänzung der vorhergehenden Übung (**linke Seite**). Führen Sie sie zunächst unbedingt mit einem leichten Ball korrekt aus. Nehmen Sie möglichst auch immer einen Partner hinzu, der den Ball auffängt und verhindert, dass er anderen in die Quere kommt.

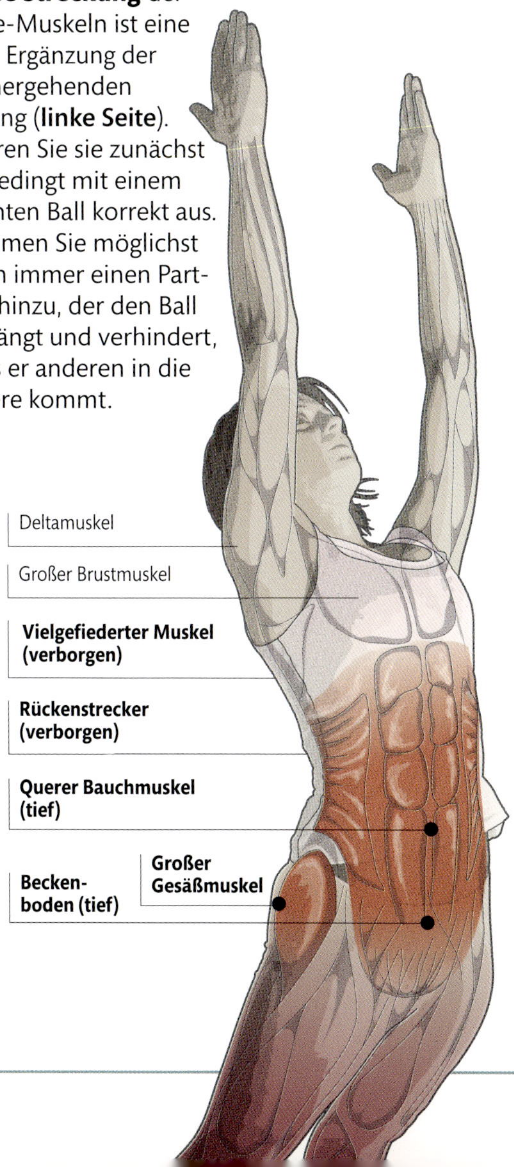

1 Halten Sie einen Medizinball in den Händen und stellen Sie sich mit etwas mehr als schulterbreit geöffneten Füßen hin. Aktivieren Sie die Core-Muskeln, beugen Sie die Knie und gehen Sie in die halbe Hocke. Nehmen Sie den Ball zwischen die Knie. Ihre Hände halten den Ball seitlich.

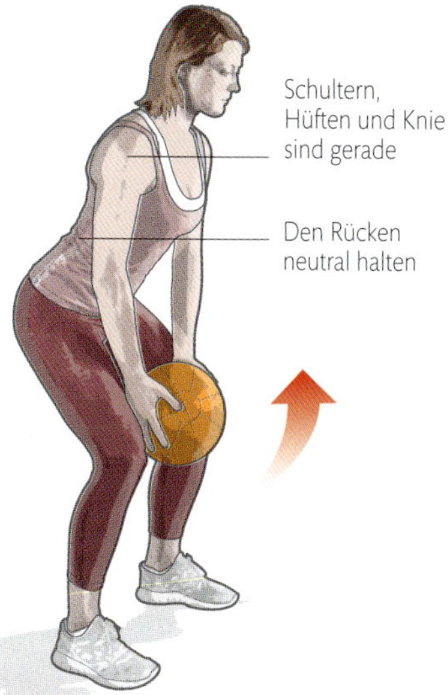

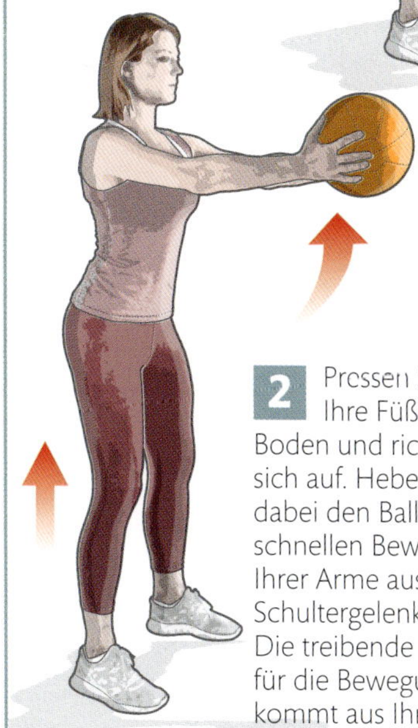

2 Pressen Sie Ihre Füße in den Boden und richten Sie sich auf. Heben Sie dabei den Ball in einer schnellen Bewegung Ihrer Arme aus den Schultergelenken an. Die treibende Kraft für die Bewegung kommt aus Ihren Core-Muskeln.

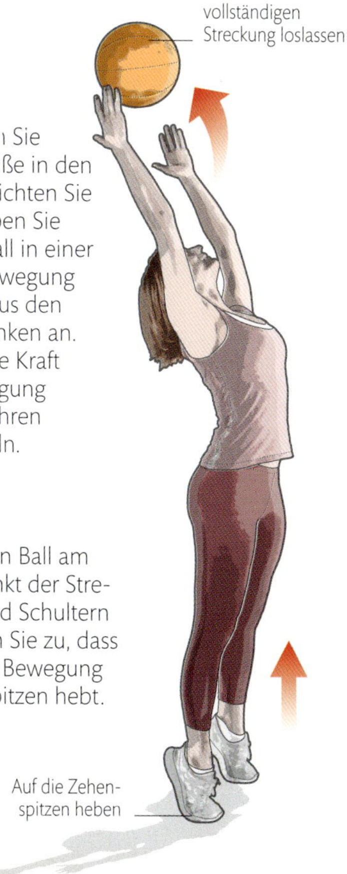
Den Ball in der vollständigen Streckung loslassen
Auf die Zehenspitzen heben

3 Lassen Sie den Ball am höchsten Punkt der Streckung los. Arme und Schultern sind parallel. Lassen Sie zu, dass die Kraft aus dieser Bewegung Sie auf die Zehenspitzen hebt.

OBERKÖRPERHEBEN AUF DEM BALL

ZIELMUSKELN

- Querer Bauchmuskel
- Beckenboden
- Rückenstrecker
- Vielgefiederter Muskel
- Quadratischer Lendenmuskel
- Großer Gesäßmuskel

ZIELBEWEGUNG

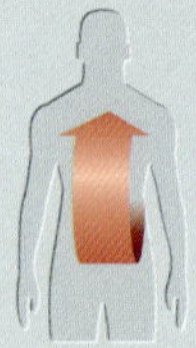

Streckung

SCHWIERIGKEITSGRAD

●●●●●●○○○○

Diese Übung verbessert das Gleichgewicht Ihres Oberkörpers, indem sie die stabilisierenden Muskeln Ihres unteren Rückens trainiert und sie durch die Instabilität des Gymnastikballs stark fordert.

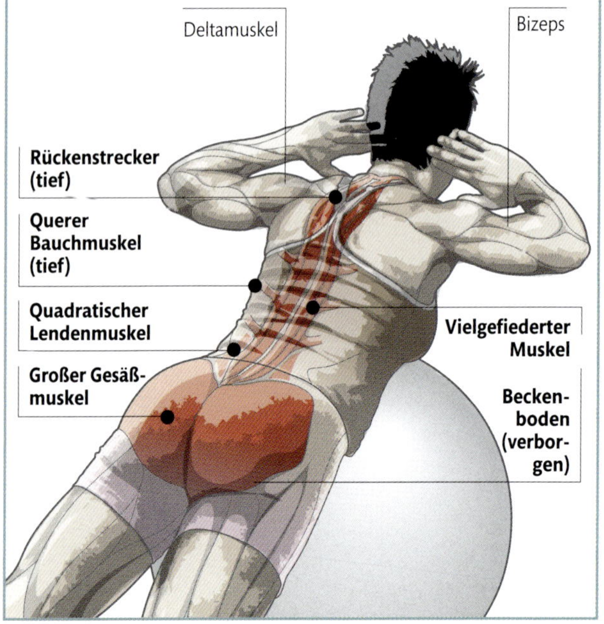

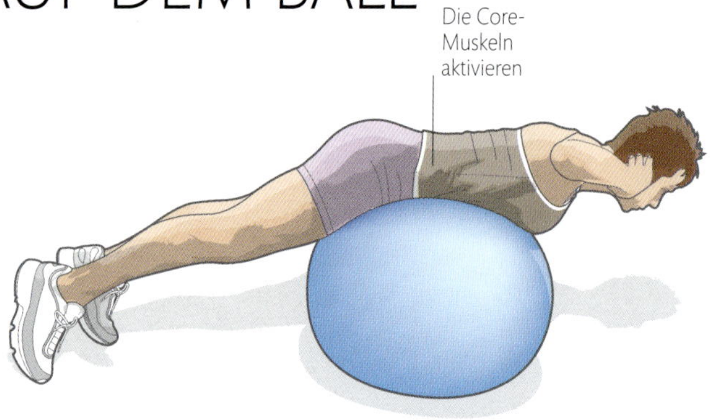

1 Legen Sie sich mit Bauch, Hüften und Oberschenkeln auf den Ball. Ihre Zehen berühren den Boden.

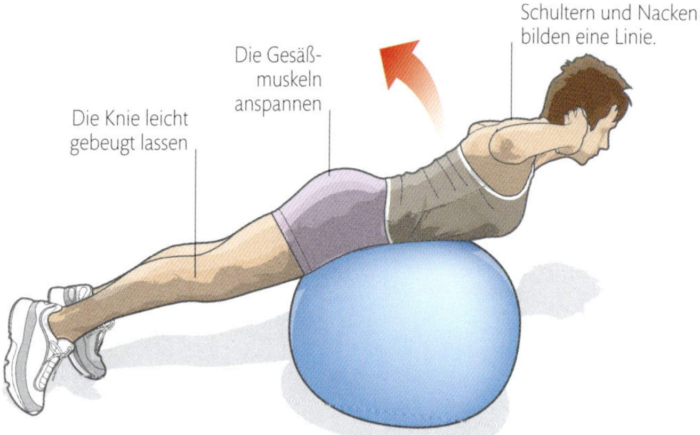

2 Während die Fingerspitzen den Kopf berühren, beim Ausatmen den Oberkörper heben und die Bauch- und Gesäßmuskeln aktivieren, um die Bewegung zu kontrollieren.

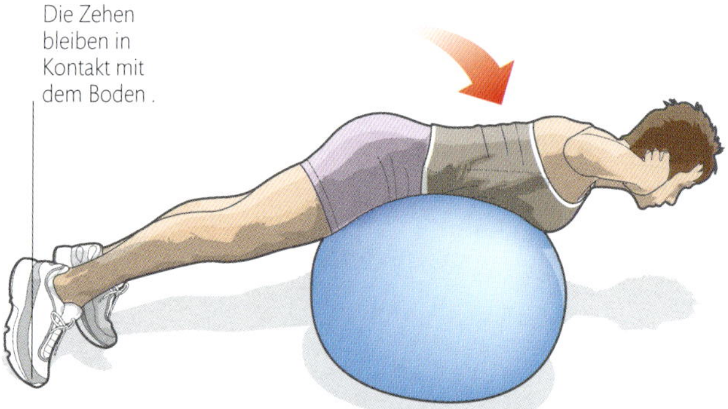

3 Mit dem Ausatmen den Oberkörper sanft und weich in die Ausgangsposition senken.

VORSICHT!

Prüfen Sie, ob der Ball die richtige Größe für Sie hat, bevor Sie mit der Übung beginnen. Sie sollten in Bauchlage auf dem Ball den Boden mit gestreckten Armen berühren können. Bewegen Sie sich stets kontrolliert; strecken Sie Ihren Rumpf zu schnell, besteht Gefahr, dass sich Ihre Wirbel quetschen und Ihr Ischiasnerv verletzt wird. Ziehen Sie Ihren Rumpf nicht über die natürliche Linie der Wirbelsäule nach oben. Das Überstrecken des Rückens ist gefährlich.

BALL-BRÜCKE MIT MEDIZINBALL

ZIELMUSKELN

- Querer Bauchmuskel
- Äußere schräge Bauchmuskeln
- Innere schräge Bauchmuskeln
- Beckenboden
- Vielgefiederter Muskel
- Quadratischer Lendenmuskel
- Großer Gesäßmuskel

ZIELBEWEGUNG

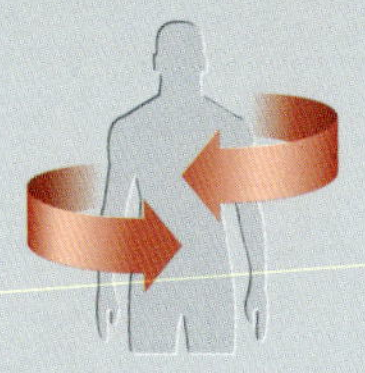

Drehung

SCHWIERIGKEITSGRAD

Bei dieser Drehbewegung müssen die den unteren Rumpf stützenden Muskeln hart arbeiten, um Ihren Oberkörper stabil und im Gleichgewicht zu halten. Lassen Sie Ihre Core-Muskeln durchgehend aktiviert. Trainieren Sie mit einem leichten Ball, bis Sie Ihre Technik perfektioniert haben.

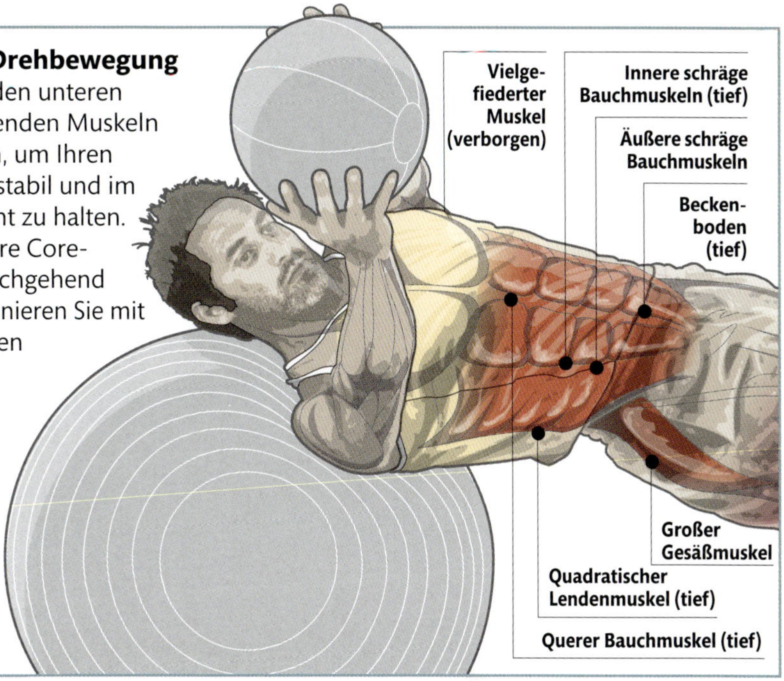

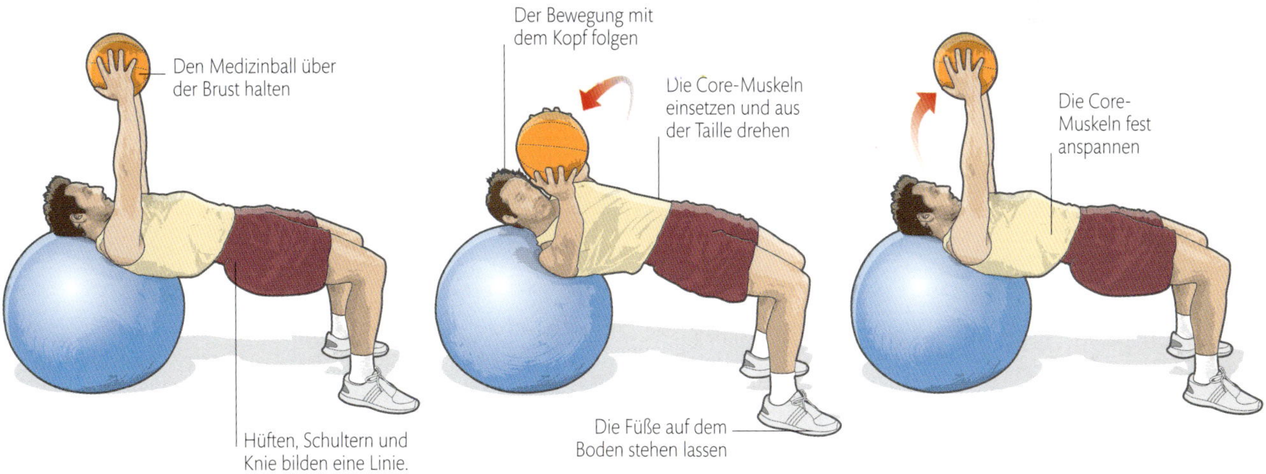
Den Medizinball über der Brust halten
Hüften, Schultern und Knie bilden eine Linie.
Der Bewegung mit dem Kopf folgen
Die Core-Muskeln einsetzen und aus der Taille drehen
Die Füße auf dem Boden stehen lassen
Die Core-Muskeln fest anspannen

1 Nehmen Sie einen Medizinball und legen Sie sich vorsichtig rücklings auf einen Gymnastikball, sodass Ihr oberer Rücken unterstützt, die Knie im rechten Winkel gebeugt und Ihre Füße fest im Boden verankert sind. Den Ball mit gestreckten Armen über der Brust halten.

2 Drehen Sie Ihren Rumpf so weit wie möglich nach rechts. Ihre Füße bleiben fest verankert und Ihre Arme gestreckt. Kontrollieren Sie die Bewegung mit Ihren Core-Muskeln und drehen Sie sich aus den Hüften.

3 Halten Sie am Ende der Bewegung inne. Dann den Rumpf in die Ausgangsposition zurückdrehen. Ihre Core-Muskeln bleiben die ganze Zeit aktiviert. Wiederholen Sie die Bewegung zur linken Seite. Anschließend zu beiden Seiten im Wechsel wie gefordert wiederholen.

SEITLICHER WURF AN DIE WAND

ZIELMUSKELN

- Querer Bauchmuskel
- Äußere schräge Bauchmuskeln
- Innere schräge Bauchmuskeln
- Beckenboden
- Quadratischer Lendenmuskel

ZIELBEWEGUNG

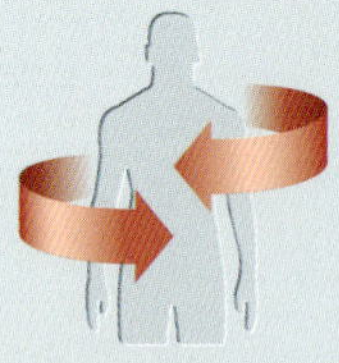

SCHWIERIGKEITSGRAD

Diese kraftvolle, dynamische Übung stabilisiert Sie in der Drehung und verbessert Ihre Core-Kontrolle. Gleichzeitig wird Ihr Oberkörper gut trainiert.

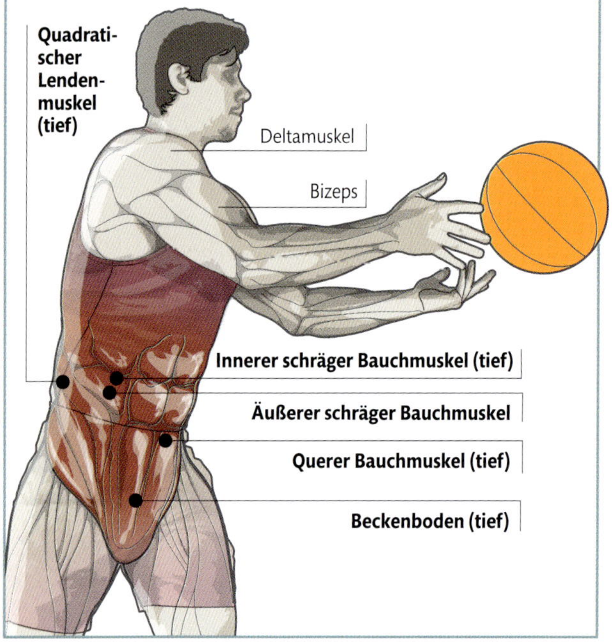

STEIGERUNG 1

Entfällt die Unterstützung durch die Füße, konzentriert sich die Belastung auf die Hüften, deren Muskeln nun härter arbeiten müssen, um die Wirbelsäule zu stabilisieren. Gehen Sie auf die Knie und führen Sie die Bewegung wie in der Grundübung aus. Wiederholen Sie sie zu beiden Seiten gleich oft.

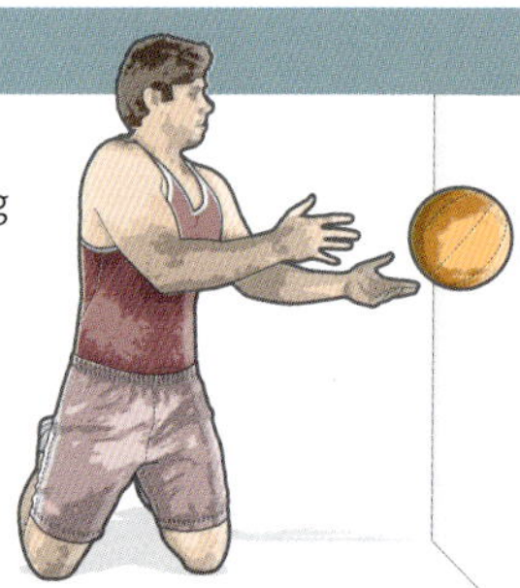

1 Stellen Sie sich seitlich in etwa 1–1,5 m Abstand so vor eine Wand, dass Ihr linker Fuß ihr am nächsten ist. Halten Sie den Medizinball in Hüfthöhe und drehen Sie Ihren Rumpf nach rechts. Hüften, Knie und Füße bleiben auf einer Linie.

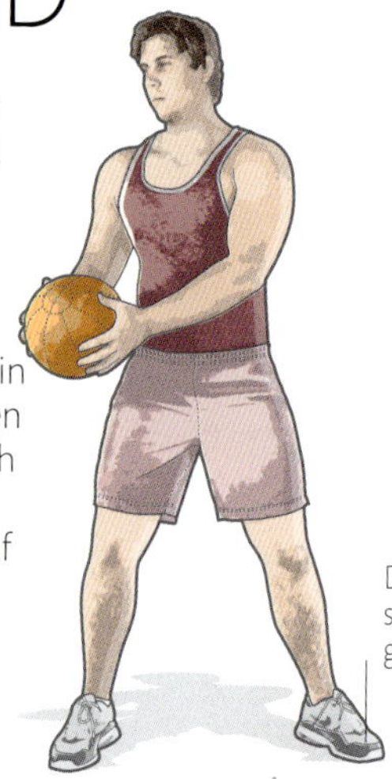
Die Füße sind schulterbreit geöffnet.

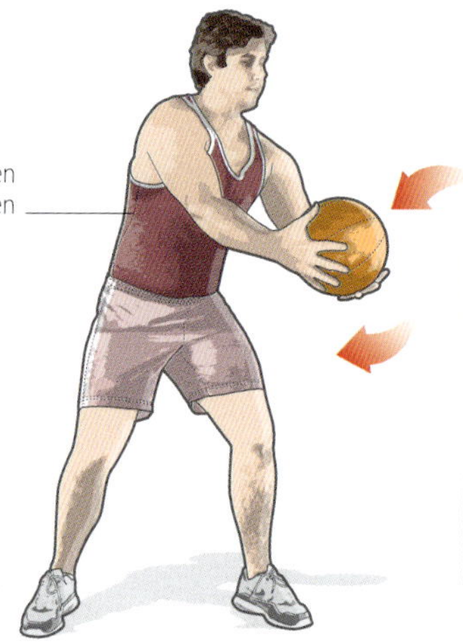
Den Rücken gerade halten

4 Fangen Sie den Ball mit beiden Händen, wenn er zurückprallt, und beginnen Sie mit einer Drehung zur rechten Seite. Ihre Hüften bleiben gerade.

STEIGERUNG 2

Bei dieser Übungsvariante erfolgt die Ballführung noch stärker seitlich. Die Drehbelastung auf Ihren Körper erhöht sich, sodass Ihre Core-Muskeln noch stärker beansprucht werden.

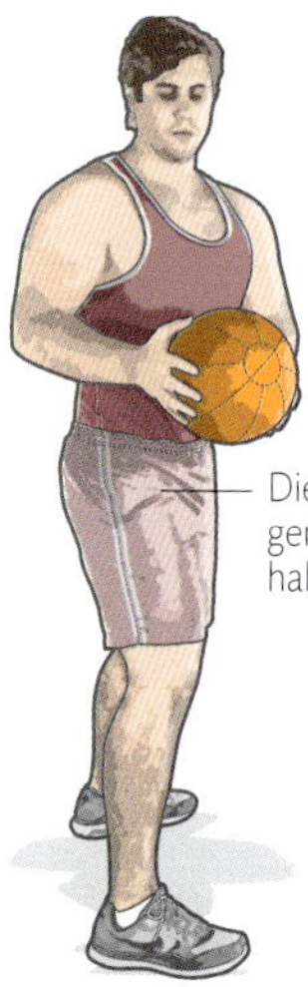
Die Hüften gerade halten

1 Stellen Sie sich in 1–1,5 m Abstand frontal vor eine Wand. Halten Sie den Medizinball auf Hüfthöhe und drehen Sie Ihren Rumpf aus der Hüfte nach rechts.

2 Drehen Sie Ihren Rumpf in einer schnellen, fließenden Bewegung nach links. Kontrollieren Sie die Bewegung mit den Hüften und halten Sie den Ball mit angewinkelten Ellbogen vor Ihrem Körper.

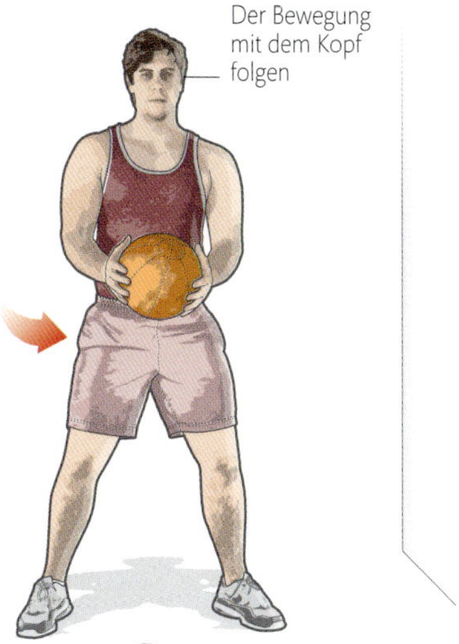

3 Setzen Sie die Drehung weiter nach links fort. Werfen Sie dann den Ball von unten gegen die Wand, sodass er etwa in Brusthöhe auftrifft.

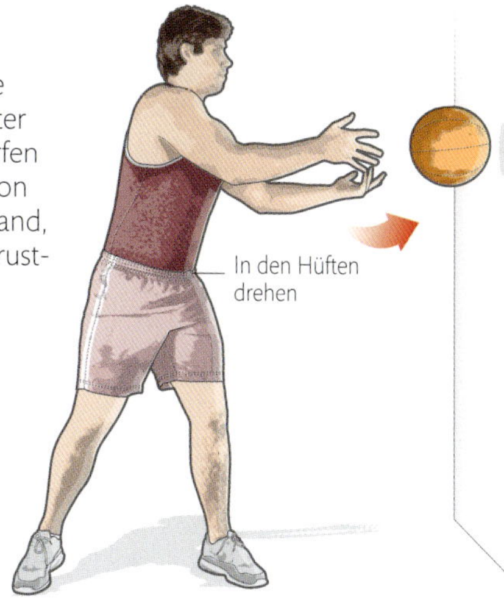

5 Bewegen Sie den Ball in einem Bogen zurück zur rechten Seite. Drehen Sie Ihren Rumpf aus den Hüften.

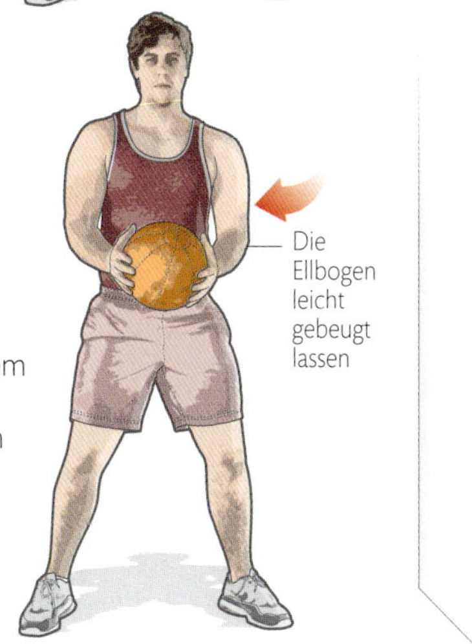

6 Kehren Sie in die Ausgangsposition zurück. Kurz halten, dann wie gefordert wiederholen und anschließend die Seite wechseln.

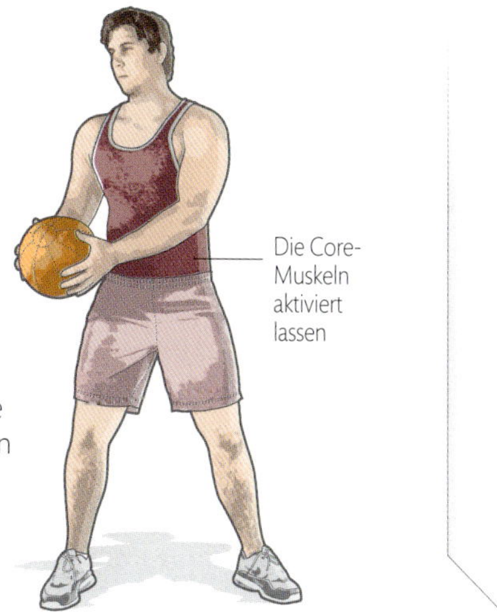

2 Drehen Sie Ihren Rumpf in einer schnellen, fließenden Bewegung nach links. Kontrollieren Sie die Bewegung mit den Hüften und werfen Sie den Ball von unten gegen die Wand. Zielen Sie auf den Wandbereich direkt vor Ihnen.

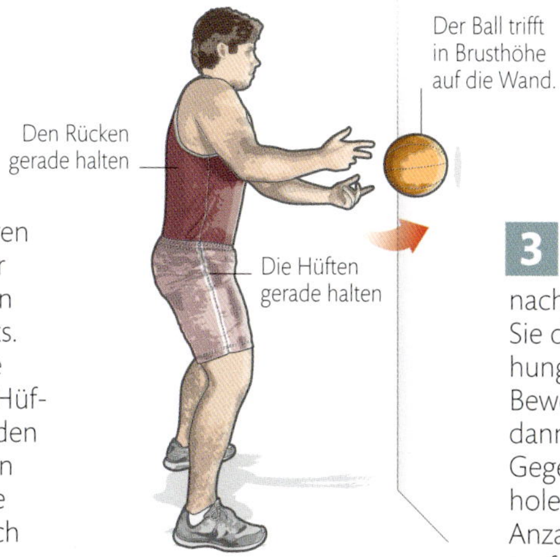

3 Setzen Sie die Drehung Ihres Rumpfes nach links fort und fangen Sie den Ball in der Drehung auf. Bis zum Ende der Bewegung weiterdrehen, dann die Sequenz in der Gegenrichtung wiederholen. Die gewünschte Anzahl Wiederholungen ausführen und entspannen.

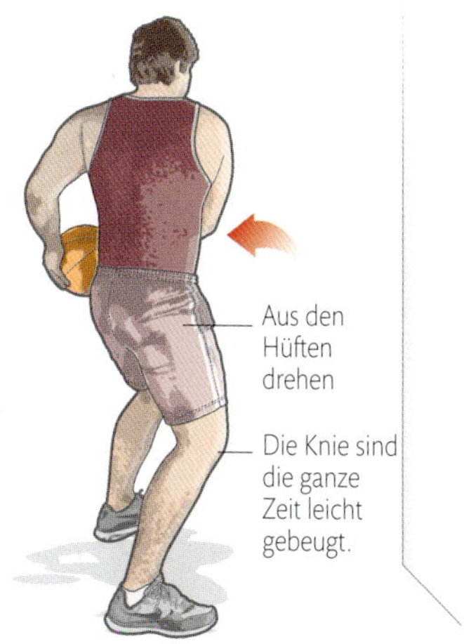

EINARMIGE CORE-DREHUNG

ZIELMUSKELN	ZIELBEWEGUNG
■ Querer Bauchmuskel	
■ Äußere schräge Bauchmuskeln	
■ Innere schräge Bauchmuskeln	
■ Beckenboden	
■ Rückenstrecker	
■ Vielgefiederter Muskel	
■ Quadratischer Lendenmuskel	Drehung
	SCHWIERIGKEITSGRAD
	●●●●●●○○○○

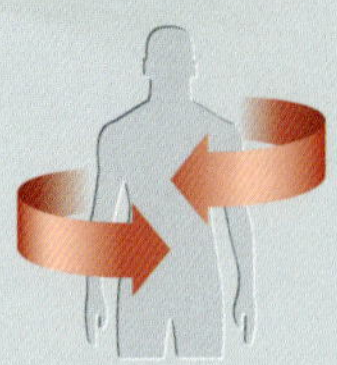

Diese Drehbewegung trainiert Ihre schrägen Bauchmuskeln, die Muskeln auf der Bauchvorderseite und im Rücken. Auch für Ihre Schultern und Arme ist sie wohltuend. Es ist wichtig, dass Sie Ihren Körper die ganze Zeit gerade halten und auf beiden Körperseiten dieselbe Anzahl Wiederholungen ausführen.

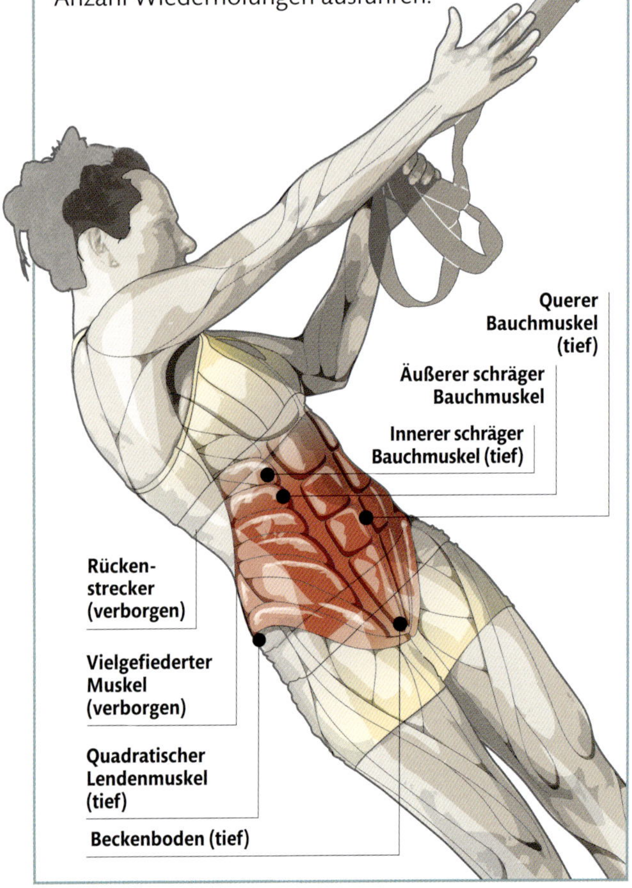

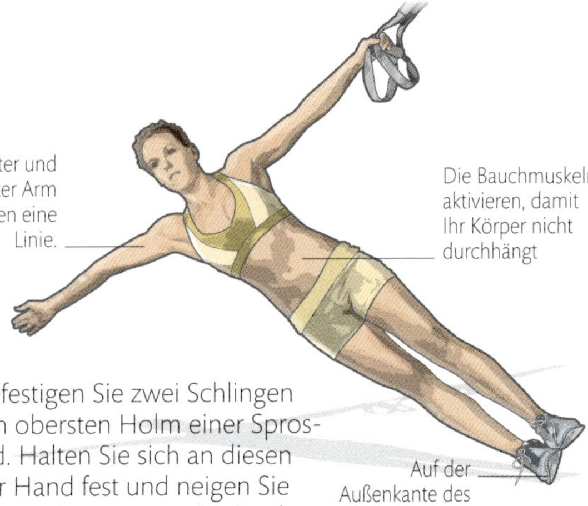
Rechter und linker Arm bilden eine Linie.
Die Bauchmuskeln aktivieren, damit Ihr Körper nicht durchhängt
Auf der Außenkante des rechten Fußes balancieren

1 Befestigen Sie zwei Schlingen am obersten Holm einer Sprossenwand. Halten Sie sich an diesen mit einer Hand fest und neigen Sie Ihren Körper, bis er einen 45-Grad-Winkel zum Boden einnimmt. Halten Sie Ihre Beine und den Rumpf gerade und strecken Sie Ihren rechten Arm.

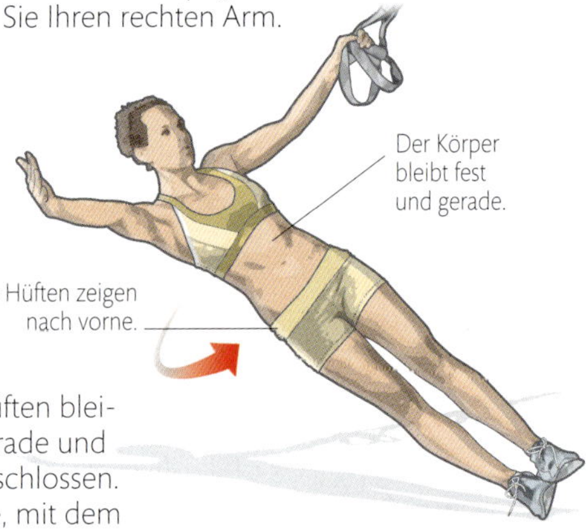
Der Körper bleibt fest und gerade.
Die Hüften zeigen nach vorne.

2 Ihre Hüften bleiben gerade und die Beine geschlossen. Beginnen Sie, mit dem linken Arm zu ziehen, und drehen Sie sich aus den Core-Muskeln, sodass Sie den rechten Arm in einem Bogen vor den Körper bringen.

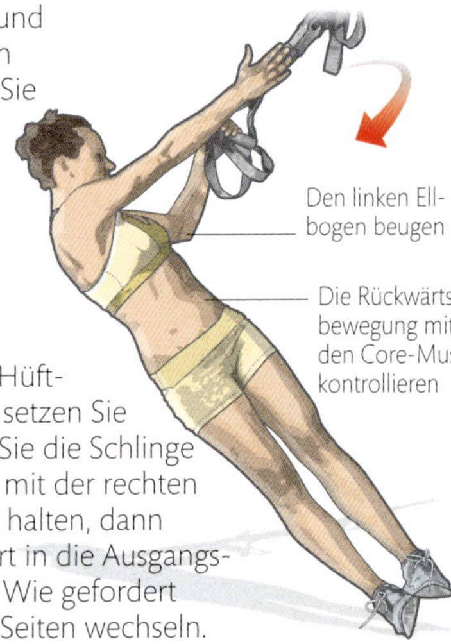
Den linken Ellbogen beugen
Die Rückwärtsbewegung mit den Core-Muskeln kontrollieren

3 Behalten Sie die Hüftposition bei und setzen Sie die Bewegung fort, bis Sie die Schlinge über Ihrer linken Hand mit der rechten berühren können. Kurz halten, dann langsam und kontrolliert in die Ausgangsposition zurückkehren. Wie gefordert wiederholen, dann die Seiten wechseln.

PENDEL

ZIELMUSKELN	ZIELBEWEGUNG
▪ Querer Bauchmuskel	
▪ Äußere schräge Bauchmuskeln	
▪ Innere schräge Bauchmuskeln	
▪ Beckenboden	
▪ Quadratischer Lendenmuskel	
▪ Großer Gesäßmuskel	

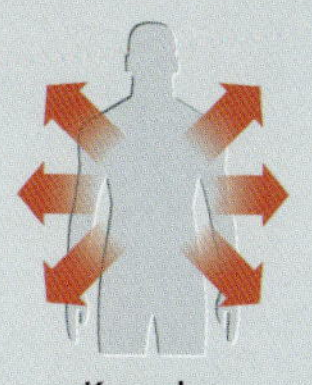

Komplex

SCHWIERIGKEITSGRAD

Diese anspruchsvolle Core-Übung arbeitet mit dem Widerstand und der Instabilität von Schlingen, wenn der Körper im Liegestütz gedreht wird (**»S. 102–103**). Die Bewegungen müssen korrekt und gleichmäßig zu beiden Seiten ausgeführt werden.

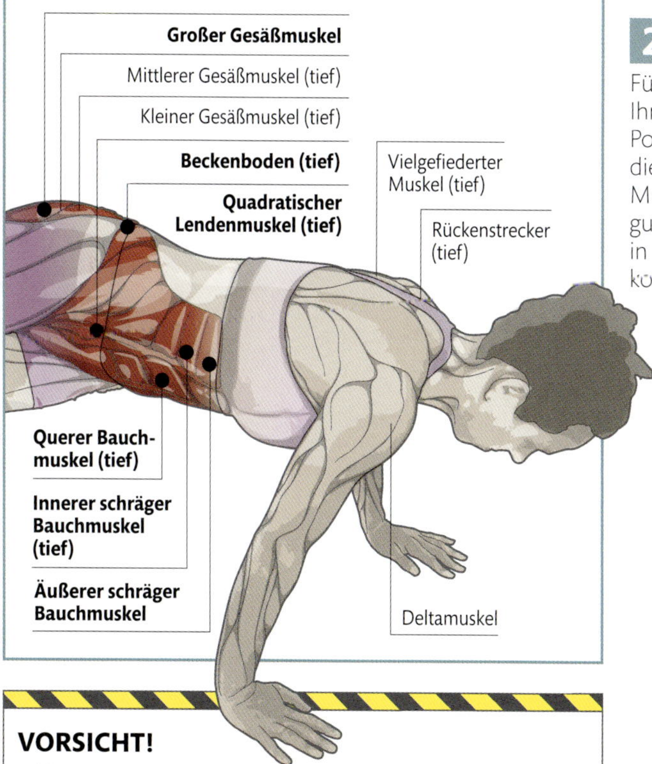

VORSICHT!

Schlingentraining ist riskant, wenn es ohne ausreichende Core-Kontrolle ausgeübt wird. Probieren Sie es erst aus, wenn Sie gut trainiert sind. Stellen Sie außerdem vor jedem Training sicher, dass die Schlingen korrekt an einer dafür geeigneten Halterung befestigt sind. Sie müssen so stabil sein, dass die Konstruktion Ihrem Körper sicheren Halt bietet.

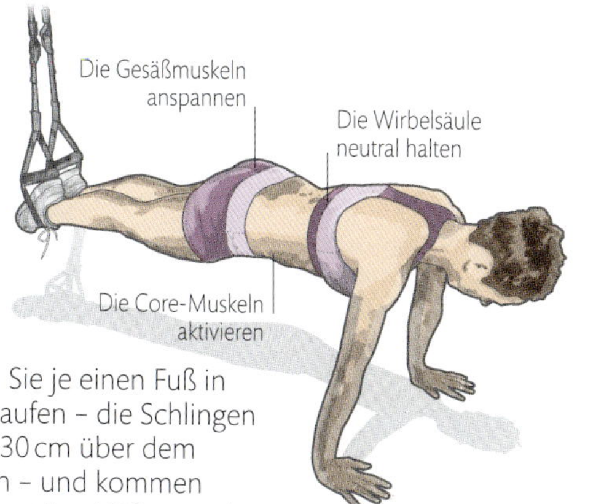

1 Hängen Sie je einen Fuß in die Schlaufen – die Schlingen sollten 20 bis 30 cm über dem Boden hängen – und kommen Sie in den Liegestütz. Hüften und Wirbelsäule sind neutral.

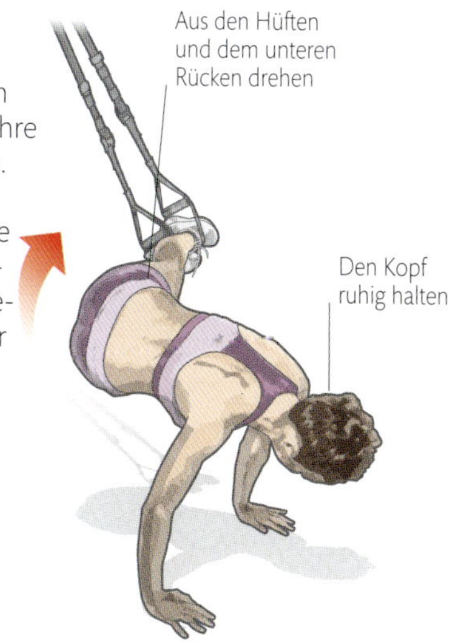
Aus den Hüften und dem unteren Rücken drehen
Den Kopf ruhig halten

2 Drehen Sie Ihre Hüften nach links, indem Sie Ihre Füße nach außen schwingen. Ihre Schultern behalten ihre Position bei. Kontrollieren Sie die Drehung mit Ihren Core-Muskeln. Am Ende der Bewegung pausieren, dann wieder in die Ausgangsposition kommen. Achten Sie durchgehend auf eine korrekte Körperhaltung.

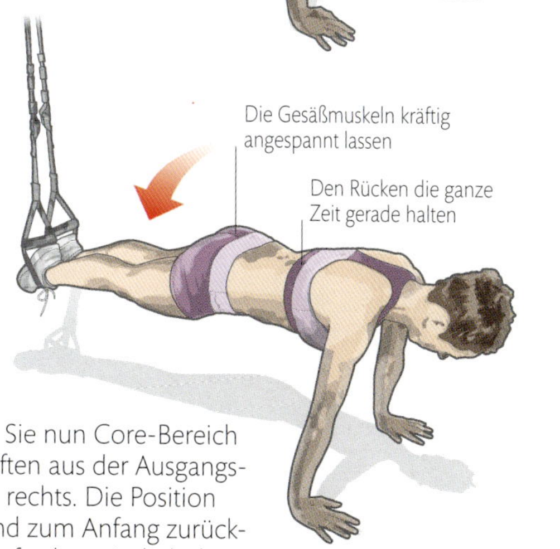
Die Gesäßmuskeln kräftig angespannt lassen
Den Rücken die ganze Zeit gerade halten

3 Drehen Sie nun Core-Bereich und Hüften aus der Ausgangsposition nach rechts. Die Position kurz halten und zum Anfang zurückkehren. Wie gefordert wiederholen.

ÜBERZUG

ZIELMUSKELN
- Querer Bauchmuskel
- Beckenboden
- Vielgefiederter Muskel
- Quadratischer Lendenmuskel
- Großer Gesäßmuskel

ZIELBEWEGUNG

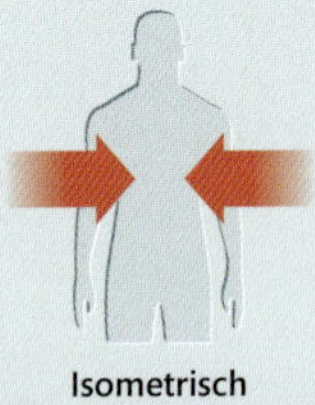

SCHWIERIGKEITSGRAD

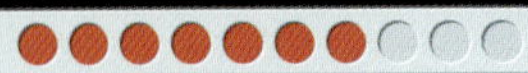

Bei dieser effektiven Core-Übung müssen Sie sich unbedingt auf eine korrekte Haltung konzentrieren, um Ihre Muskeln in Schultern und Hals nicht zu zerren. Beginnen Sie mit einem Gewicht, das Sie bequem handhaben können, und kontrollieren Sie die Bewegung mit Ihren Core-Muskeln.

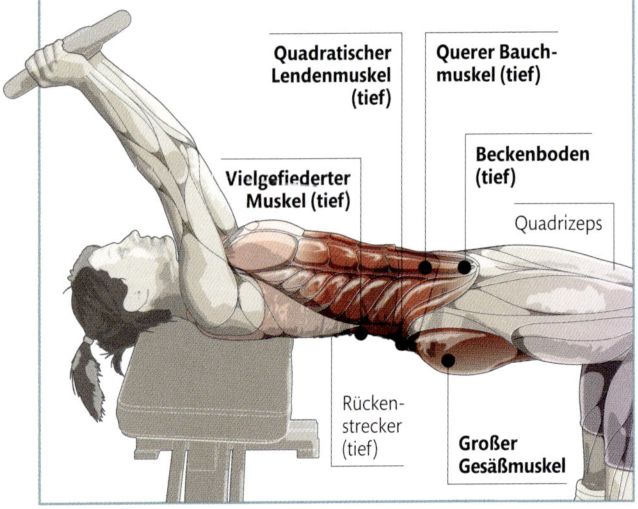

STEIGERUNG

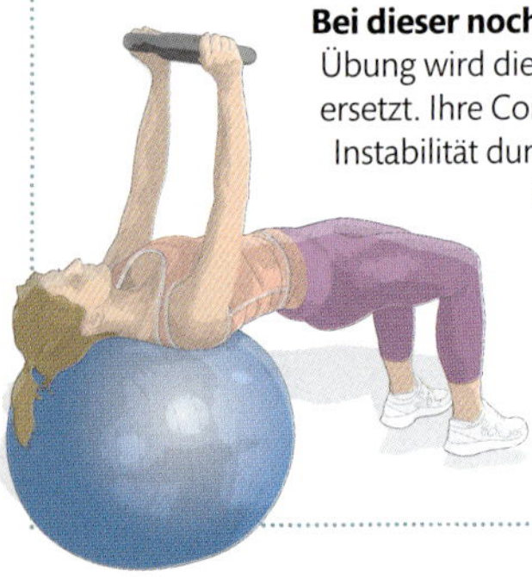

Bei dieser noch schwierigeren Variante der Übung wird die Bank durch einen Gymnastikball ersetzt. Ihre Core-Muskeln müssen die größere Instabilität durch mehr Anstrengung ausgleichen. Halten Sie das Gewicht vor dem Körper und legen Sie sich nach hinten auf den Ball. Die Knie sind gebeugt und die Füße stehen flach auf dem Boden. Die Bewegung der Grundübung kontrolliert ausführen.

1 Legen Sie sich rückwärts auf eine Bank, sodass Kopf, Hals und Schultern aufliegen. Stellen Sie Ihre Füße hüftbreit flach auf den Boden und beugen Sie die Knie im rechten Winkel. Heben Sie Ihre Hüften an, sodass sie mit der Wirbelsäule eine Linie bilden. Nehmen Sie eine Gewichtsscheibe in die Hände und strecken Sie Ihre Arme über der Brust senkrecht nach oben.

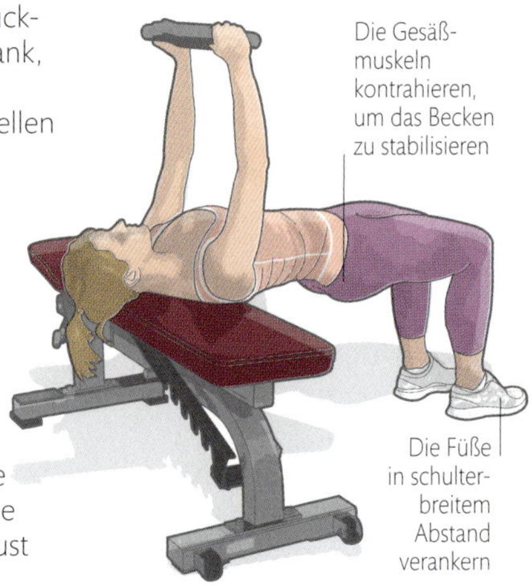

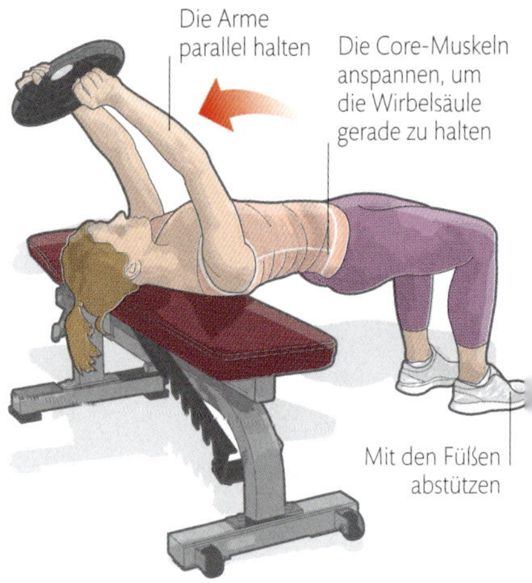

2 Lassen Sie Ihre Core-Muskeln angespannt, Ihre Arme gestreckt und die Ellbogen parallel und führen Sie die Gewichtsscheibe in einer langsamen und kontrollierten Bewegung nach hinten über Ihren Kopf.

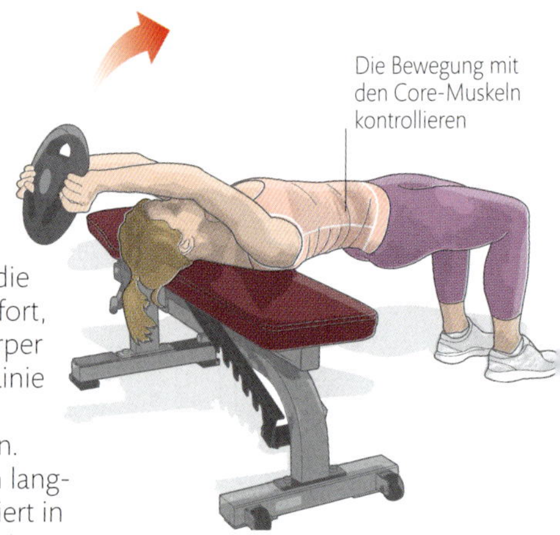

3 Setzen Sie die Bewegung fort, bis Arme und Körper fast eine gerade Linie bilden, ohne die Muskeln zu zerren. Kurz halten, dann langsam und kontrolliert in die Ausgangsposition zurückkehren.

KUGELHANTEL SCHWINGEN

ZIELMUSKELN	ZIELBEWEGUNG
■ Gerader Bauchmuskel	
■ Querer Bauchmuskel	
■ Beckenboden	
■ Hüftbeuger	
■ Rückenstrecker	
■ Vielgefiederter Muskel	
■ Quadratischer Lendenmuskel	Isometrisch
■ Kleiner/mittlerer Gesäßmuskel	SCHWIERIGKEITSGRAD
■ Großer Gesäßmuskel	

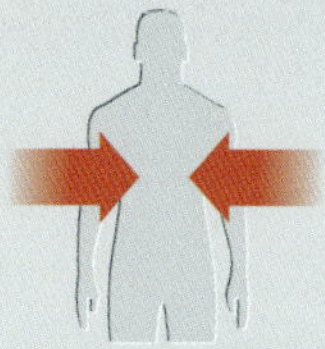

Diese Übung trainiert Gesäß, unteren Rücken und Hüften. Die Arme mit der Kugelhantel bleiben locker, während Sie die Bewegung mit der Kraft aus den Hüften ausführen. Heben Sie das Gewicht nicht mit der Kraft des Oberkörpers an.

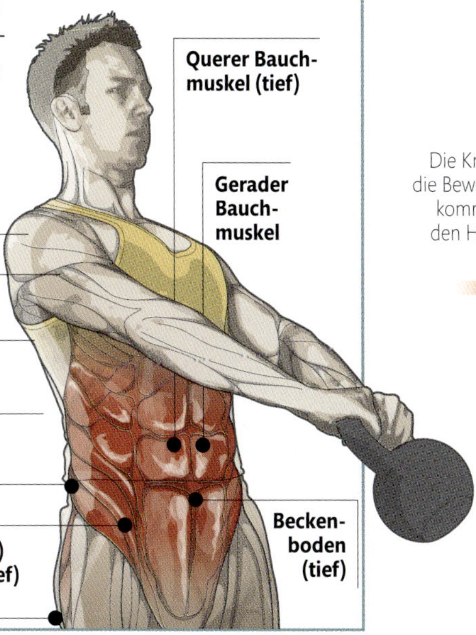

1 Sie stehen aufrecht, Ihre Füße sind schulterbreit geöffnet. Greifen Sie die Kugelhantel mit beiden Händen und lassen Sie sie locker hängen. Die Knie beugen und das Gesäß leicht nach hinten fallen lassen, sodass sich Ihr Rumpf aus den Hüften mit geradem Rücken vorbeugt.

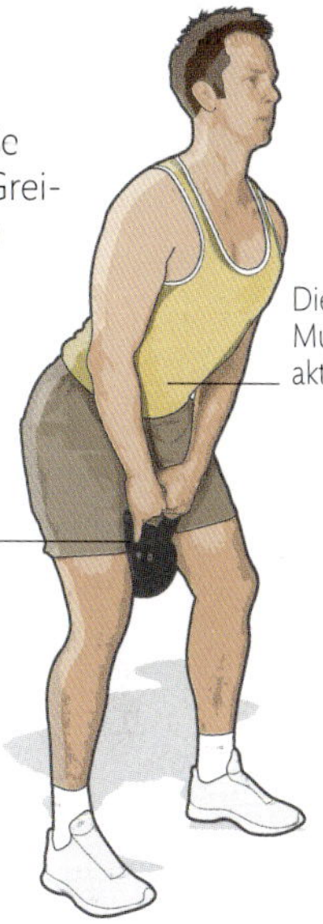

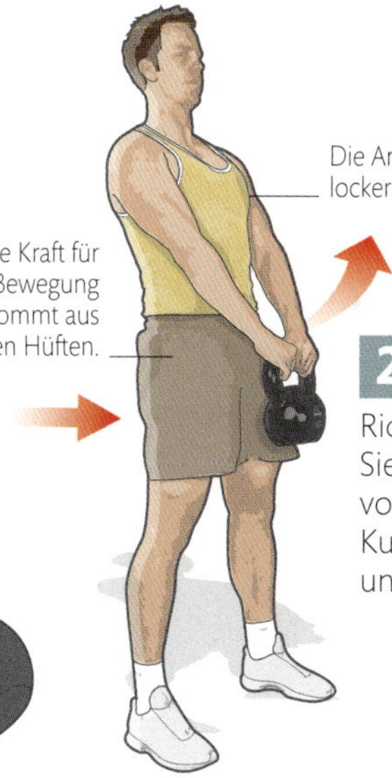

2 Halten Sie Ihre Arme gerade, aber locker. Richten Sie sich auf, indem Sie Ihre Hüften nach vorne schieben, sodass die Kugelhantel nach vorne und oben schwingt.

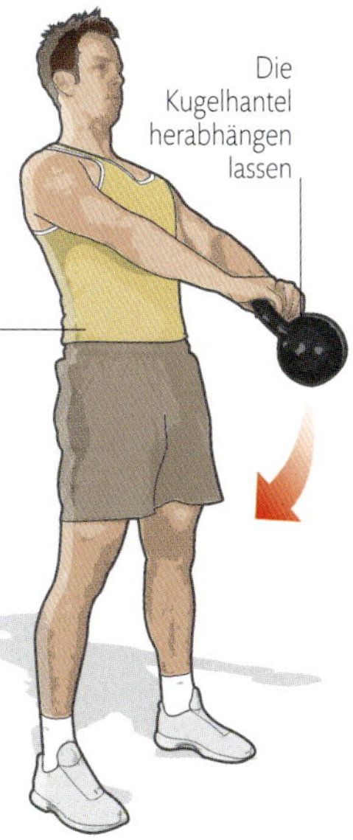

3 Die Kugelhantel mit dem Schwung nach oben und dann wieder zurück schwingen lassen. Nähert sie sich der Hüfte, senken Sie das Gesäß und beugen Ihren Rumpf mit geradem Rücken vor, sodass Sie in die Ausgangsposition zurückkehren.

VARIANTE

Wenn Sie die Grundübung beherrschen, können Sie eine schwerere Kugelhantel nehmen oder die Übung durch ein Element der Instabilität erschweren, indem Sie das Gewicht nur mit einer Hand halten. Führen Sie die Sequenz wie in der Grundübung mit der gewünschten Aynzahl Wiederholungen aus. Anschließend die Hand wechseln.

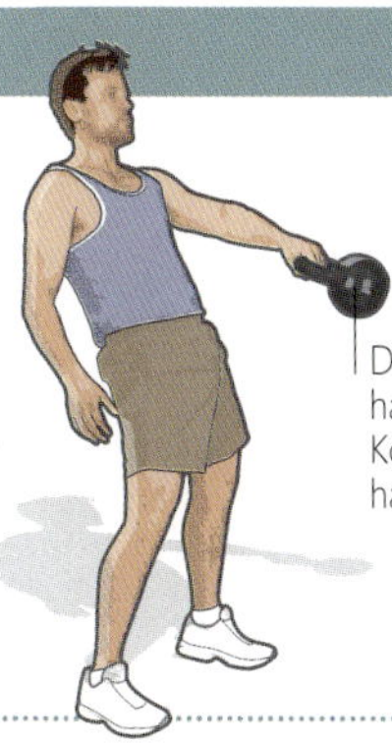

KNIE ZUR BRUST AUF DEM BALL

ZIELMUSKELN	ZIELBEWEGUNG
■ Gerader Bauchmuskel	Isometrisch
■ Querer Bauchmuskel	
■ Beckenboden	
■ Rückenstrecker	
■ Vielgefiederter Muskel	
■ Quadratischer Lendenmuskel	
■ Mittlerer Gesäßmuskel	
■ Großer Gesäßmuskel	SCHWIERIGKEITSGRAD

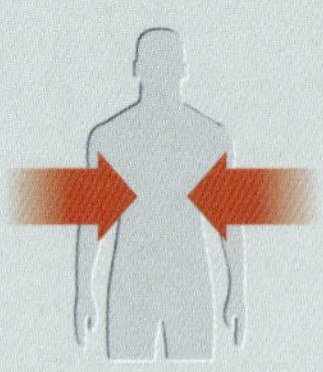

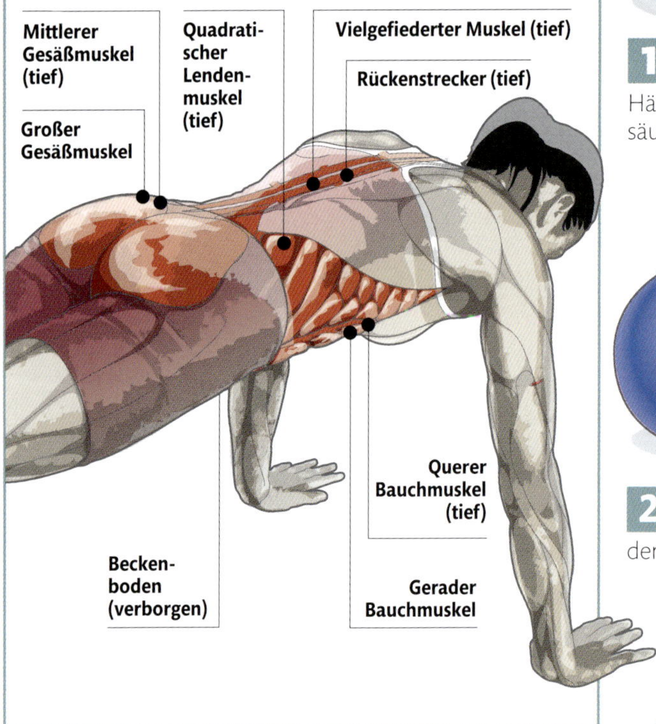

VORSICHT!

Bei dieser Übung ist es sehr wichtig, auf eine gute Technik zu achten, um Verletzungen zu vermeiden. Lassen Sie Ihre Hüften oder den unteren Rücken niemals durchhängen, da das Ihren Rücken belasten würde. Trainieren Sie mit einem Ball, dessen Durchmesser etwa der Länge Ihrer Arme entspricht. So stellen Sie sicher, dass Sie Ihren Rücken in der Liegestütz-Position parallel zum Boden halten können.

Diese relativ anspruchsvolle Übung setzt viel Gleichgewichtsgefühl und Körperbeherrschung voraus. Sie trainiert die Core-Muskeln, die die Hüften beugen, ferner die Bauchmuskeln, die stabilisierenden Muskeln der Wirbelsäule und die Gesäßmuskeln.

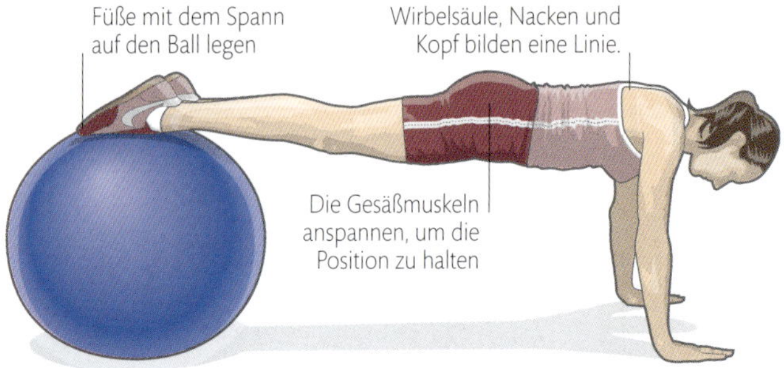

1 Legen Sie die Füße mit dem Spann auf einen Gymnastikball und gehen Sie in den Liegestütz. Ihre Hände sind flach auf dem Boden, Beine, Rumpf, Wirbelsäule und Kopf bilden eine Linie.

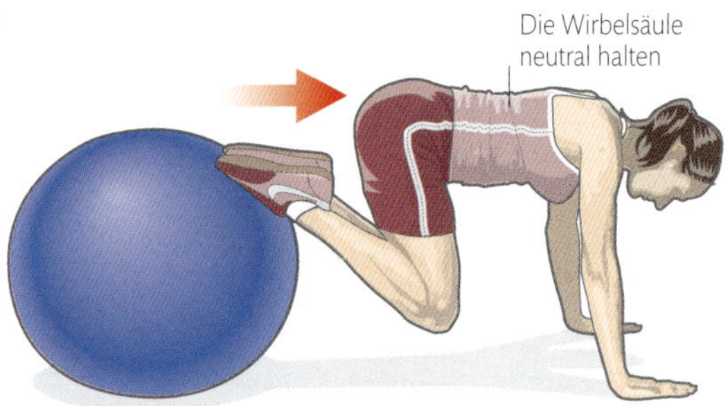

2 Ziehen Sie Ihre Knie an die Brust. Halten Sie Ihre Schultern stabil und den Rücken gerade, wenn der Ball nach vorne rollt.

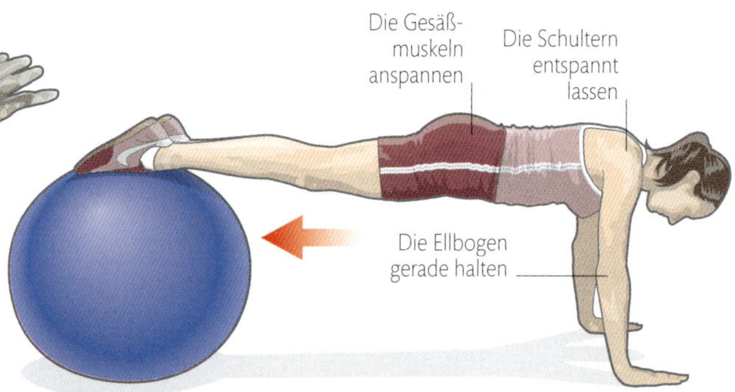

3 Kehren Sie nun in die Ausgangsposition zurück. Die Bewegung mit den Core-Muskeln kontrollieren und Rücken und Nacken neutral halten.

BALANCESCHEIBE DREHEN

ZIELMUSKELN

- Querer Bauchmuskel
- Innere schräge Bauchmuskeln
- Beckenboden
- Rückenstrecker
- Vielgefiederter Muskel
- Mittlerer Gesäßmuskel
- Großer Gesäßmuskel

ZIELBEWEGUNG

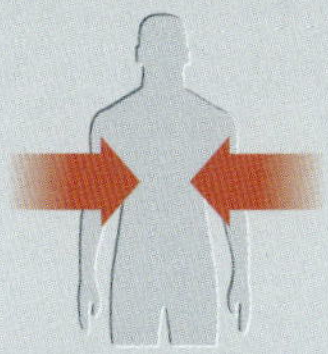

Isometrisch

SCHWIERIGKEITSGRAD

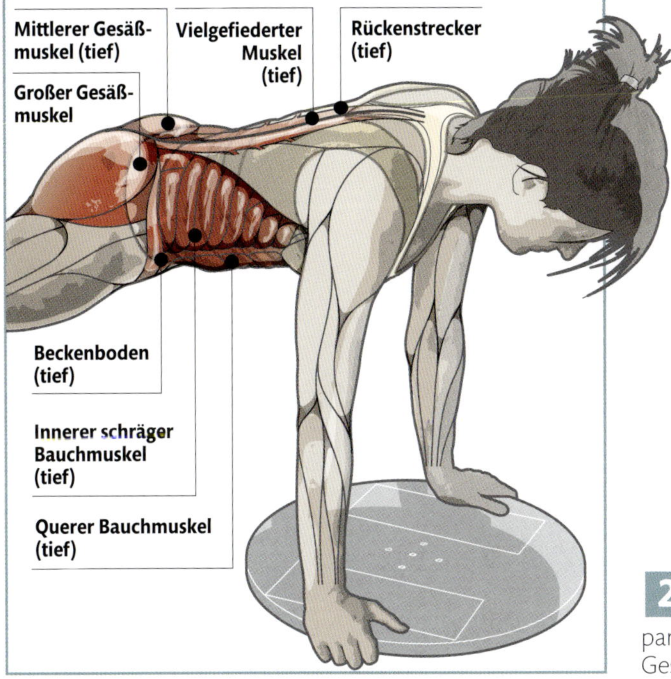

Diese anspruchsvolle Übung ist im Wesentlichen eine Liegestütz-Variante, mit der zusätzlichen Schwierigkeit von Instabilität und kleinen Drehbewegungen, die Ihre Core-Muskeln stärker fordern. Nehmen Sie die Position ein, indem Sie zunächst auf die Knie gehen.

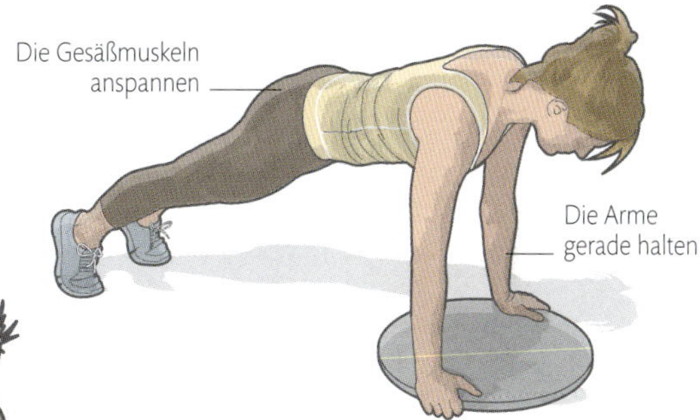
Die Gesäßmuskeln anspannen
Die Arme gerade halten

1 Greifen Sie rechts und links fest um den Rand der Balancescheibe und gehen Sie in die Liegestütz-Position.

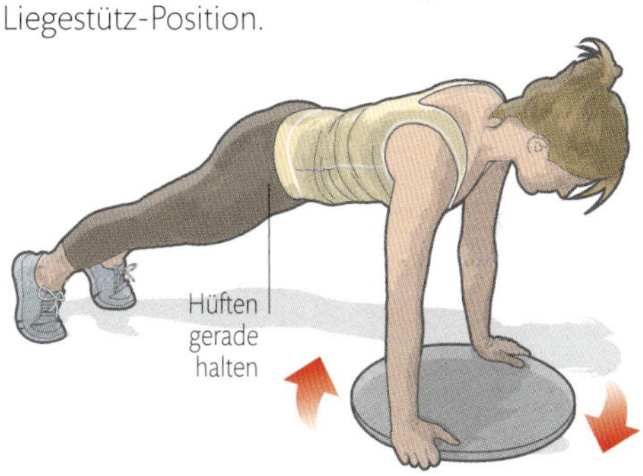
Hüften gerade halten

2 Drehen Sie die Balancescheibe um 90 Grad nach rechts. Halten Sie dabei Ihre Schultern parallel und bleiben Sie im Liegestütz. Core- und Gesäßmuskeln anspannen.

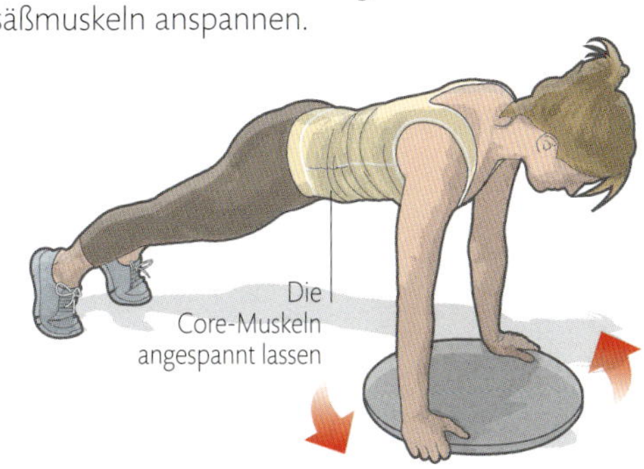
Die Core-Muskeln angespannt lassen

3 Kurz halten, dann die Balancescheibe langsam und kontrolliert in die Ausgangsposition zurückdrehen. Die Bewegung in die Gegenrichtung wiederholen.

STEIGERUNG

Sie können die Scheibe kippen, statt sie zu drehen, um durch noch größere Instabilität die Core-Muskeln noch stärker zu fordern. Heben Sie dazu die Scheibe mit einer Hand an und legen Sie die andere flach darauf, damit Sie sich die Finger nicht quetschen.

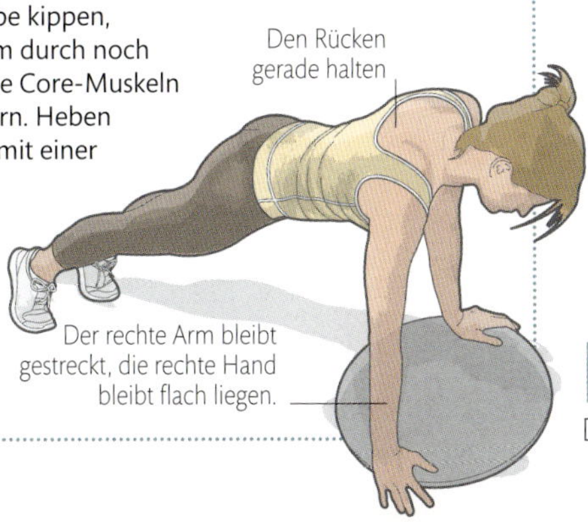
Den Rücken gerade halten
Der rechte Arm bleibt gestreckt, die rechte Hand bleibt flach liegen.

RÜCKENSTRECKEN AUF DEM BALL

ZIELMUSKELN	ZIELBEWEGUNG
▪ Querer Bauchmuskel	
▪ Beckenboden	
▪ Rückenstrecker	
▪ Vielgefiederter Muskel	
▪ Großer Gesäßmuskel	

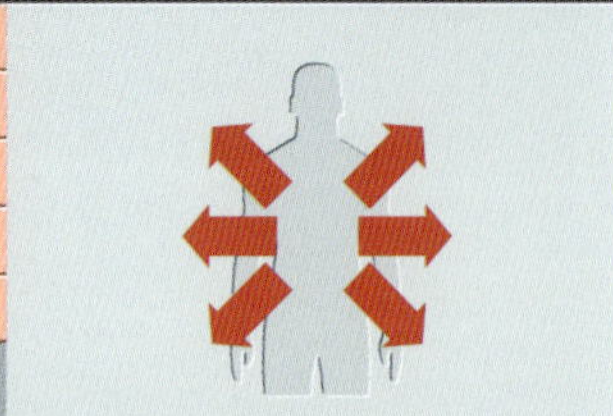

Komplex

SCHWIERIGKEITSGRAD

Ähnlich wie der Liegestütz baut diese ausgezeichnete Core-Übung Kraft und Stabilität in den Muskeln von Bauch und unterem Rücken auf. Eine zusätzliche Herausforderung ist die Vorwärtsbewegung, die die Stabilität in oberem Rücken und Schultern trainiert.

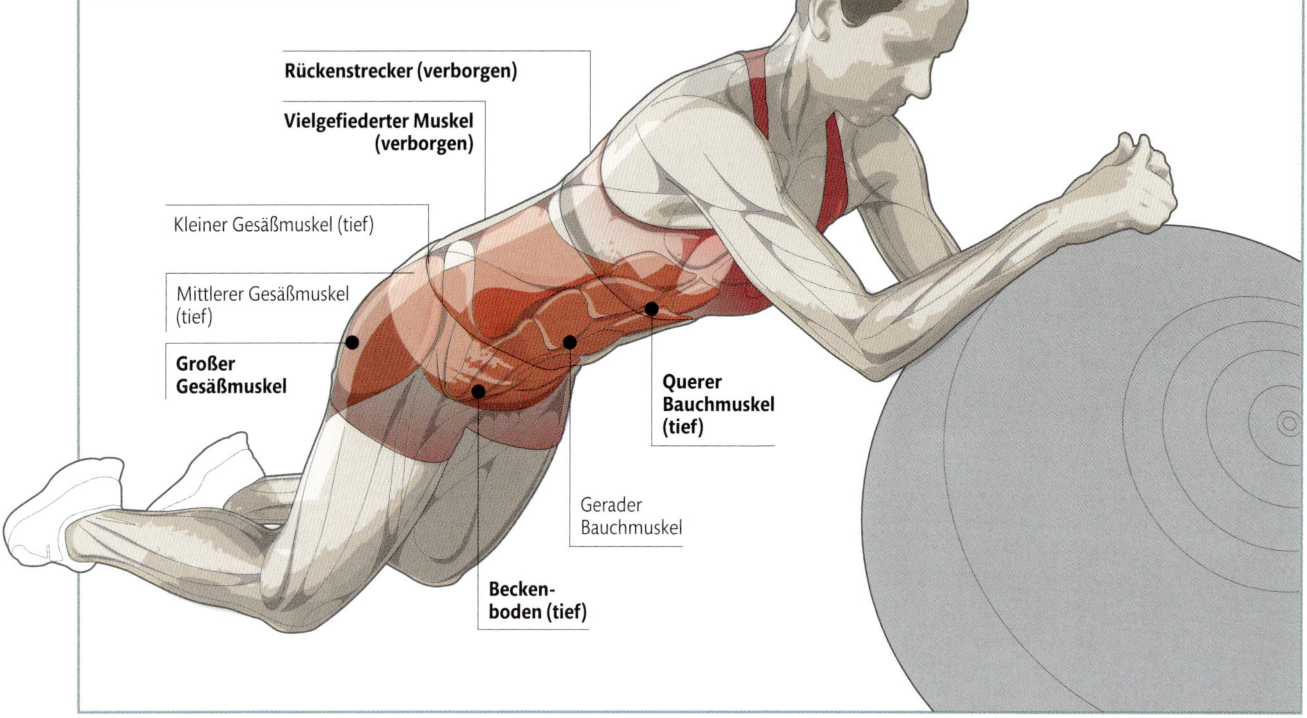

VORSICHT!

Diese Übung ist eine hervorragende Kräftigung der Core-Muskeln, setzt aber bereits einige Kraft und Stabilität voraus. Sie müssen Ihren Rücken durchgehend gerade und Schultern und Hüften parallel halten. Rollen Sie den Ball zunächst nur so weit, wie Sie sich noch bequem korrekt halten können. Lassen Sie Ihren unteren Rücken niemals durchhängen, um keine Überlastung oder Verletzung zu riskieren. Sind Ihre Gesäßmuskeln aktiviert, bleibt Ihr Becken in der korrekten Position. Legen Sie sich ein Handtuch unter die Knie, falls sie beim Vorrollen schmerzen. Erst wenn Sie die Grundübung perfekt beherrschen, sollten Sie sich an die Variante oder die Steigerung heranwagen.

STEIGERUNG

Um die Instabilität und damit die Intensität dieser Übung zu erhöhen, können Sie sich statt auf den Boden auf ein Balancekissen knien. Rollen Sie den Gymnastikball wie zuvor vorsichtig vor und zurück und halten Sie mithilfe Ihrer Core-Muskeln das Gleichgewicht auf dem Balancekissen.

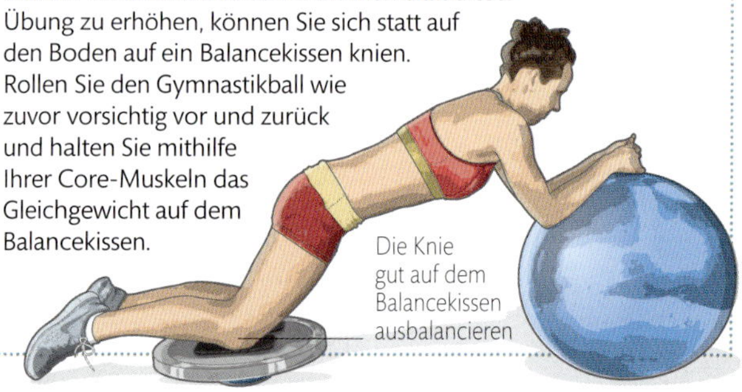

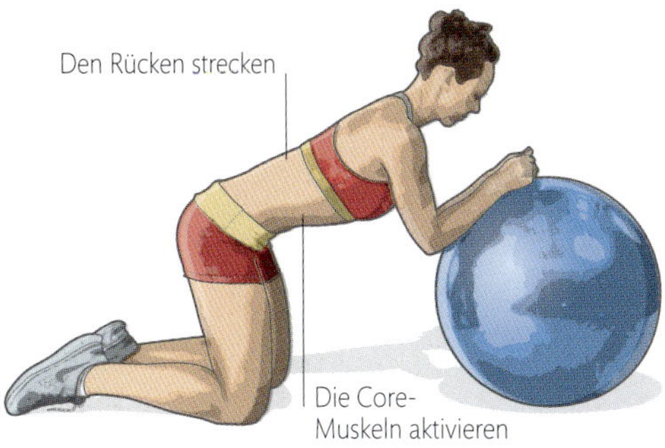
Den Rücken strecken
Die Core-Muskeln aktivieren

1 Knien Sie sich hin und halten Sie einen Gymnastikball vor sich. Aktivieren Sie die Core-Muskeln und strecken Sie den Rücken. Legen Sie Hände und Unterarme auf den Ball.

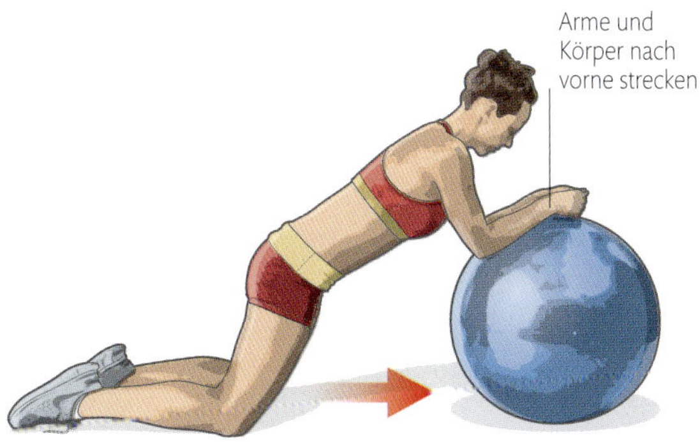
Arme und Körper nach vorne strecken

2 Rollen Sie den Ball nach vorne, indem Sie die Arme strecken. Mit dem Oberkörper möglichst weit folgen. Die Core-Muskeln bleiben angespannt, der Rücken gerade und die Schultern stabil.

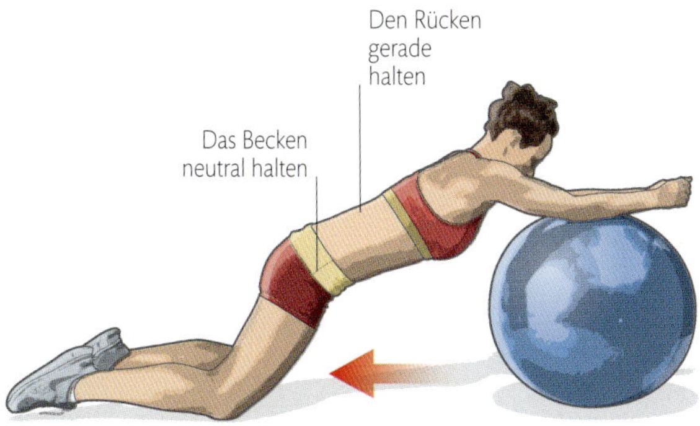
Den Rücken gerade halten
Das Becken neutral halten

3 Führen Sie die Bewegung noch weiter. Mehrere Sekunden halten und zur Ausgangsposition zurückkehren. Die Bewegung des Balls mit den Core-Muskeln kontrollieren.

VARIANTE

Wenn Sie den Gymnastikball durch eine Langhantel ersetzen, stellen Sie etwas andere Anforderungen an Ihre Core-Muskeln, weil der Rumpf tiefer gehalten wird und die Bewegung größer wird.

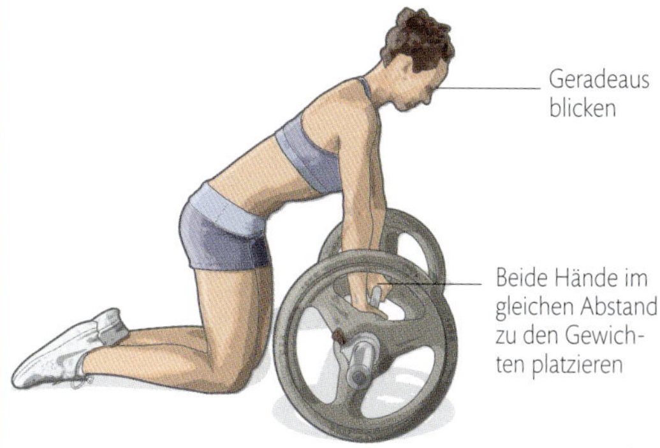

1 Knien Sie sich hin und platzieren Sie eine Langhantel vor sich. Setzen Sie Ihre Hände im Obergriff in schulterbreitem Abstand auf die Stange.

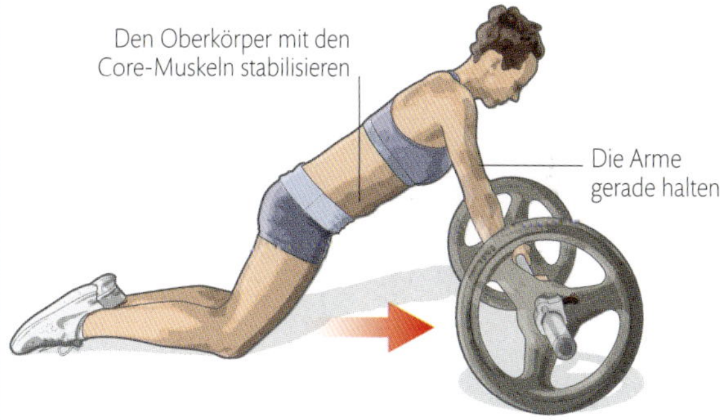
Den Oberkörper mit den Core-Muskeln stabilisieren
Die Arme gerade halten

2 Aktivieren Sie Ihre Core-Muskeln und halten Sie Ihren Rücken gerade. Beginnen Sie, die Hantel nach vorne zu rollen, und halten Sie die Schultern dabei stabil.

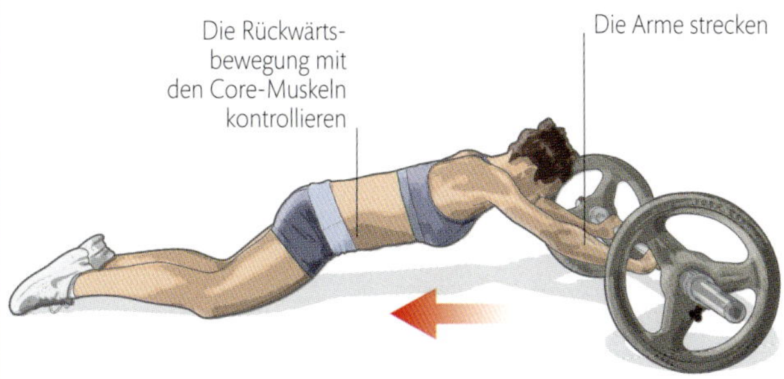
Die Rückwärtsbewegung mit den Core-Muskeln kontrollieren
Die Arme strecken

3 Führen Sie die Bewegung weiter, bis Ihr Rücken fast parallel zum Boden ist. Mehrere Sekunden halten, dann die Bewegung langsam und kontrolliert umkehren und in die Ausgangsposition zurückkehren.

BAUCHPRESSE HÄNGEND

ZIELMUSKELN
- Gerader Bauchmuskel
- Querer Bauchmuskel
- Innere schräge Bauchmuskeln
- Beckenboden
- Hüftbeuger
- Rückenstrecker
- Vielgefiederter Muskel
- Quadratischer Lendenmuskel

ZIELBEWEGUNG

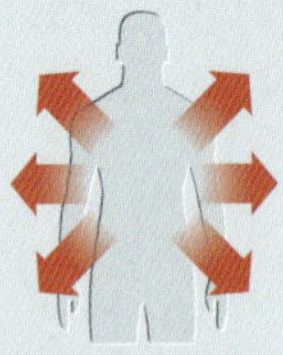

Komplex

SCHWIERIGKEITSGRAD

●●●●●●●○○○

Diese sehr anstrengende Form der Bauchpresse (»S. 72) arbeitet mit Schlingen und fordert Ihre Core-Muskeln maximal, um den Körper stabil zu halten.

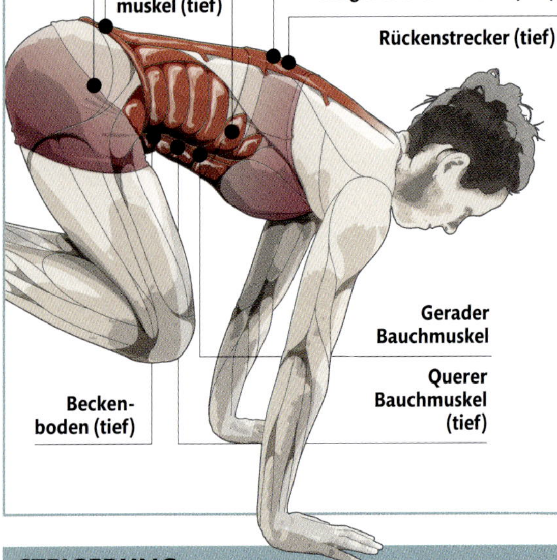

STEIGERUNG

Im Handstand wird es für Ihre Core-Muskeln noch schwieriger, den Rumpf und die Beine zu stabilisieren. Wie bei der Grundübung sollten Sie diese Variante erst probieren, wenn Sie über ausgezeichnete Core-Kraft verfügen. Heben Sie Ihre Hüften an und bewegen Sie Ihre Füße und Beine (in einer geraden Linie) möglichst nah zum Rumpf hin.

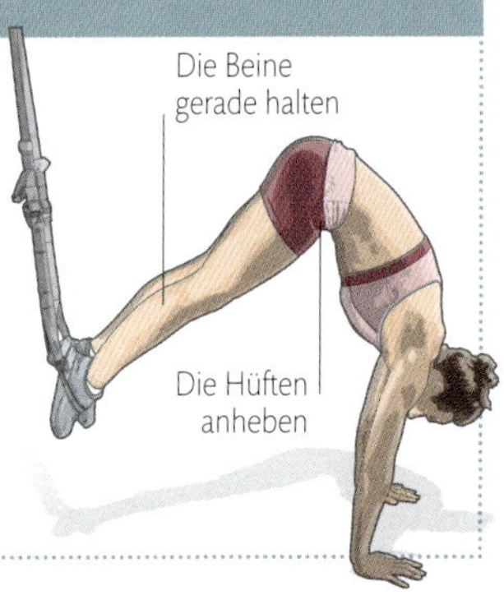
Die Beine gerade halten
Die Hüften anheben

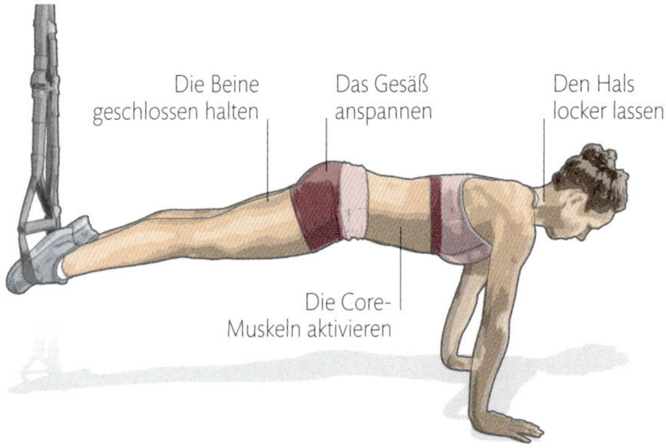
Die Beine geschlossen halten
Das Gesäß anspannen
Den Hals locker lassen
Die Core-Muskeln aktivieren

1 Befestigen Sie zwei Schlingen so an einer stabilen Halterung, dass sie sich 20 bis 30 cm über dem Boden befinden. Hängen Sie Ihre Füße in die Schlingen ein und gehen Sie in den Liegestütz **(»S. 102–103).** Aktivieren Sie Ihre Core-Muskeln.

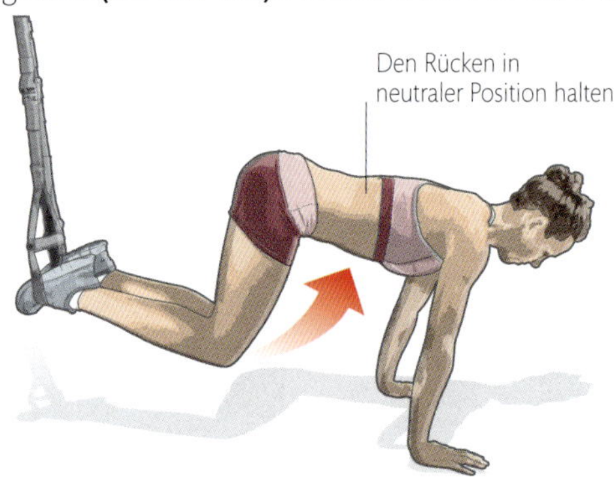
Den Rücken in neutraler Position halten

2 Mit sicher eingehakten Füßen und aktivierten Core-Muskeln heben Sie die Hüften und ziehen Ihre Knie mit einer umgekehrten Bauchpresse langsam Richtung Brust.

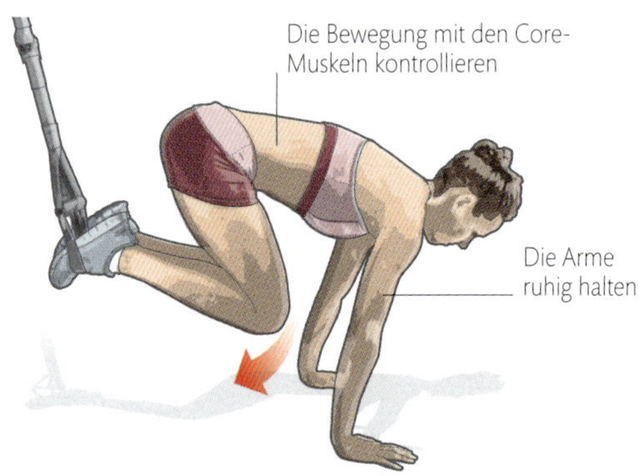
Die Bewegung mit den Core-Muskeln kontrollieren
Die Arme ruhig halten

3 Ziehen Sie Ihre Knie möglichst nah an die Brust. Kurz halten, dann die Bewegung umkehren und zur Ausgangsposition zurückkehren.

SCHRÄGE BAUCHPRESSE HÄNGEND

ZIELMUSKELN

- Querer Bauchmuskel
- Äußere schräge Bauchmuskeln
- Innere schräge Bauchmuskeln
- Beckenboden
- Hüftbeuger
- Rückenstrecker
- Vielgefiederter Muskel
- Quadratischer Lendenmuskel

ZIELBEWEGUNG

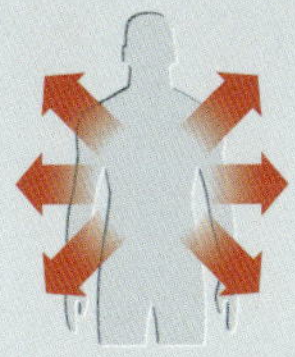

Komplex

SCHWIERIGKEITSGRAD

●●●●●●●○○○

Wie das Pendel (»S. 127) trainiert auch diese Übung Ihre Core-Muskeln mithilfe der durch die Schlingen erzeugten Instabilität. Konzentrieren Sie sich während der gesamten Übung auf eine korrekte Haltung und führen Sie zu beiden Körperseiten gleich viele Wiederholungen aus.

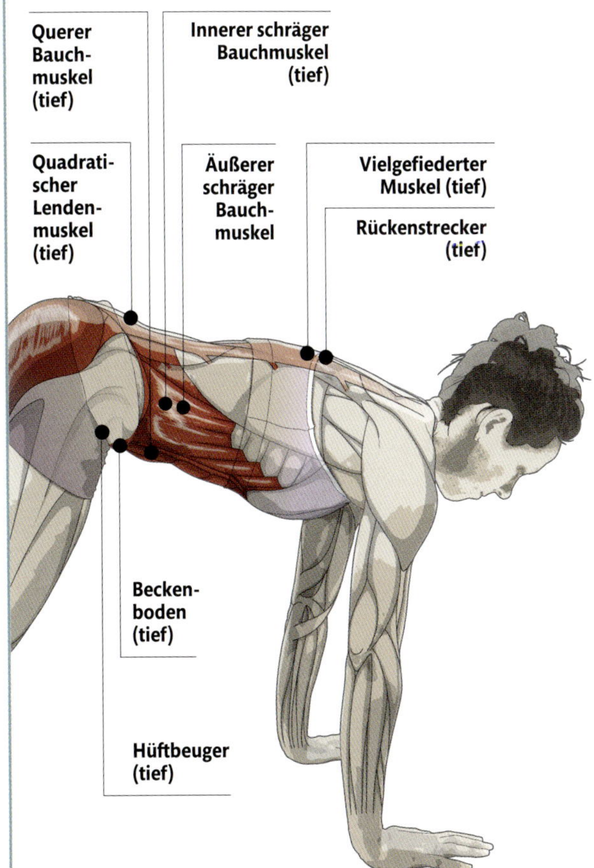

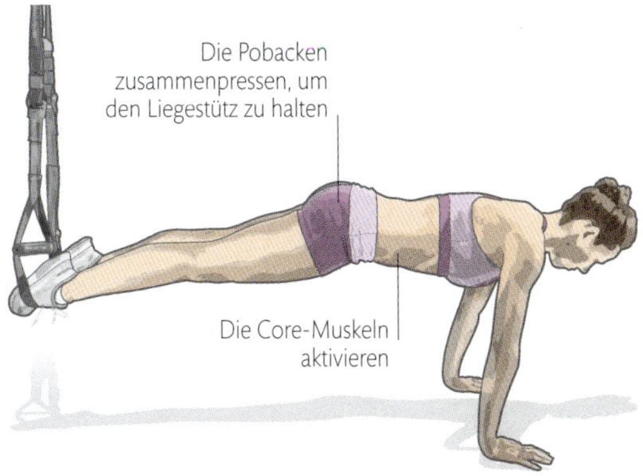
Die Pobacken zusammenpressen, um den Liegestütz zu halten
Die Core-Muskeln aktivieren

1 Befestigen Sie zwei Schlingen wie für die Übung auf der gegenüberliegenden Seite, hängen Sie Ihre Füße ein und heben Sie Ihren Körper in den Liegestütz (**»S. 102–103**).

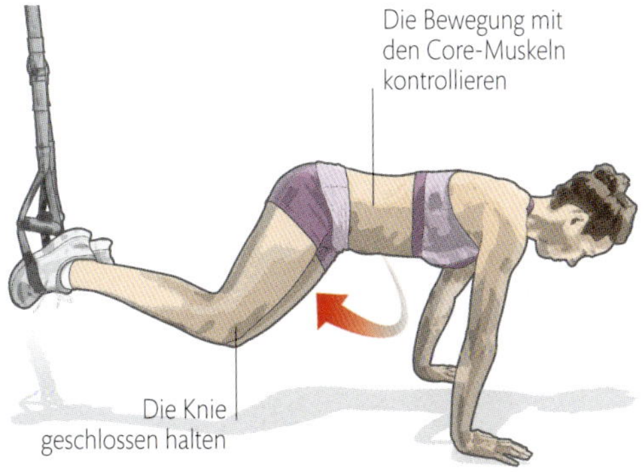

2 Bewegen Sie Ihre Hüften nach rechts und kontrollieren Sie die Drehung mit den Core-Muskeln. Dabei die Knie beugen und rechts von der Brust anheben.

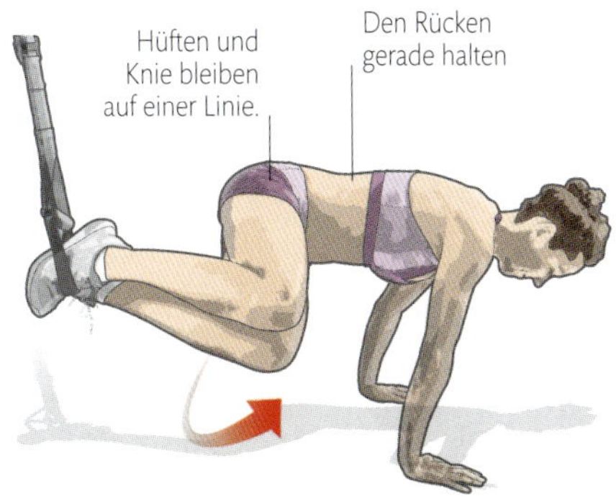
Hüften und Knie bleiben auf einer Linie.
Den Rücken gerade halten

3 Die Knie in einer Bauchpresse rechts von der Brust noch weiter anheben und beugen. Am Ende der Bewegung kurz halten und langsam in die Ausgangsposition zurückkehren. Wie gefordert wiederholen, dann die Seite wechseln.

HOLZHACKEN MIT MEDIZINBALL

ZIELMUSKELN

- Querer Bauchmuskel
- Äußere schräge Bauchmuskeln
- Innere schräge Bauchmuskeln
- Beckenboden
- Rückenstrecker
- Vielgefiederter Muskel
- Quadratischer Lendenmuskel
- Großer Gesäßmuskel

ZIELBEWEGUNG

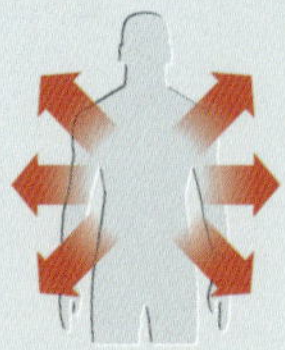

Komplex

SCHWIERIGKEITSGRAD

●●●●●●●○○○

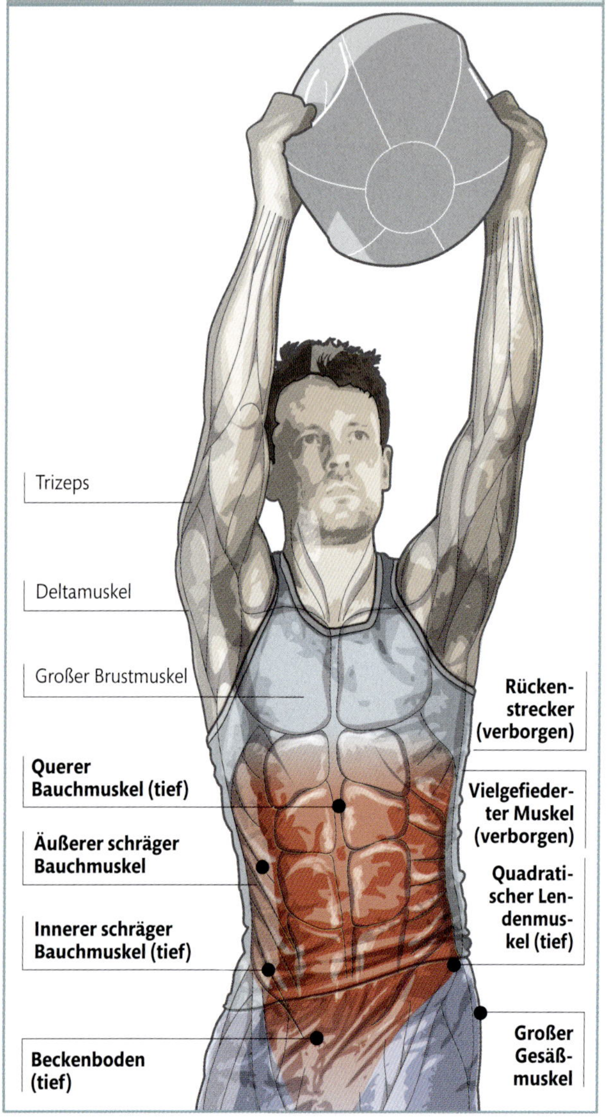

Diese Übung eignet sich perfekt für die Entwicklung von Kraft für die Drehung und die Kontrolle der Wirbelsäule. Auch die Muskeln in Beinen und Schultern werden trainiert. Führen Sie stets zu beiden Seiten dieselbe Anzahl Wiederholungen aus.

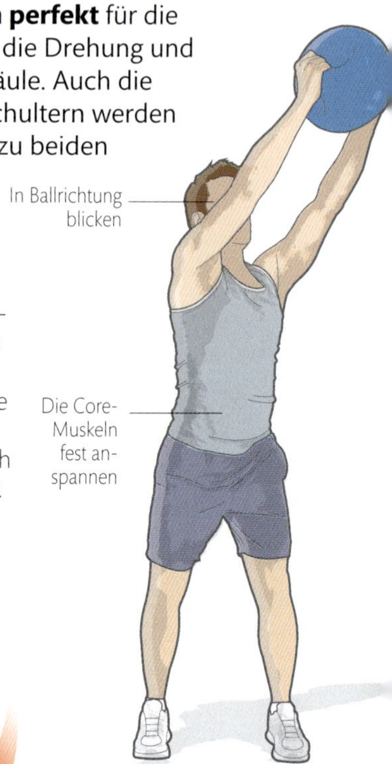

1 Halten Sie einen Medizinball fest in beiden Händen. Stellen Sie sich mit schulterbreit geöffneten Beinen hin. Aktivieren Sie die Core-Muskeln und heben Sie Ihre Arme hoch und nach links über Ihre linke Schulter.

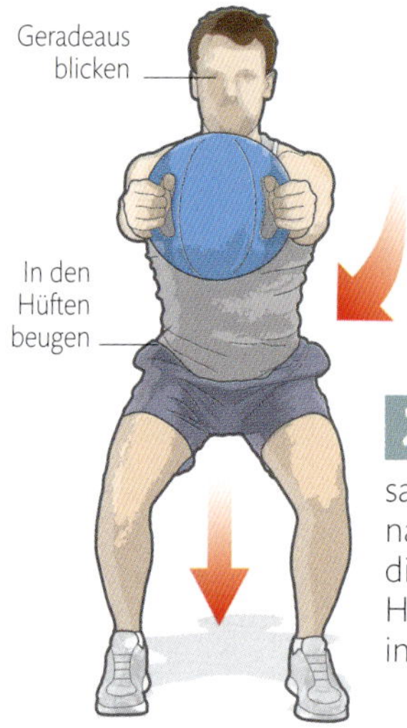
Geradeaus blicken
In den Hüften beugen

2 Führen Sie mit gestreckten Armen den Ball langsam diagonal vor Ihrem Rumpf nach unten. Beugen Sie dabei die Knie und kippen Sie Ihre Hüften nach hinten, sodass Sie in eine halbe Hocke kommen.

3 Bleiben Sie in der halben Hocke und bringen Sie den Ball hinab zu Ihrer rechten Seite. Folgen Sie der Bewegung mit dem Blick. Kurz halten, dann langsam in umgekehrter Richtung zur Ausgangsposition zurückkehren. Wie gefordert wiederholen, dann die Seiten wechseln.

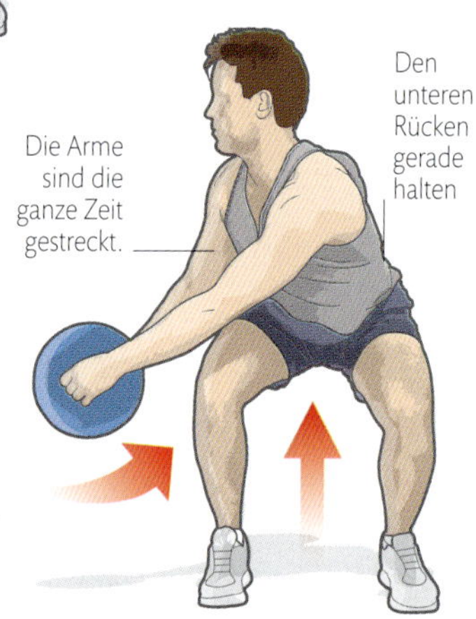
Die Arme sind die ganze Zeit gestreckt.
Den unteren Rücken gerade halten

DIAGONALES KURZHANTELSCHWINGEN

ZIELMUSKELN	ZIELBEWEGUNG
■ Äußere schräge Bauchmuskeln	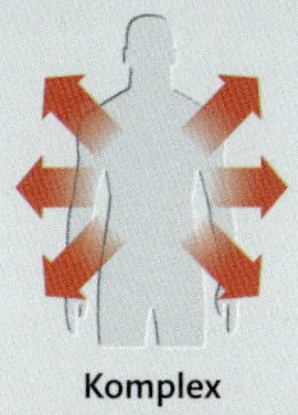 Komplex
■ Innere schräge Bauchmuskeln	
■ Beckenboden	
■ Rückenstrecker	
■ Vielgefiederter Muskel	
■ Quadratischer Lendenmuskel	
■ Kleiner Gesäßmuskel	
■ Mittlerer Gesäßmuskel	**SCHWIERIGKEITSGRAD**
■ Großer Gesäßmuskel	

Diese ausgezeichnete Core-Rotationsübung trainiert eine ähnliche Bewegung wie das Holzhacken mit Medizinball (**links**), jedoch mit einem größeren Bewegungsspektrum und der zusätzlichen Herausforderung, dass das Gewicht nur mit einer Hand gehalten wird. Es kann eine Weile dauern, bis Sie die Bewegung einwandfrei beherrschen. Üben Sie am besten vor einem Spiegel.

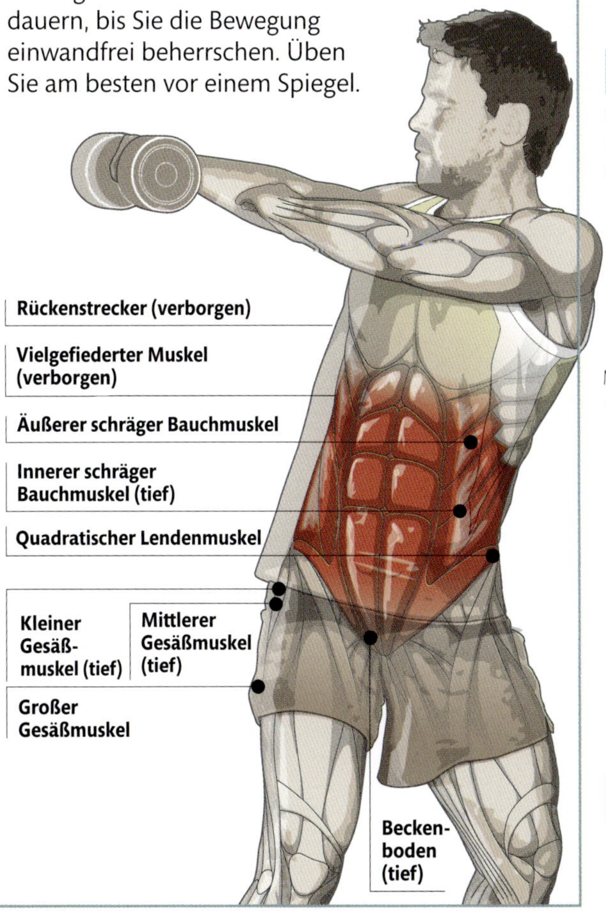

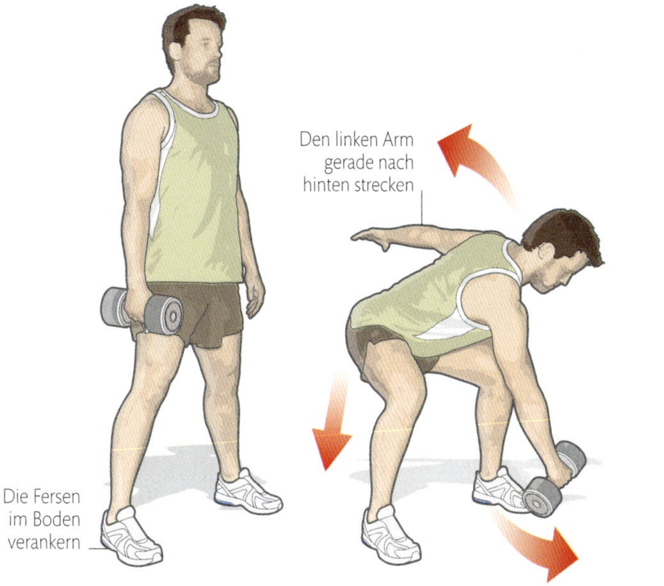
Den linken Arm gerade nach hinten strecken
Die Fersen im Boden verankern

1 Stehen Sie aufrecht, Ihre Füße sind etwas mehr als schulterbreit geöffnet, Ihre rechte Hand hält eine Kurzhantel.

2 Gehen Sie in die halbe Hocke, beugen Sie sich mit geradem Rücken vor und senken Sie die Kurzhantel diagonal bis vor das linke Fußgelenk.

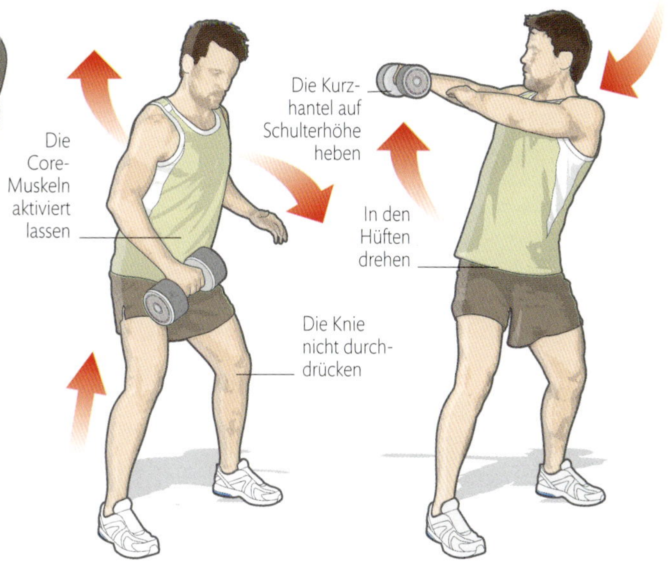
Die Core-Muskeln aktiviert lassen
Die Kurzhantel auf Schulterhöhe heben
In den Hüften drehen
Die Knie nicht durchdrücken

3 Die Hantel diagonal vor dem Körper hochziehen. Die Beine strecken, den Rumpf drehen und den linken Arm nach vorne schwingen.

4 Das Gewicht auf Schulterhöhe und den linken Arm quer vor den Körper bringen. Halten, zur Ausgangsposition zurückkehren und die Arme wechseln.

ÜBUNGEN FÜR KÖNNER

Die folgenden Übungen sind komplex und anspruchsvoll. Sie können nur dann korrekt ausgeführt werden, wenn Sie über ausreichende Kraft, Stabilität und Beweglichkeit aller Core-Muskeln verfügen. Trainieren Sie sie erst, wenn Sie alle vorangehenden Übungen gemeistert haben und diese technisch korrekt, sicher und ohne Probleme ausüben können.

SIT-UPS AUF DEM GHD

ZIELMUSKELN	ZIELBEWEGUNG
■ Gerader Bauchmuskel	Beugung
■ Querer Bauchmuskel	
■ Beckenboden	
■ Hüftbeuger	
■ Rückenstrecker	
■ Vielgefiederter Muskel	

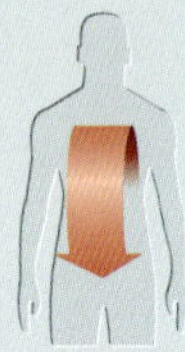

SCHWIERIGKEITSGRAD

Diese fortgeschrittene Sit-up-Variante stellt eine große Herausforderung an die Bauchmuskeln und den unteren Rücken dar und erfordert fortgeschrittene Beweglichkeit in den Hüften.

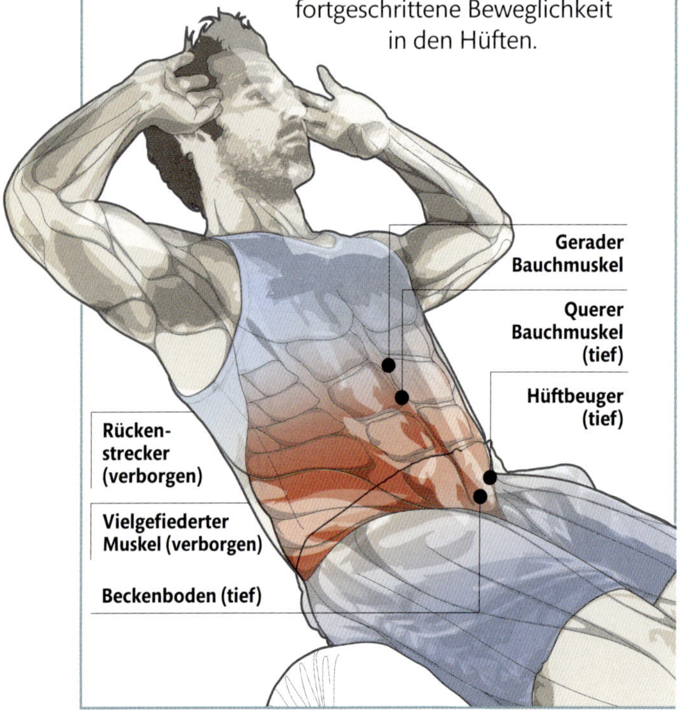

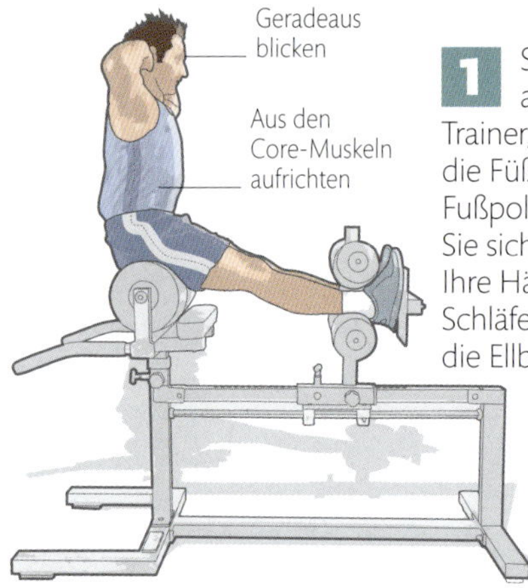

Geradeaus blicken
Aus den Core-Muskeln aufrichten

1 Setzen Sie sich auf einen GHD-Trainer, verankern Sie die Füße zwischen den Fußpolstern und richten Sie sich auf. Legen Sie Ihre Hände locker an die Schläfen und strecken Sie die Ellbogen nach außen.

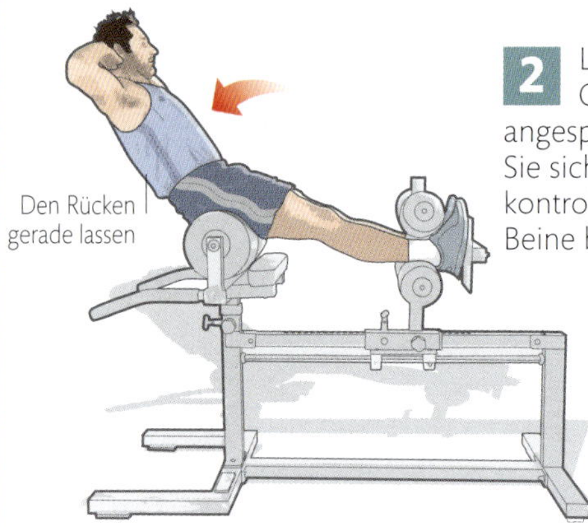

Den Rücken gerade lassen

2 Lassen Sie die Core-Muskeln angespannt und lehnen Sie sich langsam und kontrolliert zurück. Die Beine bleiben gerade.

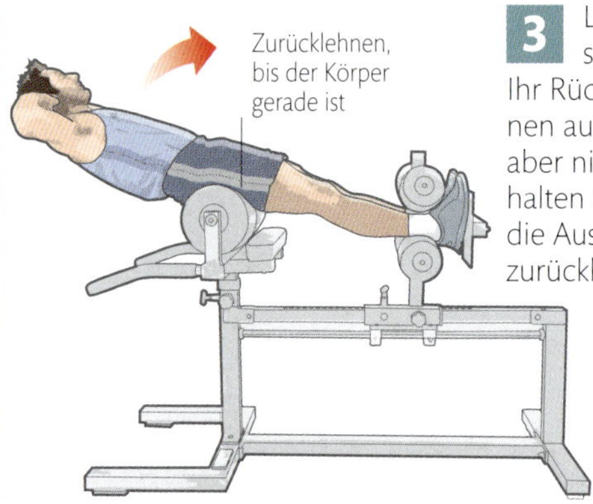

Zurücklehnen, bis der Körper gerade ist

3 Lehnen Sie sich so weit zurück, bis Ihr Rücken mit den Beinen auf einer Linie ist, aber nicht weiter. Kurz halten und langsam in die Ausgangsposition zurückkommen.

SIT-UPS MIT BEINHEBEN (KLAPPMESSER)

ZIELMUSKELN	ZIELBEWEGUNG
■ Gerader Bauchmuskel	
■ Querer Bauchmuskel	
■ Beckenboden	
■ Hüftbeuger	

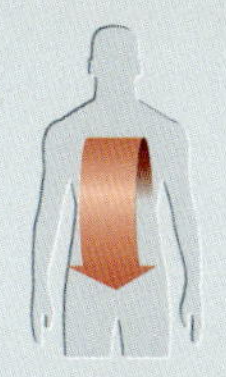

SCHWIERIGKEITSGRAD

●●●●●●●●○○

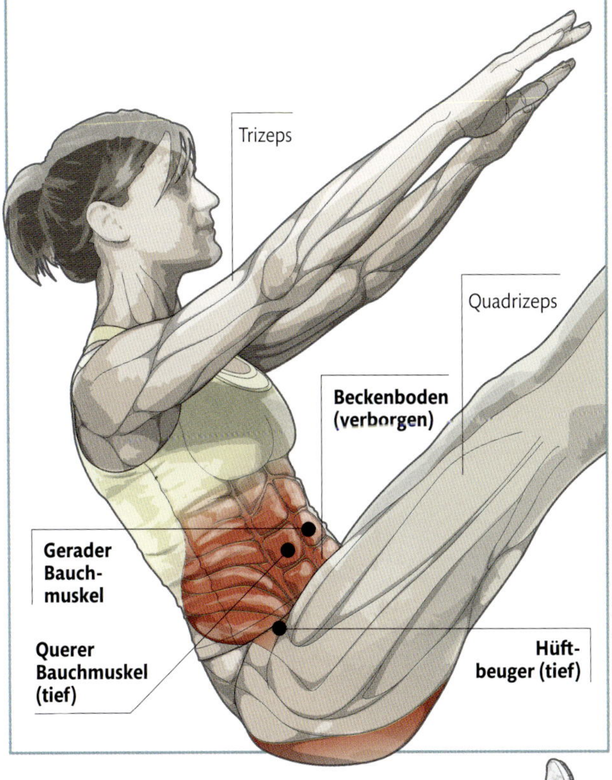

Diese Übung erfordert herausragende Kontrolle und Beweglichkeit der Core-Muskeln. Es erfordert Training, sie perfekt zu beherrschen. Konzentrieren Sie sich unbedingt auf eine korrekte Haltung und kontrollieren Sie das Heben und Senken mit den Core-Muskeln, anstatt die Beine oder den Rücken zu überlasten und Verletzungen zu riskieren.

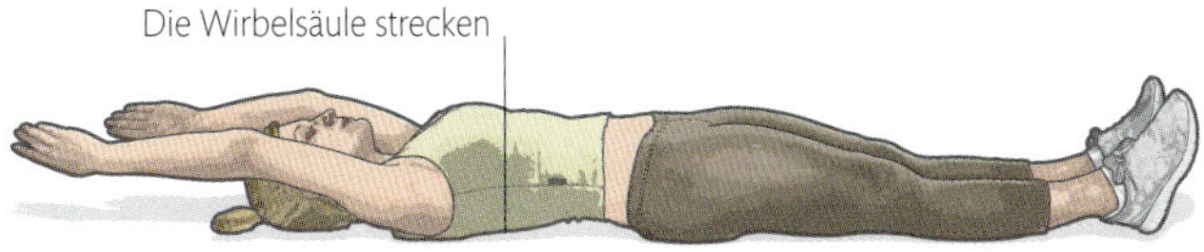

1 Legen Sie sich flach auf den Boden. Die Beine sind geschlossen, die Arme sind in schulterbreitem Abstand über den Kopf gestreckt, die Handflächen zeigen nach innen.

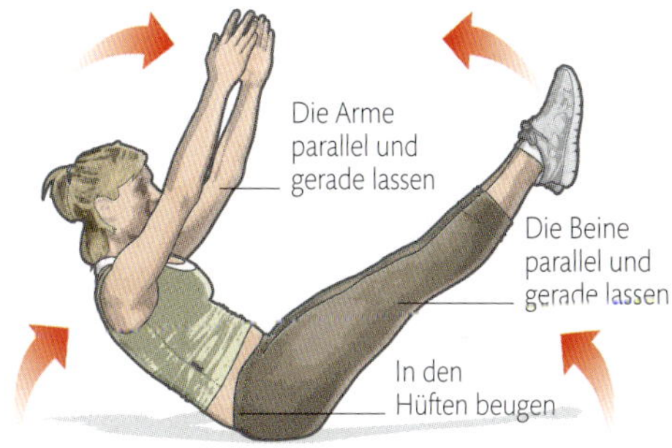

2 Heben Sie Beine und Oberkörper gleichzeitig aus der Kraft der Core-Muskeln an. Halten Sie Beine und Oberkörper gerade und bewegen Sie die Arme gleichzeitig in einem Bogen in Richtung Füße.

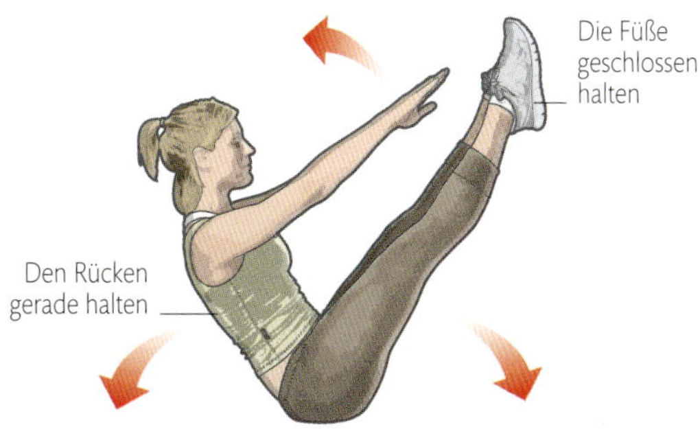

3 Setzen Sie die Bewegung fort, bis Sie ein »V« bilden. Rücken und Beine sind gerade. Strecken Sie Ihre Arme Richtung Zehen. Kurz halten, dann kontrolliert aus den Core-Muskeln in die Ausgangsposition zurückkehren.

STEIGERUNG

Wenn Sie die Grundübung beherrschen, lässt sich ihr Schwierigkeitsgrad steigern, indem Sie eine kleine Kugelhantel in den Händen halten. Das Gewicht können Sie schrittweise erhöhen.

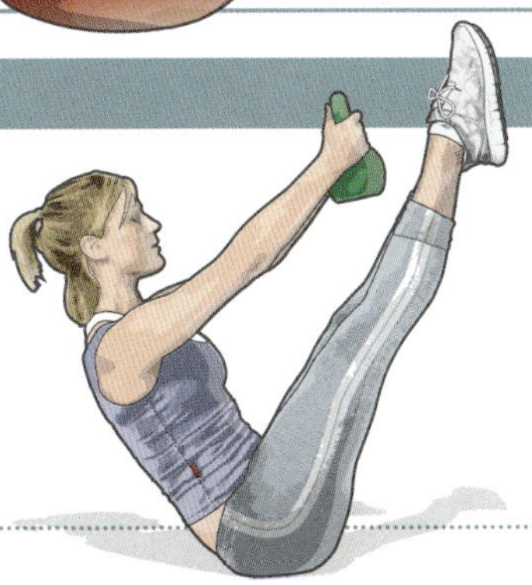

BAUCHPRESSE MIT STANGE

ZIELMUSKELN

- Gerader Bauchmuskel
- Querer Bauchmuskel
- Beckenboden
- Hüftbeuger
- Rückenstrecker
- Großer Gesäßmuskel

ZIELBEWEGUNG

Beugung

SCHWIERIGKEITSGRAD

●●●●●●●●○○

Diese anspruchsvolle Übung ist eine Weiterentwicklung der V-Sit-ups (**»S. 93**), die man nur mit ausgezeichneter Core-Stabilität meistert. Beginnen Sie mit der Variante unten und bringen Sie die Stange möglichst nah an Ihre Zehen. Konzentrieren Sie sich zunächst darauf, Ihre Haltung zu vervollkommnen, bevor Sie die ganze Bauchpresse mit Stange bei angehobenen Füßen probieren. Ein Besenstiel ist für die Übung ideal geeignet.

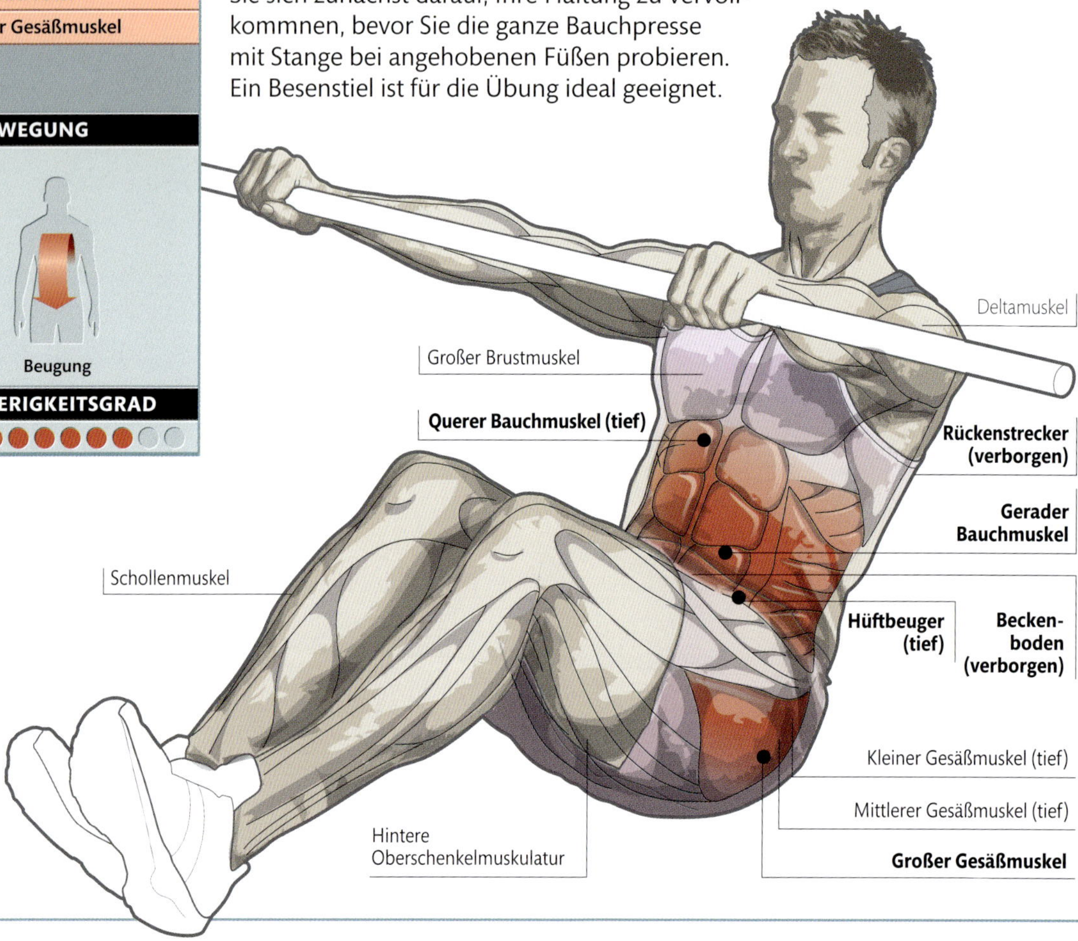

VORSICHT!

Diese anspruchsvolle Übung lässt sich nur mit sehr gut entwickelter Stabilität, Kraft und Beweglichkeit der Core-Muskeln korrekt ausführen. Probieren Sie sie also erst, wenn Sie die vorhergehenden Übungen beherrschen – insbesondere jene mit ähnlichen Bewegungen wie etwa V-Beinheben und V-Sit-ups (**»S. 92–93**). Haltungsfehler können zu Zerrungen oder ähnlichen Verletzungen im Rücken führen. Bemühen Sie sich also von Anfang an um eine perfekte Technik und bewegen Sie die Stange nur so weit, wie es Ihnen bequem möglich ist.

VARIANTE

Wenn Ihnen die Übung zu anspruchsvoll ist, können Sie sich zunächst nur die erste Phase der Bewegung vornehmen: Führen Sie den Stock möglichst weit Ihr Schienbein hinunter Richtung Zehen. Haltung und Bewegungsablauf müssen korrekt sein. Sie können die Übung auch ohne Schuhe machen. Das verringert die Strecke, die Sie zurücklegen müssen, um 1–2 cm und erleichtert die Übung ein wenig.

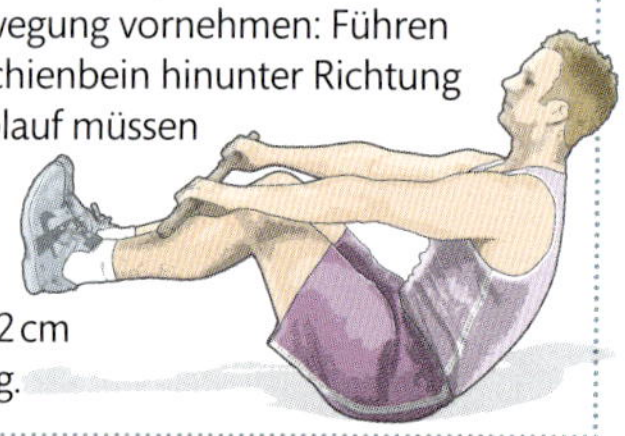

1 Legen Sie sich auf den Rücken und greifen Sie im Obergriff um die Stange. Ihre Hände sind etwas mehr als schulterbreit auseinander. Die Core-Muskeln aktivieren und die Stange heben.

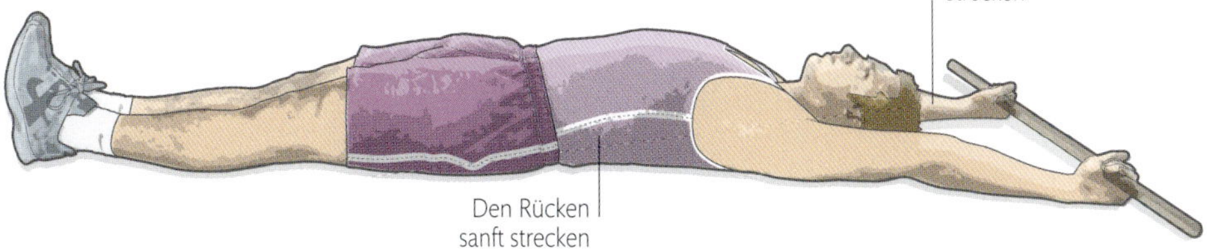

2 Heben Sie bei aktivierten Core-Muskeln und geschlossenen Füße Ihre Knie zur Brust und den Oberkörper an. Dabei die Stange über den Kopf zu den Knien führen.

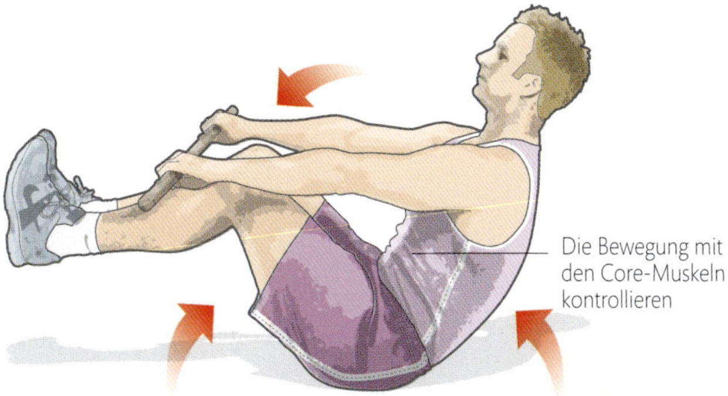

3 Den Oberkörper mit einer weichen, kontrollierten Bewegung weiter aufrichten. Dabei die Knie zur Brust ziehen und die Stange um die Fußsohlen herum nach unten führen, ohne sie zu berühren.

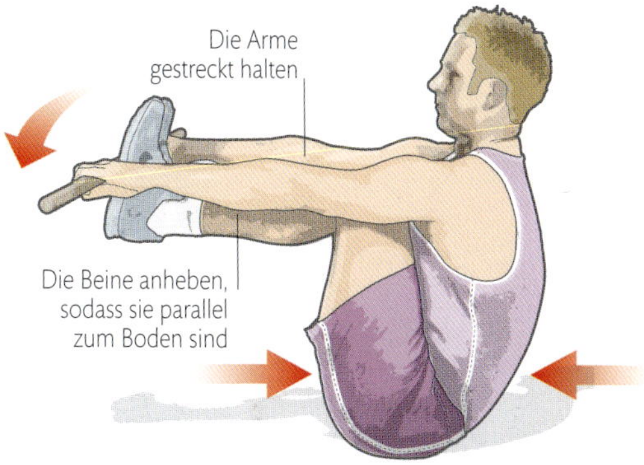

4 Lassen Sie die Core-Muskeln angespannt und führen Sie die Stange unter Ihre Beine. Strecken Sie Ihre Knie und lehnen Sie Ihren Oberkörper in einer weichen, kontrollierten Bewegung zurück. Den Rücken gerade halten.

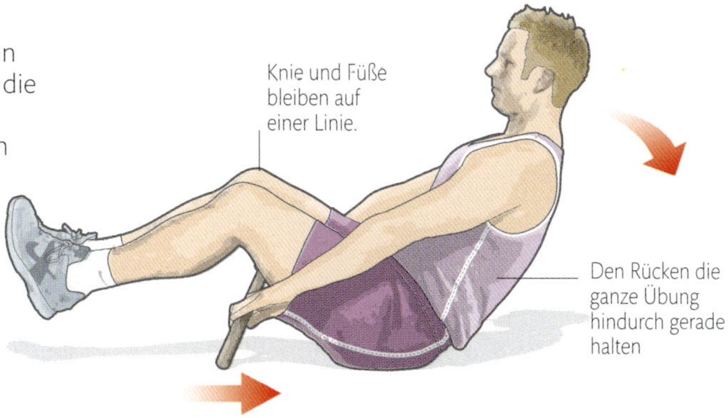

5 Setzen Sie die Bewegung fort, bis Ihr Oberkörper auf dem Boden aufliegt und die Stange sich unter Ihrem Gesäß befindet. Lassen Sie Ihre Beine gestreckt und die Füße leicht angehoben. Kurz halten, dann die Bewegung umkehren und in die Ausgangsposition zurückkehren.

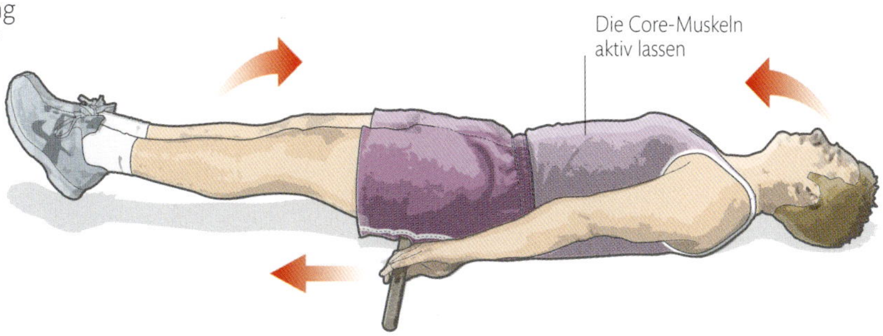

KLAPPMESSER AUF DEM BALL

ZIELMUSKELN
- Gerader Bauchmuskel
- Querer Bauchmuskel
- Beckenboden
- Rückenstrecker
- Quadratischer Lendenmuskel
- Großer Gesäßmuskel

ZIELBEWEGUNG

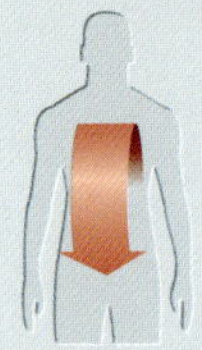
Beugung

SCHWIERIGKEITSGRAD

Diese Beugungsübung erfordert sehr gute Stabilität und Kontrolle sowie ausgezeichnetes Gleichgewicht der Core-Muskeln, um korrekt ausgeführt zu werden. Da Verletzungsgefahr besteht, sollten Sie die Übungen für Fortgeschrittene großteils beherrschen bevor Sie sich an diese Übung heranwagen.

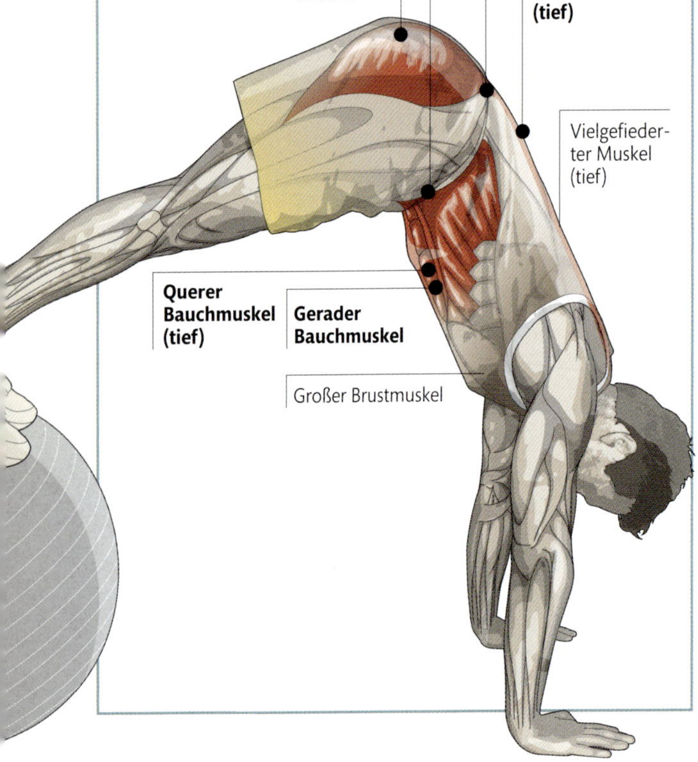

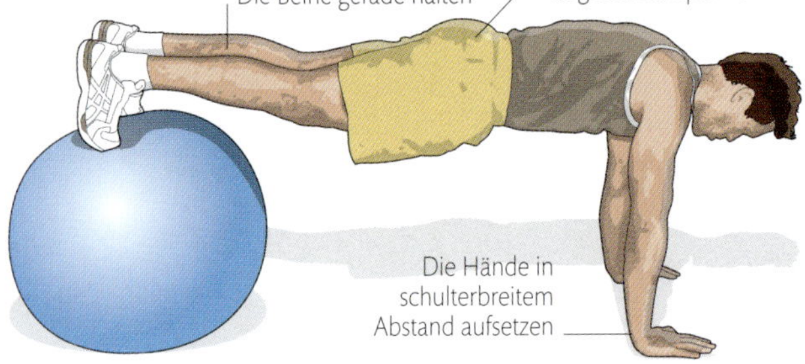

1 Gehen Sie in den Liegestütz (**»S. 102–103**). Die Hände unterhalb der Schultern auf dem Boden, die Füße auf einem Gymnastikball platzieren. Die Ellbogen sind gestreckt, aber nicht durchgedrückt. Die Schultern sind locker, der Kopf wird durch die Halsmuskulatur gestützt. Der Rücken ist gerade, das Becken darf nicht nach unten kippen.

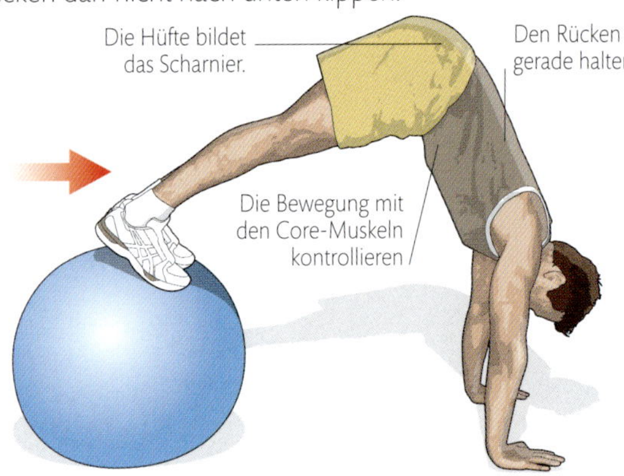

2 Den Körper gerade und die Hände in Position halten und langsam aus den unteren Bauchmuskeln heraus in der Hüfte beugen. Möglichst stark beugen und die Bewegung mit den Core-Muskeln kontrollieren.

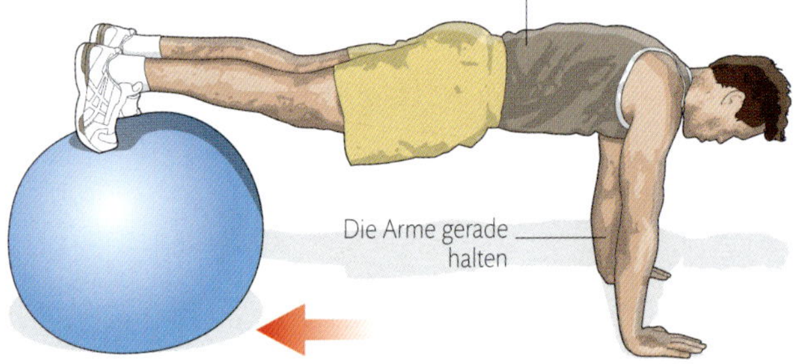

3 Die Position mehrere Sekunden halten, dann mit einer langsamen, kontrollierten Bewegung zur Ausgangsposition zurückkehren.

RÜCKENSTRECKEN AUF DEM GHD

ZIELMUSKELN	ZIELBEWEGUNG
▪ Querer Bauchmuskel	
▪ Beckenboden	
▪ Rückenstrecker	
▪ Vielgefiederter Muskel	
▪ Großer Gesäßmuskel	

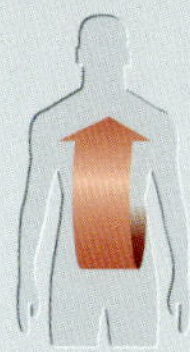

Streckung

SCHWIERIGKEITSGRAD

●●●●●●●●○○

Diese Übung, im Wesentlichen eine anspruchsvolle Version der Grundlagenübung Oberkörper anheben (**»S. 76–77**), ist schwieriger, als sie aussieht. Sie wird auf einem GHD-Trainer ausgeführt und zielt gleichermaßen auf die Muskulatur der Wirbelsäule, des unteren Rückens und im Gesäß, setzt aber eine größere Beweglichkeit der Hüften und der hinteren Oberschenkelmuskulatur voraus.

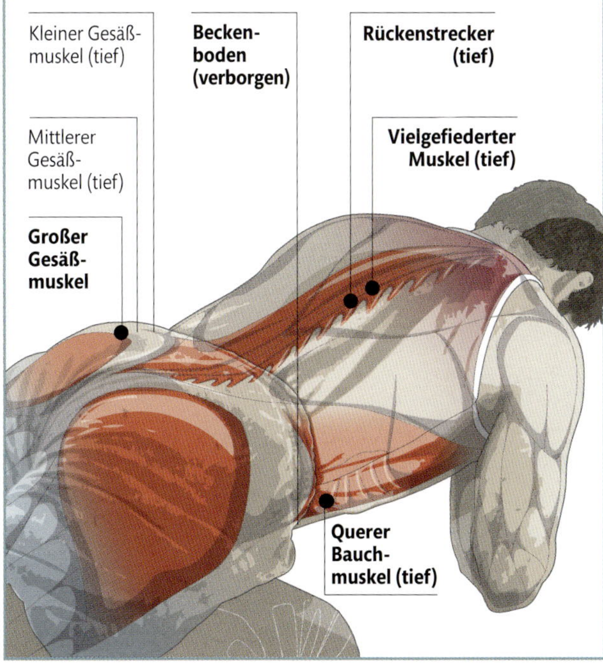

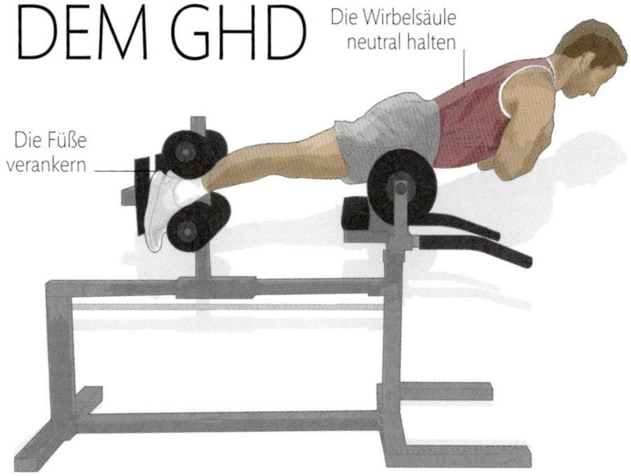
Die Wirbelsäule neutral halten
Die Füße verankern

1 Nehmen Sie Ihre Position auf dem GHD-Trainer ein und verankern Sie die Füße in den Fußhalterungen. Die Wirbelsäule neutral halten und die Hände über der Brust kreuzen.

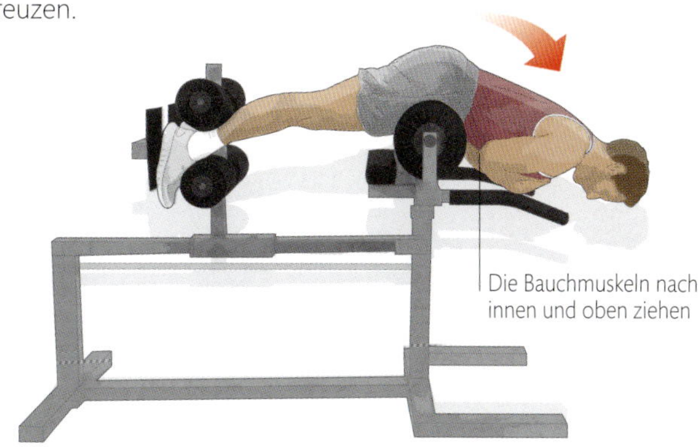
Die Bauchmuskeln nach innen und oben ziehen

2 Beugen Sie sich in den Hüften, senken Sie den Oberkörper langsam Richtung Boden und kontrollieren Sie die Bewegung mit den Core-Muskeln. Die Arme bleiben auf der Brust und die Beine gerade.

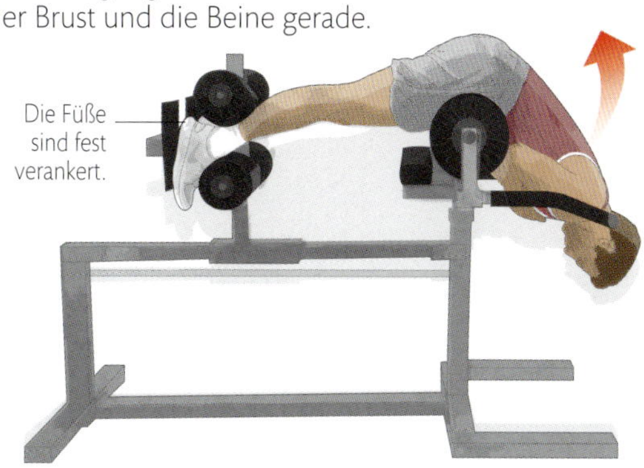
Die Füße sind fest verankert.

3 Beugen Sie sich so weit, wie Ihre hintere Oberschenkelmuskulatur es zulässt. Achten Sie stets auf eine korrekte Haltung und kehren Sie in die Ausgangsposition zurück. Richten Sie sich aber keinesfalls höher auf als bis zu diesem Punkt.

HOLZHACKEN AM KABELZUG

ZIELMUSKELN	ZIELBEWEGUNG
▪ Gerader Bauchmuskel	
▪ Querer Bauchmuskel	
▪ Äußere schräge Bauchmuskeln	
▪ Innere schräge Bauchmuskeln	
▪ Beckenboden	
▪ Quadratischer Lendenmuskel	

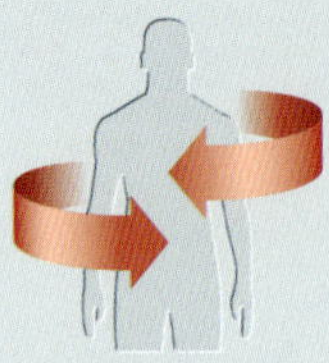

Drehung

SCHWIERIGKEITSGRAD

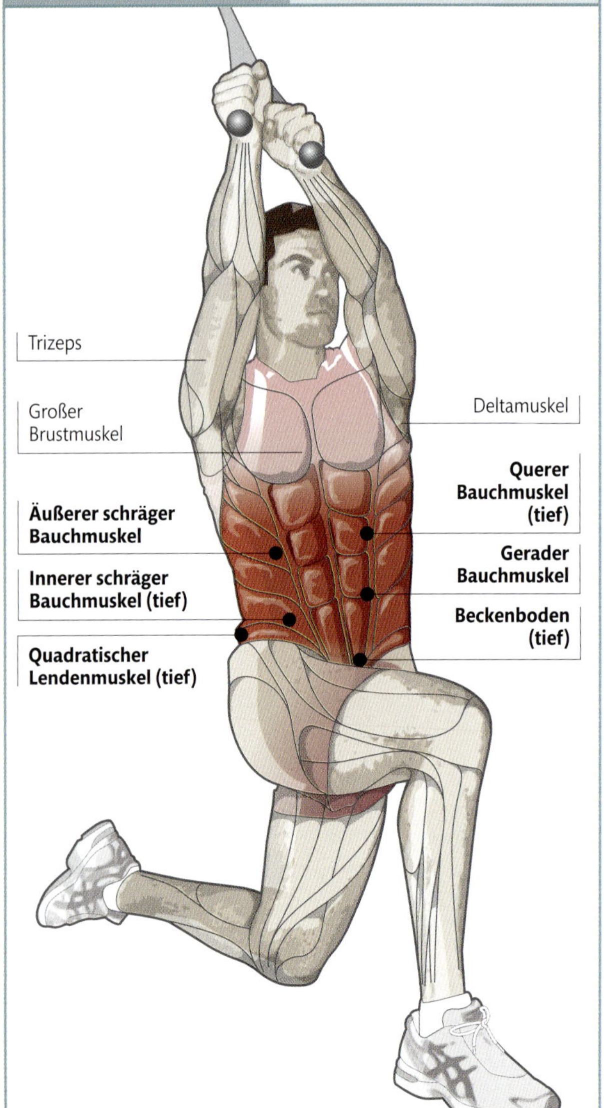

Diese kraftvolle Drehung der Core-Muskeln ist hervorragend, um die Kontrolle und Stabilität der Wirbelsäule zu verbessern und Drehkraft zu entwickeln. Sie kann durch das diagonale Seitheben am Kabelzug (**»S. 146–147**) ergänzt werden.

1 Knien Sie sich links vom Kabelzug auf den Boden und stellen Sie das rechte Bein so auf, dass das Knie im rechten Winkel gebeugt ist und der Fuß flach auf dem Boden steht. Der Rücken ist gerade; Rücken, Schultern, Hüften und Knie bilden eine Linie. Halten Sie mit gestreckten Armen die Griffe des Kabels.

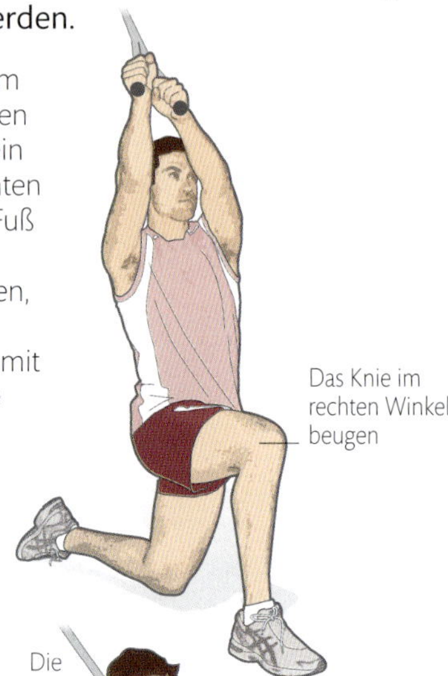

2 Aktivieren Sie Ihre Core-Muskeln und ziehen Sie das Kabel mit einer weichen, kontrollierten Bewegung diagonal vor Ihrem Körper nach unten. Beugen Sie Ihre Ellbogen, wenn sich Ihre Hände vor der Brustmitte befinden.

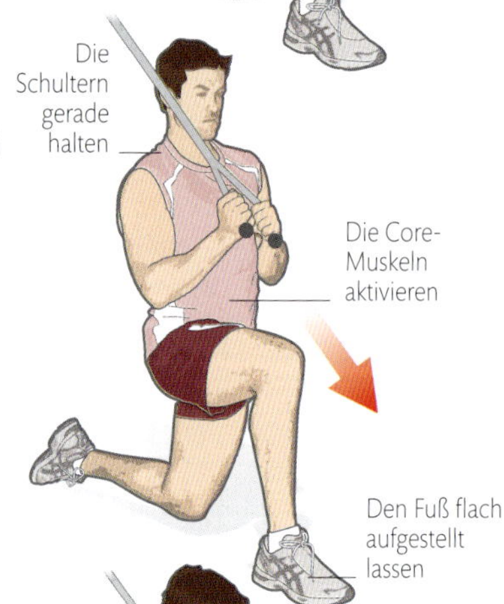

3 Halten Sie das Kabel nah am Körper und drücken Sie es mit den Armen ganz nach unten. Kurz halten, dann zur Ausgangsposition zurückkehren. Die Seiten wechseln.

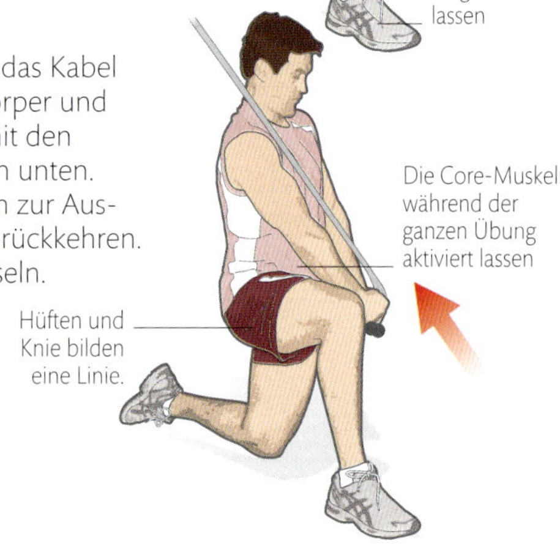

STEIGERUNG 1

Im Stehen müssen Ihre Core-Muskeln mehr Kraft für die Drehung aufbringen. Der Rücken bleibt gerade. Die Kraft für die Bewegung kommt nicht aus den Armen oder Schultern, sondern nur aus der Core-Muskulatur.

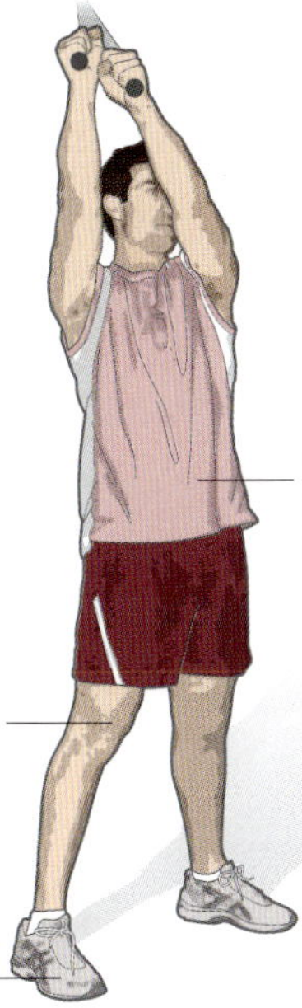

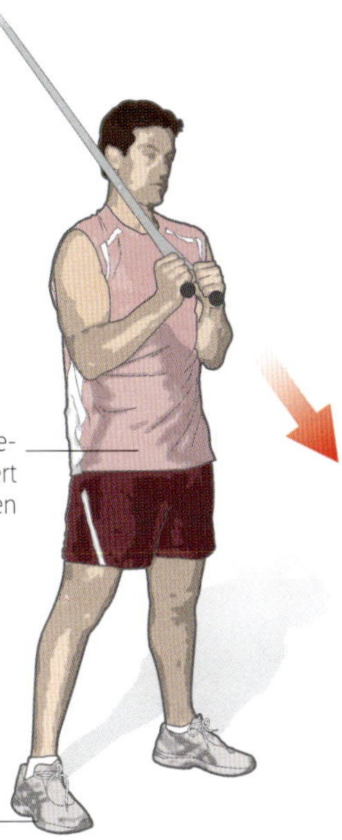

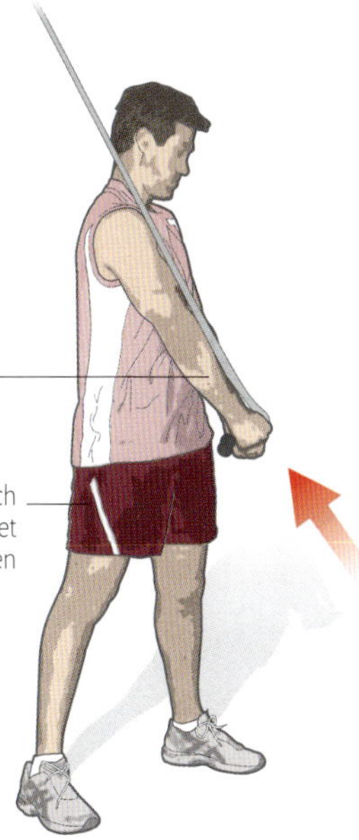

1 Stellen Sie sich links vom Kabelzug auf. Rücken und Beine sind gerade, Schultern und Hüften bilden eine Linie. Fassen Sie mit gestreckten Armen die Griffe des Kabels.

2 Ziehen Sie das Kabel mit aktivierten Core-Muskeln diagonal vor dem Körper nach unten und beugen Sie die Ellbogen, wenn die Hände vor der Brustmitte sind. Die Schultern gerade halten.

3 Halten Sie das Kabel nah am Körper und ziehen Sie es mit den Armen ganz nach unten. Kurz halten und zur Ausgangsposition zurückkehren. Die Seite wechseln.

STEIGERUNG 2

Indem Sie das Holzhacken am Kabelzug im halben Ausfallschritt ausführen, kommt ein Moment der Instabilität in Drehrichtung hinzu. Das erhöht die Belastung der Core-Muskeln, die nun härter arbeiten müssen, um Ihr Gleichgewicht zu sichern. Stellen Sie sich links vom Kabelzug auf, fassen Sie dessen Griffe und gehen Sie in Schrittstellung, mit dem Gewicht auf dem vorderen rechten Fuß. Folgen Sie dem Bewegungsablauf wie oben beschrieben. Halten Sie Ihren Rücken durchgehend gerade und Ihre Core-Muskeln aktiviert. Entspannen, dann die Seite wechseln. Führen Sie zu beiden Seiten gleich viele Wiederholungen aus.

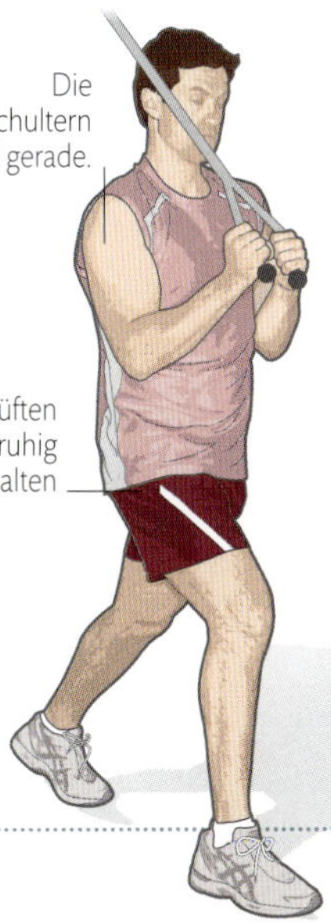

STEIGERUNG 3

Noch instabiler wird Ihre Haltung, wenn Sie die Übung im tiefen Ausfallschritt ausführen. Die tiefe Muskulatur von Wirbelsäule und Bauch wird in der Drehung dadurch noch intensiver beansprucht. Stellen Sie sich links vom Kabelzug auf, fassen Sie dessen Griffe und gehen Sie in den Ausfallschritt. Halten Sie Ihren Rücken gerade und die Core-Muskeln aktiviert. Folgen Sie dem oben beschriebenen Bewegungsablauf und führen Sie die gewünschte Anzahl Wiederholungen aus. Dann die Seite wechseln. Stellen Sie sicher, dass Sie zu beiden Seiten gleich viele Wiederholungen ausführen.

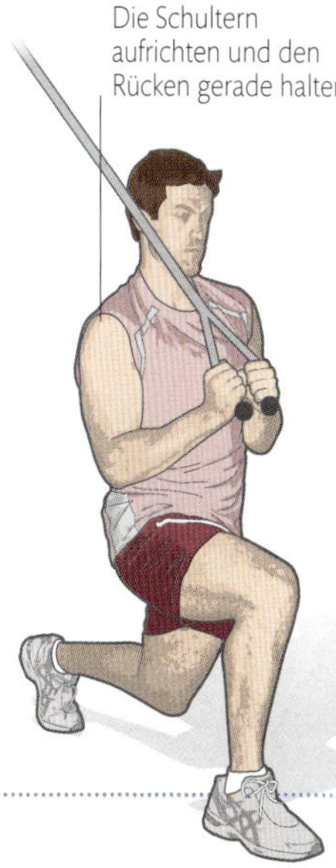

DIAGONALES SEITHEBEN AM KABELZUG

ZIELMUSKELN

- Querer Bauchmuskel
- Äußere schräge Bauchmuskeln
- Innere schräge Bauchmuskeln
- Beckenboden
- Vielgefiederter Muskel
- Quadratischer Lendenmuskel

ZIELBEWEGUNG

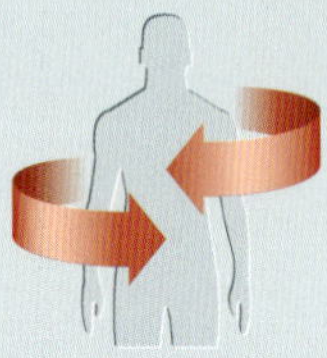

Drehung

SCHWIERIGKEITSGRAD

Das diagonale Seitheben am Kabelzug ist die ideale Ergänzung zum Holzhacken am Kabelzug (»S. 144–145). Diese kraftvolle dynamische Übung verbessert die Kraft in der Drehung sowie die Kontrolle und Stabilität der Wirbelsäule.

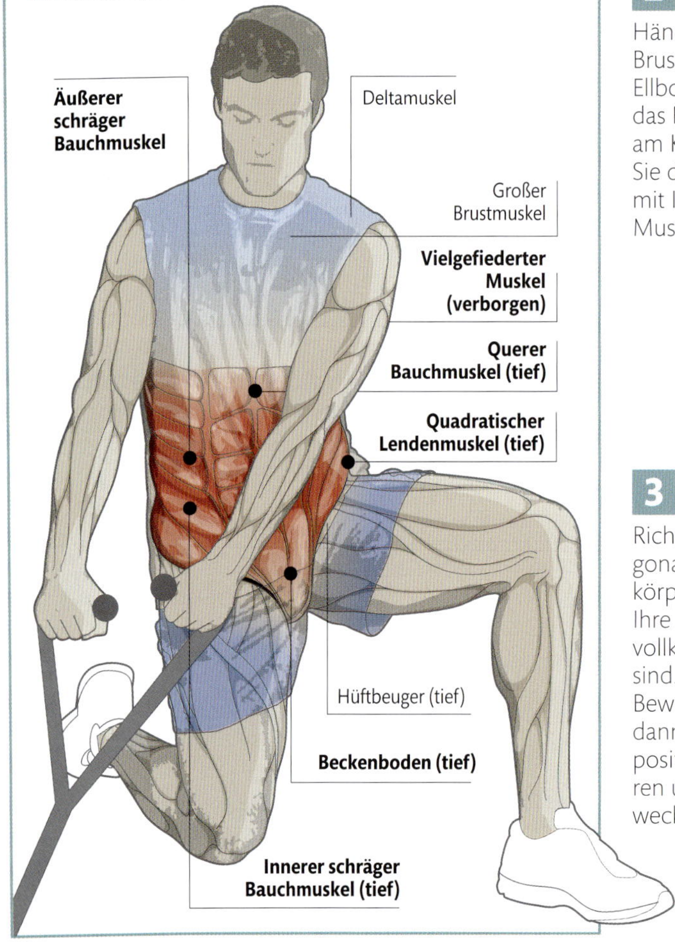

1 Knien Sie sich links vom Kabelzug auf den Boden. Stellen Sie den linken Fuß auf und beugen Sie das linke Knie im rechten Winkel. Das rechte Knie liegt auf dem Boden. Halten Sie den Rücken gerade und beide Schultern und die Hüften auf einer Linie. Fassen Sie den Griff des Kabelzugs mit beiden Händen, die Arme sind gestreckt.

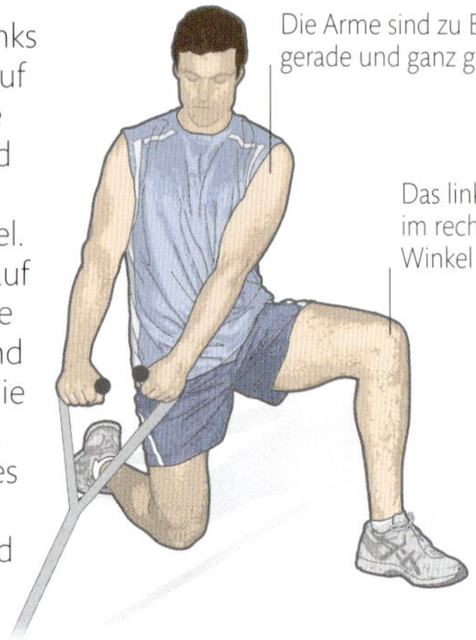
Die Arme sind zu Beginn gerade und ganz gestreckt.
Das linke Knie im rechten Winkel beugen

2 Ziehen Sie den Kabelzug mit beiden Händen nach oben an die Brust, beugen Sie die Ellbogen und halten Sie das Kabel straff und nah am Körper. Kontrollieren Sie die Bewegung mit Ihren Core-Muskeln.

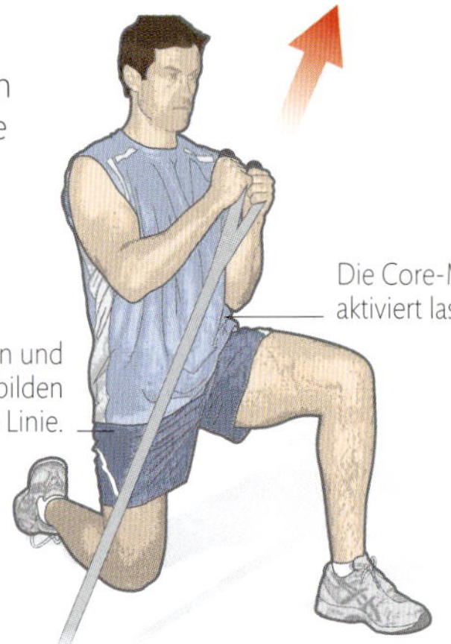
Die Core-Muskeln aktiviert lassen
Hüften und Knie bilden eine Linie.

3 Drücken Sie Ihre Hände in der Richtung des Zugs diagonal zu Ihrem Oberkörper nach oben, bis Ihre Arme gerade und vollkommen gestreckt sind. Am Ende der Bewegung kurz halten, dann zur Ausgangsposition zurückkehren und die Seiten wechseln.

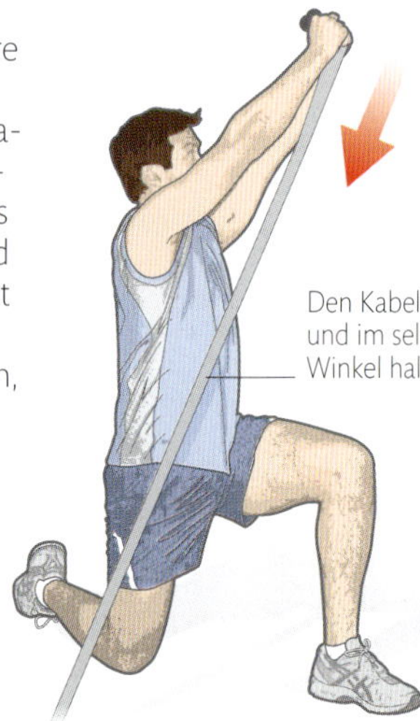
Den Kabelzug straff und im selben Winkel halten

STEIGERUNG 1

Wenn Sie die Übung im Stehen ausführen, müssen Ihre Core-Muskeln härter arbeiten, um Drehkraft zu erzeugen. Führen Sie die Bewegung weich und kontrolliert aus.

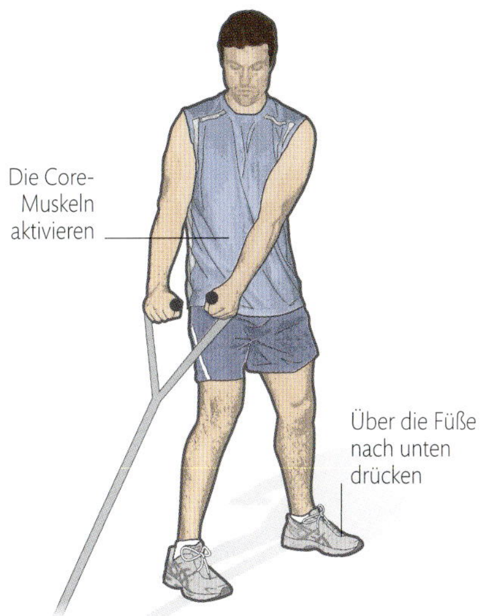

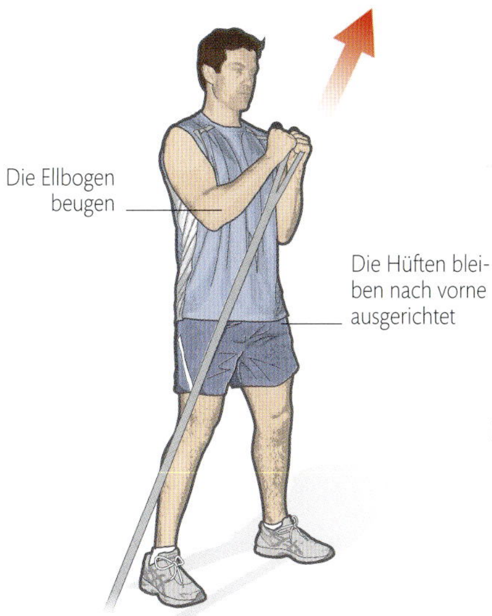

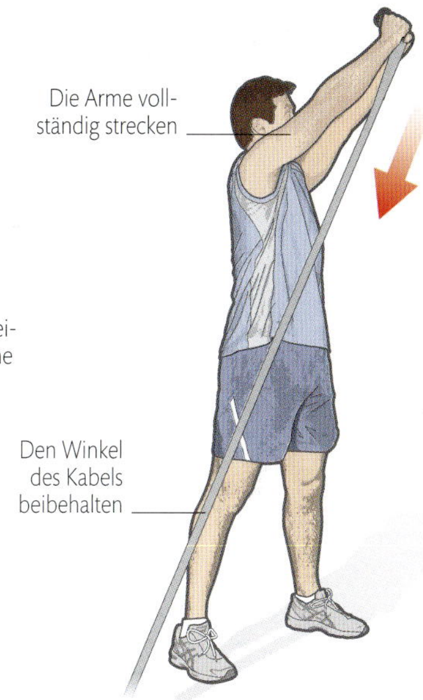

1 Stellen Sie sich links vom Kabelzug auf, die Füße stehen schulterbreit. Der Rücken ist gerade, Hüften, Knie und Fußgelenke bilden eine Linie. Fassen Sie den Griff des Kabelzugs bei gestreckten Armen mit beiden Händen.

2 Ziehen Sie das Kabel hoch an Ihre Brust und beugen Sie dabei die Ellbogen. Kontrollieren Sie die Bewegung mit den Core-Muskeln, halten Sie das Kabel straff und nah am Körper.

3 Drücken Sie Ihre Hände in der Drehrichtung des Oberkörpers diagonal nach oben, bis Ihre Arme vollständig gestreckt sind. Oben kurz halten, dann zur Ausgangsposition zurückkehren und die Seite wechseln.

STEIGERUNG 2

Wenn Sie das diagonale Seitheben am Kabelzug im halben Ausfallschritt ausführen, werden die Muskeln in Drehrichtung zusätzlich destabilisiert und die tiefen Wirbelsäulen- und Bauchmuskeln noch stärker gefordert. Gehen Sie links vom Kabelzug in den Ausfallschritt und fassen Sie seine Griffe. Halten Sie den Rücken gerade, aktivieren Sie Ihre Core-Muskeln und folgen Sie der Bewegungsabfolge wie oben beschrieben. Die gewünschte Anzahl Wiederholungen ausführen, dann die Seite wechseln. Führen Sie zu beiden Seiten gleich viele Wiederholungen aus.

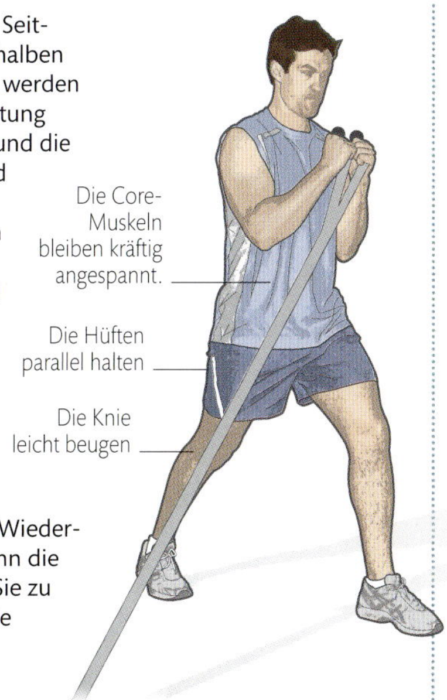

STEIGERUNG 3

Wenn Sie das diagonale Seitheben am Kabelzug im tiefen Ausfallschritt ausführen, werden Ihre Core-Muskeln noch mehr gefordert, weil die stabilisierenden Muskeln noch stärker in Drehrichtung destabilisiert und damit stärker belastet werden. Gehen Sie links vom Kabelzug in den Ausfallschritt, fassen Sie die Griffe des Kabelzugs und folgen Sie der Bewegungsabfolge wie oben beschrieben. Halten Sie den Rücken gerade und die Core-Muskeln aktiviert. Führen Sie die gewünschte Anzahl Wiederholungen zu beiden Körperseiten aus.

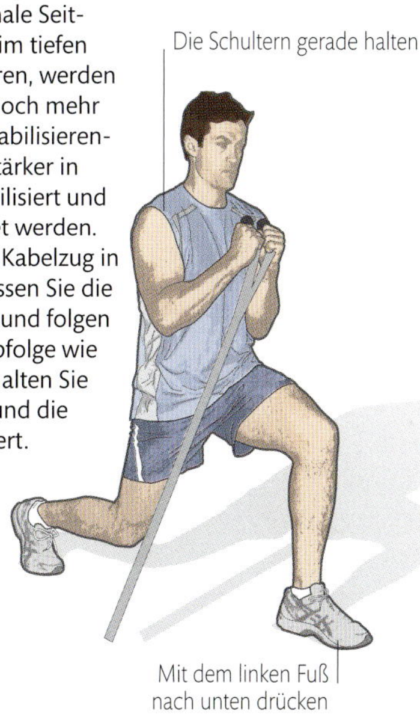

EINARMIG KABELZIEHEN AUF EINEM BEIN

ZIELMUSKELN

- Querer Bauchmuskel
- Beckenboden
- Vielgefiederter Muskel
- Quadratischer Lendenmuskel

ZIELBEWEGUNG

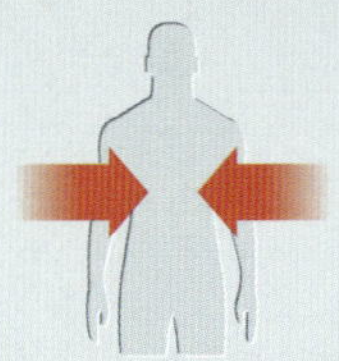

SCHWIERIGKEITSGRAD

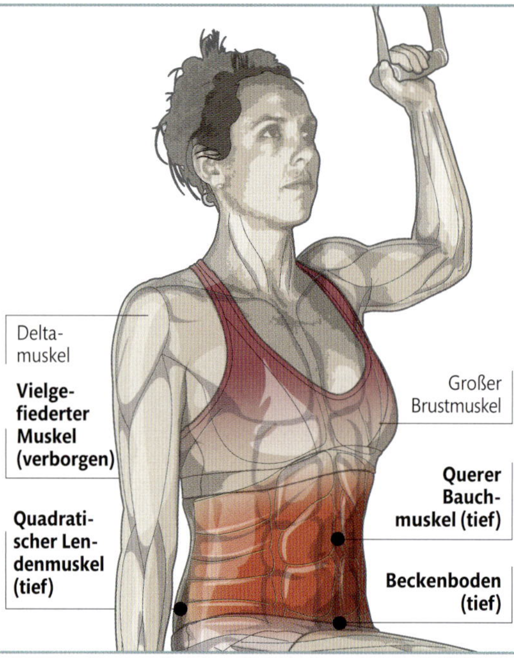

Diese Übung ist schwieriger, als sie auf den ersten Blick aussieht. Sie ist eine ausgezeichnete Möglichkeit, Ihre Core-Stabilität zu verbessern, indem Sie auf einem Bein balancieren, während Sie den Kabelzug kontrollieren. So entsteht eine Instabilität in seitlicher und in Drehrichtung, gegen die Ihre Core-Muskeln arbeiten müssen. Von dieser Übung gibt es zahlreiche Varianten – dank unterschiedlicher Winkel und Höhen des Kabelzugs – die jeweils die Core-Muskeln auf etwas andere Weise trainieren (**rechts**).

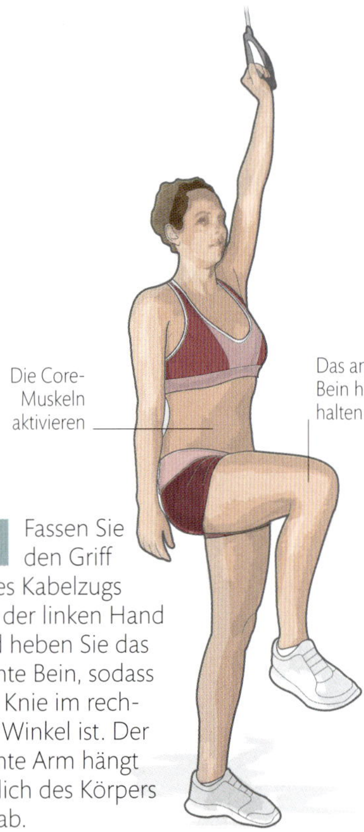

1 Fassen Sie den Griff eines Kabelzugs mit der linken Hand und heben Sie das rechte Bein, sodass das Knie im rechten Winkel ist. Der rechte Arm hängt seitlich des Körpers herab.

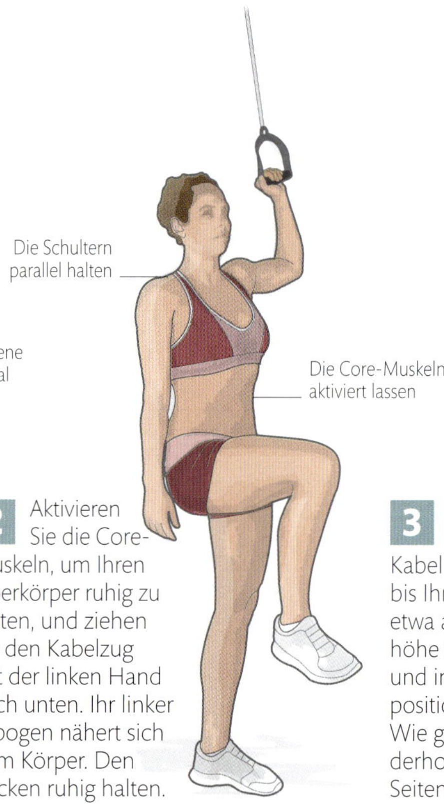

2 Aktivieren Sie die Core-Muskeln, um Ihren Oberkörper ruhig zu halten, und ziehen Sie den Kabelzug mit der linken Hand nach unten. Ihr linker Ellbogen nähert sich dem Körper. Den Rücken ruhig halten.

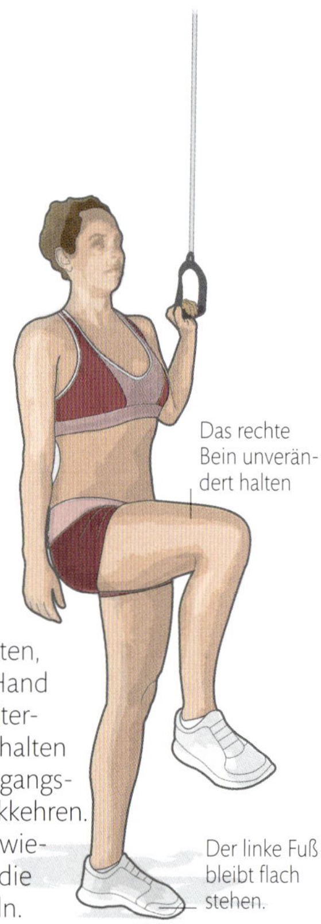

3 Ziehen Sie das Kabel nach unten, bis Ihre linke Hand etwa auf Schulterhöhe ist. Kurz halten und in die Ausgangsposition zurückkehren. Wie gefordert wiederholen und die Seiten wechseln.

VARIANTE 1

Bei dieser Variante des Kabelziehens führen Sie die Bewegung in derselben Position aus wie in der Grundübung, doch nun befindet sich der Kabelzug direkt vor Ihnen in Ellbogenhöhe. Ihr Arm wird im rechten Winkel gebeugt, der Oberarm ist vertikal. Ziehen Sie das Kabel mit der linken Hand in einer horizontalen Bewegung zu sich heran. Wie gefordert wiederholen, dann die Seite wechseln und das Kabel mit der rechten Hand ziehen.

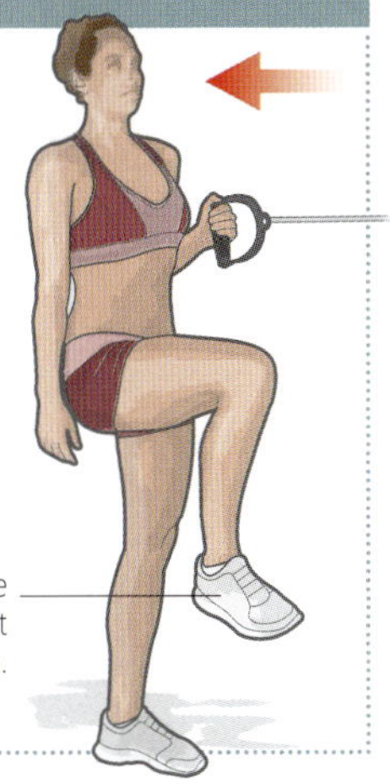

VARIANTE 2

Bei dieser Variante beginnen Sie wie zuvor, doch mit gesenktem linkem Arm. Das Kabel ist so angebracht, dass es vom Boden nach oben gezogen wird. Fassen Sie den Kabelzug mit der linken Hand und führen Sie die Grundübung umgekehrt aus: Heben Sie den linken Arm und ziehen Sie das Kabel hoch, bis sich Ihre Hand etwa auf Kopfhöhe befindet und der Ellbogen rechtwinklig gebeugt ist. Den Arm wieder senken und die Übung wie gefordert wiederholen. Anschließend die Seite wechseln.

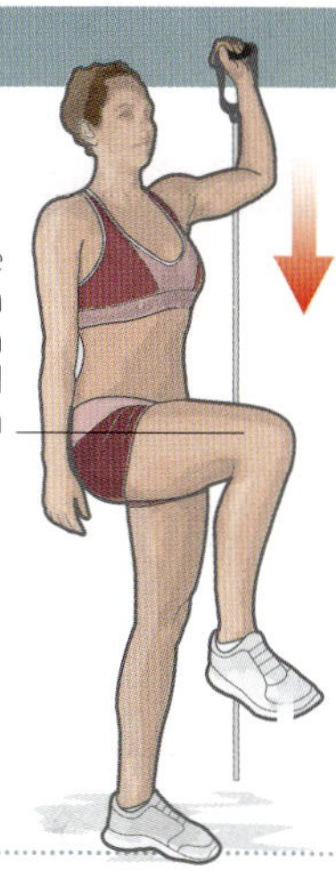

VARIANTE 3

Bei dieser anspruchsvolleren Variante, auch als fliegende Bewegung bekannt, bewegen Sie das Kabel vom Boden nach oben wie in Variante 2, doch diesmal heben und senken Sie das Kabel bei vollständig seitlich ausgestrecktem linkem Arm. Der Ellbogen bleibt permanent gestreckt. Das rechte Bein bleibt angehoben, das linke Knie ist im rechten Winkel gebeugt. Die Bewegung wie gefordert wiederholen, dann die Seite wechseln.

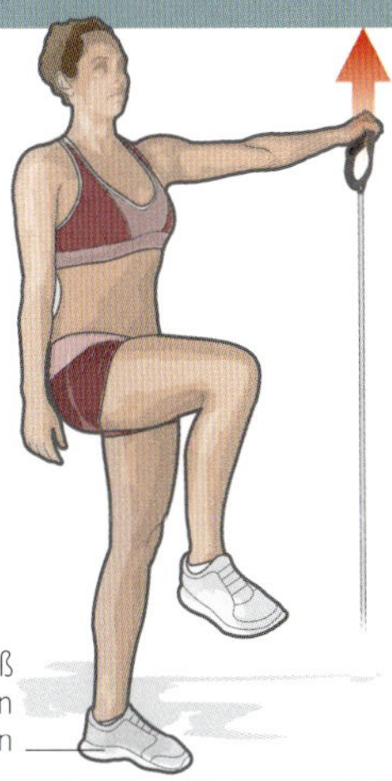

VARIANTE 4

Beim seitlichen Kabelziehen bewegen Sie das Kabel auf Schulterhöhe horizontal Richtung Körper. Nehmen Sie die normale Ausgangsposition ein. Heben Sie das rechte Knie an und führen Sie die Bewegung aus, indem Sie den Kabelzug waagerecht in Richtung Brust ziehen, bis er auf einer Höhe mit Ihrer linken Schulter ist, dann wieder zurückbewegen. Wie gefordert wiederholen und die Seite wechseln: Fassen Sie das Kabel mit der rechten Hand und heben Sie Ihr linkes Knie an.

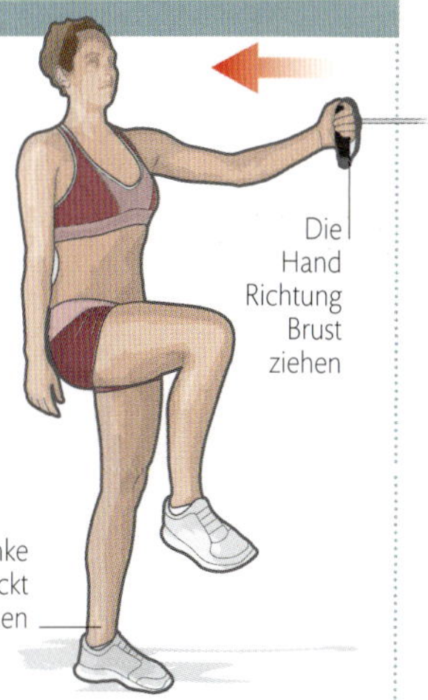
Die Hand Richtung Brust ziehen
Das linke Bein gestreckt lassen

VARIANTE 5

Führen Sie die umgekehrte Variante des Holzhackens aus, indem Sie den Kabelzug von Ihrer rechten Seite bis auf Kopfhöhe zu sich her ziehen. Strecken Sie Ihren linken Arm zur rechten Seite und halten Sie den Griff des Kabelzugs. Heben Sie Ihr rechtes Knie, bis es im rechten Winkel gebeugt ist. Ziehen Sie das Kabel bei gestrecktem Arm diagonal vor Ihrem Körper nach links oben. Dann langsam zur Ausgangsposition zurückkehren. Wie gefordert wiederholen und anschließend die Seite wechseln.

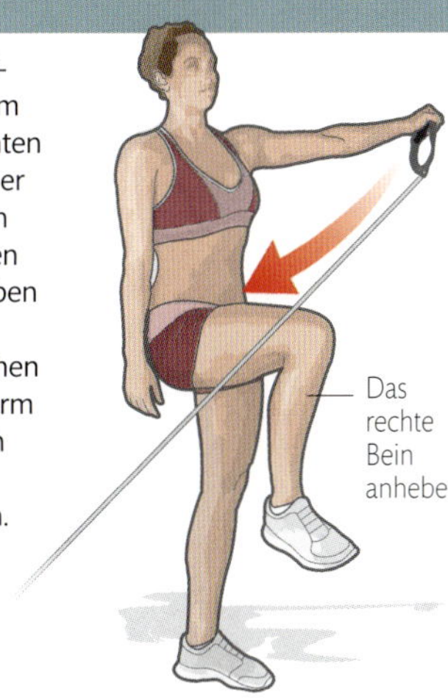

VARIANTE 6

Bei dieser Variante halten Sie den Kabelzug zu Beginn mit der rechten Hand. Stellen Sie den Kabelzug auf Kopfhöhe und platzieren Sie sich frontal und etwas links davor. Das rechte Bein wieder im rechten Winkel anheben, wie bei den Übungen mit dem linken Arm. Strecken Sie Ihren rechten Arm mit leicht gebeugtem Ellbogen zur Seite. Ziehen Sie das Kabel in einer horizontalen Linie gerade nach hinten. Dann zur Ausgangsposition zurückkehren. Wie gefordert wiederholen und die Seite wechseln.

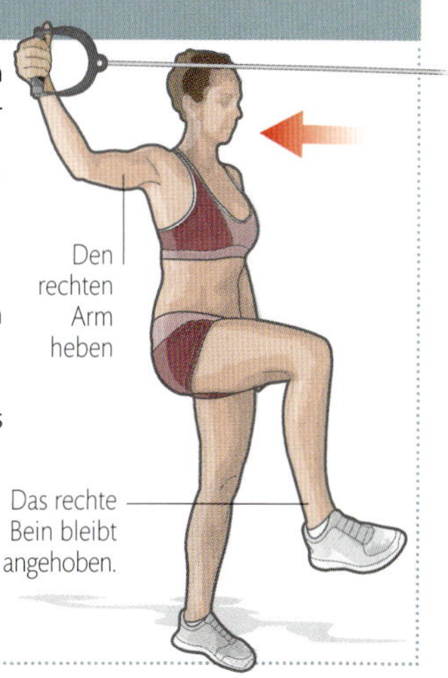

BEINHEBEN AN DER KLIMMZUGSTANGE

ZIELMUSKELN

- Gerader Bauchmuskel
- Querer Bauchmuskel
- Beckenboden
- Hüftbeuger
- Großer Gesäßmuskel

ZIELBEWEGUNG

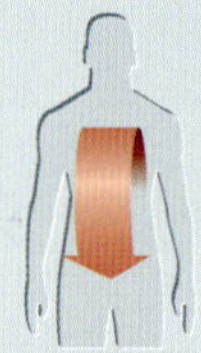

Beugung

SCHWIERIGKEITSGRAD

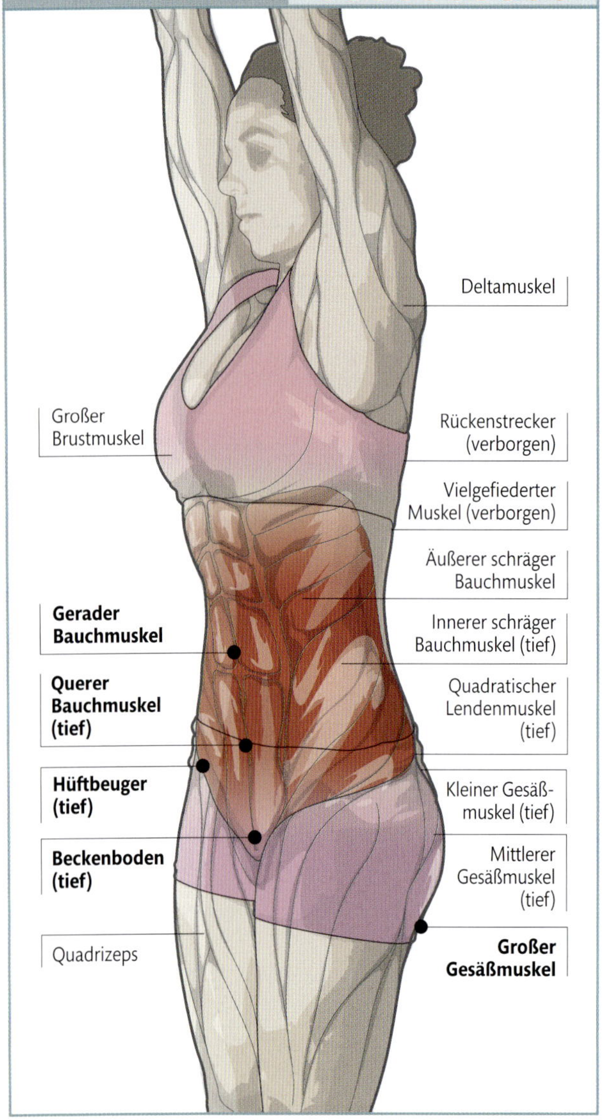

Diese Übung – eine anspruchsvollere Version des Kniehebens an der Stange (**»S. 110–111**) – sieht einfacher aus, als sie ist. Entscheidend ist eine gute Haltung. Halten Sie Ihren Oberkörper so ruhig und stabil wie möglich und kontrollieren Sie die Bewegung mit Hüftbeugern und Gesäßmuskeln. Arbeiten Sie nicht mit Schwung.

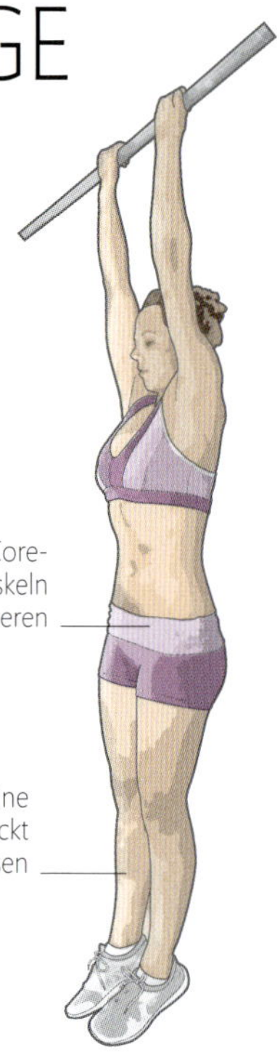

1 Hängen Sie sich im Untergriff mit schulterbreit geöffneten Armen an eine Klimmzugstange. Ihre Beine sind gerade und ruhig, Ihr Körper bildet von den Schultern bis zu den Fußgelenken eine gerade Linie.

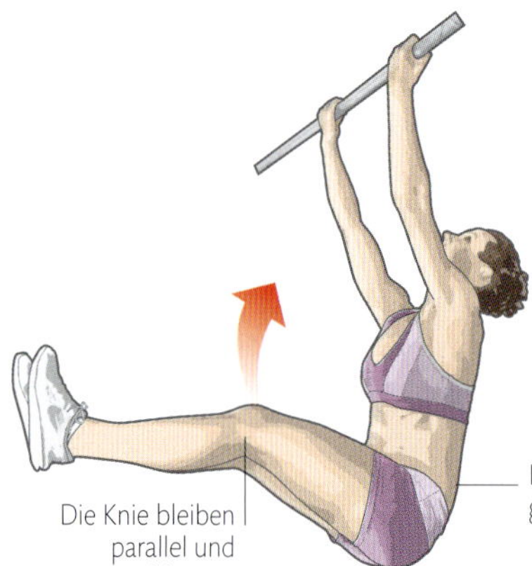
Die Knie bleiben parallel und geschlossen.
Den Rücken gerade halten

2 Heben Sie beide Beine vor dem Körper an. Die Bewegung kommt aus der Hüfte. Bei geradem Rücken die Bewegung mit den tiefen Bauchmuskeln und den Hüftbeugern kontrollieren.

3 Heben Sie die Füße so hoch, wie es Ihnen möglich ist, ohne sich zu zerren oder Ihre Haltung zu vernachlässigen. Kurz halten, dann in die Ausgangsposition zurückkehren. Die Abwärtsbewegung mit den Gesäßmuskeln kontrollieren.

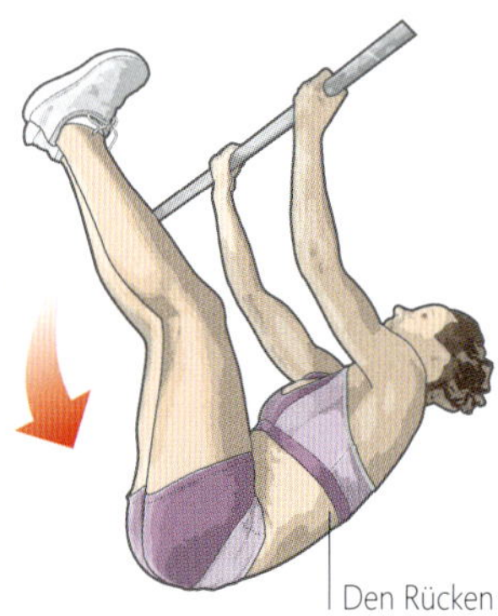

SANDSACK-SCHULTERN

ZIELMUSKELN

- Querer Bauchmuskel
- Innere schräge Bauchmuskeln
- Beckenboden
- Rückenstrecker
- Quadratischer Lendenmuskel
- Großer Gesäßmuskel

ZIELBEWEGUNG

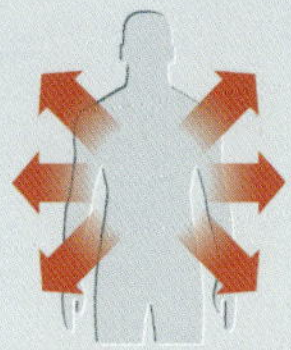

Komplex

SCHWIERIGKEITSGRAD

Diese Übung setzt eine Kombination aus Core-Kraft und -Stabilität voraus und ist ein intensiver Workout. Entscheidend ist eine korrekte Haltung. Konzentrieren Sie sich darauf, Ihre Technik zu perfektionieren und Ihren Rücken durchgehend gerade zu halten, bevor Sie das Gewicht des Sandsacks erhöhen. Führen Sie die Bewegung weich und kontrolliert aus.

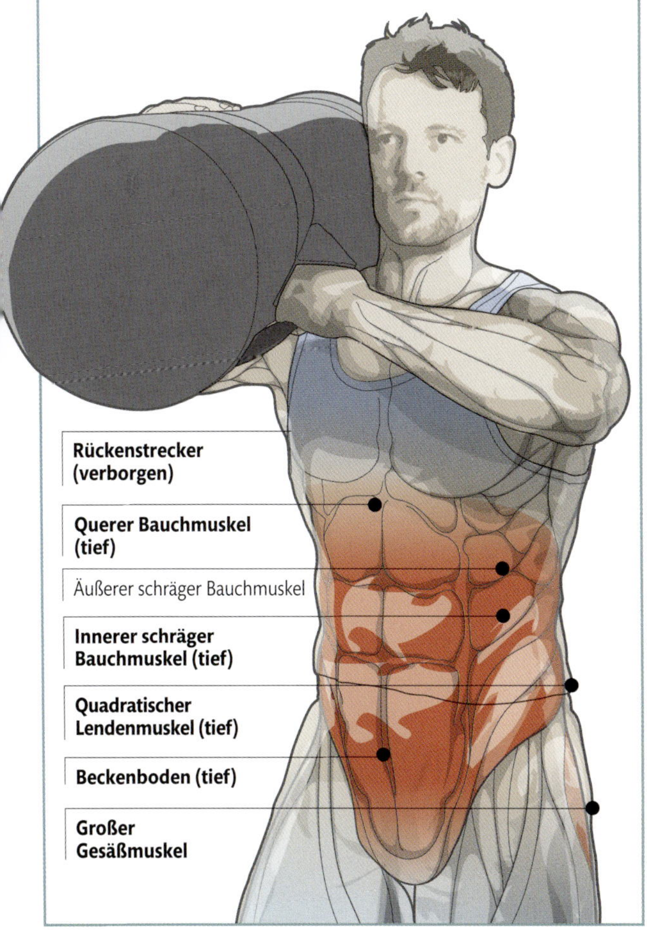

1 Legen Sie sich den Sandsack im Stand längs zwischen die Beine. Aktivieren Sie die Core-Muskeln und senken Sie Ihr Gesäß nach hinten in die Hocke. Fassen Sie die Griffe des Sandsacks so, dass Ihre rechte Hand vorne liegt.

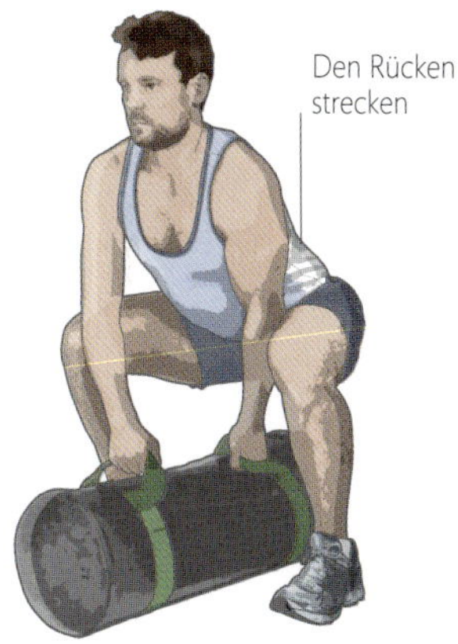

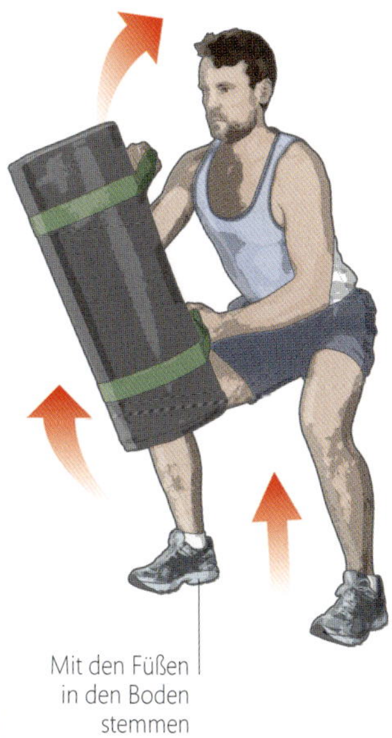

2 Stemmen Sie Ihre Füße in den Boden und richten Sie sich auf, indem Sie Ihre Beine strecken. Heben Sie dabei den Sandsack vertikal vor den Körper. Der rechte Arm befindet sich über dem linken.

3 Setzen Sie die Bewegung fort und heben Sie den Sandsack auf Ihre rechte Schulter. Lassen Sie den Griff los und stabilisieren Sie den Sandsack auf dem rechten Oberarm mit der Armbeuge. Kurz halten, dann die Bewegung umkehren und in die Ausgangsposition zurückkehren. Wie gefordert wiederholen und die Seite wechseln.

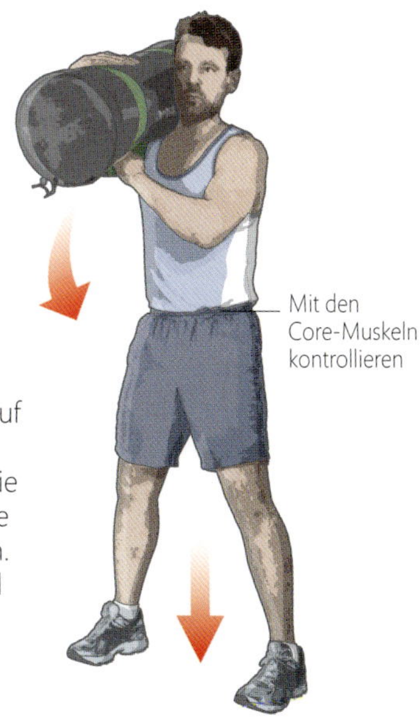

GEWICHTSCHIEBEN IM UNTERARMSTÜTZ

ZIELMUSKELN

- Querer Bauchmuskel
- Beckenboden
- Rückenstrecker
- Vielgefiederter Muskel
- Quadratischer Lendenmuskel

ZIELBEWEGUNG

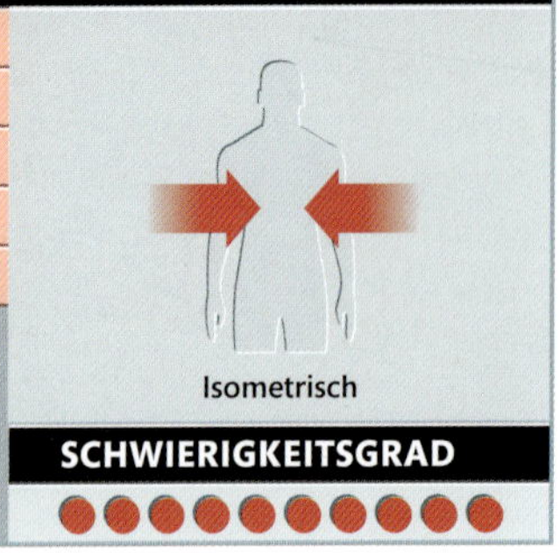

Diese anspruchsvolle Bodenübung kombiniert den Unterarmstütz (**»S. 102–103**) mit der doppelten Herausforderung einer Vorwärtsbewegung auf den Unterarmen und Zehen und dem Vorwärtsschieben einer Gewichtsscheibe. Sie ist ein hervorragender Workout für Ihre Core-Muskeln und viele große Muskelgruppen in Ober- und Unterkörper. Core-Kraft und ein starker Wille sind für die erfolgreiche Ausführung der Übung nötig. Gerade weil die Übung sehr anstrengend ist, müssen Sie unbedingt durchgehend die Körperspannung aufrechterhalten.

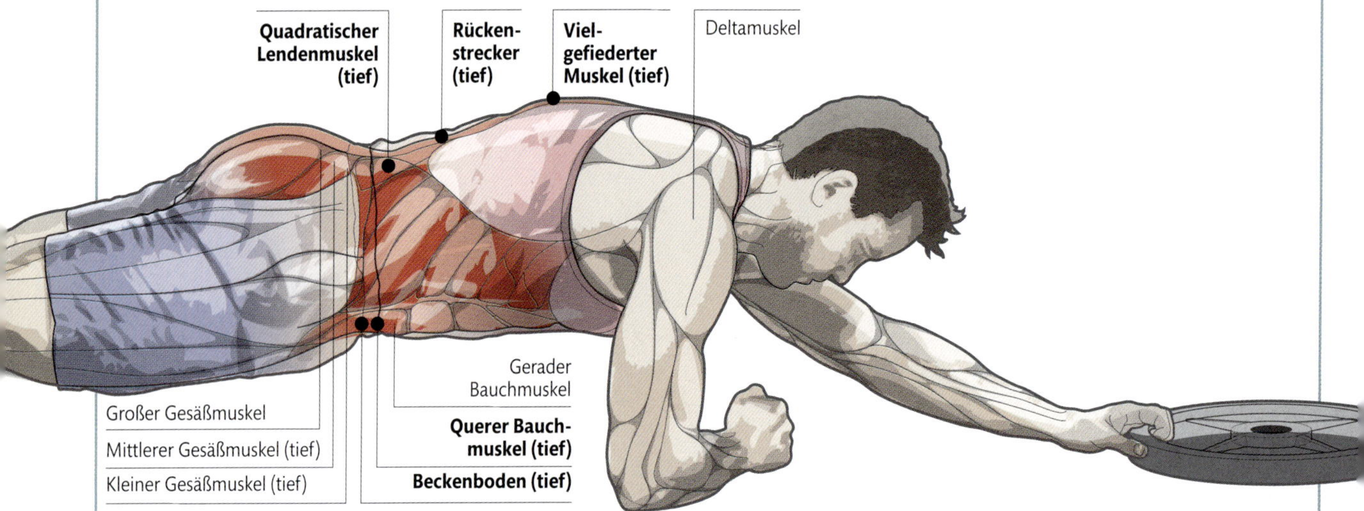

STEIGERUNG

Bei dieser Version der Übung ziehen Sie die Scheibe mit Ihren Füßen, statt sie vor dem Körper zu schieben. Diese Bewegung ist schwieriger, weil Sie stärker gegen Widerstand arbeiten müssen. Begeben Sie sich wie zuvor in den Unterarmstütz, legen Sie nun jedoch die Gewichtsscheibe unter Ihre Zehen. Schieben Sie sich in einer regelmäßigen Kriechbewegung auf den Unterarmen nach vorne, bis Ihre Füße gestreckt sind.

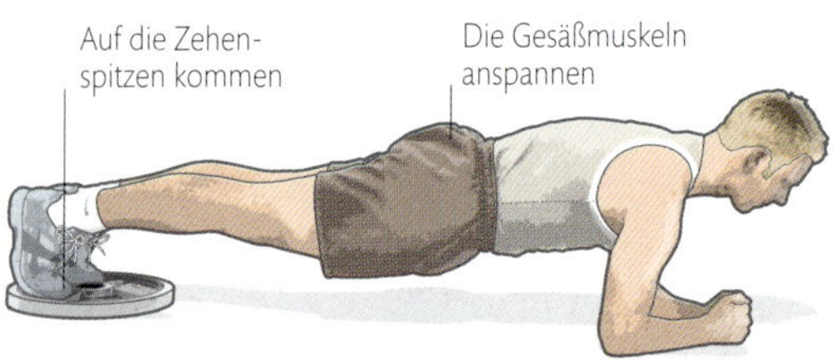

1 Legen Sie eine Gewichtsscheibe neben Ihre Füße und gehen Sie in den Unterarmstütz. Setzen Sie Ihre Zehen auf die hintere Hälfte der Scheibe.

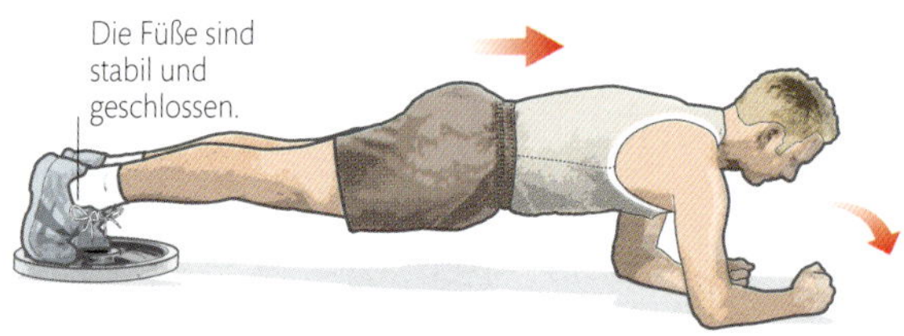

2 Stützen Sie Ihr Gewicht auf den linken Unterarm und ziehen Sie Ihren Körper nach vorne, ohne Ihre Zehen zu bewegen.

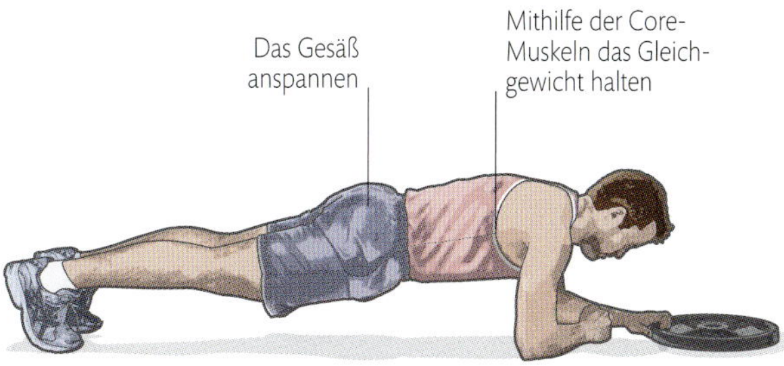

1 Legen Sie eine Gewichtsscheibe vor sich auf den Boden und kommen Sie in den Unterarmstütz. Ihr Gewicht ruht auf Ihren Zehen und Unterarmen. Verlagern Sie Ihr Gewicht auf den rechten Unterarm und schieben Sie das Gewicht mit der linken Hand nach vorne.

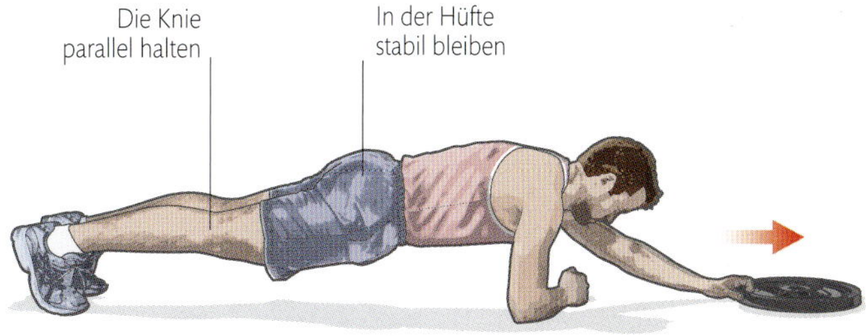

2 Schieben Sie die Scheibe, bis Ihr linker Arm vollständig gestreckt ist. Behalten Sie Ihre Körperhaltung bei und achten Sie darauf, dass Ihre Core-Muskeln aktiviert und Ihre Gesäßmuskeln fest angespannt sind.

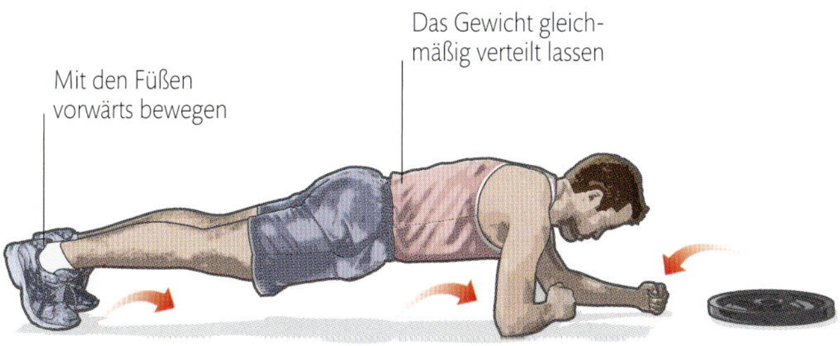

3 Ziehen Sie Ihre linke Hand von der Scheibe zurück. Stützen Sie Ihr Gewicht auf Ihren linken Unterarm und die Zehen Ihres linken Fußes, bewegen Sie Ihren rechten Arm und den rechten Fuß nach vorne und stellen Sie sicher, dass Ihr Rücken gerade bleibt.

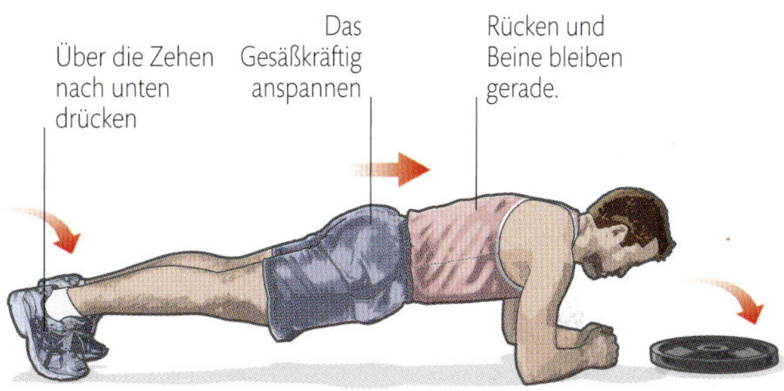

4 Setzen Sie den rechten Arm neben dem linken und die rechte Fußspitze etwas vor der linken auf. Legen Sie Ihr Gewicht auf beide Unterarme, bringen Sie Ihren linken Fuß nach vorne und setzen Sie ihn neben Ihren rechten Fuß, wie zu Beginn. Die Sequenz wie gefordert wiederholen.

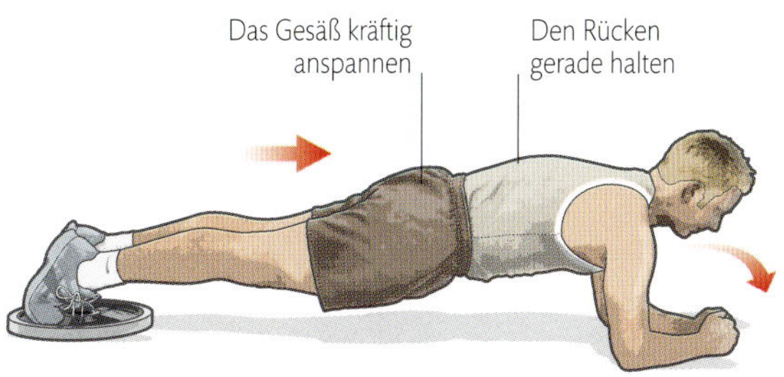

3 Mit Ihrem Gewicht auf dem linken Unterarm setzen Sie Ihren rechten Arm vor, neben den linken. Die Füße bleiben an Ort und Stelle. Ihre Zehen sind nun gestreckt.

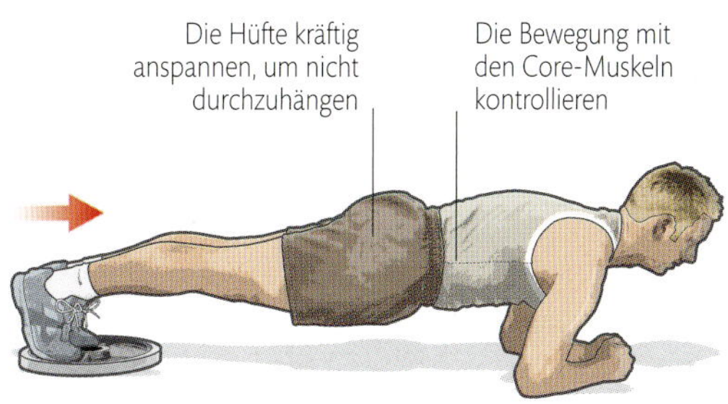

4 Aktivieren Sie die Core-Muskeln, um die Scheibe mit den Zehen vorzuschieben, bis Sie wieder in der Ausgangsposition sind. Die Sequenz wie gefordert wiederholen.

LIEGESTÜTZ-TREPPENSTEIGEN

ZIELMUSKELN	ZIELBEWEGUNG
■ Querer Bauchmuskel	
■ Beckenboden	
■ Rückenstrecker	
■ Vielgefiederter Muskel	
■ Quadratischer Lendenmuskel	
■ Kleiner Gesäßmuskel	
■ Mittlerer Gesäßmuskel	Isometrisch
■ Großer Gesäßmuskel	**SCHWIERIGKEITSGRAD**

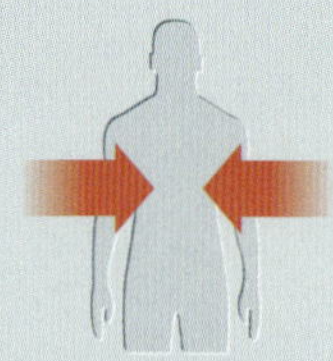
Isometrisch

Diese sehr schwierige Übung lässt sich nur mit viel Training perfekt ausführen. Stellen Sie drei Kästen zu flachen Stufen aneinander. Führen Sie die Bewegung kontrolliert und fließend aus und wiederholen Sie sie zu beiden Körperseiten gleich oft.

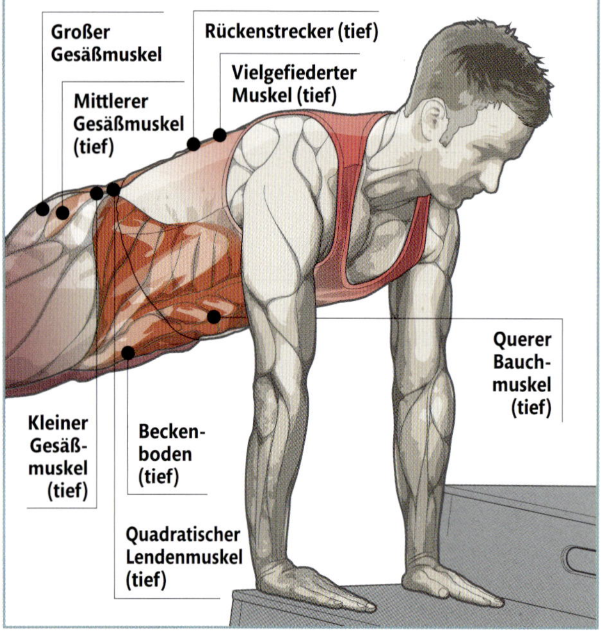

VORSICHT!

Diese Übung erfordert ausgezeichnete Core-Stabilität. Sie kann zu Verletzungen führen, wenn sie nicht korrekt ausgeführt wird. Probieren Sie sie erst, wenn Sie die vorhergehenden Übungen in diesem Buch beherrschen. Üben Sie ohne die Kästen, bis Sie die Technik gemeistert haben. Prüfen Sie zu Beginn, ob die Kästen stabil stehen, und setzen Sie Ihre Hände mit Bedacht darauf ab.

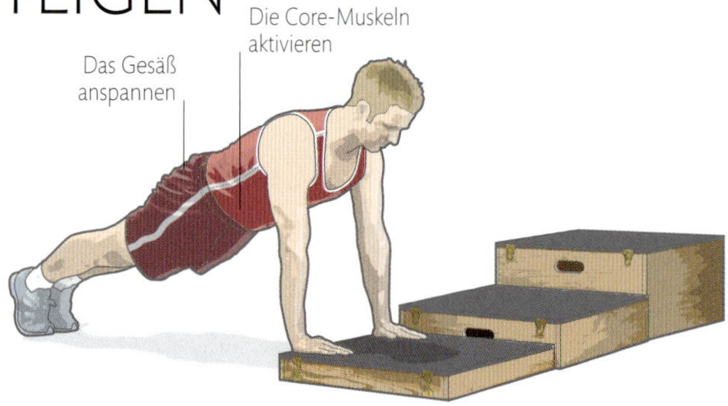
Die Core-Muskeln aktivieren
Das Gesäß anspannen

1 Beginnen Sie an der niedrigsten Stufe im Liegestütz (**»S. 102–103**) auf Ihren Handflächen gestützt, die sich unterhalb der Schultern befinden. Ihre Füße sind geschlossen und Ihr Körper ist fest.

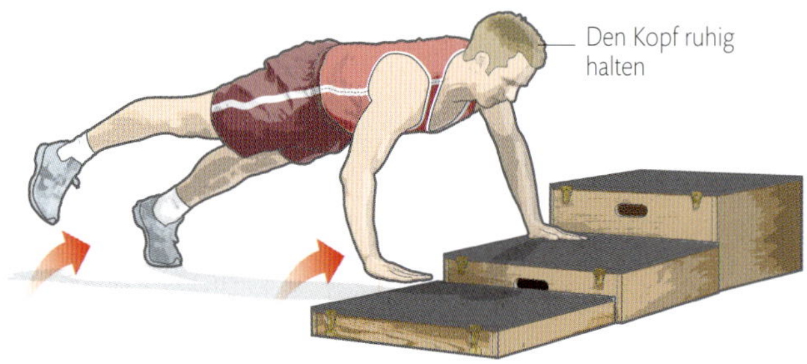
Den Kopf ruhig halten

4 Verlagern Sie Ihr Gewicht auf den linken Arm und das linke Bein. Heben Sie Ihre rechte Hand und das rechte Bein und bewegen Sie sie seitlich in Richtung der zweiten Stufe.

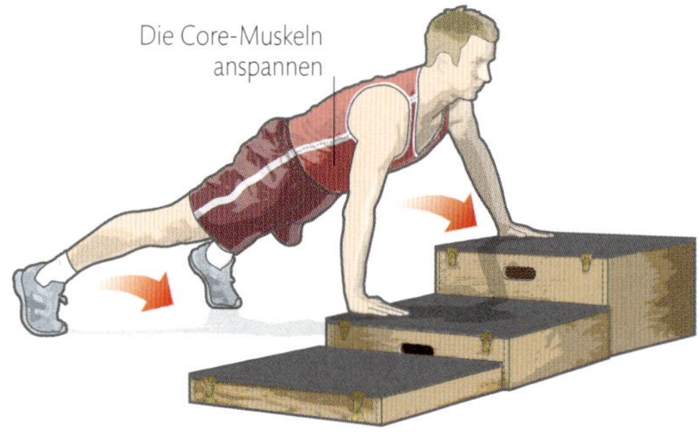
Die Core-Muskeln anspannen

7 Verankern Sie Ihre linke Hand auf der dritten Stufe und Ihren linken Fuß auf dem Boden. Die rechte Hand ist noch auf der zweiten Stufe. Verteilen Sie Ihr Gewicht gleichmäßig auf beide Hände und Füße.

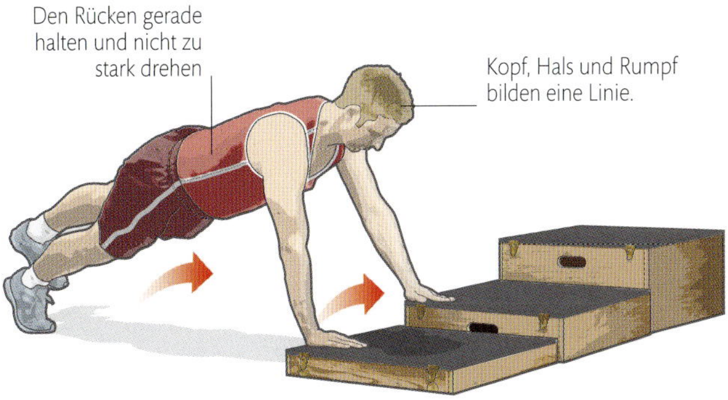

2 Verlagern Sie Ihr Gewicht auf Ihren rechten Arm und das rechte Bein, heben Sie gleichzeitig die linke Hand und das linke Bein und bewegen Sie sie seitlich zur zweiten Stufe hin.

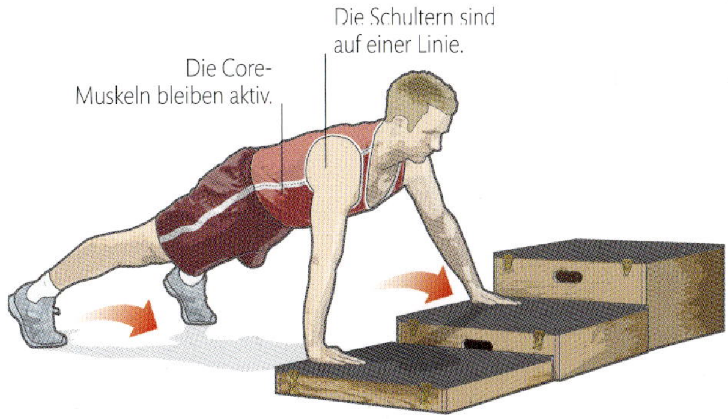

3 Verankern Sie Ihre linke Hand auf der zweiten Stufe und Ihren linken Fuß im Boden. Ihr Extremitäten beschreiben jetzt eine Sternform. Verteilen Sie Ihr Gewicht gleichmäßig auf Arme und Beine.

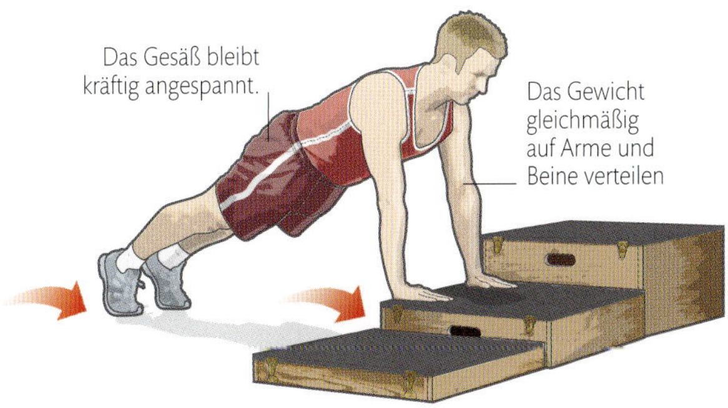

5 Verankern Sie Ihre rechte Hand auf der zweiten Stufe neben der linken und Ihren rechten Fuß neben dem linken, sodass Sie wieder eine Liegestütz-Position einnehmen.

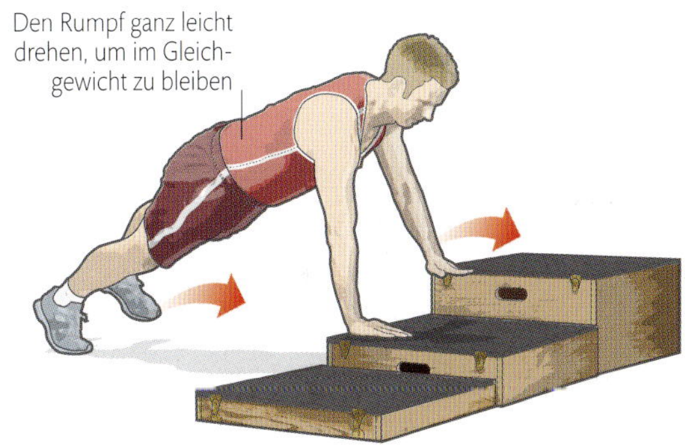

6 Verlagern Sie wie zuvor das Gewicht auf Ihren rechten Arm und das rechte Bein und heben Sie Ihre linke Hand und das linke Bein in Richtung der dritten Stufe. Drehen Sie Ihren Rumpf dabei nicht zu stark.

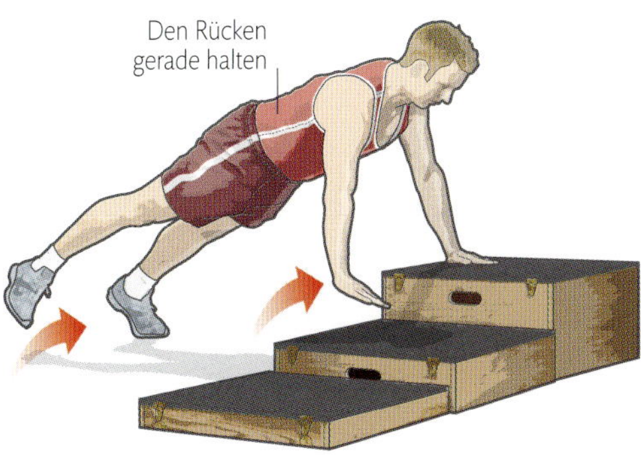

8 Verlagern Sie wie zuvor Ihr Gewicht auf Ihren linken Arm und das linke Bein, heben Sie Ihren rechten Arm und das rechte Bein und bewegen Sie sich weich und kontrolliert seitlich in Richtung der dritten Stufe.

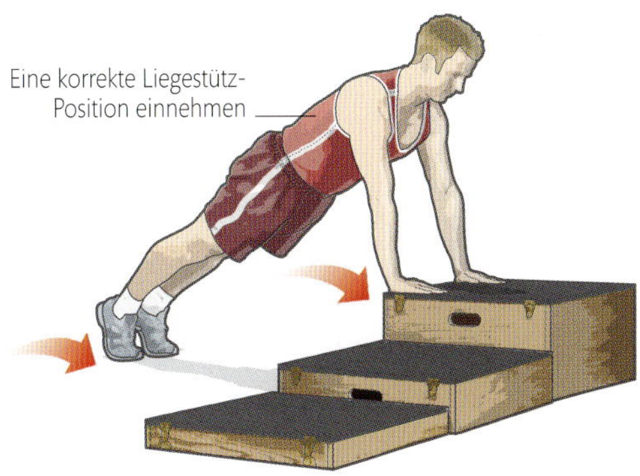

9 Setzen Sie Ihre rechte Hand neben die linke auf die dritte Stufe und schließen Sie die Füße zum Liegestütz. Kurz halten, die Sequenz umkehren und in die Ausgangsposition zurückkehren. Wiederholen und die Seite wechseln.

TÜRKISCHES AUFSTEHEN MIT KUGELHANTEL

ZIELMUSKELN
- Querer Bauchmuskel
- Äußere schräge Bauchmuskeln
- Innere schräge Bauchmuskeln
- Beckenboden
- Hüftbeuger
- Quadratischer Lendenmuskel
- Kleiner/Mittlerer Gesäßmuskel
- Großer Gesäßmuskel

ZIELBEWEGUNG

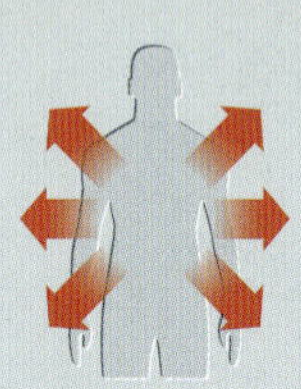

Komplex

SCHWIERIGKEITSGRAD

●●●●●●●●●●

Diese wenig elegante, aber äußerst funktionale Übung ist eine ebenso ungewöhnliche wie effektive Herausforderung für Ihre Core-Muskeln. Bei der Grundbewegung richten Sie Ihren Körper aus einer vorgebeugten Haltung auf und strecken dabei mit einer Hand ein Gewicht in die Höhe – in diesem Fall eine Kugelhantel. Führen Sie zur rechten und zur linken Seite dieselbe Anzahl Wiederholungen aus.

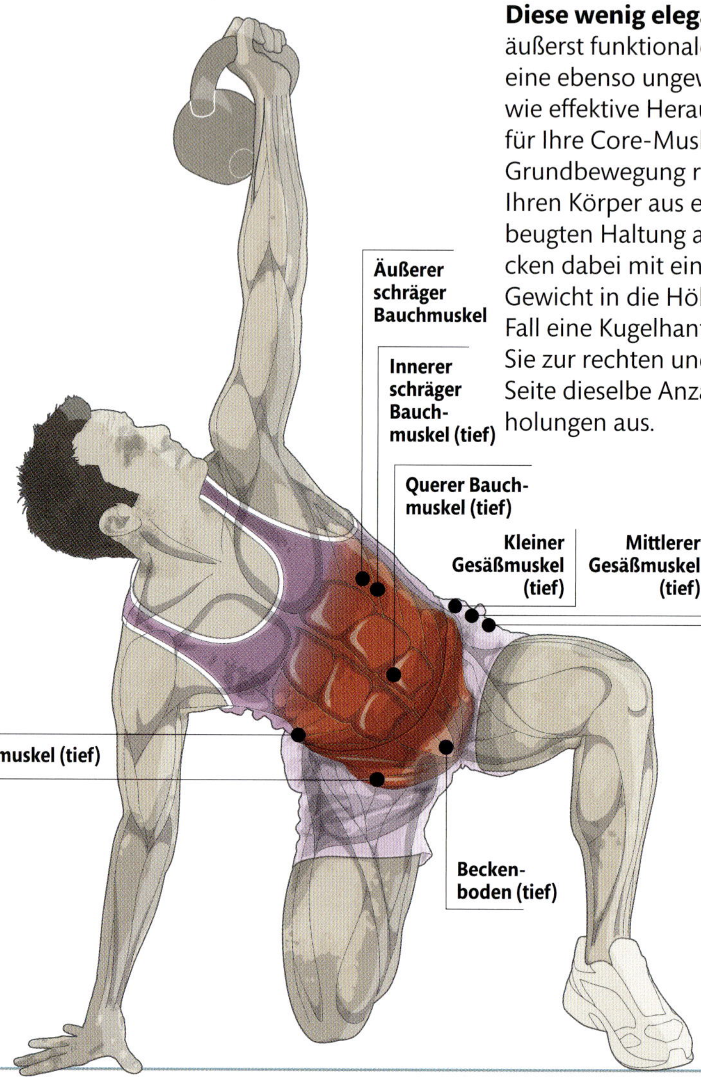

VORSICHT!

Um diese Übung richtig hinzubekommen, ist ein wenig Praxis erforderlich. Ihre korrekte Ausführung setzt eine Kombination von guter Core-Kraft und -Mobilität sowie bewegliche Gelenke voraus. Es empfiehlt sich, den Hauptteil der Übung zunächst mit der Variante (**rechts**) zu üben und zu perfektionieren. So verringern Sie die Gefahr von Muskelzerrungen oder -verletzungen, die infolge einer fehlerhaften Haltung auftreten können. Da Sie ein Gewicht über Ihren Kopf halten, sollten Sie unbedingt mit einer leichten Kugelhantel beginnen und sie mit festem Griff halten.

VARIANTE

Bei einer einfacheren Variante des Türkischen Aufstehens führen Sie die ersten drei Schritte der Hauptübung aus (auf ein Knie erheben) und kehren dann in die Ausgangsposition zurück. Führen Sie zu beiden Seiten dieselbe Anzahl Wiederholungen aus. So können Sie auch den wichtigsten Teil der Übung perfektionieren.

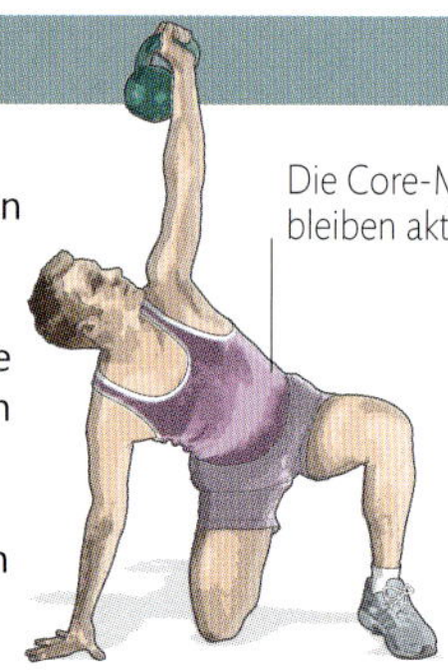

Die Core-Muskeln bleiben aktiviert.

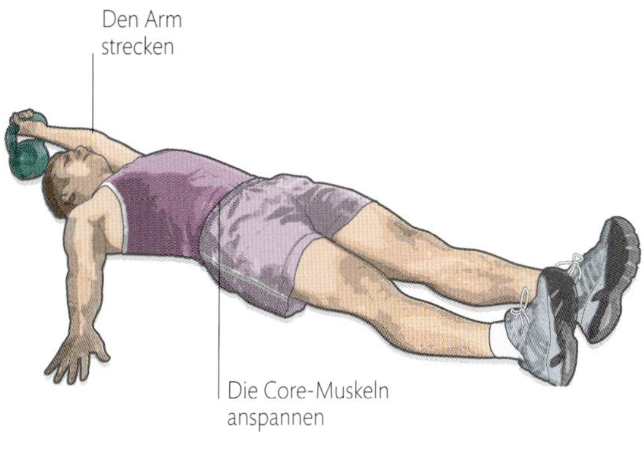

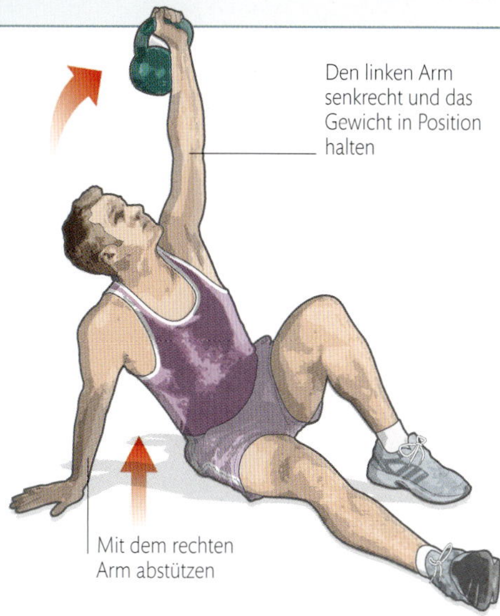

1 Legen Sie sich auf den Rücken und strecken Sie Ihren linken Arm über den Kopf. Fassen Sie eine Kugelhantel mit der linken Hand im Obergriff, sodass die Oberseite Ihres Handgelenks auf dem Gewicht ruht. Ihr rechter Arm ist um etwa 45 Grad vom Körper abgewinkelt, die Handfläche weist nach unten.

2 Spannen Sie Ihre Core-Muskeln an und heben Sie das Gewicht mit der linken Hand in die Höhe. Drücken Sie Ihre rechte Hand in den Boden, um den Oberkörper aufzurichten. Beugen Sie dabei das linke Knie und bereiten Sie sich so auf die kniende Position vor.

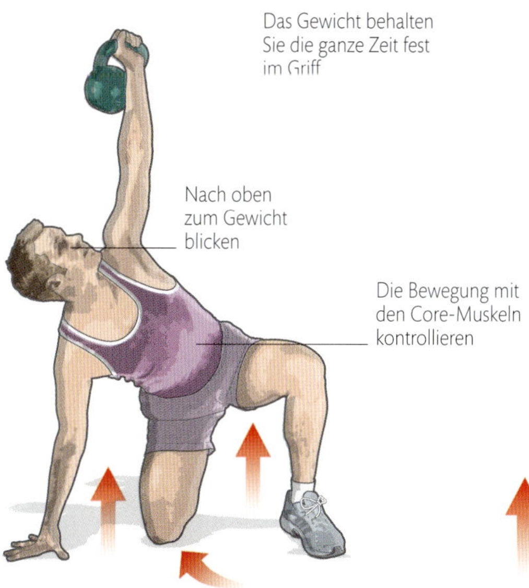

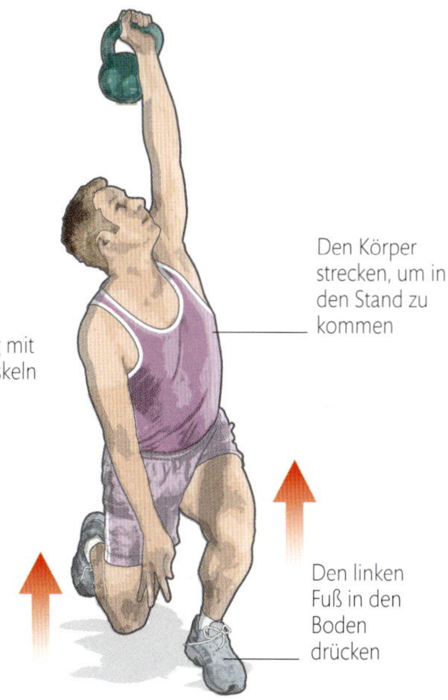

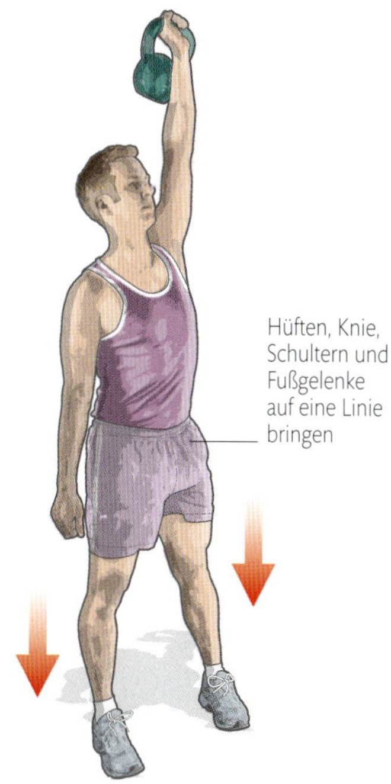

3 Stützen Sie sich auf den rechten Arm und den linken Fuß und schwingen Sie das rechte Bein bei aktivierter Core-Muskulatur unter dem Körper nach hinten.

4 Drücken Sie Ihren linken Fuß in den Boden, heben Sie Ihren rechten Arm und erheben Sie sich auf die Zehen Ihres rechten Fußes. Das rechte Knie ist noch auf dem Boden.

5 Mit beiden fest in den Boden gedrückten Füßen stehen Sie auf. Das Gewicht befindet sich an ihrem ausgestreckten Arm. Halten, die Bewegung umkehren und zum Anfang zurückkehren. Wiederholen und die Seite wechseln.

HÜFTDREHEN UND KICKEN AUF DEM BALL

ZIELMUSKELN
- Querer Bauchmuskel
- Äußere schräge Bauchmuskeln
- Innere schräge Bauchmuskeln
- Beckenboden
- Vielgefiederter Muskel
- Quadratischer Lendenmuskel
- Kleiner/Mittlerer Gesäßmuskel
- Großer Gesäßmuskel

ZIELBEWEGUNG

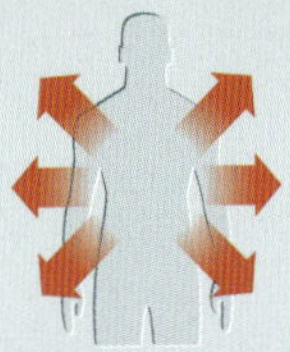

Komplex

SCHWIERIGKEITSGRAD

●●●●●●●●●●

Diese anspruchsvolle Übung setzt sehr gute Kontrolle, Stabilität und Kraft in der Drehung voraus und ist eine Herausforderung für sämtliche Core-Muskeln. Probieren Sie sie erst, wenn Sie über ausgezeichnete Core-Stabilität verfügen.

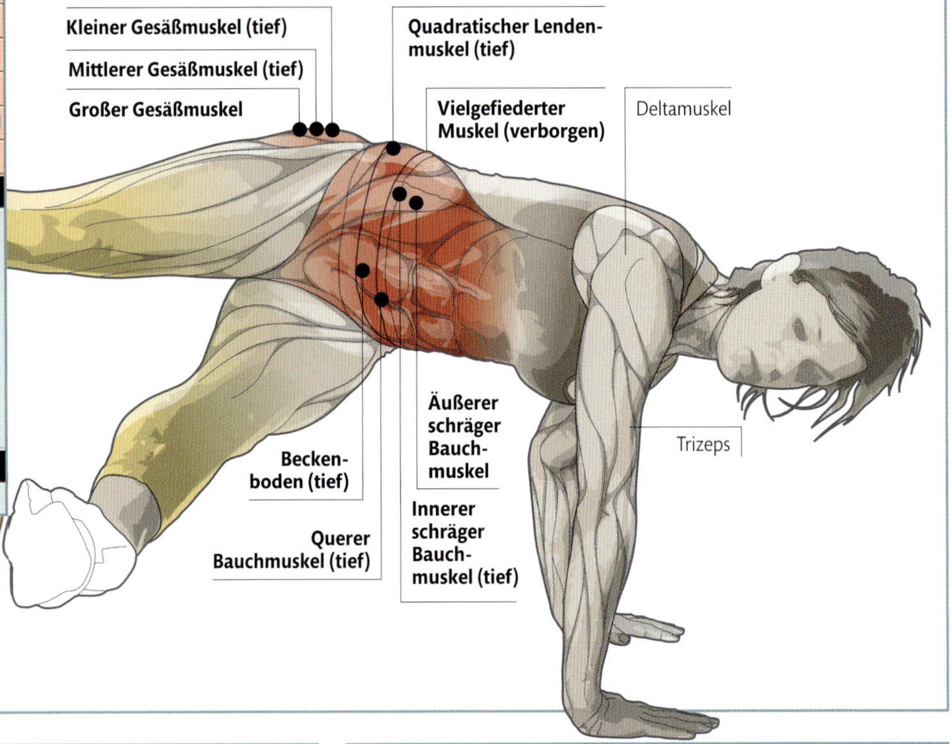

STEIGERUNG 1

Wenn Sie die Übung mit Ihren Ellbogen auf einem Gymnastikball ausführen, erhöht das die Instabilität und zwingt Ihre Core-Muskulatur und andere Muskelgruppen, härter zu arbeiten. Probieren Sie diese Steigerung erst, wenn Sie die Hauptübung beherrschen.

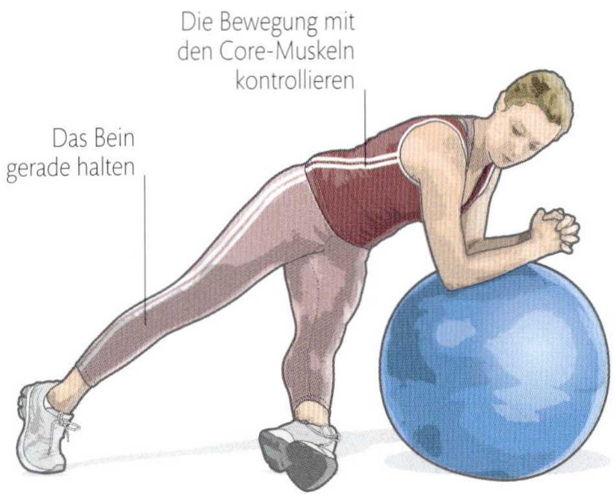
Die Bewegung mit den Core-Muskeln kontrollieren
Das Bein gerade halten

STEIGERUNG 2

Noch mehr Core-Stabilität, -Kraft und -Beweglichkeit sind erforderlich, wenn Sie bei der Übung Ihre Füße auf einen Gymnastikball und Ihre Händen auf einen halben Ball setzen. Probieren Sie das erst, wenn Sie die einfacheren Versionen technisch gut beherrschen.

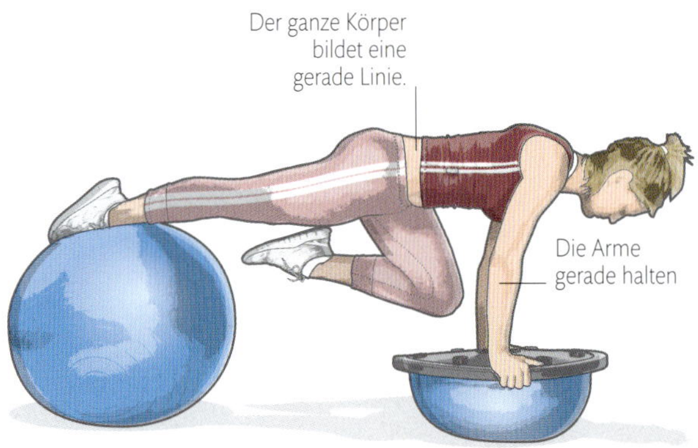
Der ganze Körper bildet eine gerade Linie.
Die Arme gerade halten

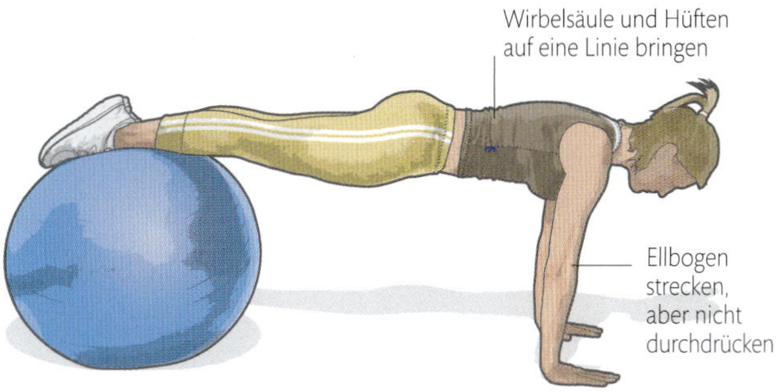

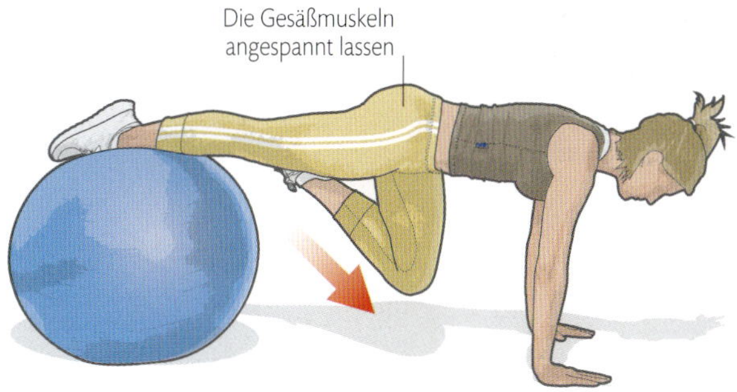

1 Knien Sie sich vor einen Gymnastikball, setzen Sie Ihre Füße mit dem Spann darauf, aktivieren Sie Ihre Core-Muskeln und erheben Sie sich in den Liegestütz. Ihre Handflächen liegen flach auf dem Boden.

2 Bleiben Sie in dieser Position, lassen Sie Ihre Core-Muskeln aktiviert und ziehen Sie dann langsam Ihr linkes Knie nach vorn, bis Ihr Oberschenkel einen rechten Winkel zu den Hüften bildet.

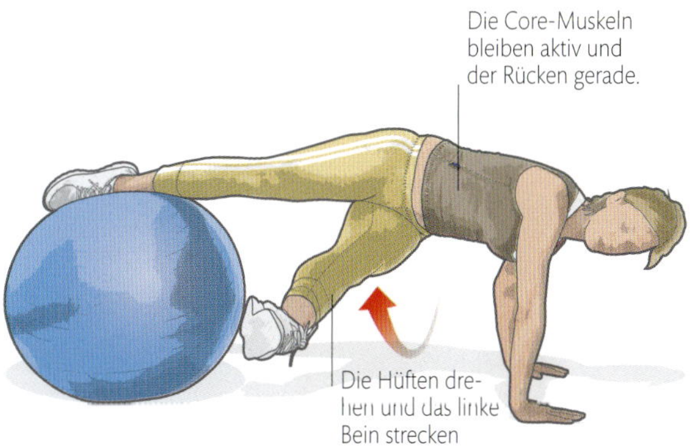
Die Core-Muskeln bleiben aktiv und der Rücken gerade.
Die Hüften drehen und das linke Bein strecken

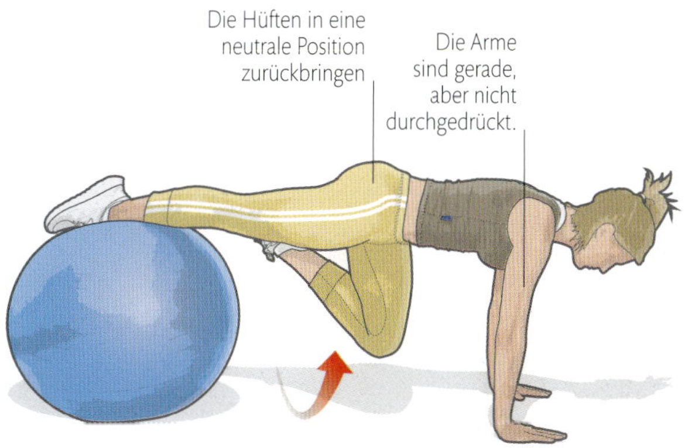
Die Hüften in eine neutrale Position zurückbringen
Die Arme sind gerade, aber nicht durchgedrückt.

3 Drehen Sie Ihre Hüften nach links und strecken Sie dabei Ihr rechtes Knie. Strecken Sie gleichzeitig Ihr Bein zur Ihrer rechten Seite. Stabilisieren Sie sich mit den Core-Muskeln.

4 Kurz halten, dann kontrolliert in die Position von Schritt 2 zurückkehren, indem Sie die Hüften wieder in die Waagerechte und das linke Bein wieder in die angewinkelte Position zurückbringen.

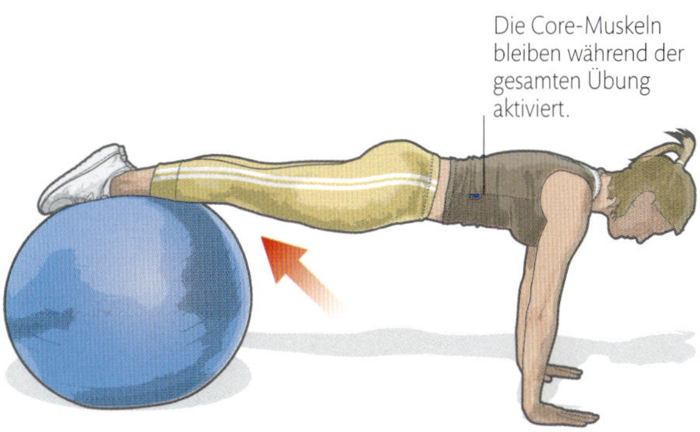

5 Kehren Sie in die Ausgangsposition zurück: das linke Bein strecken und den Fuß auf den Ball setzen. Wie gefordert wiederholen, dann die Seite wechseln.

VORSICHT!

Diese Übung erfordert ausgezeichnetes Gleichgewicht und sehr gute Core-Kontrolle, -Stabilität und -Beweglichkeit. Achten Sie unbedingt während der gesamten Übung auf eine korrekte Haltung. Lassen Sie Ihre Hüften oder den unteren Rücken nicht durchhängen, da das der Wirbelsäule schaden kann. Der Durchmesser des Gymnastikballs sollte etwa der Länge Ihrer Arme entsprechen, damit Ihre Körperhaltung korrekt ist.

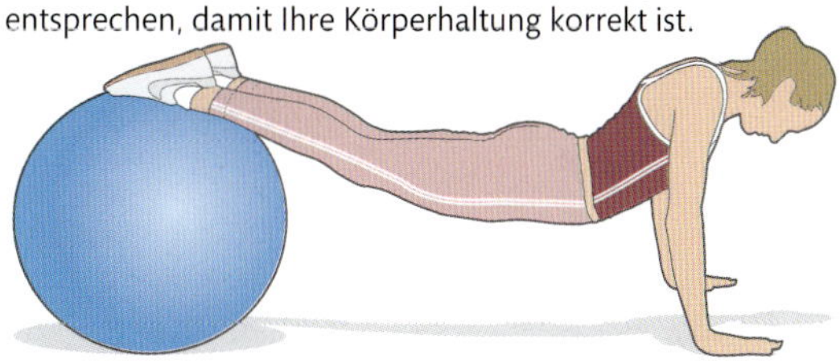

SLIDEBOARD-WISCHEN

ZIELMUSKELN	ZIELBEWEGUNG
■ Querer Bauchmuskel ■ Äußere schräge Bauchmuskeln ■ Innere schräge Bauchmuskeln ■ Beckenboden ■ Rückenstrecker ■ Vielgefiederter Muskel ■ Quadratischer Lendenmuskel ■ Großer Gesäßmuskel	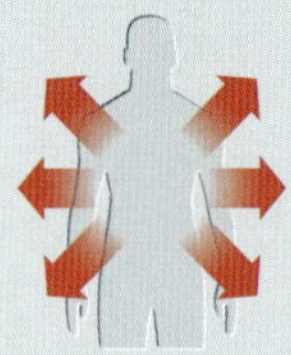 Komplex
	SCHWIERIGKEITSGRAD

Diese Übung trainiert Ihren Körper ähnlich wie das Gewichtschieben im Unterarmstütz (**»S. 152–153**), jedoch mit erhöhter Instabilität an den Seiten und in Drehrichtung. Da sie auch Ihre Schulter- und Brustmuskulatur trainiert, ist sie eine perfekte Ganzkörper-Übung. Sehr gute Core-Kraft und -Kontrolle sind für diese Übung unbedingt erforderlich.

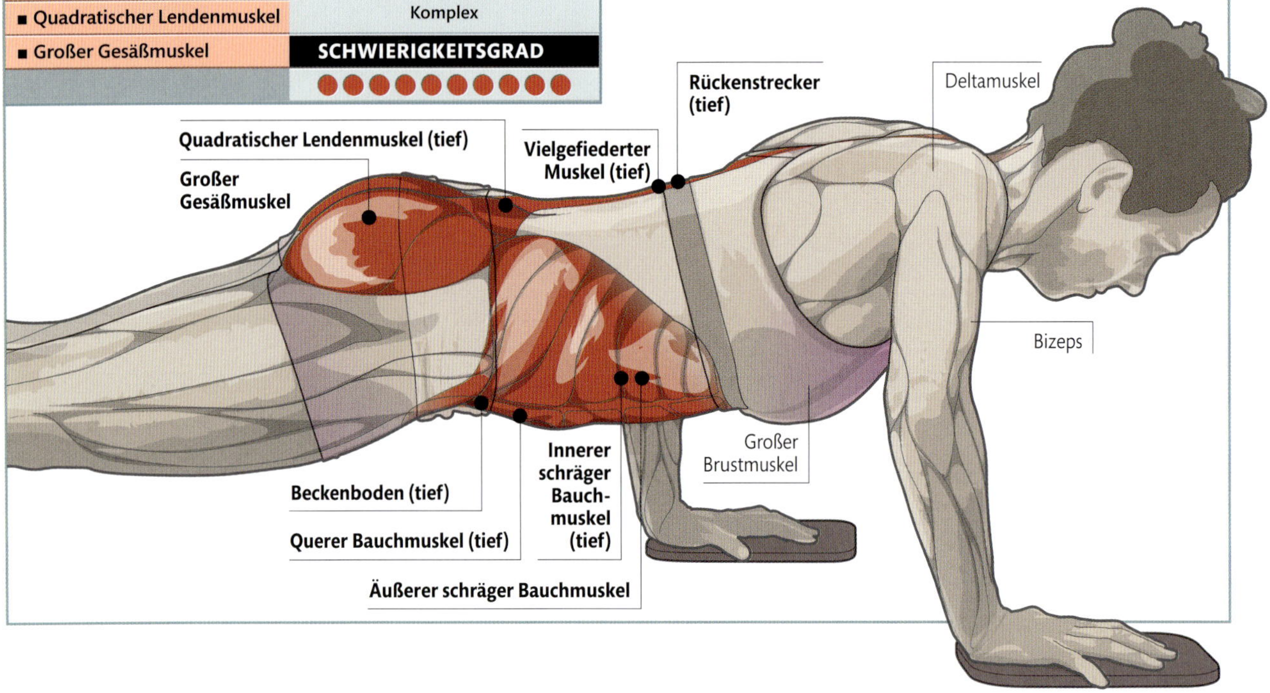

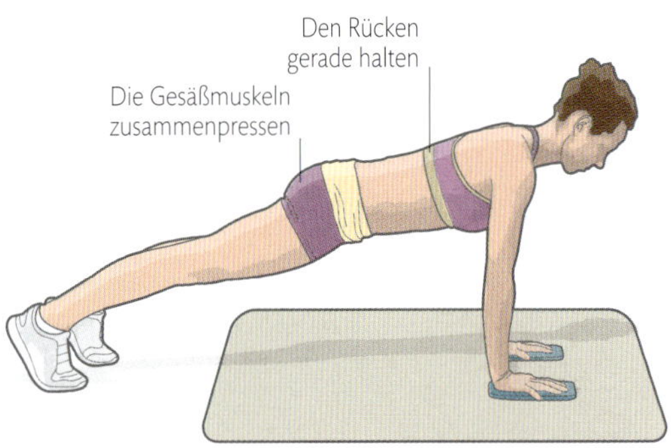
Den Rücken gerade halten
Die Gesäßmuskeln zusammenpressen

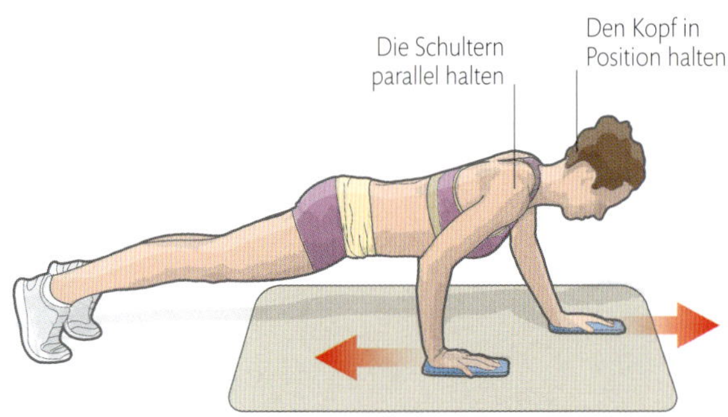
Die Schultern parallel halten
Den Kopf in Position halten

1 Gehen Sie über einem Slideboard in den Liegestütz und legen Sie sich je ein Gleitpad unter Ihre Hände. Aktivieren Sie Ihre Core-Muskeln und spannen Sie Ihre Gesäßmuskulatur an.

2 Halten Sie Ihren Körper in Position und schieben Sie gleichzeitig Ihre linke Hand nach vorne und die rechte Hand nach hinten über das Slideboard. Dabei die Ellbogen leicht beugen und das Gewicht gleichmäßig verteilen.

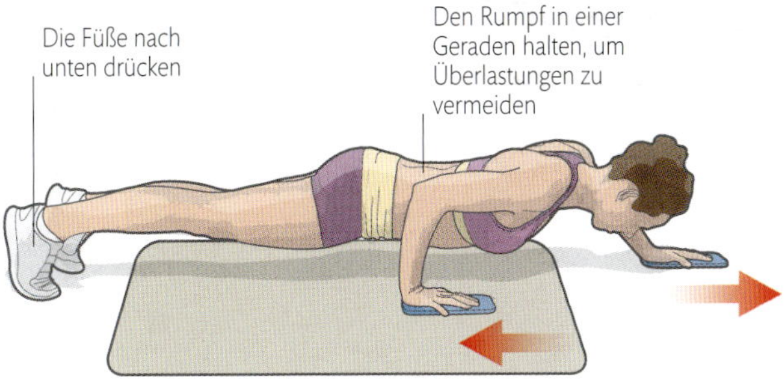
Die Füße nach unten drücken
Den Rumpf in einer Geraden halten, um Überlastungen zu vermeiden

3 Schieben Sie beide Hände weiter über den Boden und beugen Sie Ihre Ellbogen mit der Bewegung, bis Ihr Körper in etwa parallel zum Boden ist. Am Ende der Bewegung kurz innehalten.

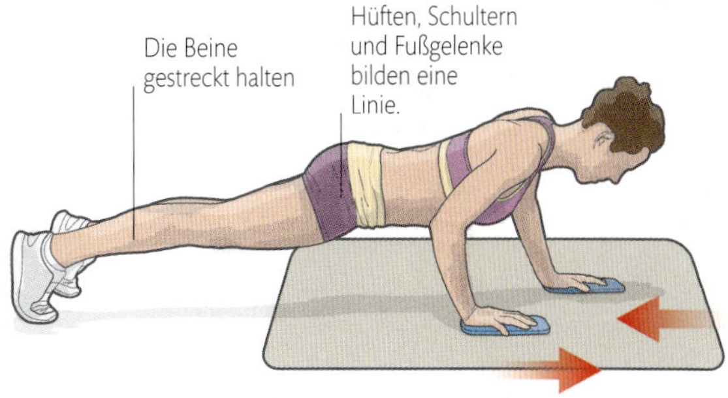
Die Beine gestreckt halten
Hüften, Schultern und Fußgelenke bilden eine Linie.

4 Die Bewegung umkehren und in die Ausgangsposition zurückkehren. Die Bewegung mit den Core-Muskeln kontrollieren. Ihr Körper gewinnt nun wieder etwas an Höhe.

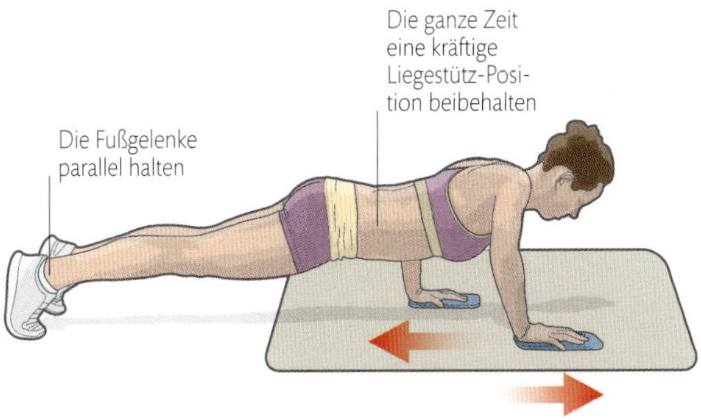
Die Fußgelenke parallel halten
Die ganze Zeit eine kräftige Liegestütz-Position beibehalten

5 Setzen Sie die Bewegung über die Ausgangsposition hinaus fort. Schieben Sie Ihre rechte Hand weiter vor und Ihre linke weiter zurück. Kontrollieren Sie die Bewegung mit Ihren Core-Muskeln und lassen Sie Ihre Gesäßmuskeln aktiviert, um sich in der Liegestütz-Position zu halten.

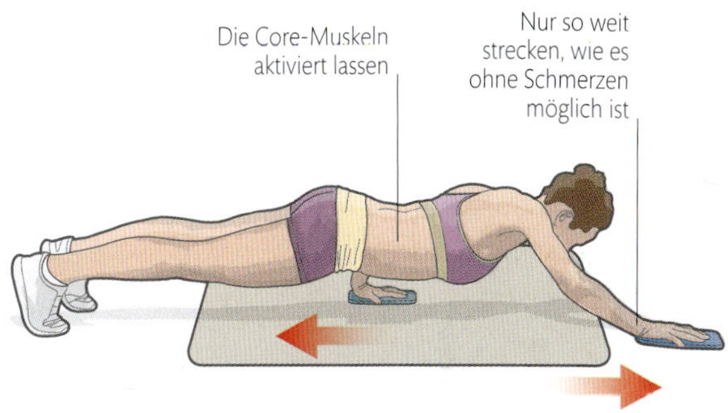
Die Core-Muskeln aktiviert lassen
Nur so weit strecken, wie es ohne Schmerzen möglich ist

6 Strecken Sie sich in der Bewegung wie zuvor, bis Ihr Körper in etwa parallel zum Boden ist. Dann umkehren und langsam und kontrolliert in die Ausgangsposition zurückkehren.

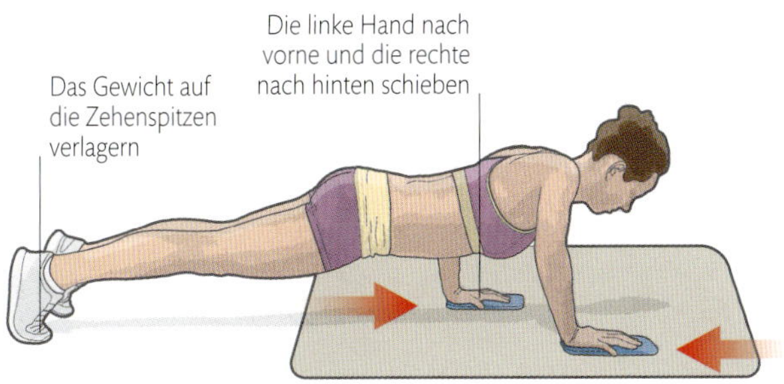

7 Setzen Sie die Umkehrbewegung fort. Mit der rechten Hand nach hinten und mit der linken nach vorne gleiten. Heben Sie Ihren Körper in dem Maße an, wie Ihre Hände sich einander annähern.

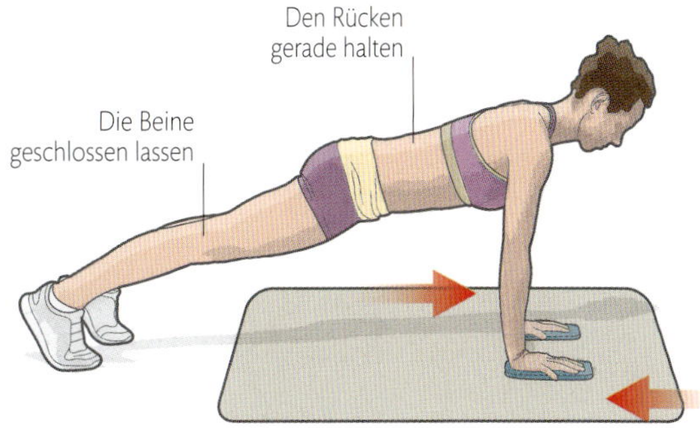
Den Rücken gerade halten
Die Beine geschlossen lassen

8 Bringen Sie beide Hände zurück in die Ausgangsposition, direkt unter die Schultern. Heben Sie Ihren Körper in den Liegestütz. Ihre Core-Muskeln sind nach wie vor aktiv und Ihre Gesäßmuskeln angespannt.

IN VORBEUGE AUF HANTELN LAUFEN

ZIELMUSKELN
- Querer Bauchmuskel
- Gerader Bauchmuskel
- Innere schräge Bauchmuskeln
- Beckenboden
- Hüftbeuger
- Rückenstrecker
- Vielgefiederter Muskel
- Gesäßmuskeln

ZIELBEWEGUNG

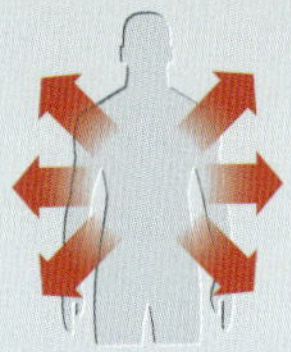

Komplex

SCHWIERIGKEITSGRAD

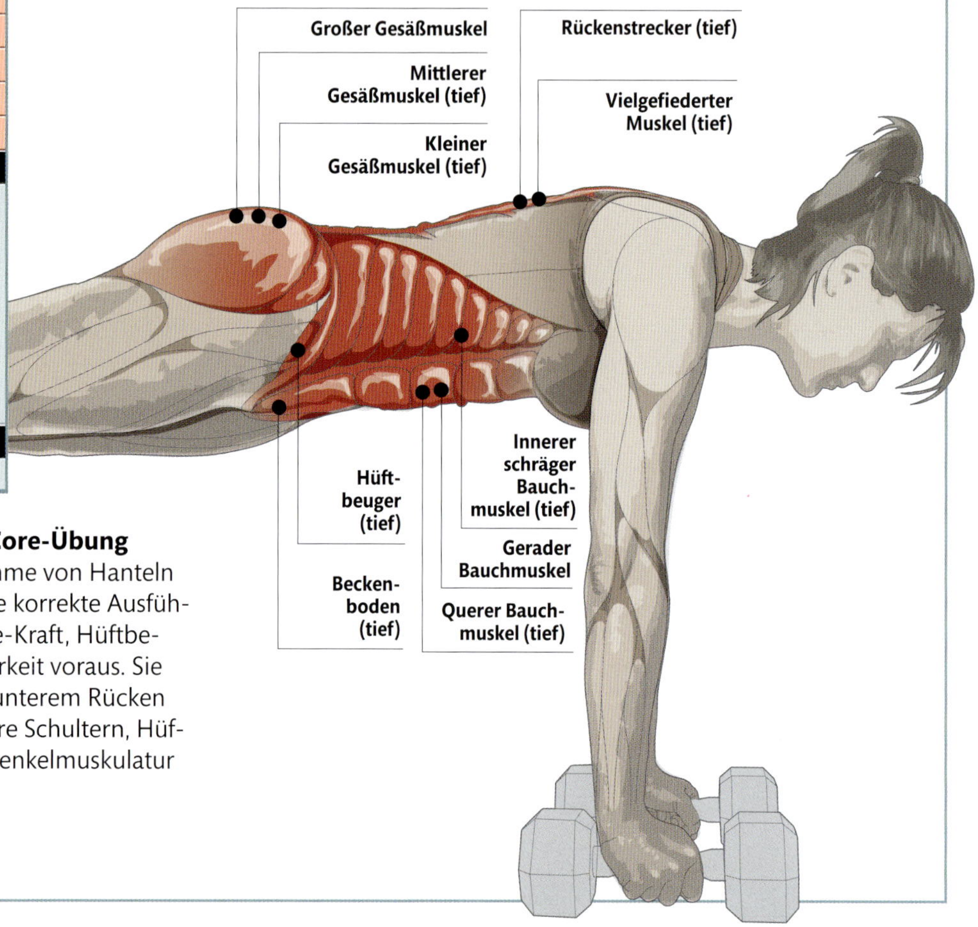

Diese anspruchsvolle Core-Übung wird durch die Hinzunahme von Hanteln zusätzlich erschwert. Ihre korrekte Ausführung setzt sehr gute Core-Kraft, Hüftbeweglichkeit und Dehnbarkeit voraus. Sie trainiert die Muskeln in unterem Rücken und Bauch, aber auch Ihre Schultern, Hüften und hintere Oberschenkelmuskulatur profitieren davon.

VORSICHT!

Für die korrekte Ausführung dieser Übung benötigen Sie ausgezeichnete Körperbeherrschung, Core-Kraft und Hüftbeweglichkeit. Eine gute Technik ist sehr wichtig, denn ein durchhängender oder runder Rücken kann zu Muskelzerrungen oder ernsthafteren Rückenverletzungen führen. Üben und perfektionieren Sie daher zuerst die Grundbewegungen (**››S. 102–103**). Aktivieren Sie am Anfang im Liegestütz Ihre Gesäß- und Core-Muskulatur, um Ihren Rücken gerade zu halten und zu vermeiden, dass Ihre Hüften oder Ihr unterer Rücken nach unten sinkt. Gehen Sie in der Vorbeuge nur so weit, wie es Ihnen bei korrekter Form möglich ist. Krümmen Sie nicht den unteren oder den mittleren Rücken.

STEIGERUNG 1

Wenn Sie die Grundübung beherrschen, lässt diese sich steigern, indem Sie sich auf einen Kasten oder eine stabile Bank stellen. Sie verringern die Unterstützung durch Ihre Beine, sodass Ihre Core-Muskeln härter arbeiten müssen, um Ihren Körper in der Vorbeuge zu stabilisieren.

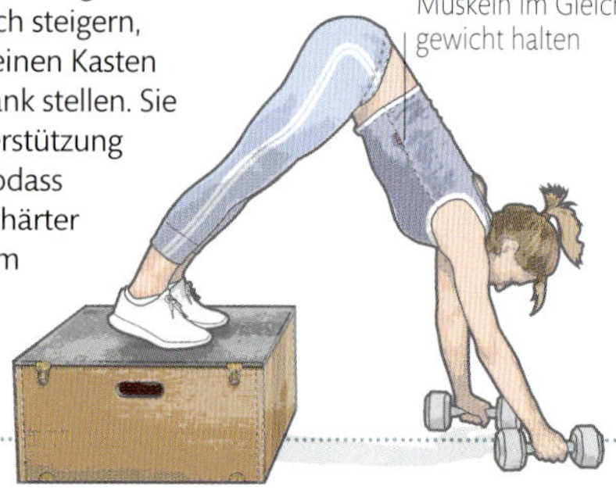

1 Legen Sie zwei Hanteln vor sich auf den Boden. Greifen Sie mit jeder Hand eine Hantel und nehmen Sie die Liegestütz-Position ein (**»S. 102–103**). Spannen Sie Ihre Core-Muskeln und die Gesäßmuskeln an.

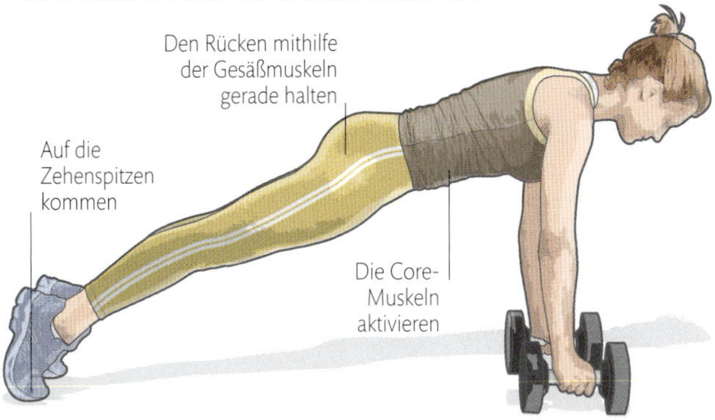

2 Setzen Sie Ihre rechte Hand in einer kleinen, weichen Bewegung einen »Schritt« nach hinten Richtung Füße. Verlagern Sie dabei Ihr Gewicht auf Ihre linke Hand. Beine und Rücken gerade halten und nur in der Hüfte beugen.

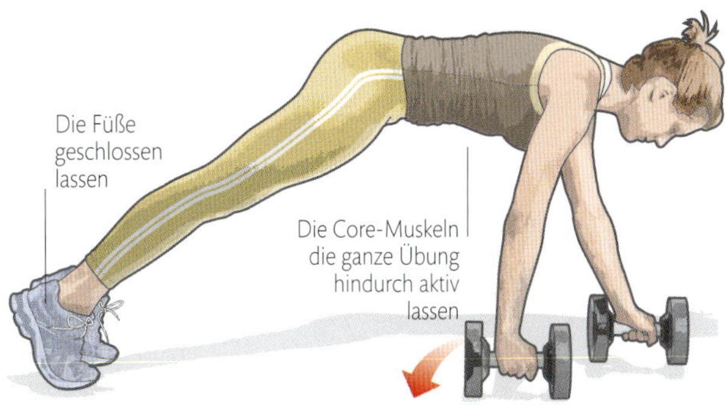
Die Füße geschlossen lassen
Die Core-Muskeln die ganze Übung hindurch aktiv lassen

3 Verankern Sie die rechte Hand mit der Hantel im Boden und gehen Sie mit der linken Hand nach hinten Richtung Füße. Dabei das Gewicht auf die rechte Hand verlagern und Beine und Rücken gestreckt lassen. Nur in der Hüfte beugen und auf eine korrekte Haltung achten.

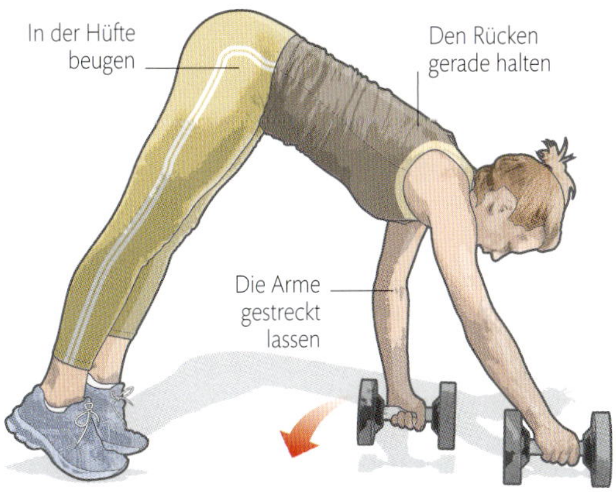
In der Hüfte beugen
Den Rücken gerade halten
Die Arme gestreckt lassen

4 Verankern Sie die linke Hand mit der Hantel im Boden und setzen Sie die rechte Hand nach hinten. Wiederholen Sie die Bewegung, bis Ihr Rücken so vertikal ist, wie es Ihnen möglich ist, ohne ihn zu zerren. Kurz halten, dann langsam und sauber in die Ausgangsposition zurückkehren.

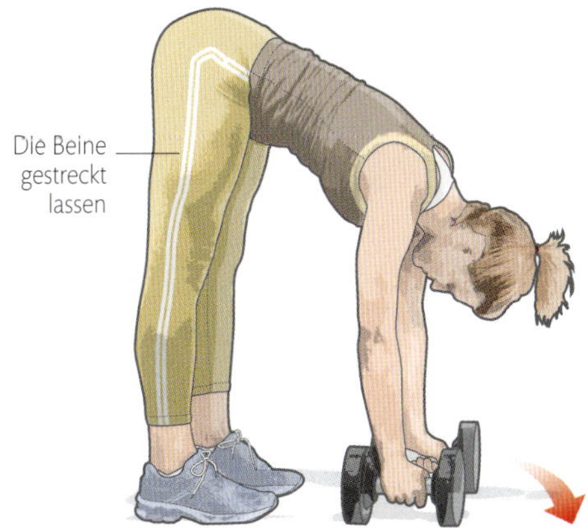
Die Beine gestreckt lassen

STEIGERUNG 2

Stellen Sie Ihre Füße auf einen Balancetrainer (halber Ball) oder eine Balancescheibe, wird die Übung durch Instabilität erschwert. Ihre Core-Muskeln müssen härter arbeiten, um Sie zu stabilisieren. Führen Sie die Bewegung wie in der Grundübung aus und achten Sie auf eine kontrollierte Haltung und Bewegung.

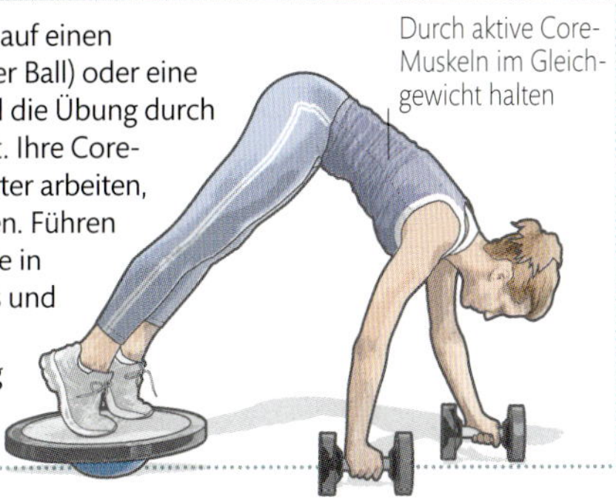
Durch aktive Core-Muskeln im Gleichgewicht halten

STEIGERUNG 3

Noch größere Core-Stabilität und Hüftbeweglichkeit sind erforderlich, wenn Sie die Bewegung mit nach oben gestrecktem Bein ausführen. Das übt zusätzliche Belastung in Drehrichtung auf Ihre Core-Muskeln aus. Sie brauchen viel Kraft und Beweglichkeit. Probieren Sie diese Variante daher erst, wenn Sie die Hauptübung und die anderen Steigerungen beherrschen.

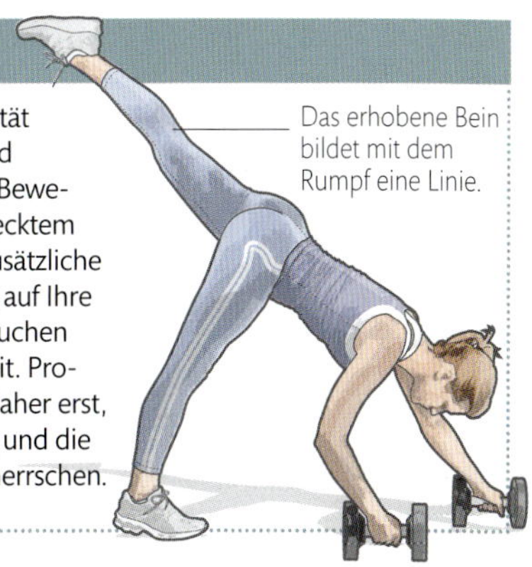
Das erhobene Bein bildet mit dem Rumpf eine Linie.

WANDLAUF

ZIELMUSKELN

- Querer Bauchmuskel
- Beckenboden
- Hüftbeuger
- Rückenstrecker
- Vielgefiederter Muskel
- Quadratischer Lendenmuskel
- Kleiner Gesäßmuskel
- Mittlerer Gesäßmuskel
- Großer Gesäßmuskel

ZIELBEWEGUNG

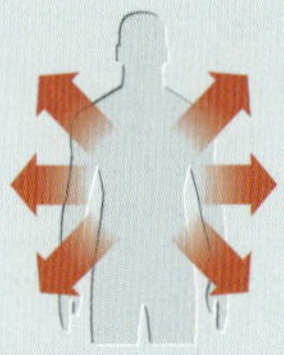

Komplex

SCHWIERIGKEITSGRAD

●●●●●●●●●●

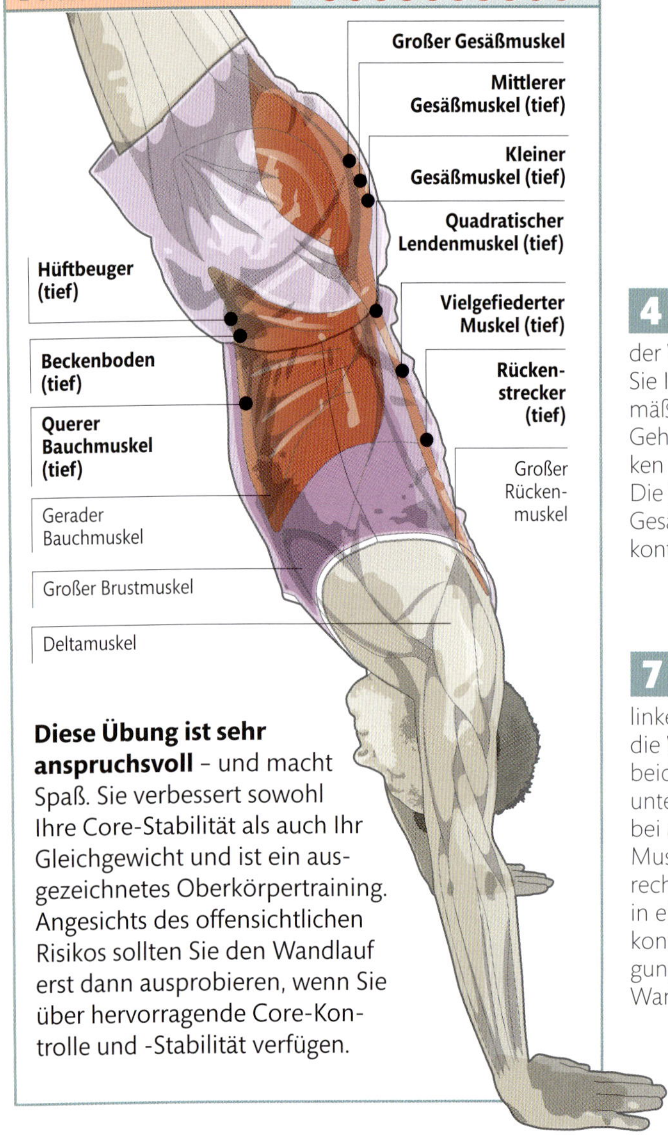

Diese Übung ist sehr anspruchsvoll – und macht Spaß. Sie verbessert sowohl Ihre Core-Stabilität als auch Ihr Gleichgewicht und ist ein ausgezeichnetes Oberkörpertraining. Angesichts des offensichtlichen Risikos sollten Sie den Wandlauf erst dann ausprobieren, wenn Sie über hervorragende Core-Kontrolle und -Stabilität verfügen.

1 Stemmen Sie Ihre Füße in Bodenhöhe gegen eine Wand und erheben Sie sich in den Liegestütz (**»S. 102–103**). Aktivieren Sie dabei Ihre Core-Muskeln.

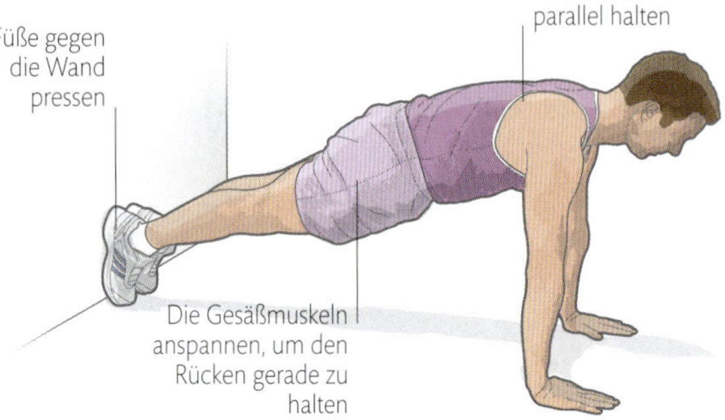
Die Füße gegen die Wand pressen
Die Schultern parallel halten
Die Gesäßmuskeln anspannen, um den Rücken gerade zu halten

4 Verankern Sie Ihre rechten Zehen an der Wand und stützen Sie Ihr Gewicht gleichmäßig auf beide Hände. Gehen Sie mit Ihrem linken Fuß die Wand hinauf. Die Bewegung mit den Gesäß- und Core-Muskeln kontrollieren.

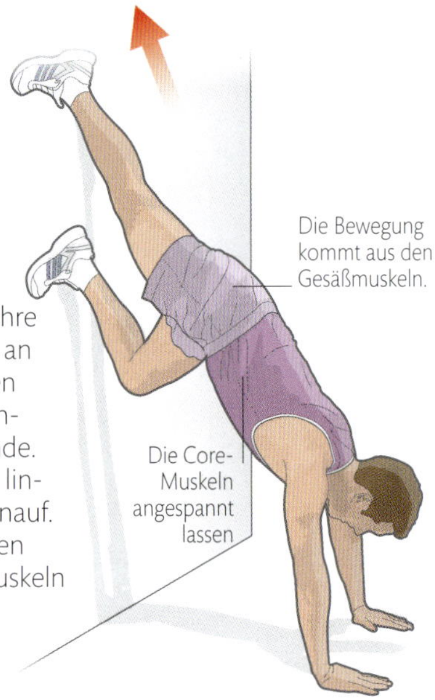
Die Bewegung kommt aus den Gesäßmuskeln.
Die Core-Muskeln angespannt lassen

7 Drücken Sie sich mit den linken Zehen gegen die Wand und mit beiden Händen nach unten. Gehen Sie bei aktivierten Core-Muskeln mit Ihrem rechten Fuß langsam in einer weichen, kontrollierten Bewegung einen Schritt die Wand hinunter.

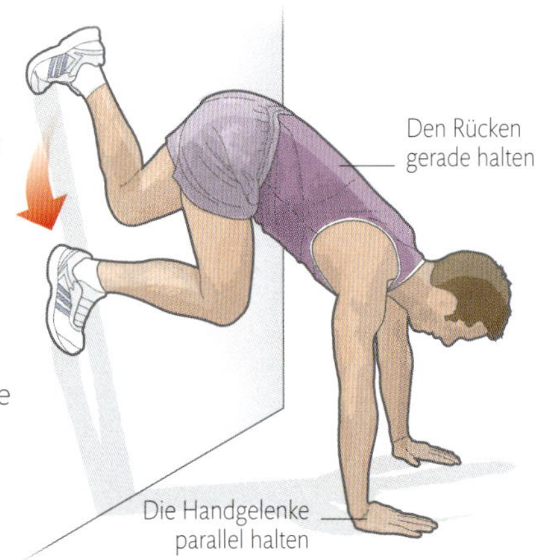
Den Rücken gerade halten
Die Handgelenke parallel halten

2 Gehen Sie mit angespannten Core-Muskeln in einer langsamen, kontrollierten Bewegung mit Ihrer linken Hand nach hinten über den Boden Richtung Wand und mit dem linken Fuß die Wand hinauf. Verankern Sie den Fuß auf halber Höhe auf der Wand.

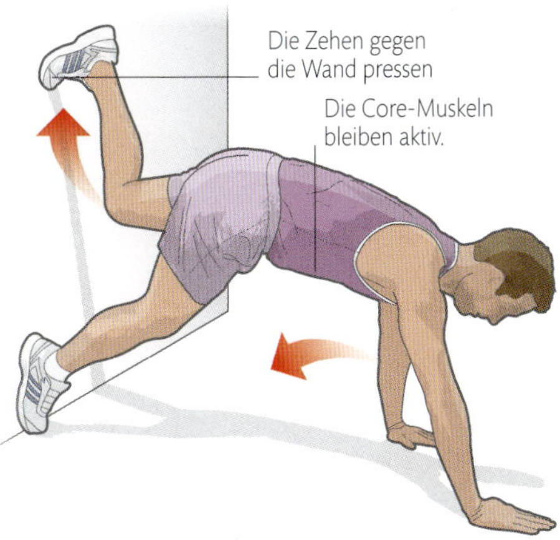
Die Zehen gegen die Wand pressen
Die Core-Muskeln bleiben aktiv.

3 Halten Sie sich mit dem linken Fuß an der Wand und mit der linken Hand auf dem Boden und gehen Sie vorsichtig mit dem rechten Fuß die Wand hinauf. Bewegen Sie gleichzeitig Ihre rechte Hand auf dem Boden nach hinten.

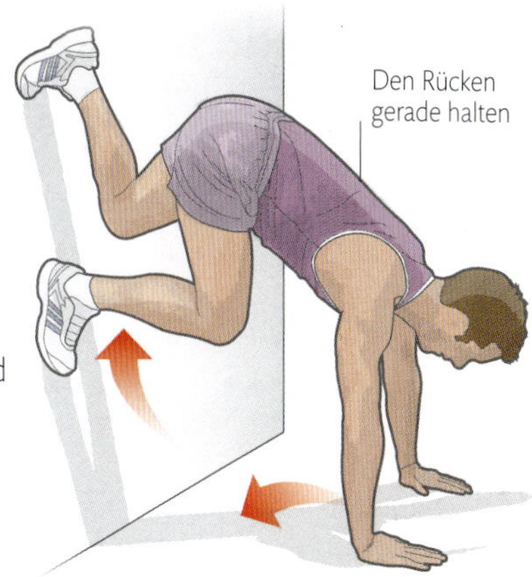
Den Rücken gerade halten

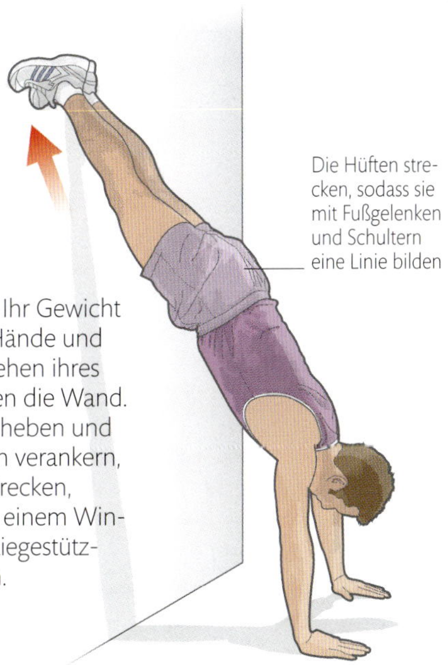
Die Hüften strecken, sodass sie mit Fußgelenken und Schultern eine Linie bilden

5 Stützen Sie Ihr Gewicht auf beide Hände und pressen Sie die Zehen ihres linken Fußes gegen die Wand. Den rechten Fuß heben und neben dem linken verankern, dann die Beine strecken, sodass Sie sich in einem Winkel zur Wand in Liegestütz-Position befinden.

6 Den Liegestütz mehrere Sekunden lang halten, dann vorsichtig mit dem linken Fuß einen Schritt die Wand hinabgehen und dort verankern, dabei mit dem rechten Fuß an der Wand und mit beiden Händen auf dem Boden abstützen.

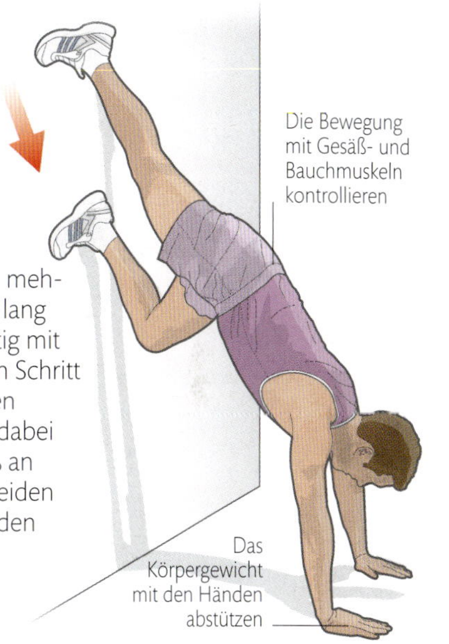
Die Bewegung mit Gesäß- und Bauchmuskeln kontrollieren
Das Körpergewicht mit den Händen abstützen

8 Gehen Sie mit der rechten Hand vorsichtig ein Stück nach vorne und setzen Sie Ihren rechten Fuß in die Ausgangsstellung unten gegen die Wand. Halten Sie dabei Ihre Core-Muskeln aktiv. Dabei mit den linken Zehen nach hinten gegen die Wand und auf den linken Arm nach unten abstützen.

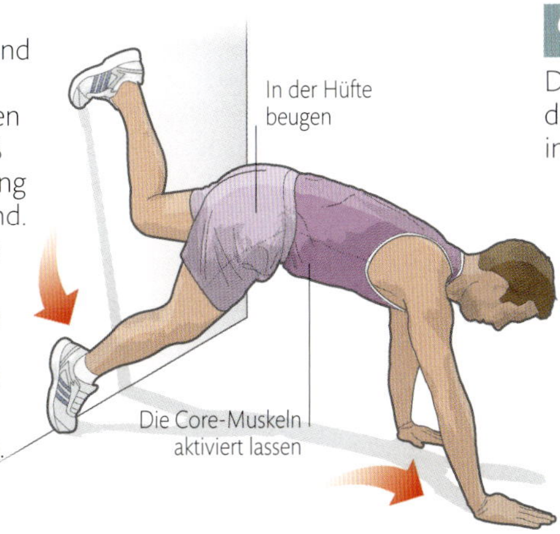
In der Hüfte beugen
Die Core-Muskeln aktiviert lassen

9 Stützen Sie sich mit dem rechten Fuß gegen die Wand und mit der rechten Hand auf den Boden. Dann den linken Fuß nach unten neben den rechten und die linke Hand nach vorne neben die rechte setzen, zurück in die Ausgangsposition.

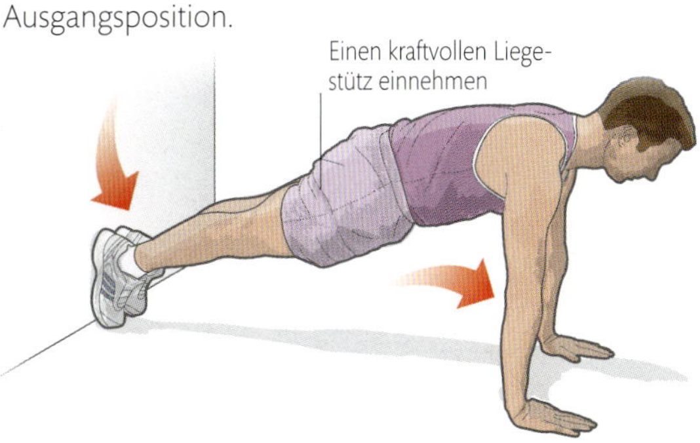
Einen kraftvollen Liegestütz einnehmen

STATISCHE DEHNUNGEN

Sie sollten sich nach jeder Übung dehnen, um Ihre Muskeln zu entspannen und zu verhindern, dass sie sich verkürzen – weil das zu Verletzungen führen kann. Kombinieren Sie Übungen im Sitzen und im Stehen, um möglichst die gesamte Muskulatur zu dehnen. Atmen Sie dabei stets tief und rhythmisch ein und aus: vor der Dehnung einatmen, in der Bewegung ausatmen.

NACKEN SEITLICH BEUGEN

Diese statische Dehnung ist besonders für Ihre Schulter- und Halsmuskulatur wohltuend. Führen Sie die Bewegung sehr kontrolliert aus und wiederholen Sie sie in beide Richtungen.

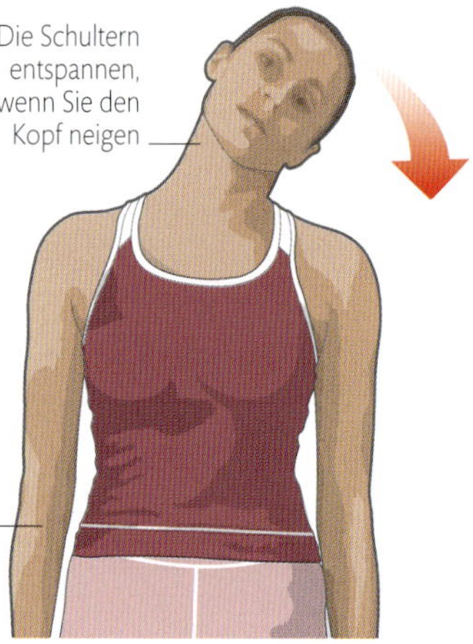

Neigen Sie Ihren Kopf so weit in Richtung der linken Schulter, wie es für Sie angenehm ist. In der Dehnung kurz halten, dann zur anderen Seite wiederholen.

OBEREN RÜCKEN DEHNEN

Diese einfache Dehnung aktiviert die Muskeln im oberen Rücken und ist für die meisten Sportarten nützlich, insbesondere für Wurfsportarten.

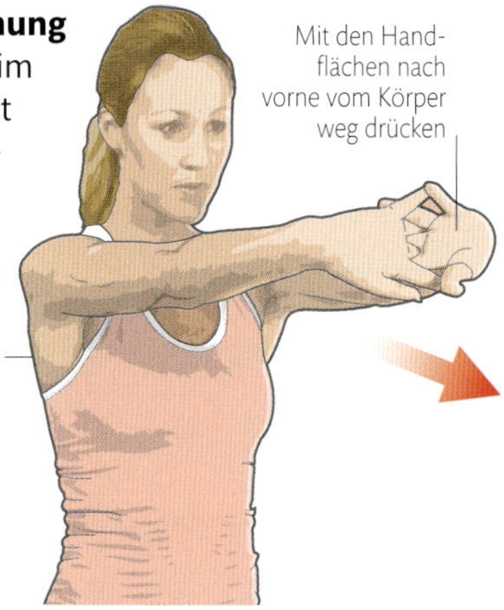
Mit den Handflächen nach vorne vom Körper weg drücken
Die Dehnung in oberem Rücken und Schultern spüren

Die Finger verschränken, die Handflächen nach außen drehen. Hände auf Brusthöhe heben, Arme strecken, Ellbogen durchdrücken und Schultern vorschieben. Kurz halten und entspannen.

BRUST DEHNEN

Diese Dehung zielt auf die oberen Brustmuskeln. Sie lockert Verspannungen und verbessert die Beweglichkeit. Besonders für Wurfsportarten wirkt sie unterstützend.

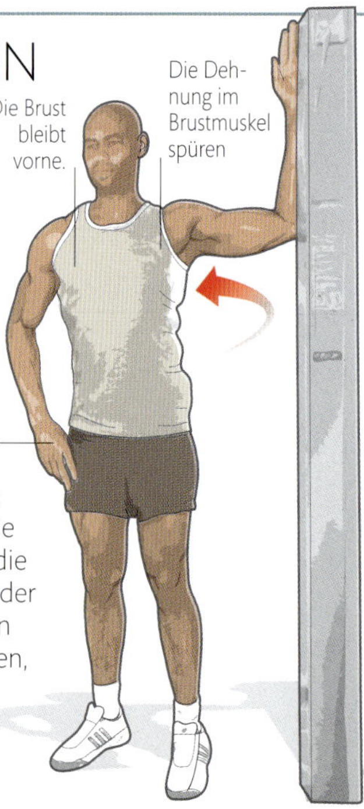

Stellen Sie sich seitlich neben eine vertikale Stütze. Legen Sie einen Arm von hinten so an die Stütze, dass Ihr Oberarm mit der Schulter eine Linie bildet. Den Körper sanft nach vorne führen, bis Sie die Dehnung in der Brust spüren. Kurz halten, dann entspannen.

RÜCKEN DEHNEN

Diese Übung, die besonders auf den großen Rückenmuskel zielt, ist bei zahlreichen Sportarten wohltuend, darunter Gewichtheben, Rudern und Leichtathletik.

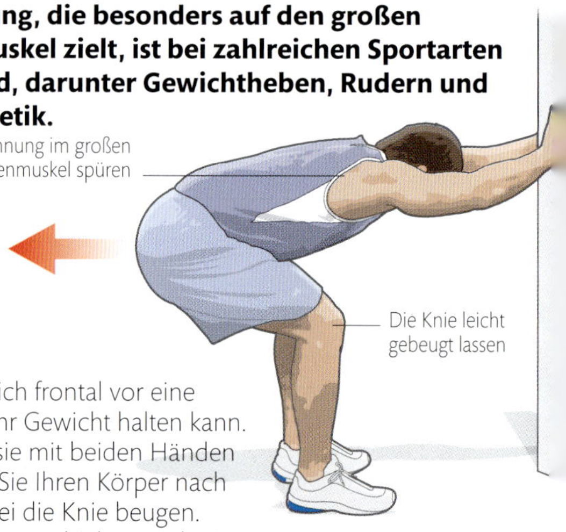
Die Dehnung im großen Rückenmuskel spüren
Die Knie leicht gebeugt lassen

Stellen Sie sich frontal vor eine Stütze, die Ihr Gewicht halten kann. Greifen Sie sie mit beiden Händen und ziehen Sie Ihren Körper nach hinten. Dabei die Knie beugen. Mit den Beinen schieben und mit den Armen ziehen. Die Dehnung mehrere Sekunden halten, dann entspannen.

OBERKÖRPER DREHEN

Diese Übung zielt auf die Muskeln, die die Wirbelsäule umgeben, und verbessert die Drehfähigkeit des oberen Rückens. Halten Sie den unteren Rücken gerade und drehen Sie sich aus den Schultern.

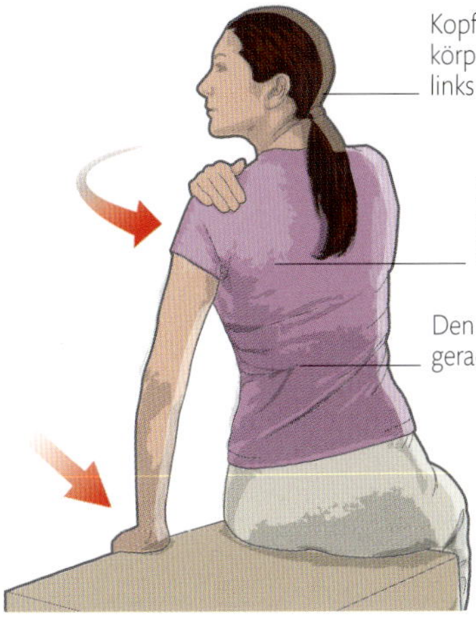

Setzen Sie sich auf die Kante einer Bank, die Füße flach aufstellen. Nach links drehen: die linke Schulter mit der rechten Hand nach hinten schieben; die linke Hand drückt gegen die Bank. Kurz halten, entspannen und die Seite wechseln.

SEITLICH STRECKEN

Dies ist eine hervorragende Dehnung für die schrägen Bauchmuskeln und den oberen Rücken. Dehnen Sie sich nach beiden Seiten und vermeiden Sie es, sich nach vorne zu beugen.

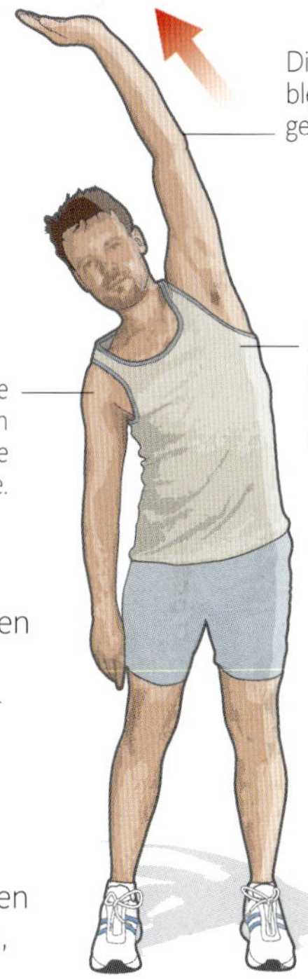
Die Ellbogen bleiben leicht gebeugt.
Die Dehnung in der linken Seite spüren
Beide Schultern bilden eine Linie.

Stehen Sie aufrecht und öffnen Sie Ihre Füße schulterbreit. Aktivieren Sie die Core-Muskeln, halten Sie den Rücken gerade und strecken Sie Ihre linke Hand nach oben und über den Kopf. Die rechte Hand nach unten zum rechten Fuß hin strecken. Kurz halten, dann die Seite wechseln.

RÜCKEN STRECKEN

Diese einfache, aber effektive Übung zielt auf den geraden und den queren Bauchmuskel und die schrägen Bauchmuskeln sowie die Hüftbeuger. Sie verbessert Ihre Haltung und lockert die Muskeln in Brust und Hals.

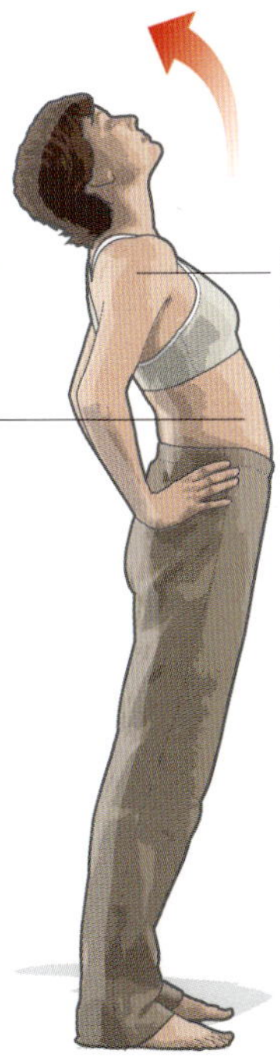

Stellen Sie sich aufrecht hin. Die Wirbelsäule ist in neutraler Position und Ihre Hände liegen stützend auf den Hüften. Heben Sie das Kinn und strecken Sie den Rücken in einer langsamen und kontrollierten Bewegung. Die Dehnung mehrere Sekunden halten, dann entspannen.

DREHSITZ

Diese Dehnung zielt auf Ihre Gesäßmuskeln und das Iliotibialband (ITB) sowie das Muskelgewebe außen am Oberschenkel. Sie fördert die Beweglichkeit und Dehnbarkeit der Hüften und ist besonders für Läufer und Radfahrer wohltuend.

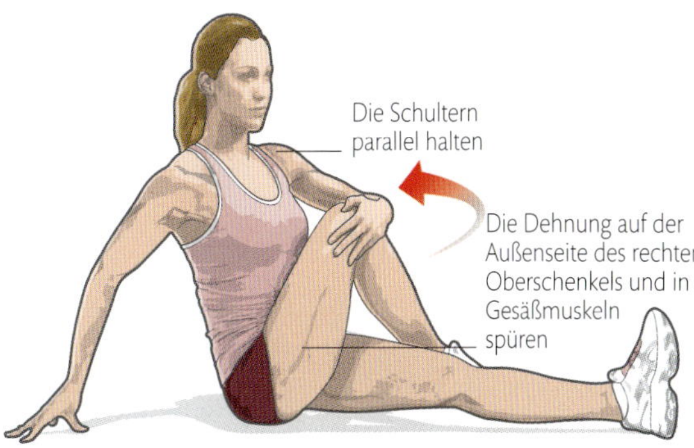

Setzen Sie sich mit gestreckten Beinen auf den Boden. Die rechte Hand ist hinter dem Körper. Das rechte Bein über das linke beugen und den rechten Fuß fest aufstellen. Sanft mit der linken Hand gegen das rechte Knie drücken, bis Sie die Dehnung außen am rechten Bein spüren. Kurz halten, dann die Seite wechseln.

KATZENBUCKEL

Diese Dehnübung eignet sich ausgezeichnet, um die stabilisierenden Muskeln der Wirbelsäule zu trainieren und die Beweglichkeit der Wirbelgelenke zu verbessern.

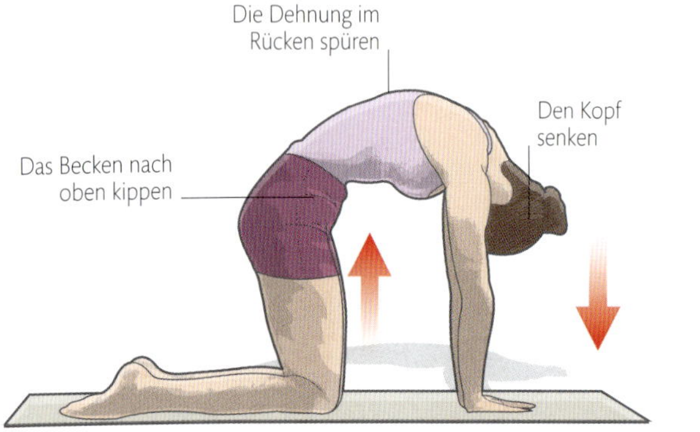
Die Dehnung im Rücken spüren
Den Kopf senken
Das Becken nach oben kippen

Gehen Sie in den Vierfüßerstand. Ihre Hände stehen flach unter den Schultern. Die Finger zeigen nach vorne, die Knie sind unter den Hüften. Den Rücken nach oben runden, den Bauch einziehen und den Kopf senken. Kurz halten, dann das Gesäß heben, den Rücken nach unten krümmen und den Kopf heben. Halten, dann zum Anfang zurückkehren.

KINDHALTUNG

Diese Bewegung ist ein sanftes Training für Wirbelsäule, Hüfte, Oberschenkel und Fußgelenke. Strecken Sie Ihre beiden Hände möglichst weit nach vorne, um Rücken und Schultern maximal zu dehnen.

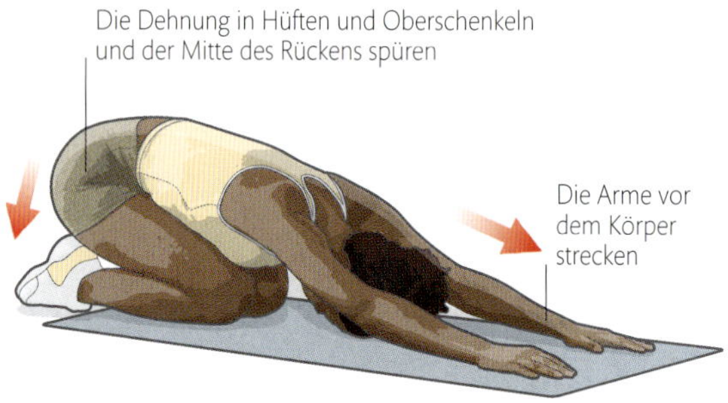
Die Dehnung in Hüften und Oberschenkeln und der Mitte des Rückens spüren
Die Arme vor dem Körper strecken

Gehen Sie auf einer Matte in den Vierfüßerstand. Hände und Schultern bilden eine Linie, die Finger zeigen nach vorne, die Knie sind unter den Hüften. Rücken und Kopf bilden eine Linie. Lassen Sie Ihre Hände in Position und senken Sie sich langsam auf die Fersen, bis Ihre Stirn die Matte berührt. Die Hände nach vorne strecken, um die Dehnung zu intensivieren.

HÜFTBEUGER DEHNEN

Diese ausgezeichnete statische Dehnung löst Verspannungen in den Hüftbeugern, häufige Ursache für unausgewogene Core-Muskeln und Rückenschmerzen.

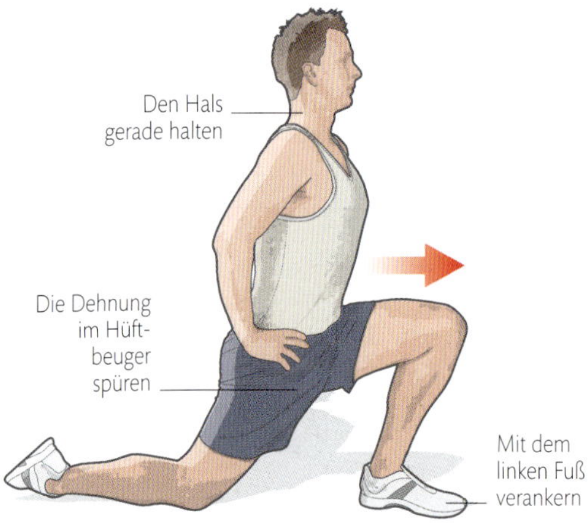
Den Hals gerade halten
Die Dehnung im Hüftbeuger spüren
Mit dem linken Fuß verankern

Legen Sie Ihre Hände auf die Hüften, knien Sie sich auf das rechte Knie und stellen Sie den linken Fuß bei rechtwinklig gebeugtem Knie vor sich auf. Mit der linken Hüften nach vorne schieben. Die Dehnung halten, dann die Seite wechseln.

SCHRÄG DEHNEN

Diese Dehnung ist gut für die inneren schrägen Bauchmuskeln. Machen Sie beim Strecken beide Seiten lang. Geradeaus blicken und den unteren Rücken ruhig halten.

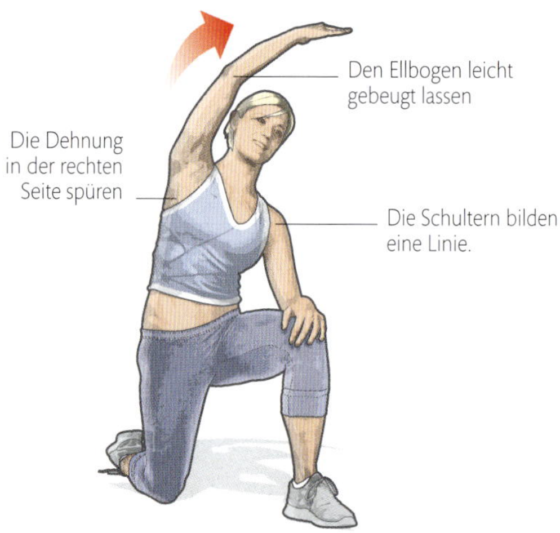
Den Ellbogen leicht gebeugt lassen
Die Dehnung in der rechten Seite spüren
Die Schultern bilden eine Linie.

Knien Sie sich auf Ihr rechtes Knie und lehnen Sie Ihren Oberkörper nach links. Schieben Sie Ihr Becken nach rechts. Strecken Sie Ihren rechten Arm über Ihren Kopf nach links. Kurz halten, dann in die Ausgangsposition zurückkehren.

BAUCH IN KOBRA DEHNEN

Dies ist eine effektive Dehnung für die Stabilisierer von Bauchmuskeln, schrägen inneren Bauchmuskeln und Hüftbeugern. Hals und Schultern bleiben während der Dehnung locker. So vermeiden Sie eine Zerrung.

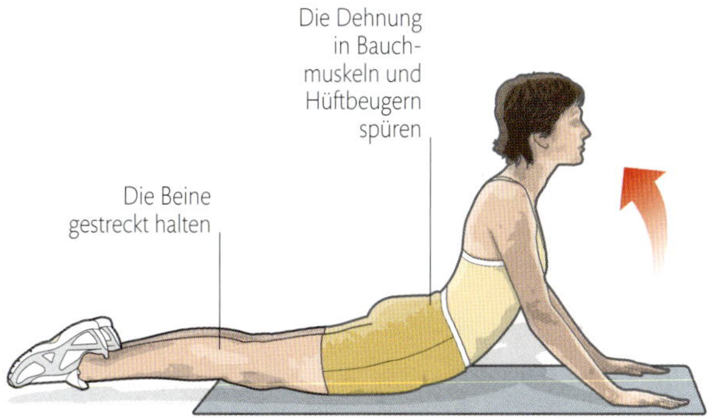

Legen Sie sich in Bauchlage auf eine Matte, die Hände flach aufstellen. Die Füße strecken und die Beine schließen. Drücken Sie Ihre Hüften in die Matte und richten Sie Ihren Rumpf auf. Dabei auf die Arme stützen. Heben Sie Kopf und Schultern möglichst weit an, ohne sich zu zerren. Die Dehnung mehrere Sekunden halten, dann in die Ausgangsposition entspannen.

HÜFTDREHUNG IM LIEGEN

Diese Dehnung zielt auf die Muskeln im unteren Rücken und in den Hüftgelenken. Führen Sie die Dehnung zu beiden Körperseiten aus.

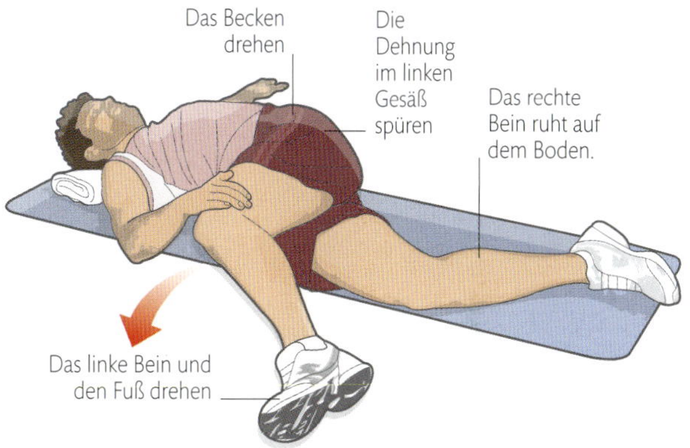

Ihr Oberkörper liegt flach auf der Matte. Beugen Sie Ihr linkes Knie und bringen Sie es über das rechte Bein. Verstärken Sie die Dehnung mit der rechten Hand und lassen Sie zu, dass sich Ihr rechtes Bein in dieselbe Richtung beugt und dreht. Mehrere Sekunden halten, dann die Seite wechseln.

SCHENKELBEUGER 1

Es ist wichtig, die hintere Oberschenkelmuskulatur zu dehnen, denn wenn sie verkürzt ist, wirkt sich das negativ auf die Hüftbeweglichkeit und die Beckenhaltung aus und kann Schmerzen im unteren Rücken verursachen. Diese Dehnung verlängert die Muskeln.

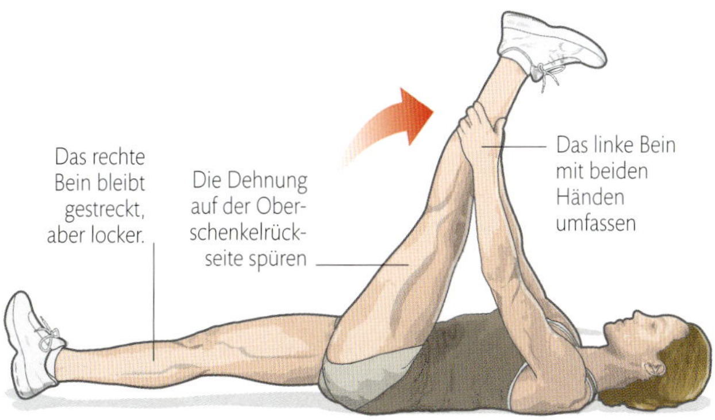

Legen Sie sich auf den Rücken, das rechte Bein liegt gestreckt auf dem Boden. Das linke Bein anheben und mit beiden Händen fassen. Das linke Knie leicht beugen und die Zehen Richtung Körper ziehen. Mit dem rechten Bein wiederholen.

SCHENKELBEUGER 2

Diese einfache, allgemeine Dehnübung zielt auf die hintere Oberschenkelmuskulatur und lockert Verspannungen, die den unteren Rücken belasten können. Dehnen Sie sich langsam und lassen Sie in der vollständigen Streckung nicht plötzlich los.

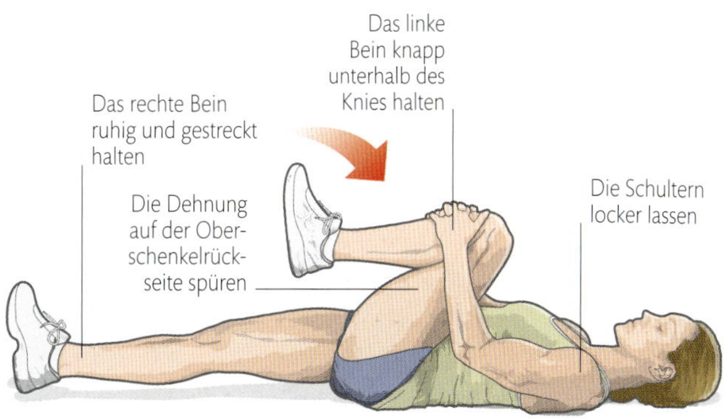

Legen Sie sich mit gestreckten Beinen auf den Rücken. Das linke Knie beugen und sanft Richtung Brust ziehen, bis Sie die Dehnung spüren. Der Kopf bleibt auf dem Boden liegen. Entspannen und mit dem rechten Bein wiederholen.

ADDUKTOREN DEHNEN 1

Diese Übung dehnt die kurzen Adduktoren der Hüften. Bei dieser einfachen Übung ist es wichtig, die Füße und Knie parallel zu halten.

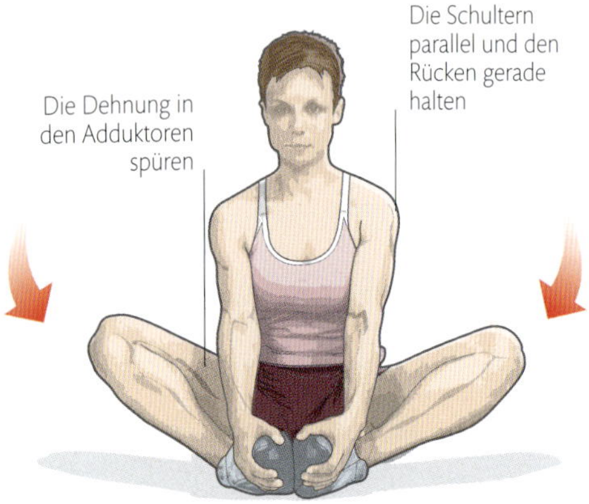
Die Schultern parallel und den Rücken gerade halten
Die Dehnung in den Adduktoren spüren

Setzen Sie sich auf den Boden, ziehen sie die Beine nah an Ihren Körper, halten Sie Ihre Füße und drücken Sie Ihre Fußsohlen aneinander. Die Knie sanft möglichst weit nach unten drücken. Mehrere Sekunden halten, dann locker lassen.

ADDUKTOREN DEHNEN 2

Diese alternative Adduktorendehnung hält die Hüften beweglich. Dehnen Sie sich nicht zu weit nach unten und wiederholen Sie die Dehnung mit beiden Beinen.

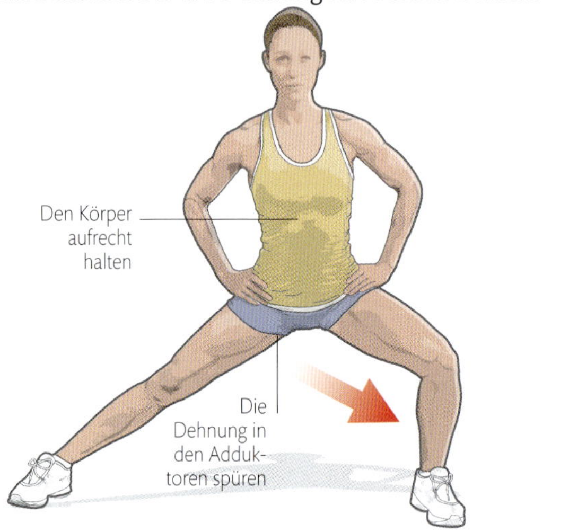
Den Körper aufrecht halten
Die Dehnung in den Adduktoren spüren

Legen Sie sich im aufrechten Stand die Hände auf die Hüften. Das linke Knie beugen, sodass es sich über dem Fuß befindet. Das rechte Bein strecken, den rechten Fuß flach aufstellen. Sanft zur Seite wiegen. Locker lassen und die Seite wechseln.

HÜFTE DEHNEN

Gute Hüftbeweglichkeit hält Ihren Körper stabil, aufrecht und im Gleichgewicht. Diese einfache, effektive Dehnung zielt auf Ihre Hüften und Gesäßmuskeln und setzt ein gutes Gleichgewichtsgefühl voraus. Führen Sie die Dehnung mit beiden Beinen aus.

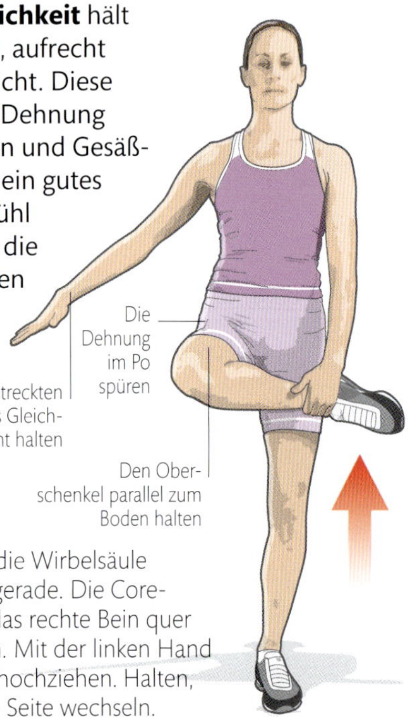
Die Dehnung im Po spüren
Mit dem gestreckten Arm das Gleichgewicht halten
Den Oberschenkel parallel zum Boden halten

Stehen Sie aufrecht, die Wirbelsäule ist neutral, der Kopf gerade. Die Core-Muskeln aktivieren, das rechte Bein quer vor den Körper legen. Mit der linken Hand am Fußgelenk leicht hochziehen. Halten, locker lassen und die Seite wechseln.

AUSFALLSCHRITT MIT DREHUNG

Diese Übung dehnt die Gesäßmuskeln sowie die Hüftbeuger und unterstützt gleichzeitig die Kontrolle und Stabilität der Wirbelsäule. Denken Sie daran, sie zu beiden Seiten auszuführen.

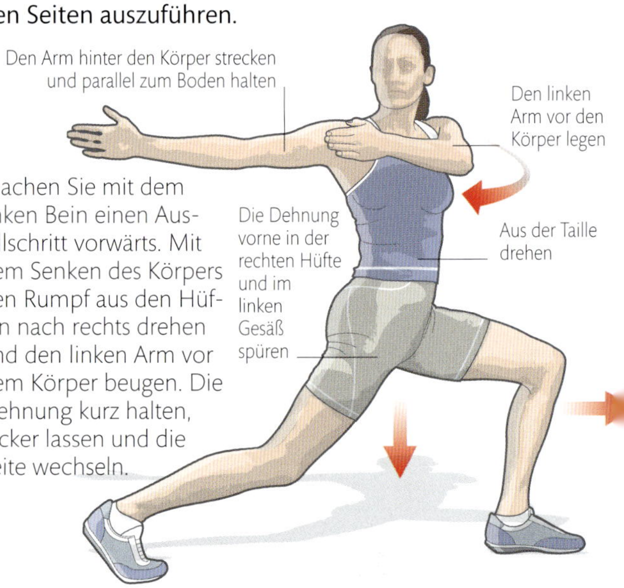
Den Arm hinter den Körper strecken und parallel zum Boden halten
Den linken Arm vor den Körper legen
Aus der Taille drehen
Die Dehnung vorne in der rechten Hüfte und im linken Gesäß spüren

Machen Sie mit dem linken Bein einen Ausfallschritt vorwärts. Mit dem Senken des Körpers den Rumpf aus den Hüften nach rechts drehen und den linken Arm vor dem Körper beugen. Die Dehnung kurz halten, locker lassen und die Seite wechseln.

QUADRIZEPS DEHNEN

Diese Übung dehnt den großen Quadrizeps auf der Oberschenkelvorderseite. Sie verbessert die Beweglichkeit der Hüftgelenke, die Körperhaltung und das Gleichgewicht.

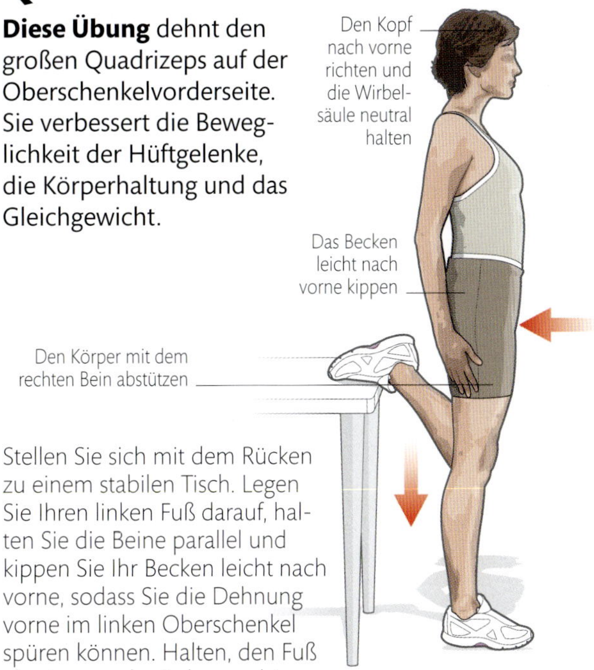

Stellen Sie sich mit dem Rücken zu einem stabilen Tisch. Legen Sie Ihren linken Fuß darauf, halten Sie die Beine parallel und kippen Sie Ihr Becken leicht nach vorne, sodass Sie die Dehnung vorne im linken Oberschenkel spüren können. Halten, den Fuß absetzen und mit dem rechten Fuß wiederholen.

ITB DEHNEN

Dies ist eine ausgezeichnete Dehnung für Ihr Iliotibialband (ITB), das Band des Muskels an der Oberschenkelaußenseite. Sie trägt zur Beweglichkeit und Dehnbarkeit der Hüften bei und kann einer Entzündung in diesem Bereich – dem Iliotibialband-Syndrom – vorbeugen, was eine häufige Ursache von Schmerzen ist.

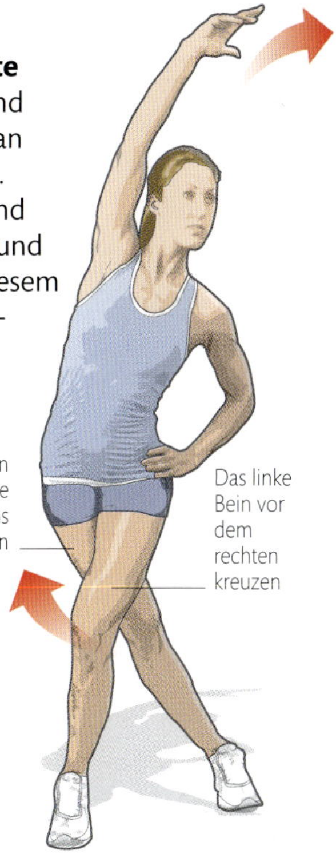
Die Dehnung an der Außenseite des rechten Beins spüren
Das linke Bein vor dem rechten kreuzen

Stehen Sie aufrecht mit hüftbreit geöffneten Füßen. Kreuzen Sie Ihr linkes Bein vor dem rechten, verlagern Sie Ihr Gewicht auf den linken Fuß und heben Sie den rechten Arm über den Kopf. Die Dehnung kurz halten, dann locker lassen und die Seite wechseln.

GESÄSSMUSKELN DEHNEN

Für diese Übung brauchen Sie einen Tisch, um auf die tiefe Gesäßmuskulatur und das Iliotibialband zu zielen.

Legen Sie das linke, angebeugte Bein mit der Außenseite auf einen Tisch. Das rechte Bein ist gestreckt und steht auf den Zehenspitzen. Das Becken nach vorne kippen, bis Sie die Dehnung im linken Po spüren. Halten, locker lassen und mit dem rechten Bein wiederholen.

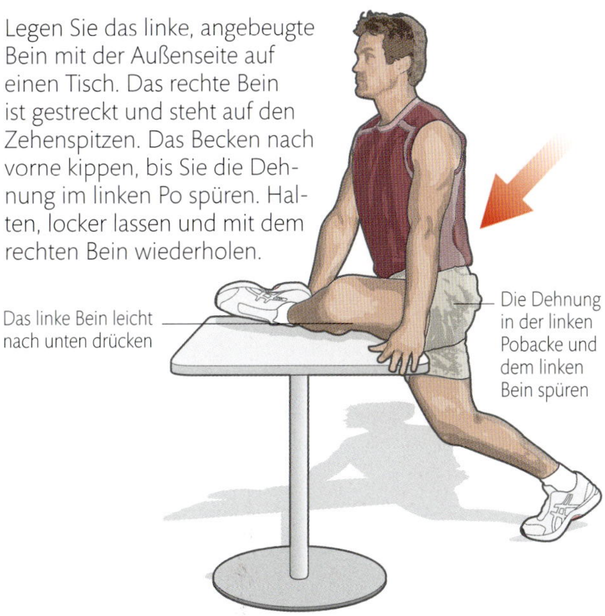
Das linke Bein leicht nach unten drücken
Die Dehnung in der linken Pobacke und dem linken Bein spüren

RÜCKEN DEHNEN

Diese Übung dehnt die Gelenke Ihres oberen und unteren Rückens und verbessert die Ausrichtung Ihrer Wirbelgelenke.

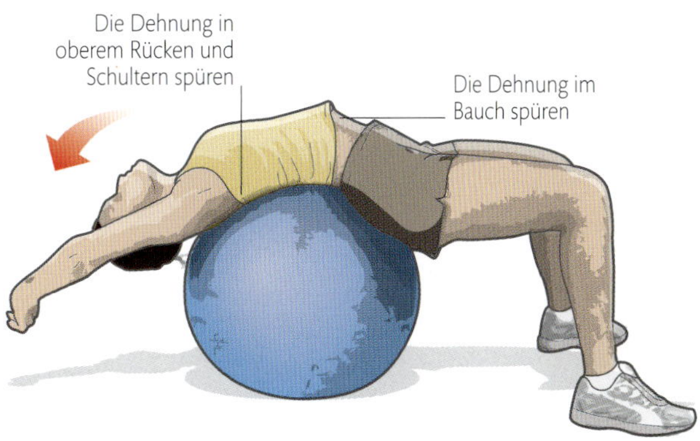

Setzen Sie sich auf einen Gymnastikball, Ihre Füße stehen schulterbreit flach auf dem Boden. Lehnen Sie sich nach hinten, sodass Sie mit beiden Schultern und Pobacken auf dem Ball liegen. Strecken Sie beide Arme über den Kopf und lassen Sie sie nach unten fallen. Die Position mehrere Sekunden halten, ein- und ausatmen, dann aufrichten.

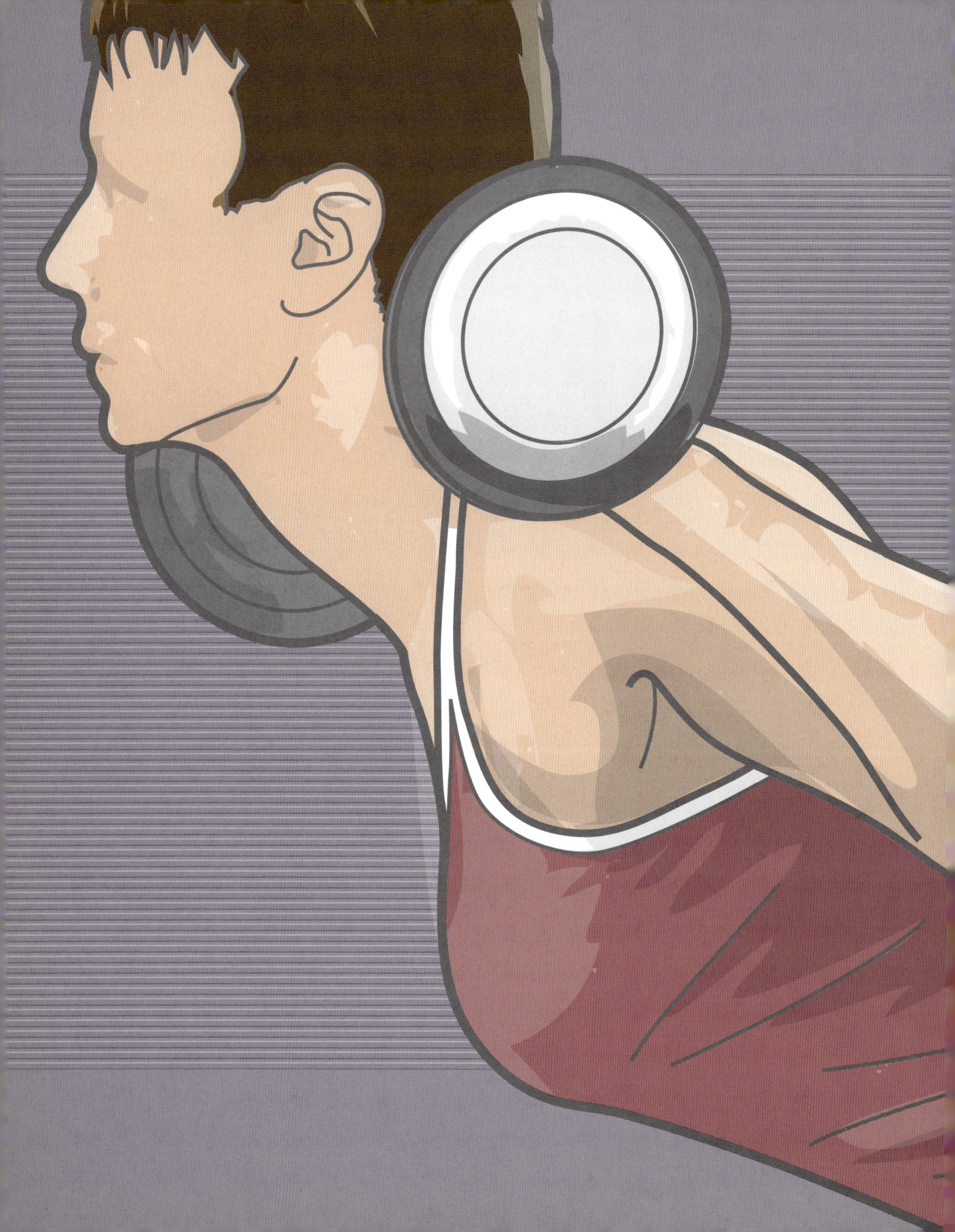

3

CORE-TRAINING: PROGRAMME

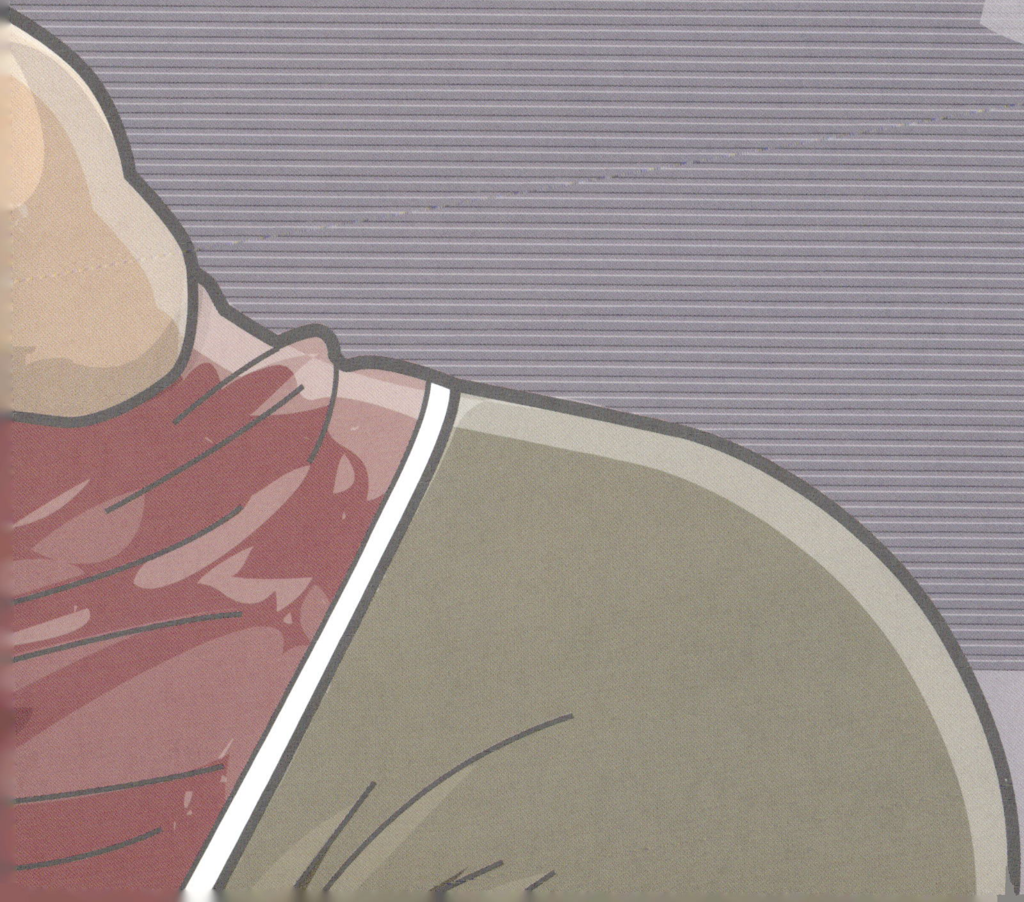

EINFÜHRUNG

Mithilfe des folgenden Kapitels können Sie sich, je nach Trainingsstand Ihrer Core-Muskulatur sowie Ihres Trainingsziels, ein individuell auf Ihre Bedürfnisse ausgerichtetes Trainingsprogramm zusammenstellen. Für einen Workout benötigen Sie maximal 30–40 Minuten. (Bei den Core-300-Workouts können Sie auf Tempo trainieren, sind also unter Umständen schneller fertig. Achten Sie jedoch stets auf eine korrekte Haltung). Sämtliche Core-Übungen werden im Kapitel Core-Training: Übungen (»S. 42–171) detailliert und Schritt für Schritt erklärt.

VORSICHT!

Bevor Sie nach einem der Core-Trainingsprogramme in diesem Kapitel trainieren, sollte Ihre Core-Kraft eine solide Basis aufweisen. Folgendes sollten Sie können: eine neutrale Hüftstellung einnehmen, die Beckenbodenmuskeln und den queren Bauchmuskel aktivieren (**»S. 25**) und die Übungen in den Kapiteln Aktivieren und Grundlagen (**»S. 56–107**) beherrschen. Core-Kontrolle und ein Verständnis davon, wie die Core-Muskeln arbeiten, wird Sie dabei unterstützen, die bestmöglichen Resultate zu erzielen und gleichzeitig das Verletzungsrisiko zu minimieren. Beginnen Sie mit den anspruchsvolleren Übungen und Workouts keinesfalls zu früh. Eine gute Technik ist wichtig, um Verletzungen zu vermeiden. Wenn Sie verletzt oder gerade genesen sind, sollten Sie mit Ihrem Arzt sprechen, bevor Sie mit dem Training beginnen (**»S. 200**)

Welches Programm ist für mich richtig?

Bei den ersten beiden Programmen stehen die wichtigsten Ziele des Core-Trainings im Vordergrund – die Ausbildung einer guten allgemeinen Core-Kraft (**»S. 176–177**) und eine verbesserte Körperhaltung (**»S. 178–179**). Das dritte Core-Trainingsprogramm besteht aus Core-Übungen, die nur mit dem Körpergewicht trainieren (**»S. 180–181**). Das vierte und das fünfte Core-Trainingsprogramm sind für die Zeit während und nach der Schwangerschaft gedacht (**»S. 182–185**). Hierbei liegt der Fokus auf den Core-Bereichen, die am stärksten von der Schwangerschaft in Mitleidenschaft gezogen werden. Bevor Sie jedoch in der Schwangerschaft und/oder kurz danach trainieren, sollten Sie sich mit Ihrem Arzt beraten.

GRUNDLEGENDE PRINZIPIEN

Beachten Sie folgende allgemeingültige Trainingsprinzipien, unabhängig davon, welches Core-Trainingsprogramm Sie absolvieren:

- **BELASTUNG:** Beim Training sollten Sie Ihren Muskeln mehr abverlangen, als sie bei normalen Alltagsaktivitäten leisten müssen.
- **ERHOLUNG:** Diese unverzichtbare Komponente jedes Workouts meint tatsächlich Ruhen. Denn während der Ruhephasen passt sich Ihr Körper an, wird kräftiger und bereitet sich auf neue Belastungsphasen in der nächsten Trainingseinheit vor.
- **STEIGERUNG:** Ihr Körper gewöhnt sich daran, dass er gefordert wird. Wenn Sie ihn nicht über seine normalen Leistungsgrenzen hinaus trainieren, wird Ihre Leistung stagnieren. Daher gibt es zu den meisten Übungen in diesem Buch Steigerungen, die Sie nutzen sollten, sobald Sie die Grundübung perfekt beherrschen.

Jedes Core-Trainingsprogramm umfasst drei Niveaus und enthält außer Angaben zur empfohlenen Anzahl an Sets und Wiederholungen sowie zu Erholungszeiten zwischen den Sets auch Tipps zur idealen Dauer und Häufigkeit der einzelnen Trainingseinheiten bzw. Workouts. Das soll Ihnen helfen, maßvoll zu trainieren und Ihr Training vernünftig strukturiert aufzubauen. Beginnen Sie immer mit dem einfachsten Workout und arbeiten Sie sich bis zum schwersten hoch.

Die Tabellen für die individuellen Workouts von Niveau 1 bis Niveau 10 (**»S. 186–189**) und die Core-300-Workouts (**»S. 190–191**) bereiten Sie auf den nächsten Schritt im Core-Training vor, indem sie Ihnen alle Bausteine zur Verfügung stellen, die Sie benötigen, um sich Ihr maßgeschneidertes Core-Trainingsprogramm sebst zusammenstellen zu können. Außerdem können Sie sich testen und Sie erfahren, wie Sie Ihre individuellen Fortschritte messen.

Wie lang soll ich bei einem Core-Workout bleiben?

Jeder Core-Workout hat eine festgeschriebene Dauer von 4 bis maximal 14 Wochen. Wenn Sie über diese Zeit hinaus bei einem Workout bleiben, passt sich Ihre Muskulatur an und entwickelt sich nicht weiter. Häufig führt das sogar dazu, dass sich die Muskeln wieder zurückentwickeln oder die Resultate hinter Ihren Erwartungen zurückbleiben. Generell sollte man alle 4–6 Wochen den Core-Workout anpassen, also entweder die Anforderungen steigern oder im Einzelfall auch senken. Auf diese Weise wird Ihre Muskulatur konstant mit Herausforderungen konfrontiert, sodass sie Fortschritte machen kann und Sie am effektivesten Ergebnisse erzielen.

Wozu Warm-up und Cool-down?

Viel zu oft werden die Aufwärm- und Entspannungsphasen vor und nach dem Training nur eilig ausgeführt oder vollständig weggelassen. Beide sind jedoch für optimale Trainingsresultate und eine Verringerung des Verletzungsrisikos unerlässlich.

Wenn Sie Ihre Muskeln aufwärmen, bevor Sie mit dem Training beginnen, bereiten Sie Ihren Körper auf den Workout vor. Indem Sie Ihre Muskeln richtig mobilisieren, bewegen sich Ihre Gelenke korrekt, sodass Sie die Übungen in der bestmöglichen Haltung ausführen und das Risiko muskulärer Asymmetrien senken. Die Muskeln nach dem Training zu entspannen ist ebenso wichtig, weil dadurch Ihr Körper auf kontrollierte Weise in den Ruhezustand zurückgeführt wird.

Der Cool-down nimmt gewisse Zeit in Anspruch, doch sollten Sie nie die Aufwärmphase vor dem Training oder das Dehnen am Ende des Trainings weglassen. Das würde Ihr Verletzungsrisikio erhöhen und Ihre Chance, den nächsten Workout erfolgreich zu absolvieren, verringern.

Aufwärmen und Entspannen – wie geht das?

Ein gutes und ausreichendes Aufwärmtraining beginnt mit 5–10-minütigem Herz-Kreislauf-Training, etwa Seilspringen oder Jogging, gefolgt von etwa 10 Minuten dynamischer Bewegungsarbeit, die alle großen Muskelgruppen und Gelenke aktivieren sollte. Im Abschnitt Mobilisieren finden Sie eine Auswahl nützlicher Dehnübungen (**»S. 44–55**). Wenn Sie ein spezielleres Aufwärmtraining benötigen, können sich auch an Ihrem Workout orientieren. Ein qualifizierter Coach oder Fitness-Trainer kann Sie hier beraten. Ein gutes Entspannungstraining besteht aus 5–10 Minuten leichtem Jogging oder Walking, um den Puls und die Körpertemperatur zu senken und den Muskeln zu ermöglichen, Abfallprodukte wie Milchsäure auszusondern, die sich während des Trainings angereichert haben. Daran schließen sich weitere 5–10 Minuten statischer Dehnübungen an (**»S. 166–171**), um Ihre Muskeln zu entspannen und den Muskelfasern zu ermöglichen, wieder ihre Länge und ihren Bewegungsradius in Ruhestellung einzunehmen. Die Dehnübungen sollten alle großen Muskelgruppen und Gelenke aktivieren.

VORSICHT!

Alle Core-Programme sind so konzipiert, dass sie die ausreichende Trainingsmenge auf dem richtigen Niveau bieten, um die Core-Muskeln zu fordern, ohne sie zu überfordern. Trainieren Sie nie über die Vorgaben der Programme hinaus, damit Sie Ihren Körper nicht überstrapazieren bzw. sich nicht verletzen. Nehmen Sie sich vor und nach dem Training stets Zeit für das Warm-up und das Cool-down und verwenden Sie für Gewichtsübungen nie zu schwere Gewichte. Erzwingen Sie keine Bewegungen, wenn Sie Schmerzen spüren.

SO FUNKTIONIEREN DIE TABELLEN

Die nachfolgenden Begriffe sollen Sie dabei unterstützen, die Angaben in den Workout-Tabellen korrekt zu interpretieren. Einige Begriffe sind in den Tabellen abgekürzt:

- **WARM-UP: MOBILISIEREN:** Eine Kombination von leichtem Herz-Kreislauf-Training und dynamischen Dehnungen (**»S. 44–55**), die die Core-Muskeln vor dem Workout aktivieren.
- **ZIELBEWEGUNG:** Die zentrale Core-Bewegung bei einer einzelnen Übung (**»S. 6–7; S. 26–27**) – I = Isometrisch; B = Beugung; S = Streckung; SB = Seitliche Beugung; D = Drehung; K = Komplex.
- **SETS:** Eine festgesetzte Anzahl von Wiederholungen, durch eine kurze Pause voneinander getrennt – z. B. 2 Sets à 5 Wiederholungen.
- **WIEDERHOLUNGEN:** Die Häufigkeit, mit der ein Bewegungsablauf innerhalb eines Sets erfolgen soll – abgekürzt als »Wh.«.
- **RUHE:** Die vorgeschlagene Länge der Pause zwischen zwei Sets.
- **DAUER:** Die Anzahl der Wochen, die ein Programm mindestens bzw. maximal ausgeführt werden sollte. Das Maximum sollte nicht überschritten werden.
- **HÄUFIGKEIT:** Die Anzahl von Trainingseinheiten bzw. Workouts, die Sie pro Woche ausführen sollten, unter Berücksichtigung der Ruhetage, die zwischen zwei Workouts liegen sollten. Diese Zahl sollten Sie keinesfalls überschreiten.
- **ERHOLUNGSZEIT:** Die ideale Anzahl Ruhetage, die Sie zwischen zwei Trainingseinheiten einlegen sollten.

Welche Ergebnisse kann ich erwarten?

Wenn Sie die Core-Trainingsprogramme korrekt befolgen, können Sie nach 4–6 Wochen damit rechnen, Ergebnisse zu sehen. Das ist jedoch invididuell ganz unterschiedlich, da kein Mensch dem anderen gleicht. Es gibt zahlreiche Faktoren, die beeinflussen, wie schnell Sie Fortschritte machen:

Alter: Neben dem Alter in Lebensjahren zählen auch das emotionale und das biologische Alter sowie die Anzahl Ihrer »Trainingsjahre«.

Geschlecht: Männer und Frauen unterscheiden sich außer in ihrer Physiologie auch in ihrem Leistungsvermögen.

Genetisches Erbe: Ihre natürliche Fitness und Leistungsfähigkeit sind durch Ihre genetische Veranlagung bestimmt.

Körperliches Leistungsvermögen: Hier zählen zwei Faktoren – Ihre Gene und Ihre Trainingshistorie.

Lebensstil: Er bezieht sich darauf, was Sie zwischen den Trainingseinheiten tun und wird auch durch Faktoren wie Ernährung, Ruhe und Ihre berufliche Belastung beeinflusst.

GRUNDLEGENDES CORE-TRAINING

Mit diesem dreistufigen Workout können Sie ein hohes Niveau an Core-Kraft, Core-Stabilität und Core-Beweglichkeit erreichen. Jede Stufe bietet durch ihre strukturierte Kombination verschiedener Core-Zielbewegungen ein ausgewogenes, umfassendes Core-Training.

Für wen ist dieses Core-Trainingsprogramm geeignet?

Das grundlegende Core-Training ist für jeden geeignet, der sich eine solide Basis an Core-Beweglichkeit, Core-Stabilität und Core-Kraft zulegen möchte, aber auch für jene, die bereits die Übungen für Fortgeschrittene und für Könner (**»S. 108–165**) korrekt ausführen können.

Mindestvoraussetzung ist, dass Sie die Core-Aktivierung (**»S. 25**) beherrschen und die Übungen im Kapitel Aktivieren (**»S. 56–71**) aus diesem Buch trainiert haben, bevor Sie mit diesem Programm beginnen.

Was bringt mir dieses Core-Trainingsprogramm?

Wenn Sie, ausgehend vom Grundlagen-Niveau, dieses dreiteilige Programm vollständig und korrekt trainieren, erreichen Sie in 3–4 Monaten das Niveau eines Könners. Sie werden über sehr gute Kraft, Stabilität und Beweglichkeit im gesamten Core-Bereich verfügen.

Wie ist dieses Core-Trainingsprogramm aufgebaut?

Die Niveaus 2–4 (Grundlagen) entwickeln Core-Kraft, indem sie Ihre Core-Muskeln auf allen Bewegungsebenen aufbauen. Bei Niveaus 5–7 (für Fortgeschrittene) fordern Sie die Core-Muskeln durch erhöhte Belastung. Die Workouts für Könner (Niveaus 8–10) sind hart, da sie ausgezeichnete Core-Beweglichkeit, Core-Stabilität und Core-Kraft voraussetzen und überwiegend aus komplexen Bewegungen bestehen.

VORSICHT!

Um das Verletzungsrisiko gering zu halten, müssen Sie jede Stufe ganz durcharbeiten, bevor Sie zur nächsthöheren übergehen. Achten Sie darauf, jede Übung korrekt auszuführen, denn nur so erzielen Sie die bestmöglichen Ergebnisse. Beim Training mit Gewichten sollten Sie stets mit einem leichten Gewicht beginnen und es schrittweise um jeweils 1–2 kg erhöhen. Wenn Sie Schmerzen haben oder die geforderten Wiederholungen nicht korrekt ausführen können, müssen Sie das Gewicht reduzieren, um Ihre Muskeln nicht zu stark zu belasten. Suchen Sie einen Arzt auf, wenn der Schmerz fortbesteht.

GRUNDLAGEN (NIVEAUS 2–4)

Warm-up: Mobilisieren (>>**S. 44–55**) 5–10 Min.

ÜBUNG	ZIEL-BEWEGUNG	SEITE	SETS	WH.	RUHE (SEK.)
Bauchpresse	B	72–73	1–2	5–25	30–60
Schräge Bauchpresse	D	79	1–2	2–25 je Seite	30–60
Oberkörper anheben	S	76–77	1–2	5–25	30–60
Brücke	I	98–99	1–2	KvMV*	30–60
Zur Ferse beugen	SB	82	1–2	5–25 je Seite	30–60
Umgekehrte Bauchpresse	B	75	1–2	5–25	30–60
Superlangsames Radfahren	D	95	1–2	5–25	30–60
Oberkörper anheben (Steigerung 2)	S	76–77	1–2	5–25	30–60
Unterarmstütz	I	102–103	1–2	KvMV*	30–60

* **KvMV** = Kurz vor Muskelversagen; der Punkt, an dem Sie keine weitere Wiederholung innerhalb eines Sets mehr ausführen können.

Übungen mit Hartschaumrolle (>>**S. 44–45**) und statische Dehnungen (>>**S. 166–171**) 5–10 Min.

DAUER
4–6 Wochen

HÄUFIGKEIT
Maximal 2–3 Workouts pro Woche;
1–2 Ruhetage zwischen den Workouts

FÜR FORTGESCHRITTENE (NIVEAUS 5-7)

Warm-up: Mobilisieren (>>**S. 44-55**) 5-10 Min.

ÜBUNG	ZIEL-BEWEGUNG	SEITE	SETS	WH.	RUHE (SEK.)
Balltausch mit Partner	B	108-109	2-3	10-30	30-60
Medizinball-Schockwurf rückwärts	S	121	2-3	10-30	30-60
Medizinball werfen	B	120	2-3	10-30	30-60
»Russische« Drehung	D	119	2-3	10-30	30-60
Windmühle	SB	110-111	2-3	10-30	30-60
Kugelhantel schwingen	K	129	2-3	10-30	30-60
Drehen mit Gewicht	D	116	2-3	10-30	30-60
Knieheben an der Stange	B	110-111	2-3	10-30	30-60
Rücken-strecken auf dem Ball	I	132-133	2-3	10-30	30-60

Übungen mit Hartschaumrolle (>>**S. 44-45**) und statische Dehnungen (>>**S. 166-171**) 5-10 Min.

DAUER
4-6 Wochen

HÄUFIGKEIT
Maximal 2-3 Workouts pro Woche;
1-2 Ruhetage zwischen den Workouts

FÜR KÖNNER (NIVEAUS 8-10)

Warm-up: Mobilisieren (>>**S. 44-55**) 5-10 Min.

ÜBUNG	ZIEL-BEWEGUNG	SEITE	SETS	WH.	RUHE (SEK.)
Sit-ups mit Beinheben	B	139	2-4	15-30	30-60
Türkisches Aufstehen mit Kugelhantel	K	156-157	2-4	5-15 je Seite	30-60
Klappmesser auf dem Ball	B	142	2-4	10-30	30-60
Hüftdrehen und Kicken auf dem Ball	K	158-159	2-4	10-30 je Seite	30-60
Bauchpresse mit Stange	B	140-141	2-4	10-30	30-60
Holzhacken am Kabelzug	D	144-145	2-4	10-30 je Seite	30-60
Beinheben an der Klimm-zugstange	B	150	2-4	10-30	30-60
Sandsack-Schultern	K	151	2-4	10-30 je Seite	30-60
Gewicht-schieben im Unterarmstütz	I	152-153	2-4	5-20 Meter	30-60

Übungen mit Hartschaumrolle (>>**S. 44-45**) und statische Dehnungen (>>**S. 166-171**) 5-10 Min.

DAUER
4-6 Wochen

HÄUFIGKEIT
Maximal 2-3 Workouts pro Woche;
1-2 Ruhetage zwischen den Workouts

CORE-TRAINING FÜR EINE GUTE HALTUNG

Core-Training sorgt für eine gute Haltung, weil es Ihre Muskeln ins Gleichgewicht bringt und die Core-Kraft und Core-Stabilität generell verbessert. Achten Sie bei diesen Workouts vor allem auf die perfekte Ausrichtung von Wirbelsäule und Hüften. Nur mit der korrekten Haltung erzielt man gute Resultate.

Für wen ist dieses Core-Trainingsprogramm geeignet?

Von Haltungsproblemen sind die meisten Menschen im Laufe ihres Leben betroffen, sei es aufgrund des Alterungsprozesses, eines zu intensiven, einseitigen Trainings oder weil sie zu viel sitzen. Diese Workouts sind für jeden geeignet, allerdings sollten Sie mit der Core-Aktivierung (**»S. 25**) und den Aktivierungs-Übungen (**»S. 56–71**) vertraut sein.

Was bringt mir dieses Core-Trainingsprogramm?

Dieses dreistufige Programm baut Ihre Core-Kraft von innen nach außen auf, sodass Sie sich schon bald besser fühlen und aufrechter auftreten. Indem Sie erst die tiefen Core-Muskeln trainieren, verbessern Sie Ihre Wirbelsäulen- und Hüftstabilität, lösen Verspannungen in Hüften, unterem Rücken und Schultern und kräftigen oberen Rücken, Bauch und Beckenboden.

Wie gehe ich am besten vor?

Das Programm ist stufenweise aufgebaut. Sie beginnen mit dem Aktivieren und den Grundlagen (**»S. 56–107**), um Ihre tiefen Core-Muskeln zu koordinieren und zu kräftigen, und entwickeln Ihre Core-Muskeln mit den Übungen für Fortgeschrittene und für Könner weiter (**»S. 108–165**), sobald Sie über eine gute Technik und Stabilität verfügen.

VORSICHT!

Um das Verletzungsrisiko gering zu halten, sollten Sie die Anweisungen sorgfältig befolgen und Schritt für Schritt vorgehen. Achten Sie stets auf eine korrekte Form, um ein starkes Fundament zu errichten, auf dem Sie Ihre Core-Kraft aufbauen. Lassen Sie sich nicht dazu hinreißen, die einzelnen Stufen hastig durchzuziehen. Das könnte sich als kontraproduktiv erweisen, indem verspannte oder überanstrengte Muskeln die Aufgaben kleinerer, tiefer gelegener oder schwächerer Muskeln übernehmen. Wenn Ihre Haltungsprobleme krankheitsbedingt sind, sollten Sie den Rat Ihres Arztes einholen, bevor Sie mit dem Training beginnen.

AKTIVIEREN (NIVEAU 1)

Warm-up: Mobilisieren (>>**S. 44–55**) 5–10 Min.

ÜBUNG	ZIEL-BEWEGUNG	SEITE	SETS	WH.	RUHE (SEK.)
Aktiver Beckenboden	I	56–57	1–2	8–10	30–60
Knie zur Brust	I	60–61	1–2	10–20	30–60
Zehentippen	I	62–63	1–2	10–20	30–60
Bauch-einziehen in Bauchlage	I	64	1–2	8–10	30–60
Pfeil	S	65	1–2	10–20	30–60
Auster	I	66	1–2	10–20	30–60
Stern	I	68	1–2	10–20	30–60
Rücken-strecken	S	69	1–2	10–20	30–60
Superman	I	70–71	1–2	10–20	30–60

Übungen mit Hartschaumrolle (>>**S. 44–45**) und statische Dehnungen (>>**S. 166–171**) 5–10 Min.

DAUER
4–6 Wochen

HÄUFIGKEIT
Maximal 2–3 Workouts pro Woche;
1–2 Ruhetage zwischen den Workouts

GRUNDLAGEN (NIVEAUS 2–4)					
Warm-up: Mobilisieren (>>**S. 44–55**) 5–10 Min.					
ÜBUNG	**ZIEL-BEWEGUNG**	**SEITE**	**SETS**	**WH.**	**RUHE (SEK.)**
Bauchpresse	B	72–73	1–2	10–15	30–60
Beinkreisen	I	74	1–2	8–10	30–60
Umgekehrte Bauchpresse	B	75	1–2	10–15	30–60
Oberkörper anheben	S	76–77	1–2	10–15	30–60
Seitbeuge	SB	81	1–2	10–15	30–60
Hüftrolle	D	88–89	1–2	10–15	30–60
Schwimmen	I	94	1–2	20–30	30–60
Superlangsames Radfahren	D	95	1–2	10–20	30–60
Brücke	I	98–99	1–2	10–20	30–60
Übungen mit Hartschaumrolle (>>**S. 44–45**) und statische Dehnungen (>>**S. 166–171**) 5–10 Min.					
DAUER 4–6 Wochen					
HÄUFIGKEIT Maximal 2–3 Workouts pro Woche; 1–2 Ruhetage zwischen den Workouts					

FORTGESCHRITTENE/KÖNNER (NIVEAUS 5–10)					
Warm-up: Mobilisieren (>>**S. 44–55**) 5–10 Min.					
ÜBUNG	**ZIEL-BEWEGUNG**	**SEITE**	**SETS**	**WH.**	**RUHE (SEK.)**
Windmühle	SB	110–111	1–2	10–15	30–60
Bauchpresse auf dem Ball	B	73 (Steigerung 3)	1–2	10–15	30–60
Kugelhantel um den Körper schwingen	I	117	1–2	10–15	30–60
Oberkörperheben auf dem Ball	S	122	1–2	10–15	30–60
Balancescheibe drehen	I	131	2–4	10–15	30–60
Bauchpresse hängend	B	134	1–2	8–10	30–60
Klappmesser auf dem Ball	I	142	1–2	10–15	30–60
Holzhacken am Kabelzug	D	144–145	1–2	8–10	30–60
Diagonales Seitheben am Kabelzug	D	146–147	1–2	10–15	30–60
Übungen mit Hartschaumrolle (>>**S. 44–45**) und statische Dehnungen (>>**S. 166–171**) 5–10 Min.					
DAUER 4–6 Wochen					
HÄUFIGKEIT Maximal 2–3 Workouts pro Woche; 1–2 Ruhetage zwischen den Workouts					

CORE-TRAINING MIT KÖRPERGEWICHT

Core-Übungen, die mit dem eigenen Körpergewicht arbeiten, können zu einem vielseitigen Core-Workout kombiniert werden. Der Vorteil: Sie können überall und mit minimalem Aufwand ausgeführt werden und eignen sich daher optimal für unterwegs.

Für wen ist dieses Core-Trainingsprogramm geeignet?

Dieses dreistufige Programm ist für jeden geeignet, der über ein solides Fundament an Core-Mobilität, Core-Stabilität und Core-Kraft verfügt, jedoch kein Fitnessstudio aufsuchen und auf Fitnessgeräte aller Art verzichten möchte. Sie sollten allerdings in der Lage sein, Ihre Core-Muskeln zu aktivieren (**»S. 25**) und die Übungen im Abschnitt Aktivieren (**»S. 56–71**) korrekt auszuführen.

Was bringt mir dieses Core-Trainingsprogramm?

Das Programm ist so aufgebaut, dass es Ihre Core-Muskeln durch ein Ganzkörper-Training ausgewogen kräftigt. Viele Körpergewichtsübungen (wie der Unterarmstütz) stellen die isometrische Core-Stabilität in den Mittelpunkt, die Ober- und Unterkörper sowie die Core-Muskeln hervorragend kräftigt.

Wie gehe ich am besten vor?

Auch wenn Sie regelmäßig trainieren, sollten Sie mit Niveaus 2–4 (Grundlagen) des Programms beginnen, um Ihr natürliches Bewegungsspektrum und Ihre Core-Stabilität genau zu ermitteln. Nehmen Sie sich erst danach die schwierigeren Übungen für Fortgeschrittene und für Könner vor, da diese größere Kraft und Kontrolle erfordern. Wenn Sie alle Niveaus gemeistert haben, können Sie einzelne Übungen durch andere mit einer vergleichbaren Zielbewegung oder von gleichem Niveau ersetzen (**»S. 40–43**).

VORSICHT!

Machen Sie sich die Bewegungsabläufe, Ihre Wirbelsäulen- und Hüftausrichtung bewusst und achten Sie stets auf gute Technik. So erzielen Sie die besten Resultate und vermeiden Verletzungen. Trainieren Sie regelmäßig und immer auf Ihrem Niveau. Gehen Sie Stufe für Stufe vor, und trainieren Sie nie zuviel. Wenn Sie Unwohlsein oder Schmerzen spüren oder die geforderten Wiederholungen nicht korrekt oder nur mit Unterbrechungen ausführen können, müssen Sie die Wiederholungen reduzieren, um Ihre Muskeln zu schonen. Bleiben die Schmerzen bestehen, sollten Sie Ihren Arzt konsultieren.

GRUNDLAGEN (NIVEAUS 2–4)

Warm-up: Mobilisieren (>>**S. 44–55**) 5–10 Min.

ÜBUNG	ZIEL-BEWEGUNG	SEITE	SETS	WH.	RUHE (SEK.)
Bauchpresse	B	72–73	1–2	10–15	30–60
Umgekehrte Bauchpresse	B	75	1–2	10–15	30–60
Rücken-strecken	S	76–77	1–2	10–15	30–60
Seitbeuge	SB	80	1–2	10–15	30–60
Beinheben in Seitlage	I	84–85	1–2	10–15	30–60
Hüftrolle	D	88–89	1–2	10–15	30–60
Aufrollen	B	91	1–2	6–10	30–60
Schwimmen	I	94	1–2	20–30	30–60
Seitstütz	I	104–105	1–2	6–10	30–60

Übungen mit Hartschaumrolle (>>**S. 44–45**) und statische Dehnungen (>>**S. 166–171**) 5–10 Min.

DAUER
4–6 Wochen

HÄUFIGKEIT
Maximal 2–3 Workouts pro Woche;
1–2 Ruhetage zwischen den Workouts

FÜR FORTGESCHRITTENE (NIVEAUS 5–7)

Warm-up: Mobilisieren (>>**S. 44–55**) 5–10 Min.

ÜBUNG	ZIEL-BEWEGUNG	SEITE	SETS	WH.	RUHE (SEK.)
Bauchpresse auf dem Ball	B	73 (Steigerung 3)	1–2	10–15	30–60
Knieheben an der Stange	B	110–111	1–2	6–10	30–60
Bergsteiger	I	118	1–2	20–40	30–60
Oberkörper heben auf dem Ball	S	122	1–2	10–15	30–60
Pendel	K	127	1–2	6–10	30–60
Einarmige Core-Drehung	D	126	1–2	6–10	30–60
Rücken-strecken auf dem Ball	K	132–133	1–2	10–15	30–60
Bauchpresse hängend	K	134	1–2	6–10	30–60
Schräge Bauchpresse hängend	K	135	1–2	6–10	30–60

Übungen mit Hartschaumrolle (>>**S. 44–45**) und statische Dehnungen (>>**S. 166–171**) 5–10 Min.

DAUER
4–6 Wochen

HÄUFIGKEIT
Maximal 2–3 Workouts pro Woche;
1–2 Ruhetage zwischen den Workouts

FÜR KÖNNER (NIVEAUS 6–10)

Warm-up: Mobilisieren (>>**S. 44–55**) 5–10 Min.

ÜBUNG	ZIEL-BEWEGUNG	SEITE	SETS	WH.	RUHE (SEK.)
Klappmesser auf dem Ball	B	142	1–2	10–15	30–60
Sit-ups mit Beinheben	B	139	1–2	6–10	30–60
Bauchpresse mit Stange	B	140–141	1–2	6–10	30–60
Wandlauf	I	164–165	1–2	6–10	30–60
Oberkörper heben auf dem Ball	S	122	1–2	10–15	30–60
Beinheben an der Klimm-zugstange	B	150	1–2	6–10	30–60
Liegestütz-Treppensteigen	I	154–155	1–2	6–10	30–60
Hüftdrehen und Kicken auf dem Ball	K	158–159	1–2	6–10	30–60
Slideboard-Wischen	K	160–161	1–2	10–15	30–60

Übungen mit Hartschaumrolle (>>**S. 44–45**) und statische Dehnungen (>>**S. 166–171**) 5–10 Min.

DAUER
4–6 Wochen

HÄUFIGKEIT
Maximal 2–3 Workouts pro Woche;
1–2 Ruhetage zwischen den Workouts

CORE-TRAINING IN DER SCHWANGERSCHAFT

Core-Training kann einen positiven Effekt auf das allgemeine Wohlbefinden in der Schwangerschaft haben. Dieses dreistufige Core-Trainingsprogramm baut Core-Mobilität, Core-Stabilität und Core-Kraft auf, sodass sich Ihr Körper an die Veränderungen von Physis, Hormonhaushalt und Haltung während der Schwangerschaft gut anpassen kann.

Für wen ist dieses Core-Trainingsprogramm geeignet?

Dieses Programm ist für alle Frauen geeignet, die während der Schwangerschaft ihre Core-Muskulatur trainieren möchten. Die drei Workouts berücksichtigt die Veränderungen, die sich im jeweiligen Schwangerschaftsdrittel einstellen. Die Übungen sind sicher und effektiv, ohne die Gesundheit oder das Wohlbefinden von Mutter oder Baby zu gefährden.

Was bringt mir dieses Core-Trainingsprogramm?

Die Workouts kombinieren Core-Aktivierung mit statischen Dehnungen. So werden der Beckenboden und die tiefe Core-Muskulatur des Rumpfs aktiviert, Verspannungen gelockert und die Lendenwirbelsäule sowie die Hüften stabilisiert. Ferner kräftigen sie die Core-Muskeln, die das wachsende Gewicht des Babys tragen und Ihr Gleichgewicht stabilisieren.

Wie gehe ich am besten vor?

Aufgrund der Veränderungen von Gewicht, Form, Größe und Statik des Körpers sollten Sie Ihr Training auf sanfte statische Dehnungen und Aktivierungs-Übungen (**»S. 56–71**) beschränken und den Aufbau des Trainingsprogramms streng einhalten.

VORSICHT!

Bevor Sie während der Schwangerschaft irgendeine Form von Core-Training aufnehmen, sollten Sie sich mit Ihrem Arzt oder Ihrer Hebamme beraten. Das Ziel jeglichen Trainings in der Schwangerschaft ist, die Gesundheit und das Wohlbefinden von Mutter und Baby zu unterstützen und zusätzliche Belastung des Körpers zu vermeiden. Halten Sie sich daher an die vorgeschlagenen Übungen, trainieren Sie moderat und überfordern Sie Ihren Körper nicht, indem Sie schwierigere Übungen ausprobieren. Mit Beginn des zweiten Schwangerschaftsdrittels sollten Sie nicht längere Zeit auf dem Rücken liegen, da eine Kompression der Hohlvene die Blutzufuhr zur Plazenta reduzieren und Kreislaufstörungen verursachen kann.

ERSTES DRITTEL (BIS ZUR 12. WOCHE)

Warm-up: Mobilisieren (>>**S. 44–55**) 5–10 Min.

ÜBUNG	ZIEL-BEWEGUNG	SEITE	SETS	WH.	RUHE (SEK.)
Aktiver Beckenboden	I	56–57	1–2	5–10	30–60
Knie zur Brust	I	60–61	1–2	5–10	30–60
Zehentippen	I	62–63	1–2	5–10	30–60
Bauch-einziehen in Bauchlage	I	64	1–2	5–10	30–60
Pfeil	S	65	1–2	5–10	30–60
Beinheben in Bauchlage	I	67	1–2	5–10	30–60
Stern	I	68	1–2	5–10	30–60
Rücken-strecken	I	69	1–2	5–10	30–60
Brücke	I	98–99	1–2	5–10	30–60

Übungen mit Hartschaumrolle (>>**S. 44–45**) und statische Dehnungen (>>**S. 166–171**) 5–10 Min.

DAUER
12 Wochen

HÄUFIGKEIT
2–3 Workouts pro Woche;
1–2 Ruhetage zwischen den Workouts

ZWEITES DRITTEL (13.–26. WOCHE)

Warm-up: Mobilisieren (>>**S. 44–55**) 5–10 Min.

ÜBUNG	ZIEL-BEWEGUNG	SEITE	SETS	WH.	RUHE (SEK.)
Aktiver Beckenboden	I	56–57	1–2	5–10	30–60
Balldrücken	I	58	1–2	5–10	30–60
Ferse zum Knie	I	59	1–2	5–10	30–60
Knie zur Brust	I	60–61	1–2	5–10	30–60
Auster	I	66	1–2	5–10	30–60
Superman	I	70–71	1–2	5–10	30–60
Waage	I	97	1–2	5–10	30–60
Brücke	I	98–99	1–2	5–10	30–60
Kindhaltung	Dehnung	168	1–2	5–10	30–60

Übungen mit Hartschaumrolle (>>**S. 44–45**) und statische Dehnungen (>>**S. 166–171**) 5–10 Min.

DAUER
13 Wochen

HÄUFIGKEIT
2–3 Workouts pro Woche;
1–2 Ruhetage zwischen den Workouts

DRITTES DRITTEL (27.–40. WOCHE)

Warm-up: Mobilisieren (>>**S. 44–55**) 5–10 Min.

ÜBUNG	ZIEL-BEWEGUNG	SEITE	SETS	WH.	RUHE (SEK.)
Aktiver Beckenboden	I	56–57	1–2	5–10	30–60
Balldrücken	I	58	1–2	5–10	30–60
Ferse zum Knie	I	59	1–2	5–10	30–60
Auster	I	66	1–2	5–10	30–60
Superman	I	70–71	1–2	5–10	30–60
Waage	I	97	1–2	5–10	30–60
Brücke	I	98–99	1–2	5–10	30–60
Katzenbuckel	Dehnung	168	1–2	5–10	30–60
Kindhaltung	Dehnung	168	1–2	5–10	30–60

Übungen mit Hartschaumrolle (>>**S. 44–45**) und statische Dehnungen (>>**S. 166–171**) 5–10 Min.

DAUER
14 Wochen

HÄUFIGKEIT
2–3 Workouts pro Woche;
1–2 Ruhetage zwischen den Workouts

CORE-TRAINING NACH DER GEBURT

Wenig Sport während der Schwangerschaft, Überdehnung der Muskeln bei der Geburt und eine Vielzahl weiterer körperlicher und hormoneller Veränderungen können die Core-Kraft beeinträchtigen. Mithilfe dieses dreistufigen Trainings können Sie Ihre Core-Kraft ohne Risiko wieder aufbauen.

Für wen ist dieses Core-Trainingsprogramm geeignet?

Dieses Trainingsprogramm ist für alle Mütter geeignet, die gerade entbunden haben, sofern der Arzt bzw. die Hebamme dem Training zugestimmt haben. Sportliches Training wird während der ersten sechs Wochen nach einer Geburt generell nicht empfohlen. Daher werden in dieser Zeit nur Übungen zur Core-Aktivierung (**»S. 56–71**) ausgeführt.

Was bringt mir dieses Core-Trainingsprogramm?

Die Bauchmuskeln haben sich nach Monaten der Inaktivität und Überdehnung oft zurückentwickelt, sodass junge Mütter zu Rückenschmerzen und -verletzungen, geringerer Kontrolle des Gleichgewichts und schwachen Core-Muskeln neigen. Diese Workouts kräftigen Ihren Beckenboden und die tiefen Core-Muskeln, stabilisieren und kräftigen Bauch-, Rücken- und Hüftmuskulatur, verbessern die Haltung und das Gleichgewicht und lindern Schmerzen und Verspannungen im Rücken.

Wie gehe ich am besten vor?

Halten Sie sich genau an die Vorgaben und gehen Sie langsam und schrittweise vor. Ihr Körper macht vor und nach der Geburt gewaltige Veränderungen durch und benötigt Zeit, um wieder zu Kräften zu kommen. Überstürzen Sie nichts – machen Sie nur die Übungen, die Ihnen guttun.

VORSICHT!

Bevor Sie nach einer Geburt trainieren, sollten Sie unbedingt Ihren Arzt und/oder Ihre Hebamme konsultieren. Besondere Vorsicht ist nach einem Kaiserschnitt geboten. Im Fall einer Rektusdiastase (dem Auseinanderweichen der Bauchmuskeln) sollten Sie beim Core-Training Übungen vermeiden, bei denen die Wirbelsäule gebeugt wird, bis die Symptome verschwunden sind (**»S. 29**). Das Hormon Relaxin ist noch bis sechs Monate nach der Geburt in hoher Konzentration im Körper vorhanden. Überdehnen Sie sich daher nicht und trainieren Sie vor allem Ihre Core-Stabilität.

BIS ZUR 6. WOCHE

Warm-up: Mobilisieren (>>**S. 44–55**) 5–10 Min.

ÜBUNG	ZIEL-BEWEGUNG	SEITE	SETS	WH.	RUHE (SEK.)
Aktiver Beckenboden	I	56–57	1–2	5–10	30–60
Balldrücken	I	58	1–2	5–10	30–60
Ferse zum Knie	I	59	1–2	5–10	30–60
Bauch-einziehen in Bauchlage	I	64	1–2	5–10	30–60
Pfeil	S	65	1–2	5–10	30–60
Auster	I	66	1–2	5–10	30–60
Beinheben in Bauchlage	I	67	1–2	5–10	30–60
Superman	I	70–71	1–2	5–10	30–60
Brücke	I	98–99	1–2	5–10	30–60

Übungen mit Hartschaumrolle (>>**S. 44–45**) und statische Dehnungen (>>**S. 166–171**) 5–10 Min.

DAUER
6 Wochen

HÄUFIGKEIT
2–3 Workouts pro Woche;
1–2 Ruhetage zwischen den Workouts

7.–12. WOCHE

Warm-up: Mobilisieren (>>**S. 44–55**) 5–10 Min.

ÜBUNG	ZIEL-BEWEGUNG	SEITE	SETS	WH.	RUHE (SEK.)
Aktiver Beckenboden	I	56–57	1–2	5–10	30–60
Knie zur Brust	I	60–61	1–2	5–10	30–60
Bauch-einziehen in Bauchlage	I	64	1–2	5–10	30–60
Stern	I	68	1–2	5–10	30–60
Beinkreisen	I	74	1–2	5–10	30–60
Oberkörper anheben	S	76–77	1–2	5–10	30–60
Beinheben in Seitlage	I	84–85	1–2	5–10	30–60
Brücke	I	98–99	1–2	5–10	30–60
Unterarmstütz	I	102–103	1–2	5–10	30–60

Übungen mit Hartschaumrolle (>>**S. 44–45**) und statische Dehnungen (>>**S. 166–171**) 5–10 Min.

DAUER
6 Wochen

HÄUFIGKEIT
2–3 Workouts pro Woche;
1–2 Ruhetage zwischen den Workouts

NACH DER 12. WOCHE

Warm-up: Mobilisieren (>>**S. 44–55**) 5–10 Min.

ÜBUNG	ZIEL-BEWEGUNG	SEITE	SETS	WH.	RUHE (SEK.)
Knie zur Brust	I	60–61	1–2	5–10	30–60
Zehentippen	I	62–63	1–2	5–10	30–60
Auster	I	66	1–2	5–10	30–60
Bauchpresse	B	72–73	1–2	5–10	30–60
Zur Ferse beugen	SB	82	1–2	5–10	30–60
Hüftrolle	D	88–89	1–2	5–10	30–60
Schwimmen	I	94	1–2	5–10	30–60
Seitstütz	I	104–105	1–2	5–10	30–60
Ein Bein strecken und dehnen	I	106	1–2	5–10	30–60

Übungen mit Hartschaumrolle (>>**S. 44–45**) und statische Dehnungen (>>**S. 166–171**) 5–10 Min.

DAUER
6 Wochen +

HÄUFIGKEIT
2–3 Workouts pro Woche;
1–2 Ruhetage zwischen den Workouts

ERSTELLEN SIE IHREN WORKOUT (NIVEAUS 1–4)

Die hier gezeigte Tabelle bietet Ihnen eine einfache Möglichkeit, sich anhand ausgewählter Übungen aus den Kapiteln Aktivieren und Grundlagen (»S. 56–107) ein eigenes, ausgewogenes Core-Trainingsprogramm zusammenzustellen. Bevor Sie sich Ihre individuellen Workouts erarbeiten, müssen Sie die Übungen im Kapitel Aktivieren (»S. 56–71) gemeistert haben und auch die Core-Grundlagenübungen sollten Ihnen schon gut gelingen.

Für wen ist dieses Core-Trainingsprogramm geeignet?

Dieses Trainingsprogramm ist so flexibel, dass es für alle Leistungsniveaus geeignet ist. Da Sie sich die Übungen selbst aussuchen, können Sie Ihr Training an Ihre individuellen Bedürfnisse anpassen. Mindestvoraussetzungen sind, dass Sie Ihren Core aktivieren können (**»S. 25**) und die Übungen im Kapitel Aktivieren beherrschen.

Was bringt mir dieses Core-Trainingsprogramm?

Mithilfe dieser Programme und Workouts können Sie sich einen kräftigen, stabilen und beweglichen Core-Bereich aufbauen, da sie alle Core-Zielbewegungen bearbeiten. Ihr individueller Workout ermöglicht Ihnen, Ihre Core-Muskeln in Ihrem eigenen Tempo weiterzuentwickeln. Da Sie sich Ihre Core-Übungen selbst auswählen und erst dann zu anspruchsvolleren wechseln, wenn Sie dazu bereit sind, entwickeln Sie Ihre Core-Kraft korrekt und risikofrei, bleiben motiviert und vermeiden Verletzungen.

Wie gehe ich am besten vor?

Zuallererst sollten Sie alle Core-Zielbewegungen stufenweise trainieren. Beginnen Sie erst mit Niveau 2, wenn Sie aus Niveau 1 alle Core-Übungen mit jeweils 2–3 Sets à 20–30 Wiederholungen ohne Probleme ausführen können. Wenn eine Core-Übung zu schwierig ist, ersetzen Sie diese durch eine andere mit derselben Zielbewegung, die ein Niveau leichter ist. Wenn Sie in der Lage sind, alle Core-Übungen korrekt auszuführen, können Sie sie neu miteinander kombinieren oder sich einen fortgeschrittenen Core-Workout (**»S. 188–189**) mit Core-Übungen für Anspruchsvolle und Könner (**»S. 108–165**) zusammenstellen.

[redacted]

Warm-up: Mobilisieren (>>**S. 44–55**) 5–10 Min.

ÜBUNG	NIVEAU	SEITE	SETS	WH.	RUHE (SEK.)
1. ISOMETRISCHE ÜBUNGEN (WÄHLEN SIE EINE AUS ...)					
Aktiver Beckenboden	1	56–57	2–3	10–12	30–60
Beinkreisen	2	74	2–3	10–12	30–60
Schwimmen	3	94	2–3	10–12	30–60
Waage	4	97	2–3	10–12	30–60
4. ISOMETRISCHE ÜBUNGEN (WÄHLEN SIE EINE AUS ...)					
Ferse zum Knie	1	59	2–3	10–12	30–60
Beinheben in Seitlage	2	84–85	2–3	10–12	30–60
Schwimmen	3	94	2–3	10–12	30–60
Unterarmstütz	4	102–103	2–3	10–12	30–60
7. ÜBUNGEN MIT BEUGUNGEN (WÄHLEN SIE EINE AUS ...)					
Sit-ups	2	78	2–3	10–12	30–60
Aufrollen	3	91	2–3	10–12	30–60
V-Sit-ups	3	93	2–3	10–12	30–60
Beide Beine strecken und dehnen	4	107	2–3	10–12	30–60

ERSTELLEN SIE IHREN WORKOUT (NIVEAUS 1-4)

ÜBUNG	NIVEAU	SEITE	SETS	WH.	RUHE (SEK.)
2. ÜBUNGEN MIT BEUGUNGEN (WÄHLEN SIE EINE AUS ...)					
Bauchpresse	2	72-73	2-3	10-12	30-60
Umgekehrte Bauchpresse	2	75	2-3	10-12	30-60
V-Beinheben	3	92	2-3	10-12	30-60
Ein Bein strecken und dehnen	4	106	2-3	10-12	30-60
5. ÜBUNGEN MIT SEITBEUGEN (WÄHLEN SIE EINE AUS ...)					
Bauchpresse in Seitlage	2	80	2-3	10-12	30-60
Seitbeuge	2	81	2-3	10-12	30-60
Zur Ferse beugen	2	82	2-3	10-12	30-60
»Römische« Seitbeuge	2	83	2-3	10-12	30-60
8. ISOMETRISCHE ÜBUNGEN (WÄHLEN SIE EINE AUS ...)					
Knie zur Brust	1	60-61	2-3	10-12	30-60
Beinkreisen	2	74	2-3	10-12	30-60
Beide Beine heben und senken	4	100-101	2-3	10-12	30-60
Seitstütz	3	104-105	2-3	10-12	30-60

ÜBUNG	NIVEAU	SEITE	SETS	WH.	RUHE (SEK.)
3. ÜBUNGEN MIT STRECKUNGEN (WÄHLEN SIE EINE AUS ...)					
Pfeil	1	65	2-3	10-12	30-60
Rückenstrecken	1	69	2-3	10-12	30-60
Oberkörper anheben	2	76-77	2-3	10-12	30-60
Oberkörper anheben (Steigerung 2)	3	76-77	2-3	10-12	30-60
6. ÜBUNGEN MIT DREHUNGEN (WÄHLEN SIE EINE AUS ...)					
Schräge Bauchpresse	2	79	2-3	10-12	30-60
Schräge Bauchpresse mit Armen	2	86-87	2-3	10-12	30-60
Hüftrolle	2	88-89	2-3	10-12	30-60
Superlangsames Radfahren	3	95	2-3	10-12	30-60

Übungen mit Hartschaumrolle (>>**S. 44-45**) und statische Dehnungen (>>**S. 166-171**) 5-10 Min.

DAUER
4-6 Wochen

HÄUFIGKEIT
Maximal 2-3 Workouts pro Woche;
1-2 Ruhetage zwischen den Workouts

ERSTELLEN SIE IHREN WORKOUT (NIVEAUS 5–10)

Die Tabelle rechts funktioniert nach dem selben Prinzip wie die Tabelle für die Niveaus 1–4 (»S. 186–187), enthält aber die anspruchsvolleren Core-Übungen aus den Kapiteln für Fortgeschrittene und für Könner (»S. 108–165). Voraussetzung sind sehr gute Core-Kraft, Core-Stabilität und Core-Mobilität. Sie sollten die meisten Übungen für Fortgeschrittene und Könner korrekt ausführen können.

Für wen ist dieses Core-Trainingsprogramm geeignet?

Aufgrund seiner Flexibilität ist dieses Core-Trainingsprogramm für alle geeignet, die die Workouts der Niveaus 1–4 (**»S. 186–187**) erfolgreich absolviert haben und die meisten Übungen für Fortgeschrittene und Könner korrekt ausführen.

Was bringt mir dieses Core-Trainingsprogramm?

Dadurch, dass die Übungen in diesen Workouts alle sechs Core-Zielbewegungen einschließen, werden Ihre Core-Muskeln umfassend trainiert, die Beweglichkeit Ihres Core-Bereichs wird optimiert. Da Sie sich Ihren Workout selbst zusammenstellen, können Sie in Ihrem eigenen Tempo vorgehen und Ihre Core-Kraft ganz nach Ihren Bedürfnissen entwickeln. Das motiviert zusätzlich.

Wie gehe ich am besten vor?

Bevor Sie sich den Core-Workout von Niveau 5 vornehmen, sollten Sie den Workout von Niveau 4 mindestens vier Wochen lang trainiert haben und sämtliche Core-Übungen korrekt und ohne Schwierigkeiten ausführen können. Es ist wichtig, dass Sie jede Core-Zielbewegung Niveau für Niveau durcharbeiten. Steigern Sie die Anzahl der Wiederholungen und Sets einer Core-Übung bis Sie 2–3 Sets à 20–30 Wiederholungen problemlos bewältigen. Anschließend können Sie sich das nächsthöhere Niveau vornehmen. Wenn eine Core-Übung zu schwierig ist, ersetzen Sie sie durch eine andere mit derselben Core-Zielbewegung, aber von einem leichteren Niveau. Wenn Sie alle aufgeführten Core-Übungen sicher beherrschen, können Sie Steigerungen einführen oder etwas Abwechslung in Ihr Core-Training bringen, indem Sie Übungen unterschiedlicher Niveaus miteinander kombinieren.

Warm-up: Mobilisieren (>>**S. 44–55**) 5–10 Min.

ÜBUNG	NIVEAU	SEITE	SETS	WH.	RUHE (SEK.)
1. ÜBUNGEN MIT BEUGUNGEN (WÄHLEN SIE EINE AUS ...)					
Balltausch mit Partner	5	108–109	2–3	10–12	30–60
Medizinball werfen	6	120	2–3	10–12	30–60
Klappmesser auf dem Ball	8	142	2–3	10–12	30–60
Beinheben an der Klimmzugstange	10	150	2–3	10–12	30–60
4. ISOMETRISCHE ÜBUNGEN (WÄHLEN SIE EINE AUS ...)					
Kugelhantel um den Körper schwingen	5	117	2–3	10–12	30–60
Knie zur Brust auf dem Ball	7	130	2–3	10–12	30–60
Einarmig Kabelziehen auf einem Bein	9	148–149	2–3	10–12	30–60
Gewichtschieben im Unterarmstütz	10	152–153	2–3	10–12	30–60
7. ÜBUNGEN MIT DREHUNGEN (WÄHLEN SIE EINE AUS ...)					
Drehen mit Gewicht	5	116	2–3	10–12	30–60
Ball-Brücke mit Medizinball	6	123	2–3	10–12	30–60
Einarmige Core-Drehung	6	126	2–3	10–12	30–60
Diagonales Seitheben am Kabelzug	8	146–147	2–3	10–12	30–60

ERSTELLEN SIE IHREN WORKOUT (NIVEAUS 5-10)

ÜBUNG	NIVEAU	SEITE	SETS	WH.	RUHE (SEK.)
2. ÜBUNGEN MIT STRECKUNGEN (WÄHLEN SIE EINE AUS ...)					
Rumpfbeuge mit Langhantel	5	112	2-3	10-12	30-60
Oberkörperheben auf dem Ball	6	122	2-3	10-12	30-60
Medizinball-Schockwurf rückwärts	6	121	2-3	10-12	30-60
Rückenstrecken auf dem GHD	8	143	2-3	10-12	30-60
5. KOMPLEXE ÜBUNGEN (WÄHLEN SIE EINE AUS ...)					
Pendel	6	127	2-3	10-12	30-60
Schräge Bauchpresse hängend	7	135	2-3	10-12	30-60
Holzhacken mit Medizinball	7	136	2-3	10-12	30-60
Türkisches Aufstehen mit Kugelhantel	10	156-157	2-3	10-12	30-60
8. ISOMETRISCHE ÜBUNGEN (WÄHLEN SIE EINE AUS ...)					
Bergsteiger	5	118	2-3	10-12	30-60
Kugelhantel schwingen	7	129	2-3	10-12	30-60
Balancescheibe drehen	7	131	2-3	10-12	30-60
Liegestütz-Treppensteigen	10	154-155	2-3	10-12	30-60

ÜBUNG	NIVEAU	SEITE	SETS	WH.	RUHE (SEK.)
3. ÜBUNGEN MIT DREHUNGEN (WÄHLEN SIE EINE AUS ...)					
Hantelstange drehen	5	114-115	2-3	10-12	30-60
»Russische« Drehung	6	119	2-3	10-12	30-60
Seitlicher Wurf an die Wand	6	124-125	2-3	10-12	30-60
Holzhacken am Kabelzug	8	144-145	2-3	10-12	30-60
6. ÜBUNGEN MIT BEUGUNGEN (WÄHLEN SIE EINE AUS ...)					
Knieheben an der Stange	5	110-111	2-3	10-12	30-60
Medizinball werfen	6	120	2-3	10-12	30-60
Sit-ups mit Beinheben	8	139	2-3	10-12	30-60
Bauchpresse mit Stange	8	140-141	2-3	10-12	30-60

Übungen mit Hartschaumrolle (>>**S. 44-45**) und statische Dehnungen (>>**S. 166-171**) 5-10 Min.

DAUER
4-6 Wochen

HÄUFIGKEIT
Maximal 2-3 Workouts pro Woche;
1-2 Ruhetage zwischen den Workouts

CORE-300-WORKOUTS

Mit den folgenden Workouts können Sie Ihre Trainingsfortschritte messen oder einfach Ihr allgemeines Training ergänzen. Egal, welches Niveau Sie wählen, hier geht es darum, ingesamt 300 Wiederholungen in kürzester Zeit und ohne Pause auszuführen. Sie sollen, sowohl was Ihre Core-Kraft als auch Ihr Ausdauer betrifft, an Ihre Grenzen gelangen.

Für wen ist dieses Core-Trainingsprogramm geeignet?

Ein Core-300-Workout ist ein ausgezeichnetes Instrument für Trainierende aller Niveaus. Sie finden hier drei Schwierigkeitsgrade, sodass Sie die Anforderungen stetig steigern können. Die Workouts ermöglichen Ihnen auch zu messen, welche Fortschritte Sie inzwischen gemacht haben. Alternativ können Sie sie einfach zum Spaß oder zur Motivation zusätzlich zum Training machen. In jedem Fall sollten Sie mit allen Übungen der Workouts vertraut sein, bevor Sie danach trainieren.

Was bringt mir dieses Core-Trainingsprogramm?

Die Core-300-Workouts machen vor allem Spaß und motivieren, weil sie neben Ihrer Core-Kraft auch Ihre mentale Stärke herausfordern. Sie können gegen sich selbst antreten oder mit Trainingspartnern in Wettstreit treten. Setzen Sie sich stets ein Ziel und versuchen Sie jedes Mal, sich zu verbessern.

Wie gehe ich am besten vor?

Ziel dieser Workouts ist es, ohne Unterbrechung 300 Wiederholungen auszuführen. Beginnen Sie zunächst mit dem Workout der Niveaus 1-3 (Grundlagen), um Ihr Können einzuschätzen. Schaffen Sie ihn ohne Unterbrechung, können Sie sich an den Workout der Niveaus 4-6 (für Fortgeschrittene) wagen, usw. Benötigen Sie zwischendurch eine Pause, können Sie auf zweierlei Weise vorgehen: Entweder legen Sie am Anfang zwischen den Übungen eine Pause ein (maximal 1 Minute), die Sie pro Trainingseinheit schrittweise um 5-10 Sekunden verkürzen, bis Sie den Workout in einem Rutsch bewältigen. Oder Sie teilen die geforderten Wiederholungen in Einheiten auf, die Sie leichter schaffen: 50 Sit-ups lassen sich beispielsweise in 5 x 10 Sit-ups mit jeweils 10 Sekunden Pause aufteilen. Verkürzen Sie die Pausen bei jedem Workout, bis Sie keine mehr nötig haben.

GRUNDLAGEN (NIVEAUS 1-3)

Warm-up: Mobilisieren (>>**S. 44-55**) 5-10 Min.

ÜBUNG	ZIEL-BEWEGUNG	SEITE	SETS	WH.	RUHE (SEK.)
Sit-ups	F	78	1	50	–
Oberkörper anheben	E	76-77	1	25	–
Schräge Bauchpresse mit Armen	R	86-87	1	25	–
Umgekehrte Bauchpresse	F	75	1	25	–
Bauchpresse	F	72-73	1	50	–
Superlangsames Radfahren	R	95	1	25	–
Sprinter-Sit-ups	F	96	1	25	–
Superman	F	70-71	1	25	–
Sit-ups	F	78	1	50	–

Übungen mit Hartschaumrolle (>>S. 44-45) und statische Dehnungen (>>S. 166-171) 5-10 Min.

DAUER
4-6 Wochen

HÄUFIGKEIT
Nach Bedarf, jedoch mit 1-2 Ruhetagen zwischen den Workouts

FÜR FORTGESCHRITTENE (NIVEAUS 4–6)

Warm-up: Mobilisieren (>>**S. 44–55**) 5–10 Min.

ÜBUNG	ZIELBEWEGUNG	SEITE	SETS	WH.	RUHE (SEK.)
Kugelhantel um den Körper schwingen	I	117	1	50	–
Medizinball werfen	F	120	1	25	–
Hantelstange drehen	R	114–115	1	25	–
Knieheben an der Stange	F	110–111	1	25	–
Kugelhantel schwingen	I	129	1	50	–
Bergsteiger	I	118	1	25	–
»Russische« Drehung	R	119	1	25	–
Knie zur Brust auf dem Ball	I	130	1	25	–
Holzhacken mit Medizinball	C	136	1	50	–

Übungen mit Hartschaumrolle (>>**S. 44–45**) und statische Dehnungen (>>**S. 166–171**) 5–10 Min.

DAUER
4–6 Wochen

HÄUFIGKEIT
Nach Bedarf, jedoch mit 1–2 Ruhetagen zwischen den Workouts

FÜR KÖNNER (NIVEAUS 7–10)

Warm-up: Mobilisieren (>>**S. 44–55**) 5–10 Min.

ÜBUNG	ZIELBEWEGUNG	SEITE	SETS	WH.	RUHE (SEK.)
Sandsack-Schultern	C	151	1	50	–
Bauchpresse mit Stange	F	140–141	1	25	–
Hüftdrehen und Kicken auf dem Ball	C	158–159	1	25	–
Beinheben an der Klimmzugstange	F	150	1	25	–
Holzhacken am Kabelzug	R	144–145	1	50	–
Klappmesser auf dem Ball	F	142	1	25	–
In Vorbeuge auf Hanteln laufen	C	162–163	1	25	–
Gewichtschieben im Unterarmstütz	F	152–153	1	25	–
Türkisches Aufstehen mit Kugelhantel	C	156–157	1	50	–

Übungen mit Hartschaumrolle (>>**S. 44–45**) und statische Dehnungen (>>**S. 166–171**) 5–10 Min.

DAUER
4–6 Wochen

HÄUFIGKEIT
Nach Bedarf, jedoch mit 1–2 Ruhetagen zwischen den Workouts

GLOSSAR

Abduktion Bewegung des Beins, die von der Körpermitte wegführt.

Abduktor Ein Muskel, dessen Aufgabe es ist, das Bein vom Körper wegzubewegen.

Adduktion Bewegung des Beins, die zur Körpermitte hin führt.

Adduktor Ein Muskel, dessen Aufgabe es ist, das Bein zum Körper hinzubewegen.

Antagonistische Muskeln Entgegengesetzte Muskeln, die paarweise angelegt sind, um ein Gelenk zu *beugen* und zu *strecken*: einer der Muskeln kontrahiert sich, um das Gelenk zu beugen, der gegenüberliegende kontrahiert sich, um es zu strecken.

Aufrichter Ein Muskel, der einen Körperteil aufrichtet.

Äußere schräge Bauchmuskeln Oberflächliche Muskeln, die rechts und links vom *geraden Bauchmuskel* liegen. Sie spielen eine wichtige Rolle bei *Drehungen* des Core-Bereichs und bei *seitlichen Beugungen*. Gemeinsam mit den *inneren schrägen Bauchmuskeln* stabilisieren sie die Wirbelsäule gegen *seitlich* einwirkende Kräfte.

Balancescheibe Eine einfache, aufblasbare Scheibe, die für *Stabilitätsübungen* verwendet wird.

Ball, Gymnastikball Ein großer, aufblasbarer Ball, der für *Stabilitätsübungen* benutzt wird.

Band Ein festes, faseriges Bindegewebe, das die Knochen an den Gelenken miteinander verbindet.

Bauchpresse Eine beliebte *Beugungs*übung, ähnlich wie ein *Sit-up*, bei dem der Oberkörper vom Boden in Richtung Unterkörper angehoben wird.

Beckenboden Die Muskeln am unteren Ende des Unterleibs, die mit dem Becken verbunden sind.

Beuger Ein Muskel, der den Winkel eines Gelenks verkleinert – etwa, indem er den Ellbogen beugt. In der Regel arbeitet er mit einem *Strecker* zusammen.

Beugung Sie tritt auf, wenn ein Muskel kontrahiert und ein Glied gebeugt wird; das Gegenteil von *Streckung*.

Beweglichkeitsübung Eine Übung, die die Beweglichkeit der Gelenke bessert oder einem Physiotherapeuten ermöglicht, den erforderlichen Grad an Rehabilitation zu ermessen.

Bewegungskette Ein Bewegungssystem, das aus Muskeln, Gelenken und Nervenfasern besteht. Jede dieser einzelnen Komponenten ist in seiner Tätigkeit von den anderen abhängig.

Bindegewebe Ein Gewebetyp, der u. a. verschiedene Muskeln miteinander verbindet.

BMI (Body Mass Index) Eine Körperfett-Angabe auf der Basis von Größe und Gewicht. Ein für »durchschnittliche« Menschen brauchbares Maß, das bei Leistungssportlern und Menschen mit erheblicher Muskelmasse jedoch nur eingeschränkt aussagekräftig ist.

Brücke Eine beliebte *isometrische* Core-Kraftübung, bei der der Körper von den Schultern bis zu den Knien in einer geraden Linie angehoben wird, während Füße und Schultern flach auf dem Boden sind.

Brustwirbelsäule Der längste Abschnitt der Wirbelsäule, bestehend aus den 12 mittleren Wirbeln.

Cool-down Sanftes Training und Dehnen nach einer Trainingseinheit, um den Körper wieder in den Ruhezustand zurückzuführen.

Core Der Körperbereich vom Rippenansatz zu den Hüften und dem Po. Er stabilisiert den Brustkorb und das Becken und sorgt für Kraft, Stabilität und Mobilität der Wirbelsäule. Als Fundament für alle Bewegungen liefert er Kraft für die *Bewegungskette* und unterstützt eine gute Körperhaltung.

Core-Aktivierung Das »Aufwecken« des Core-Bereichs, das dafür sorgt, dass die Core-Muskeln korrekt zusammenarbeiten und für jede Bewegung die richtigen Muskeln aktiviert werden.

Core-Mobilität Die Beweglichkeit von Wirbelsäule und Hüften.

Core-Stabilität Kontrolle über die Position und die Bewegungen des Rumpfes.

Drehung Eine Drehung im Kreis oder Halbkreis um einen zentralen Punkt. Bei vielen Sportarten spielen Drehungen eine wichtige Rolle, beispielsweise Golf, Boxen, Diskus- und Hammerwerfen.

Dynamische Übung Körperliche Aktivität, bei der Gelenke und Muskeln in Bewegung sind.

Facettengelenk Kleines Gelenk, das einen Wirbel mit dem direkt darüber- bzw. darunterliegenden Wirbel verbindet und die Wirbelsäule stabilisiert.

Freihantel Ein Gewicht – in der Regel eine *Kurz-* oder *Langhantel* –, das nicht an einem Kabel oder einer Maschine befestigt ist.

Frontalebene Auch als »coronare Ebene« bezeichnet. Bei einer vertikalen Einteilung des Körpers die Vorderseite.

Gerader Bauchmuskel Der »Sixpack-Muskel« auf der Bauchvorderseite, der an *Beugungen* des Oberkörpers beteiligt ist.

Gesäßmuskeln Die drei Muskeln im Gesäß: *großer, mittlerer* und *kleiner Gesäßmuskel*.

GHD-Trainer Trainingsgerät, mit dem man die Gesäßmuskeln und die hintere Oberschenkelmuskulatur gezielt trainieren kann.

Großer Gesäßmuskel Der größte und am dichtesten unter der Oberfläche liegende *Gesäßmuskel*.

Grundumsatz Die Summe aller chemischen Prozesse des Körpers, die erforderlich sind, damit er seine Grundfunktionen ausüben kann. Er umfasst den Anabolismus (den Aufbau von Komponenten) und den Katabolismus (den Abbau von Komponenten).

Halber Ball Trainingsgerät für das Instabilitätstraining, das aus einem halben Ball auf einer stabilen Scheibe besteht.

Halswirbelsäule Die ersten sieben Wirbel der Wirbelsäule direkt unterhalb des Schädels.

Haltung Die Körperhaltung, mit der eine Übung ausgeführt wird. Bei einer guten bzw. korrekten Haltung ist eine Übung maximal effektiv und das Verletzungsrisiko ist herabgesetzt.

Hartschaumrolle Ein zylindrisches Hilfsmittel aus Hartschaum, das für *Beweglichkeitsübungen* benutzt wird; sehr gut geeignet zur Eigenmassage verspannter Muskeln.

Homöostase Der Zustand des Körpers, bei dem er stabil und im Gleichgewicht ist.

Hüftbeuger Die in den Hüftgelenken gelegenen Hüftbeuger (Psoas-Muskeln). Sie kontrollieren das *Beugen* der Hüften.

Hypermobiles Gelenk Ein Gelenk, das übermäßig beweglich ist, weil seine Bänder entweder von Natur aus locker sind oder in der Vergangenheit zu stark beansprucht wurden.

Hypomobiles Gelenk Ein Gelenk, das weniger beweglich ist, als es sein sollte. Ursache kann die Verkürzung der Muskulatur sein, die direkt mit dem Gelenk verbunden ist oder die quer darüber verläuft.

Iliosakralgelenke Die beiden Gelenke am unteren Ende des Rückens zu beiden Seiten der Wirbelsäule, zwischen dem Kreuzbein (*Os sacrum*) und dem Darmbein (*Os ilium*).

Intervalltraining Trainingsform, bei der sich kurze Trainingsphasen nahe der Maximalintensität mit Pausen oder leichterem Training abwechseln, wie z. B. zügiges Gehen oder Jogging.

Isometrisch Bezeichnung für Aktivität, bei der die Muskeln arbeiten, aber nicht stark kontrahieren – z. B. beim Drücken gegen ein unbewegliches Objekt oder beim Widerstand gegen eine äußere Kraft.

Isotonisch Training, bei dem die Muskeln gegen einen konstanten Widerstand arbeiten, sodass sie sich kontrahieren, während der Widerstand jedoch gleich bleibt.

ITB (Iliotibialband) Eine Gruppe stabiler Fasern an der Außenseite des Oberschenkels, die beim Laufen stabilisierend wirken.

Kasten Ein Sportgerät, mit dem sich Übungen in größerer Höhe ausführen lassen und das die Core-Muskulatur auf anspruchsvolle Weise fordert.

Kegel-Übungen Übungen, die bestimmte Core-Muskeln trainieren, um Problemen wie Inkontinenz vorzubeugen oder sie zu heilen, etwa durch Kontrahieren und Entspannen des *Beckenbodens*.

Kleiner Gesäßmuskel Der kleinste Gesäßmuskel. Er liegt unter dem *mittleren Gesäßmuskel*, mit dem zusammen er für die *Abduktion* des Oberschenkels zuständig ist.

Konditionstraining Ein Trainingsprogramm, das die körperliche Leistungsfähigkeit steigert oder auf einen sportlichen Wettbewerb vorbereitet.

Kreuzbein Ein keilförmiger Knochen, der aus fünf miteinander verschmolzenen Wirbeln besteht und die *Lendenwirbelsäule* mit dem Steißbein verbindet.

Kugelhantel Eine in der Hand gehaltene *Freihantel*, die einem Ball mit einem Griff ähnelt und oft im *plyometrischen* Krafttraining eingesetzt wird.

Kurzhantel Eine *Freihantel*, bestehend aus einer kurzen Hantelstange mit zwei Gewichten an jedem Ende, die mit nur einer Hand gehoben wird. Die Gewichte können fest oder austauschbar sein. In letzterem Fall ermöglichen sie ein variables Gewichtstraining.

Kyphose Eine übertriebene Krümmung der Wirbelsäule, die zu einem gebückten oder gerundeten Rücken führt. Sie tritt oft in Kombination mit einer *Lordose* auf.

Langhantel Eine *Freihantel*, bestehend aus einer Hantelstange mit einer Gewichtsscheibe an jedem Ende, die so lang ist, dass sie mit schulterweitem Griff gehalten werden kann. Die Scheiben können fest oder austauschbar sein. In letzterem Fall ermöglichen sie ein variables Gewichtstraining.

Lateral Lateinische Bezeichnung für *seitlich*.

Lateralebene Bewegung von einer Seite zur anderen.

Lendenwirbelsäule Die fünf Wirbel des unteren Rückens.

Lordose Ein verbreitetes Haltungsproblem bei einer übertriebenen Krümmung der Lendenwirbelsäule. Wird auch als »Hohlkreuz« bezeichnet. Sie tritt oft in Kombination mit einer *Kyphose* auf.

Medizinball Ein schwerer Ball, der oft im *plyometrischen* Krafttraining zum Aufbau von Explosivkraft eingesetzt wird.

Milchsäure Ein Abfallprodukt bei anaerober Atmung. Sie sammelt sich bei intensivem Training in den Muskeln an und ist an den chemischen Prozessen beteiligt, die Muskelkrämpfe verursachen.

Mittlerer Gesäßmuskel Der zweitgrößte Gesäßmuskel. Er liegt zwischen dem *großen* und dem *kleinen Gesäßmuskel* und ist für die *Abduktion* des Oberschenkels zuständig.

Neutrale Hüft-/Beckenposition Eine Beckenhaltung, die für eine gute Gesamtkörperhaltung wichtig ist und bei der das Becken im Verhältnis zur Wirbelsäule und den Oberschenkelknochen im Gleichgewicht ist.

Neutrale Wirbelsäule Eine Wirbelsäulenhaltung, die wichtig für eine gute Körperhaltung ist und bei der die Wirbelsäule nicht ganz gerade, sondern im oberen und unteren Rücken leicht gekrümmt ist.

Oberflächenmuskulatur Muskeln dicht unter der Körperoberfläche. Sie ist bei Menschen mit wenig Körperfett oft unter der Haut sichtbar.

Plyometrische Übungen Übungen, die das Tempo und die Kraft von Bewegungen verbessern, indem sie die Muskeln so trainieren, dass sie sich schneller und kräftiger kontrahieren.

Propriozeption Der Begriff bezeichnet die Information, die Muskeln, Bänder, Sehnen und Gelenke über das Nervensystem an das Gehirn senden, um es über die Position und die Bewegungen des Körpers auf dem Laufenden zu halten.

Quadratischer Lendenmuskel Ein Core-Muskel an der Unterseite des Rumpfes, der an *Seitbeugen* beteiligt ist.

Querer Bauchmuskel Ein tiefer Muskel, der rund um den Unterleib verläuft und die Core-Muskeln wie ein Gürtel zusammenhält.

Rehabilitation Der Prozess der Erholung von einer Verletzung, oft mit professioneller medizinischer Unterstützung, etwa durch einen Physiotherapeuten.

Rektusdiastase Befund, der Frauen in der Schwangerschaft betreffen kann und der das Auseinanderstehen des *geraden Bauchmuskels* entlang der weißen Linie, der senkrechten *Bindegewebs*naht in der Bauchmitte, bezeichnet.

Römische Liege Ein Trainingsgerät, das dem Körper Hüftbeugen in Schräglage ermöglicht, weil die Füße fixiert werden können.

Rückenstrecker Eine Gruppe von Muskeln, die entlang der Wirbelsäule verlaufen und den Rumpf beim *Beugen* und *Strecken* unterstützen. Sie tragen auch dazu bei, die Wirbelsäule bei seitlichen Bewegungen zu stabilisieren.

Sagittalebene Eine Ebene, die den Körper vertikal in der Mitte unterteilt. Sich auf der Sagittalebene zu bewegen bedeutet, sich nach rechts und links zu bewegen.

Scapula Eine andere Bezeichnung für Schulterblatt.

Schlinge Ein Hilfsmittel für *Stabilitätsübungen*, das an einer Sprossenwand oder einem anderen stabilen Sportgerät befestigt wird und dazu dient, eine oder mehrere Gliedmaßen in der Luft aufzuhängen, um eine Übung schwieriger zu gestalten.

Sehne Eine Art von Bindegewebe, das die Muskeln mit den Knochen verbindet und die Kraft aus der Muskelkontraktion auf die Knochen überträgt.

Seitbeuge Eine seitliche Bewegung der Wirbelsäule und/oder des Core-Bereichs.

Seitlich An oder in Richtung der Körperaußenkante gelegen.

Sensomotorik Bezeichnung für das Zusammenspiel zwischen dem Gehirn, den Muskeln und den Nerven.

Set Eine festgelegte Anzahl von Wiederholungen einer Übung im Körpertraining.

Sit-up Eine beliebte *Beugungs*übung, ähnlich wie die *Bauchpresse*, bei der der Oberkörper von den Schultern bis zur Lendenwirbelsäule vom Boden in Richtung Unterkörper angehoben wird. In der Regel bleiben beide Füße flach aufgestellt und die Knie sind gebeugt.

Skoliose Ein medizinischer Befund für eine seitliche Krümmung der Wirbelsäule. Eine starke Skoliose kann Probleme bei der Haltung, der Atmung und beim Gehen verursachen.

Slideboard Ein glattes Brett mit verstellbaren Stoppern auf beiden Seiten, das für *Stabilitätsübungen* verwendet wird.

Stabilitätsübung Eine Übung, bei der mit Instabilität gearbeitet wird, etwa eine instabile Oberfläche, um die Core-Stabilität zu entwickeln.

Statische Übung Siehe *Isometrisch*.

Strecker Ein Muskel, der den Winkel eines Gelenks vergrößert – zum Beispiel, indem er den Ellbogen streckt. In der Regel arbeitet er mit einem *Beuger* zusammen.

Streckung Die Bewegung, bei der ein Körperglied gerade wird. Das Gegenteil von *Beugung*.

Synergist Ein Muskel, der die Bewegung eines anderen Muskels unterstützt oder erst ermöglicht.

Tiefenmuskulatur Muskulatur, die unter der *oberflächlichen Muskulatur* liegt.

Transversalebene Eine gedachte Ebene, die den Körper horizontal durch den Unterleib unterteilt.

Unterarmstütz Eine *isometrische* Core-Kraftübung, bei der der Körper in einer geraden, bewegungslosen Haltung ist. Bei dieser beliebten Übung wird der Körper horizontal gehalten, sodass sein Gewicht auf Unterarmen, Ellbogen und Zehen liegt.

Vielgefiederter Muskel Muskel in der Wirbelsäule, der ihrer Stabilisierung dient.

Warm-up Eine Abfolge von Übungen geringer Intensität, die den Körper auf einen Workout vorbereiten, indem sie Herz, Lungen und Muskeln moderat stimulieren. In der Regel bestehen sie aus einer Kombination von dynamischen Übungen mit sanftem Herz-Kreislauf-Training.

Zwerchfell Eine Muskel-Sehnen-Platte, die die Brusthöhle von der Bauchhöhle trennt.

REGISTER

Hinweis: Die Seitenangaben in **Fettdruck** verweisen auf die detaillierten Übungsbeschreibungen.

A

B

C

D

E

F

G

P

Q

R

S

T

U

V

W

DANK

Über die Autoren

Glen Thurgood, M.Sc., ist Sportlicher Leiter von *The Rugby Football Club* und Inhaber von *GTSportsPerformance* (www.gtsportsperformance.com). Er verfügt über mehr als zwölf Jahre Erfahrung als Elitesportler und Coach und hat für den Rugby-Verband sowie für Fußball- und Baseball-Teams an Universitäten und im Profisport gearbeitet.

Mary Paternoster ist eine bekannte Pilates-Lehrerin. Ihre Ausbildung hat sie bei einigen der renommiertesten Lehrer auf diesem Gebiet erhalten. Sie ist Inhaberin von *Infinite Conditioning* (www.infiniteconditioning.com), einem Pilates-Studio mit Sitz in London. Sie verfügt über zwölf Jahre Erfahrung als professionelle Tänzerin, Trainerin und Pilates-Lehrerin, veranstaltet Workshops für unabhängige Wellness-Unternehmen und berät Unternehmen in Großbritannien und anderen europäischen Ländern.

Dank der Autoren und des Verlags

Die Autoren und der Verlag danken folgenden Personen und Organisationen für ihre großzügige Unterstützung dieses Projekts:

Für das Modellstehen:

Mary Paternoster; Glen Thurgood; Ben Gollings; Lauren Gollings; Gareth Saptead; Gareth Jones; Scott Tindall; Chris Chea; Michelle Grey; Anouska Hipperson; Megan Lols; Juan King; Albert Raper; Rufus Shosman.

Für die Räumlichkeiten:

Tom Haynes, Becky Littlewood und Sian Bates von *The Training Shed* (www.trainingshed.com), Daventry für die Bereitstellung der fantastischen Räume und die Geduld während der Fotoaufnahmen; Phil Littlewood von *indigo23* (www.indigo23.co.uk) für das Überlassen der hervorragenden Trainingsausrüstung und -geräte.

Für die Fotografien:

Cobalt ID; Phil Gamble.

Für die Illustrationen:

Philip Wilson; Debbie Maizels; Phil Gamble; Mark Walker; Debajyoti Dutta; Mike Garland; Darren R. Awuah; Jon Rogers.

Für weiteres Material und Unterstützung:

Phil Gamble (zusätzliche Arbeit an Illustrationen); Margaret McCormack (Register); Priyanka Singh, Vidit Vashisht (Grafik); Suparna Sengupta, Pallavi Singh (Redaktion).

Sicherheitshinweis

Jede körperliche Aktivität birgt ein gewisses Verletzungsrisiko. Trainierende müssen daher stets angemessene Vorsicht walten lassen. Auch sollten Trainierende den Rat ihres Arztes oder eines gleichwertig qualifizierten Gesundheitsexperten einholen, bevor sie irgendeine Form von Körpertraining aufnehmen.

Der Verlag und die Autoren dieses Buches sind der Ansicht, dass die darin beschriebenen Übungen sicher sind, sofern sie korrekt ausgeführt werden, der Widerstand schrittweise erhöht wird und eine geeignete Betreuung erfolgt. Der Leser dieses Buches muss jedoch dafür Sorge tragen, dass die im Training benutzte Ausrüstung sowie der Trainingsort geeignet sind und sämtliche Sicherheitshinweise eingehalten werden – die in diesem Buch genannten ebenso wie die von den Herstellern und/oder den Eigentümern der Trainingseinrichtungen angegebenen. Wer im Fitness-Studio trainiert, sollte nachfragen, ob der Trainer über die notwendigen Qualifikationen verfügt.

Der Verlag, die beratenden Redakteure und die Autoren dieses Buches übernehmen keinerlei Haftung für Personenverletzungen oder Sachschäden, die durch das Ausführen der in diesem Buch gezeigten Übungen entstanden sind.

Bildnachweis

Cover:

Vorderseite: iStockphoto.com: Momcilo Grujic
Rückseite: iStockphoto.com: Bill Noll

TRAINIEREN SIE WEITER!

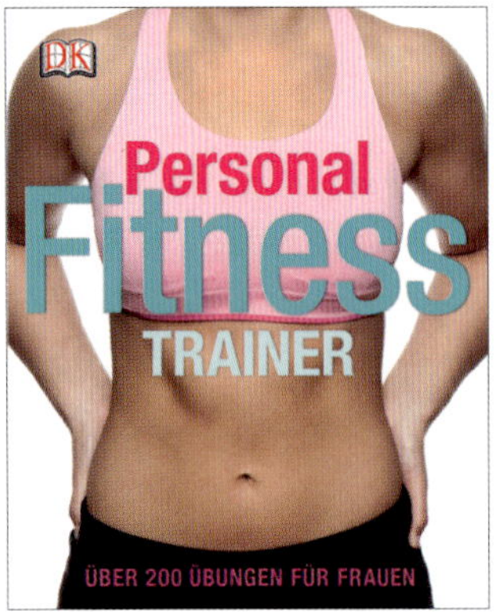

336 S. mit ca. 700 farbigen Abb.
€ 16,95 (D) / € 17,50 (A) / sFr. 24,50
ISBN 978-3-8310-2325-7

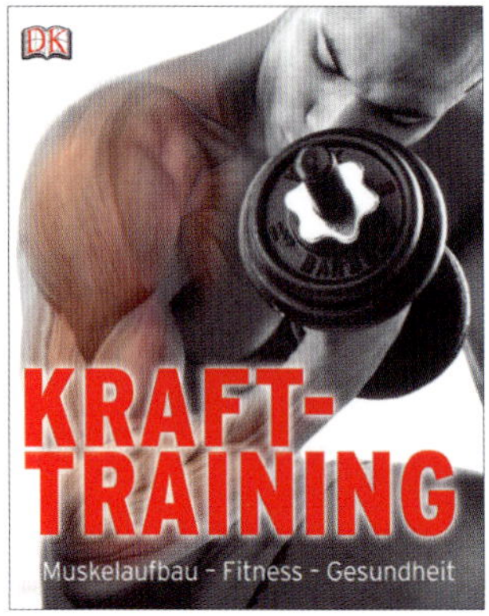

265 S. mit ca. 1200 farbigen Abb.
€ 19,95 (D) / € 20,60 (A) / sFr. 28,50
ISBN 978-3-8310-1816-1

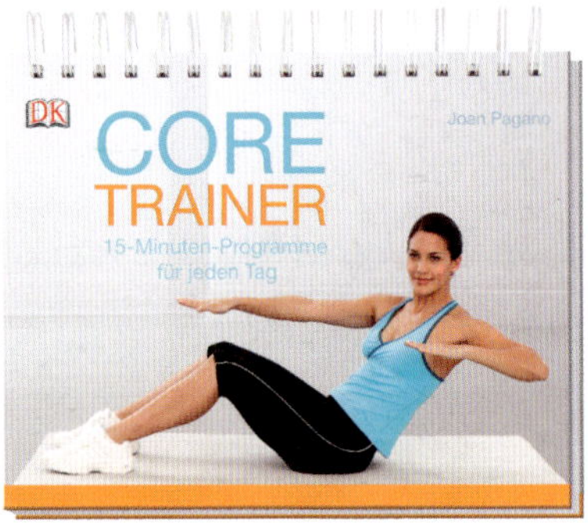

112 S. Aufsteller mit Spiralbindung
mit ca. 300 Farbfotos
€ 14,95 (D) / € 15,40 (A) / sFr. 21,90
ISBN 978-3-8310-2320-2

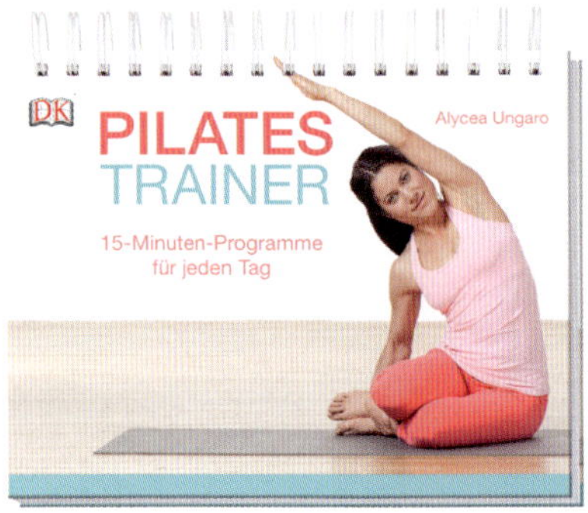

112 S. Aufsteller mit Spiralbindung
mit ca. 300 Farbfotos
€ 14,95 (D) / € 15,40 (A) / sFr. 21,90
ISBN 978-3-8310-2319-6

Noch mehr für Ihre Fitness finden Sie unter
www.dorlingkindersley.de

DK
Dorling Kindersley